卫生职业教育数字化创新教材

供高等职业教育护理、助产等相关专业使用

外科护理

（第3版）

主　编　刘梦清

副主编　王　波　李国芳　潘　燕

编　者　（按姓氏笔画排序）

王　波（铜陵职业技术学院）
王靖凯（南阳医学高等专科学校）
刘春梅（重庆三峡医药高等专科学校）
刘梦清（岳阳职业技术学院）
刘新爱（岳阳职业技术学院）
杜晓菲（唐山职业技术学院）
李国芳（襄阳职业技术学院）
吴少林（宜春职业技术学院）
汪　琼（重庆城市管理职业学院）
张　颜（辽宁何氏医学院）
郑卓恩（梧州职业学院）
贾　欣（郑州卫生健康职业学院）
潘　燕（四川卫生康复职业学院）

科学出版社

北　京

内 容 简 介

本教材共19章，主要包括外科护理总论、常见外科疾病的护理，以及常用的外科护理操作技术等内容。本教材重视将德育教育融入到理论知识的学习中，并配有丰富的图、表、案例和知识拓展内容，具有形象生动、理论结合实践、易教宜学等特点。

本教材可供高等职业教育护理、助产等相关专业的学生使用。

图书在版编目（CIP）数据

外科护理 / 刘梦清主编 . —3 版 . —北京：科学出版社，2023.6
卫生职业教育数字化创新教材
ISBN 978-7-03-075457-8

Ⅰ. ①外… Ⅱ. ①刘… Ⅲ. ①外科学－护理学－高等职业教育－教材
Ⅳ. ① R473.6

中国国家版本馆 CIP 数据核字（2023）第 073720 号

责任编辑：池 静 / 责任校对：周思梦
责任印制：赵 博 / 封面设计：涿州锦晖

科学出版社 出版
北京东黄城根北街16号
邮政编码：100717
http://www.sciencep.com
天津市新科印刷有限公司 印刷
科学出版社发行 各地新华书店经销
*
2013年6月第 一 版 开本：850×1168 1/16
2023年6月第 三 版 印张：23 1/2
2023年6月第十二次印刷 字数：690 000
定价：79.80元
（如有印装质量问题，我社负责调换）

前 言

党的二十大报告对新时代新征程上推进健康中国建设作出了新的战略部署，提出“把保障人民健康放在优先发展的战略位置”。这凸显了以人民为中心的发展思想，是推进中国式现代化的重要内涵。这对医疗卫生事业提出了更高要求。护理事业在人的生老病死过程中，担负着救死扶伤、保护生命、防病治病、减轻痛苦的重要职责，因此，护士职业是崇高的、伟大的。外科护理是高等职业教育护理专业的一门核心课程，学好外科护理，是成为一名合格护士的基本条件，更是护士践行为人民服务、提高保障人民健康本领的必备条件。

《外科护理》第3版在继承第2版特色的基础上，具有以下特点：①将德育教育融入到理论知识的学习中；②紧扣教学标准，强调与全国护士执业资格考试紧密衔接；③充分考虑高职学生学情特点，教材内容的组织多样、生动，运用大量案例、链接及丰富的图表等，增强学生的学习兴趣；④基本理论和基础知识以“必需、够用”为度，教材内容紧紧围绕工作岗位的需求，培养学生解决实际问题的能力，使学生理解“为什么学”“怎样做”的职业教育理念；⑤更注重基本技能与素质培养，强化专业素质、人文素质和职业精神的融合教育，培养运用护理程序进行整体护理的能力；⑥充分发挥互动教学平台教学作用，打造新型数字化教材模式。

本教材在编写过程中得到了编者所在单位的大力支持，在此表示衷心地感谢。

由于编者水平有限，本教材中若有不足之处，恳请广大师生批评指正。

编　者

2023年3月

配 套 资 源

欢迎登录“中科云教育”平台，**免费**数字化课程等你来！

“中科云教育”平台数字化课程登录路径

电脑端

- 第一步：打开网址 http://www.coursegate.cn/short/FCOL6.action
- 第二步：注册、登录
- 第三步：点击上方导航栏“课程”，在右侧搜索栏搜索对应课程，开始学习

手机端

- 第一步：打开微信“扫一扫”，扫描下方二维码
- 第二步：注册、登录
- 第三步：用微信扫描上方二维码，进入课程，开始学习

PPT 课件，请在数字化课程中各章节里下载！

目　录

第1章 绪论

外科疾病是指只有通过手术或手法整复处理才能获得最好治疗效果的疾病，包括损伤、感染、肿瘤、畸形，以及其他一些需要手术治疗的梗阻性疾病、功能障碍疾病等。外科学（surgery）是研究外科疾病的发生发展规律、预防、诊断及治疗的一门科学。外科护理学（surgical nursing）是阐述和研究对外科患者进行整体护理的一门临床护理学科，是基于医学科学的整体发展而形成的，外科护理学是护理学的重要分支。

一、外科护理学的发展史

早在旧石器时代，人们以骨刺为针、砭石为刀、挑刺排脓、放血疗伤等方法治疗一些浅表的疮、疡和外伤。后来又有了艾条为灸，竹筒为罐的针灸治疗、刮痧镇痛等。汉末，有华佗用酒或麻沸散进行外科手术的记载，当时医护未分，没有“护理”这一职业名称。

16世纪欧洲文艺复兴时期，文化、科学技术全面发展，基础医学及临床医学初步形成。17世纪，外科学摆脱了宗教、神学的束缚，有了更大的进步。但在外科实践中，死亡率高、致残、感染、疼痛是外科学发展的主要障碍。直到19世纪中叶，现代医学逐渐在西方形成。人体解剖学、病理学等基础学科的建立，为现代外科学奠定了基础。与外科密切相关的无菌术、止血、输血、麻醉等技术的问世，使外科临床医学得以飞跃发展。在克里米亚战争中，被称为“提灯女神”的弗洛伦斯·南丁格尔勇敢地走向战地救护，她在看护伤病员的过程中成功应用清洁、消毒、换药、包扎伤口、改善休养环境等护理手段，注重伤病员的心理调节、营养补充，使伤病员死亡率从42%降至2.2%，充分证实了护理工作在外科疾病治疗过程中的独立地位和意义，外科护理学在战争中形成和发展，现代护理学也由此创建。

1958年，我国首例大面积烧伤患者抢救成功；1963年，世界首例断肢再植术在我国获得成功，这些成功案例既体现了外科学的发展，也展示了外科护理学的进步。现代外科学在原有基础上拓展了新的领域，如心血管外科、移植外科、微创外科等。人工材料与脏器的应用为外科学的发展提供了新条件，救治了许多以前无法治疗或治愈的患者。免疫学、分子生物学、B超、CT、MRI、PET-CT等诊断技术的应用极大地提高了外科疾病诊断水平。如腹腔镜外科技术、内镜外科技术，以及放射介入和B超介入的外科治疗技术等微创外科技术的快速发展，将传统手术操作的创伤降低到最低程度。手术机器人和机器人护士的运用，为医务人员提供了机械化帮助，提高了手术的操控性、精确性和稳定性，节省了人力资源，降低了感染风险。现代外科学快速发展的同时，现代护理观也随之迅猛发展。以现代护理观为指导、以护理程序为核心的整体护理是临床护理和护理管理各环节系统化的新兴护理工作模式。另外，随着现代外科学的发展，新的医学模式和现代护理观确立，外科护理学的发展日益完善。

二、学习外科护理学的方法与要求

外科护理学涉及婴儿、儿童、成年、老年的各个时期，以及各器官、系统的疾病，与各学科之间的关系极为密切。护理知识整体性与系统性强，具有很强的实践性和操作性，学生在学习过程中要达到掌握知识、熟练技能、学以致用的目的，关键在于掌握正确的学习方法，以学习目标为导向，培养自主学习的能力。

（一）树立良好职业思想

学习外科护理学是为了掌握外科护理学的基本理论和技能，更好地为人类健康服务。作为外科护士，不仅要学习和掌握本学科相关的知识与技能，将其用于实践，还要树立良好的职业思想。在正确的思想指导下，在实践中运用知识，奉献爱心，全心全意为人类健康服务。只有学习目的明确，有学习欲望和乐于为护理事业无私奉献者，才能心甘情愿地付出行动并学好外科护理学。

（二）应用现代护理观指导学习

护理程序是一种体现整体护理观的临床思维和工作方法，在学习过程中要树立“整体护理”的理念，以护理程序为框架，注重各个环节的系统性、人体的完整性及与内外环境的统一性；在治疗、帮助、保护患者的基础上，扩大支持和指导的护理功能；注意身心护理并重，护士不仅要配合医疗技术解决患者机体的不适，还要考虑患者的心理需要及影响疾病的家庭因素、社会因素。用整体护理观观察和护理患者，在实践中注意个体差异，把症状护理、心理护理和健康教育有机结合起来。

（三）坚持理论联系实践

外科护理学是一门实践性很强的应用性学科，学习外科护理学必须遵循理论与实践相结合的原则。一方面要掌握好基本理论、知识和技能；另一方面必须参加实践，多学习、多动手、多观察。结合临床病例，将书本知识与临床护理实践灵活结合，能进一步印证、强化书本知识，更加牢固掌握所学知识。另外，外科护士应审时度势，具体情况具体分析，根据患者病情的变化，及时采取相应的护理措施。如外科患者手术后，局部解剖关系和生理功能发生了变化，术后的护理问题也相应发生了改变，护理问题的重点或护理的首要问题也随之改变。又如同一疾病，由于患者身心的差异性，患者的护理问题也可能迥然不同。这些都提示我们必须综合运用所学的解剖学、生理学、病理学、生物化学、内科学和外科学知识，结合患者年龄、性别、社会文化背景、个性心理特点、工作性质等，发现和分析患者的护理问题，有针对性地制订护理计划和实施个体化护理。在护理实践中，护士还须具备整体观念，将患者看作一个整体的人，不能只看到局部问题，头痛医头，脚痛医脚，还应关注由局部问题导致的全身反应，严密观察，加强护理，及时评价护理效果。

（四）培养学生临床思维

学习的主体是学生，它强调以学生为中心，从问题着手，激发学生的学习动机，锻炼和培养学生分析问题、解决问题的能力。因此，本教材提供了典型病例，以供学生学习，并逐步培养学生的临床思维，同时教师结合临床病例介绍护理的新知识、方法和技术，使学生较为全面和系统地获得临床常见病、多发病的知识及思维方式。学生在给患者实施护理时要善于独立思考，结合病例找资料，再去评价护理效果，为患者、社会提供高质量的护理服务。

总之，学习外科护理学应明确学习的目的和重要性，掌握学习的重点和技能，树立良好的工作意识和工作责任感，为未来的临床护理工作打下坚实的基础，为维护和增进人类健康而努力学习。

三、外科护士应具备的素养

医学的发展、科技的进步、现代护理理念的更新，以及各学科之间的相互渗透和交叉，使外科护理学的内涵得到更广阔的延伸和发展。外科疾病复杂多变，有突发性或病情演变迅速等特点。因此，对外科护士的综合素质提出了更高的要求。

（一）高尚的道德素质

作为一名外科护士，首先要热爱生活、珍爱生命，完善自己的人格。要换位思考，以热心和真心换取患者及家属的信任。爱心是人间的美德，耐心是应有的素质。无论长幼妇孺、美丑权贵，都应一视同仁。

（二）扎实的业务素质

外科护士必须具备护理工作所需的基本理论、基本知识和基本技能，还须掌握一定的外科护理专业知识，如外科常见病的防治知识、外科护理知识，以及外科急、危、重症救护知识等。外科护士要将所学知识融会贯通，培养自己细致的观察力和敏锐的判断力，建立评判性思维方式并运用护理程序为患者提供整体护理。此外，外科护士还要善于运用语言及非语言表达方式，与患者及其家属进行有效沟通。通过对患者的正确评估，及时发现患者现存的、潜在的生理和心理问题，协同医生进行有效处理，为患者提供个性化的服务。

（三）突出的人文素质

以人为本、人文关怀是现代护理的主题。要全面提高护理质量，就要树立以人为本的核心理念，尊重、关心、理解患者。要仪表文雅大方，举止端庄稳重，服装整洁美观，待人彬彬有礼，成为患者心目中名副其实的白衣天使。

（四）良好的身心素质

外科护理工作有急诊多、工作量大、患者病情急且变化快、突发事件应变多等特点。外科护士应具备强健的体魄、过硬的心理素质和应急能力、开朗的性格和饱满的精神状态，保证有效、及时地参与抢救和护理工作。

（刘梦清）

自 测 题

A1型题

1. 现代外科工作中护理的地位和作用应是（ ）
   A. 附属于医疗工作，不能单独处理患者
   B. 主要在生活护理上照顾患者
   C. 执行打针、发药等基础护理的工作
   D. 以执行医嘱为主，是医生的助手
   E. 按护理程序独立对患者进行护理，与医生是合作关系
2. 以下不是护士必备的思想和心理素质的是（ ）
   A. 高尚的道德情操
   B. 热爱护理专业
   C. 有献身精神
   D. 全心全意为伤员服务
   E. 有市场经济头脑
3. 以下不是护士应达到的要求的是（ ）
   A. 仪表文雅大方　B. 举止端庄稳重
   C. 服装整洁美观　D. 佩戴金银饰物
   E. 待人彬彬有礼

第2章 水、电解质及酸碱平衡失调患者的护理

体液的主要成分是水和电解质，广泛分布于组织细胞内外，其总量及分布受性别、年龄等因素影响。成年男性体液总量约占体重的60%，成年女性体液总量约占体重的55%。体液分为细胞内液（ICF）和细胞外液（ECF）。细胞内液约占体重的40%，细胞外液约占体重的20%，其中血浆约占体重的5%，其余15%为组织间液。

细胞外液和细胞内液中电解质成分差异很大。细胞外液中最主要的阳离子是Na^+，其次是K^+等，阴离子主要是Cl^-。细胞内液主要阳离子是K^+，其次是Na^+、Ca^{2+}等，主要阴离子是HPO_4^{2-}和蛋白质，其次是HCO_3^-等。细胞外液和细胞内液渗透压相等，正常血浆渗透压变化范围在280～310mOsm/L。

体液平衡是维持机体正常代谢、内环境稳定和各器官生理功能的基本保证。若体液代谢失调超过人体的代偿能力，即可产生严重后果，甚至危及生命。

第1节　水、钠代谢失调患者的护理

案例 2-1

患者，男，40岁，体重为65kg，高温下户外工作2小时，头晕、四肢无力、尿少、口唇干燥伴口渴，脉搏（P）110次/分，血压（BP）80/50mmHg，眼窝凹陷，皮肤弹性差，血清Na^+为153mmol/L。

问题： 1. 请考虑患者应为哪种水、钠代谢失调？

2. 安排补液顺序时应最先输注哪种液体？

水、钠代谢失调往往同时或相继发生，并相互影响，关系密切。根据体液容量和渗透压变化，将水、钠代谢失调分为脱水和水中毒两类。

脱水是指体液容量明显减少（超过体重的2%），并出现一系列功能、代谢变化的病理状态。脱水常伴有血钠和渗透压变化，根据其伴有的血钠和渗透压变化，脱水分为等渗性脱水、高渗性脱水和低渗性脱水。

一、概　　述

（一）等渗性脱水

等渗性脱水是指失水同时伴有失钠，且两者丢失的比例相同或大体相同，血浆钠离子浓度在135～145mmol/L，渗透压维持在正常范围，并伴有细胞外液容量减少的脱水类型。

1. 病因　等渗性脱水是外科患者最常见的脱水类型，任何等渗性液体大量丢失所造成的血容量减少，短时间内均属等渗性脱水，常见病因如下。

（1）消化液的急性丧失　如腹泻、大量呕吐、肠外瘘等。

（2）体液丧失在感染区或软组织内　如腹腔内或腹膜后感染、肠梗阻等。

（3）大量抽放胸腔积液、腹水，大面积烧伤等。

2. 症状和体征　患者常有缺水、缺钠及血容量下降的临床表现（表2-1）。

表2-1 等渗性脱水患者的临床表现

原因		临床表现
缺水		皮肤弹性差、黏膜干燥、眼窝内陷，尿少等
缺钠		恶心、呕吐、食欲缺乏、乏力
血容量下降表现	急性体液丧失量达体重的5%	心率加快、脉搏细速、血压不稳、肢端湿冷
	体液丧失量达体重的6%～7%	意识模糊，甚至昏迷等重度休克表现

3. 治疗要点 原发疾病治疗十分重要。等渗性脱水可根据脱水程度不同，选择平衡盐溶液或等渗盐水尽快补充血容量。目前常用的平衡盐溶液有乳酸钠复方氯化钠溶液，以及碳酸氢钠等渗盐水溶液两种。

（二）高渗性脱水

高渗性脱水是指缺水多于缺钠，血清Na^+浓度高于145mmol/L，血浆渗透压高于310mOsm/L，并伴有组织间液量显著减少的脱水类型。

1. 病因

（1）水分摄入不足 多见于进食和饮水困难等情况，如食管癌致吞咽困难，禁食时间较长等。

（2）水分丧失过多 如高热、大量出汗、甲状腺功能亢进及大面积烧伤，均可通过皮肤丢失大量水分。过度通气造成呼吸道黏膜不显性蒸发加强，丢失大量不含电解质水分。

2. 症状和体征 根据患者临床表现，将高渗性脱水分为轻、中、重3种程度，并可据此估计患者已丧失水量（表2-2）。

表2-2 高渗性脱水患者脱水程度评估

程度	症状与体征	失水量（占体重百分比）
轻度	口渴	2%～4%
中度	极度口渴、尿少、尿比重高、皮肤弹性差、口唇干燥、眼窝内陷、四肢无力、腱反射亢进、烦躁或精神萎靡	4%～6%
重度	除上述症状外，出现狂躁、幻觉、错乱、谵妄、昏迷、血压下降、休克甚至死亡	＞6%

3. 治疗要点 积极治疗原发疾病，控制钠摄入量。高渗性脱水症状较重者，快速静脉滴注5%葡萄糖溶液或0.45%低渗盐水，以改善高渗状态，再逐步纠正水缺乏。

（三）低渗性脱水

低渗性脱水是指缺钠多于缺水，血清Na^+浓度低于135mmol/L，血浆渗透压也相应地低于280mOsm/L，细胞外液容量减少不显著的脱水类型。

1. 病因

（1）体液大量、反复、长期丢失 如反复呕吐、长期胃肠减压、肠瘘、大面积创面慢性渗液等。

（2）钠补充不足 如治疗高渗或等渗性脱水时补水过多、补钠不足，长期使用排钠利尿剂时未注意补充适量钠盐等。

2. 症状和体征 低渗性脱水的临床表现随缺钠程度而不同。一般均无口渴感，常见症状有恶心、呕吐、头晕、视物模糊、软弱无力等。当循环血量明显下降时，可出现神志淡漠、肌痉挛性疼痛、腱反射减弱、呼吸困难和昏迷等表现（表2-3）。

表2-3 低渗性脱水患者缺钠程度评估

程度	症状与体征	血清Na^+值（mmol/L）	缺NaCl值（g/kg）
轻度	疲乏，头晕，手足麻木，食欲缺乏，尿量正常或增多，尿比重低，尿中Na^+、Cl^-减少	130～135	0.5
中度	除上述症状外，出现恶心呕吐，直立性低血压性晕厥，尿量减少，尿中几乎不含Na^+、Cl^-	120～130	0.5～0.75
重度	上述症状加重，神志不清、惊厥、木僵、腱反射减弱或消失、呼吸困难甚至昏迷，常发生低血容量性休克	＜120	0.75～1.25

3. 治疗要点 首先应积极处理原发疾病，去除病因。静脉注射高渗盐水，以纠正细胞外液低渗状态并补充血容量。

（四）水中毒

水中毒是指人体入水总量超过排出总量，以致水在体内潴留，引起血液渗透压下降和循环血量增多的病理状态。水中毒发生较少。

1. 病因

（1）水分摄入过多 如大量摄入不含电解质的液体或静脉补充水分过多。

（2）水分排出减少 如急性肾衰竭、各种原因所致的抗利尿激素分泌过多。

2. 症状和体征

（1）急性水中毒 发病急骤，水过多所致脑细胞肿胀可造成颅内压升高，引起一系列神经、精神症状，如头痛、嗜睡、躁动等。严重者可发生脑疝。

（2）慢性水中毒 发病缓慢，症状往往被原发疾病所掩盖。主要表现为软弱无力、恶心、呕吐、泪液和唾液增多等现象。

3. 治疗要点 原发疾病防治十分重要。水中毒症状严重者，除严格禁止水摄入外，还需用利尿剂以促进水排出。

二、护理评估

（一）健康史

了解患者的年龄、体重、生活习惯等情况，分析体液失调的原因。评估是否存在引起脱水和水中毒的常见疾病。

（二）身心状况

1. 症状和体征 评估患者生命体征，有无心率加快、脉搏细速、血压不稳或降低等血容量不足或过多的表现。评估患者的意识状况。检查患者的皮肤弹性、口腔黏膜与吞咽情况、静脉充盈程度等情况。

2. 心理-社会状况 评估患者的家庭经济状况，患者及家属对疾病的认知程度和心理反应，对疾病的承受能力，以及对治疗和护理的配合程度等。

（三）辅助检查

1. 血常规检查 3种类型的脱水均可有血液浓缩，表现为红细胞、血红蛋白、红细胞压积等增高；水中毒可出现血液稀释，红细胞、血红蛋白、红细胞压积等均降低。

2. 血清Na^+测定 血清Na^+含量可提示脱水类型，高渗性脱水＞145mmol/L；低渗性脱水＜135mmol/L；等渗性脱水为135～145mmol/L；水中毒可低至130mmol/L。

3. 尿液检查 3种类型的脱水后期均可出现少尿，但低渗性脱水早期可出现尿量增多。高渗性和等渗性脱水尿比重增高，低渗性脱水尿比重降低。高渗性脱水尿钠升高，低渗性脱水尿钠减少，等渗性脱水尿钠正常。

三、主要护理诊断/问题

1. 体液不足 与各种原因导致的体液大量丢失或摄入不足有关。

2. 体液过多 与水、钠摄入过多有关。

3. 焦虑 与担心体液平衡失调的预后有关。

4. 有受伤的危险 与肌无力、意识障碍、低血压等有关。

5. 潜在并发症：低血容量性休克、低钾血症、酸碱平衡失调、脑水肿等。

四、护理措施

（一）病情观察

1. 观察患者液体出入量 遵医嘱记录患者24小时出入量，为调整液体治疗方案提供参考。入量包括胃肠道和非胃肠道摄入的液体，如饮食、饮水、管饲和静脉输液量等；出量除尿量外，还包括引流液、呕吐物、大便、汗液及从呼吸道、创面蒸发的液体量等。

2. 观察输液情况 输液过程中定时巡视，保持输液通畅，控制和调整输液速度，注意不良反应。

3. 监测心肺功能 若出现心肺功能不全时，应及时减慢或停止输液并报告医生。

4. 观察治疗反应 可以帮助判断治疗方案是否正确，并为后续治疗方案的制订提供依据。①生命体征：密切观察体温、呼吸、脉搏、血压等变化。补液过程中，发现患者脉搏由快转慢且有力、呼吸平稳、血压回升，说明血容量逐渐恢复，体液失衡得到改善。②神志：重度脱水患者可出现躁动、谵妄、昏迷等神经、精神症状。注意观察有无脑水肿的表现，及时评估其进展程度。③尿量：患者尿量＜30ml/h，提示血容量不足。经补液治疗后尿量＞30ml/h，尿比重由高变低，说明血容量基本得到恢复。④皮肤黏膜：体液失衡时，皮肤苍白湿冷、弹性减退、黏膜干燥。经治疗后前述情况好转，说明缺水情况已有改善。⑤中心静脉压（CVP）：正常值为5～12cmH_2O，CVP＜5cmH_2O提示血容量不足，应积极补液；CVP＞15cmH_2O且血压低，提示心功能不全，应减慢或者停止输液，进行强心治疗。⑥并发症的观察：密切观察有无休克、酸碱平衡失调及低钾血症的表现。补充水分的同时应注意补钾，以预防低血钾的发生。⑦其他：定时复查血常规、血生化、血气分析等。

（二）一般护理

1. 鼓励脱水患者多饮水。对不能饮水者，鼓励患者漱口，做好口腔护理。水中毒患者需严格控制水的摄入量。

2. 根据患者病情，指导其适当休息与活动。注意卧床休息，避免意外伤害。

3. 对自理能力下降的患者，给予适当协助。根据患者肌张力的改善程度，逐步调整活动内容、时间、形式和幅度，以免长期卧床导致失用性肌萎缩。

（三）治疗护理

1. 配合医生积极治疗患者原发疾病。

2. 正确实施液体疗法 液体疗法是通过补充或限制补液来维持体液平衡的治疗方法。做好液体疗法的护理，必须以明确补液总量（定量）、补液种类（定性）、补液方法（定时）3个问题为基础。

（1）计算补液总量 24小时补液总量包括生理需要液体量、已丧失液体量和继续丧失液体量3部分，遵循“缺多少，补多少”的原则进行补液。①生理需要液体量：成人24小时生理需要液体量为2000～2500ml。每日生理需要液体量的简易计算方法为：体重的第1个10kg×100ml（kg·d）+体重的第2个10kg×50ml（kg·d）+其余体重×20ml（kg·d）。②已丧失液体量：又称累积损失量，是指患者从发病到制订补液计划前累计丢失的体液量，可通过询问患者健康史、了解躯体状况和辅助检查结果来估计，按脱水程度补充。轻度脱水需补充的液体量为体重的2%～4%，中度为体重的4%～6%，重度为体重的6%以上，可按每丧失体重的1%补液400～500ml计算。高渗性脱水患者也可根据血清Na^+浓度计算，补水量（ml）=[血清Na^+测定浓度（mmol/L）－血清Na^+正常浓度（mmol/L）]×体重（kg）×4。③继续丧失液体量：指在补液过程中继续丧失的体液量，如高热、出汗、气管切开、呕吐、腹泻、伤口渗液、体液引流等。体温每升高1℃，每24小时每千克体重水分蒸发量增加3～5ml；出汗致全身衬衣裤湿透，丢失体液量约1000ml；气管切开术后患者每24小时从呼吸道丧失水分量增加800～1200ml。④补液总量计算：生理需要量是在每个24小时中均有。已丧失量应该在第1个和第2个24小时各补入1/2。继续丧失量是计算前一个24小时的实际继续丢失液量。

（2）选择补液种类　生理需要量一般使用5%葡萄糖生理盐水和5%～10%葡萄糖溶液补充盐、糖的日需量；已丧失液体量则取决于患者脱水、缺钠的类型；继续丧失量遵循"同质"原则由实际丢失液体成分决定。

（3）制订补液方法　口服补液最安全，如需静脉补液，应遵循如下原则。①先盐后糖：除高渗性脱水为了迅速降低血浆渗透压，须先补给5%葡萄糖溶液以外，一般先输注盐溶液，再输注葡萄糖溶液。②先晶后胶：先输注一定量的晶体液迅速扩容，改善组织微循环灌注，后输注胶体溶液，维持血容量稳定。如先输注胶体溶液，则可能导致组织脱水加重、血液黏稠度增加、微血栓形成等不良后果。③先快后慢：严重脱水、血容量不足的患者，先快速输液纠正缺水，待症状好转后，应减慢输液速度，避免增加心肺负担。含钾溶液、心肺功能不全的患者须控制输液速度。④交替输注：输注液体量多时，应避免较长时间内单纯输注同种液体，以防发生医源性体液失衡。⑤尿畅补钾：患者尿量＞40ml/h时方可补钾，以免发生高钾血症。

3. 水中毒患者的治疗配合　轻症患者严格限制饮水，在机体排出多余水分后，水中毒即可解除。重症患者，除禁水外可静脉输注高渗盐溶液或脱水剂、利尿剂排水，常用药物如20%甘露醇200ml快速滴注（20分钟内滴完）。必要时可用透析治疗，效果较好。

（四）健康教育

1. 控制病因　教会患者及家属警惕可能导致体液失衡的因素和原发疾病，及时治疗。

2. 预防脱水、缺钠　教育高温环境工作者、高强度体育活动者，因出汗较多需及时补充水分，以含盐溶液为最佳。

3. 相关知识指导　指导患者在日常生活中应注意均衡饮食，每日保证足够饮水。

第2节　钾代谢异常患者的护理

案例 2-2

患者，女，36岁，胆总管切开取石行T形管引流术，每日引出胆汁约500ml，食欲缺乏，乏力，神志淡漠，心率快，心电图检查：T波低平，出现U波。

问题： 1. 请问该患者可能出现了哪种电解质代谢紊乱？

2. 护理要点有哪些？

钾是机体最重要的电解质之一。正常人体内绝大部分的钾存储于细胞内，是细胞内液的主要阳离子。血清K^+浓度正常值为3.5～5.5mmol/L，具有维持神经-肌肉兴奋性、心肌收缩功能、细胞代谢和酸碱平衡调节等多种重要生理功能。钾的代谢特点是"多吃多排，少吃少排，不吃也排"。临床常根据血钾浓度，将钾代谢失衡分为低钾血症和高钾血症，以前者较为多见。

一、低钾血症患者的护理

低钾血症是指血清K^+浓度低于3.5mmol/L。

（一）护理评估

1. 健康史　导致低钾血症的常见原因有3类。

（1）钾摄入不足　如长期禁食或进食不足而未补钾或补钾不足者。

（2）钾排出过多　如严重呕吐、持续胃肠减压、肠瘘等从消化道失钾；使用排钾利尿剂、急性肾衰竭多尿期、醛固酮增多症等从肾途径失钾；大量出汗时从皮肤失钾。

（3）K^+由细胞外向细胞内转移　如代谢性碱中毒、大量输注葡萄糖溶液和胰岛素等。

2. 身心状况

（1）症状与体征

1）肌无力：常为最早且最突出的表现，一般先出现四肢软弱无力，后累及躯干和呼吸肌。可致呼吸困难、窒息，甚至周围性呼吸衰竭。可有全身乏力甚至软瘫、腱反射减弱或消失等表现。

2）胃肠功能障碍：出现恶心、食欲缺乏、腹胀、肠鸣音减弱，严重时发生麻痹性肠梗阻。

3）心功能改变：可出现期前收缩、窦性心动过速、阵发性心动过速等异常，严重者可导致心脏停搏。

4）其他：中枢神经系统抑制引起嗜睡、意识混乱、烦躁不安；膀胱平滑肌无力而出现尿潴留；血清K^+浓度过低时，K^+由细胞内移出，细胞外H^+移入细胞内，同时远曲肾小管排K^+减少，排H^+增多，导致代谢性碱中毒、反常性酸性尿等。

（2）心理-社会状况　由于肌无力、腹胀和心律失常，患者及家属产生焦虑及恐惧心理。评估患者及家属是否了解钾的作用、引起低钾血症的原因及安全补钾的方法等方面的有关知识。

3. 辅助检查

（1）血清K^+测定　血清K^+浓度＜3.5mmol/L。

（2）心电图检查　特征性改变为T波降低、变宽、双向或倒置，ST段降低，Q-T间期延长，出现U波。

（二）治疗要点

严密观察，积极处理引起低血钾的病因，纠正低钾血症。对于严重低钾血症或出现明显并发症者，及时补钾。通常是采取分次补钾，补钾过程中密切监测血钾浓度。

（三）主要护理诊断/问题

1. 活动耐力下降　与低钾所致肌无力有关。

2. 有受伤的危险　与肌无力、意识障碍等有关。

3. 气体交换受损　与呼吸肌无力有关。

4. 潜在并发症：心律失常、心搏骤停等。

（四）护理措施

1. 病情观察　补钾过程中需密切观察患者精神状态、肌张力、腱反射、胃肠道功能等变化，动态监测血清K^+浓度。快速补钾或补钾量大时应进行持续心电监护，确保患者安全。

2. 一般护理　鼓励进食含钾丰富的食物，如香蕉、肉类、牛奶、新鲜蔬菜等；嘱患者卧床休息，适当活动。

3. 治疗护理

（1）控制病因　遵医嘱给予镇吐止泻等治疗，防止钾盐继续丢失。

（2）及时补钾　口服补钾最安全，一般选用10%氯化钾溶液口服，每次10ml，每日3次。不能口服或病情较重的患者，需经静脉滴注，严禁静脉注射10%氯化钾溶液，同时应严格遵循如下原则。

1）控制浓度：静脉滴注时，每1000ml液体中氯化钾含量不可超过3g，即注射液中钾浓度必须≤0.3%。

2）控制滴速：成人一般不宜超过60滴/分，输钾速度≤20mmol/h。对于少数病情严重、危及生命的低血钾患者，可在通过中心静脉并且应用输液泵的条件下，进行更高浓度和更高速度的补钾，一旦危情被纠正，应立即减慢补钾速度。

3）控制总量：根据监测血钾情况及时调整每日补钾总量。禁食患者无额外钾盐损失，每日补充10%氯化钾溶液30ml，即氯化钾总量为3g。严重缺钾患者，可适当多补，但每日氯化钾总量不超过8g。

4）尿畅补钾：尿量＞40ml/h或每日尿量＞500ml方可补钾。

4. 健康教育 长期禁食、胃肠减压、反复呕吐、腹泻的患者，应注意定期监测血清K^+浓度，并及时补钾；有低血钾倾向的患者，应注意增加含钾丰富食物的摄入。

二、高钾血症患者的护理

高钾血症是指血清K^+浓度超过5.5mmol/L。

（一）护理评估

1. 健康史 引起高钾血症的常见原因主要有以下3种。

（1）钾摄入过多 如补钾过快或过量、大量输注库存血等。

（2）钾排出减少 如肾衰竭、长期使用保钾利尿剂、盐皮质激素分泌不足等。

（3）K^+由细胞内向细胞外转移 如代谢性酸中毒、严重挤压伤、溶血等。

2. 身心状况

（1）症状与体征

1）神经-肌肉应激性改变：患者早期兴奋，但很快转入抑制状态，出现神志淡漠、感觉异常、手足麻木、腱反射消失、肌肉软弱无力甚至弛缓性麻痹等。

2）消化系统功能障碍：腹胀腹泻、恶心呕吐等。

3）循环系统障碍：窦性心动过缓、心律失常，严重时可引起致死性的心室颤动或心搏骤停。

（2）心理-社会状况 患者生活自理能力下降，有无助感及焦虑，有对心律不齐及心搏骤停的恐惧感。

3. 辅助检查

（1）血清K^+浓度＞5.5mmol/L。

（2）心电图检查 ST段压低，T波高尖，Q-T间期缩短，随后出现QRS波增宽，P-R间期延长。

（二）治疗要点

高钾血症有导致心搏骤停的危险，故一经诊断应立即处理。积极处理可造成高血钾的病因，严格禁钾，及时降低血钾浓度和对抗心律失常。

（三）主要护理诊断/问题

1. 活动耐力下降 与高钾血症引起四肢软弱无力有关。

2. 有受伤的危险 与肌无力、意识障碍等有关。

3. 知识缺乏： 对高钾血症危害认识不足。

4. 潜在并发症： 心室颤动、心搏骤停等。

（四）护理措施

1. 病情观察 严密观察患者呼吸、脉搏、血压、尿量及血清K^+和心电图监测，及早发现心律失常，避免心搏骤停。

2. 一般护理　卧床休息，注意安全，禁食含钾高的食物和药物。

3. 治疗护理

（1）控制病因　积极配合医生处理原发疾病。

（2）及时降低血清K^+浓度　主要包括以下原则。

1）禁钾：停用一切含钾食物和药物，禁止输入库存血。

2）转钾：使K^+转移入细胞内。如存在代谢性酸中毒，可静脉滴注5%碳酸氢钠溶液，碱化细胞外液，促进K^+进入细胞内；静脉输入25%葡萄糖溶液200ml+胰岛素10U，使K^+随糖原合成进入细胞内。

3）排钾：口服或直肠灌注阳离子交换树脂，从消化道带走大量K^+；还可以使用透析疗法（血液透析、腹膜透析），对于严重高钾血症患者（血清K^+浓度＞7mmol/L），效果显著。

4）抗钾：钙与钾有对抗作用，能缓解K^+对心肌的毒性作用，可用10%葡萄糖酸钙溶液20ml＋25%葡萄糖溶液20ml缓慢静脉推注，必要时可重复。

4. 健康教育　指导患者注意安全、限制高钾食物；大量输注库存血、肾功能不全患者、严重损伤、长期使用保钾利尿剂患者应注意观察高钾血症表现，监测血钾浓度，防止高钾血症的发生。

第3节　酸碱平衡失调患者的护理

案例 2-3

患者，男，60岁。肠梗阻5日，出现呼吸深快。查体：面部潮红，心率110次/分，血压90/60mmHg，腱反射减弱。实验室检查：pH 7.20，血浆HCO_3^- 15mmol/L。

问题：1. 患者发生了哪种酸碱失衡？

2. 治疗首选的药物是什么？

正常人体血浆pH为7.35～7.45。机体对体液酸碱度的调节主要是通过体液缓冲系统，组织细胞，肺和肾的调节来维持。当患者体内酸性、碱性物质超过负荷，或机体酸碱代谢功能障碍可导致酸碱平衡失调。

一、代谢性酸中毒患者的护理

代谢性酸中毒是指人体内原发性细胞外液HCO_3^-减少而导致血pH＜7.35的一种酸中毒类型，是临床最多见的酸碱失衡类型。

（一）护理评估

1. 健康史　了解患者有无引起代谢性酸中毒的基础疾病。

（1）酸性物质产生过多　如休克、严重感染、损伤、发热等。

（2）酸性物质排出减少　如肾功能不全。

（3）碱性物质丢失过多　见于腹泻、胆瘘、胰瘘、肠瘘等。

2. 身心状况

（1）症状与体征

1）呼吸代偿的表现：最典型的表现是呼吸深快（频率可达40～50次/分），呼出气体有酮味。

2）心血管系统的表现：心率增快、心音低弱、血压下降，面色潮红。

3）中枢神经系统的表现：轻者无明显症状。重者可有头昏、头痛、嗜睡甚至昏迷，伴对称性肌张力减弱、腱反射减弱或消失。

（2）心理-社会状况　评估患者及家属对疾病的认知程度及心理反应。

3. 辅助检查

（1）动脉血气分析　代偿期，血液pH可在正常范围内，但HCO_3^-、剩余碱（BE）浓度有一定程度的下降。失代偿期，血液pH＜7.35，HCO_3^-浓度明显下降，$PaCO_2$代偿性降低。

（2）血清K^+浓度测定　血清K^+浓度升高。

（3）尿液检查　尿pH正常值为4.5～8.0，平均为6.5。pH降低提示酸中毒。

（二）治疗要点

控制病因，及时补液多可好转，代谢性酸中毒严重者可使用碱性液体纠正，首选5%$NaHCO_3$溶液。

（三）主要护理诊断/问题

1. 低效性呼吸型态　与代谢性酸中毒所致的呼吸深快有关。

2. 焦虑　与担心体液平衡失调的预后有关。

3. 有受伤的危险　与嗜睡、肌无力、腱反射减弱等有关。

4. 潜在并发症：高钾血症、代谢性碱中毒等。

（四）护理措施

1. 病情观察　严密观察患者生命体征及临床表现，动态监测血气分析。

2. 一般护理　协助患者采取适当体位，移去环境内危险品，避免跌落等意外伤害。

3. 治疗护理

（1）积极控制病因　纠正患者高热、腹泻、休克等。

（2）轻度代谢性酸中毒（HCO_3^-＞16mmol/L）或低血容量性休克引起的代谢性酸中毒患者，不宜过早使用碱性药物，通过及时的补液治疗多能自行好转。

（3）对于症状较重的代谢性酸中毒患者，及时遵医嘱给予碱性溶液，最常用的是5%碳酸氢钠溶液单独缓慢静脉滴注，速度不宜过快，以免引起高钠血症和血浆渗透压升高。注意及时补充钙和钾。

4. 健康教育　重视高热、腹泻、严重感染等原发疾病的及时治疗，避免发生代谢性酸中毒。

二、代谢性碱中毒患者的护理

代谢性碱中毒（metabolic alkalosis）是指人体内原发性细胞外液HCO_3^-浓度升高的一种碱中毒类型。

（一）护理评估

1. 健康史　了解患者有无引起代谢性碱中毒的主要原因。

（1）酸性物质丢失过多　见于酸性胃液大量丢失的情况，如幽门梗阻、急性胃扩张、持续胃肠减压等。使大量的H^+、Cl^-及K^+丢失，可导致低氯低钾性碱中毒。

（2）碱性物质摄入过多　见于长期服用碱性药物，输液补碱过量使酸中毒转变成碱中毒等。

（3）低钾血症　由于细胞自身的调节作用，使细胞内出现酸中毒，细胞外出现碱中毒。

2. 身心状况　患者常出现呼吸浅慢、低钾血症、手足抽搐、腱反射亢进等。重者可有嗜睡谵妄、精神错乱甚至昏迷。心理-社会状况同代谢性酸中毒。

3. 辅助检查

（1）血气分析　代偿期，血液pH可在正常范围内，但HCO_3^-、BE有一定程度地升高。失代偿后，血液pH和HCO_3^-浓度明显增高。

（2）血清钾测定　患者常伴有低钾血症。

（3）尿酸碱度　患者可出现反常性酸性尿。

（二）治疗要点

控制病因，给予生理盐水和适量补钾可好转，代谢性碱中毒严重者可使用酸性溶液缓慢静脉滴注。

（三）主要护理诊断/问题

1. 有受伤的危险 与意识障碍、手足抽搐等有关。

2. 潜在并发症： 低钾血症。

（四）护理措施

1. 病情观察 严密观察患者生命体征及手足抽搐等的变化，动态监测血气分析和血清电解质。

2. 一般护理 协助手足抽搐致活动困难患者进行生活护理，鼓励进食含钾、钙丰富的食物，做好心理护理，稳定情绪。

3. 治疗护理

（1）积极配合医生处理可能导致代谢性碱中毒的原发疾病。

（2）轻度代谢性碱中毒患者，一般给予生理盐水和适量氯化钾溶液后，病情多能自行好转，尤其是对于丢失胃液造成的碱中毒效果明显。

（3）对于较重的代谢性碱中毒（HCO_3^- 45～50mmol/L，pH＞7.65）患者，遵医嘱及时给予0.15mmol/L稀盐酸溶液缓慢（25～50ml/h）经中心静脉导管滴注。

（4）因低钙手足抽搐者，可遵医嘱给予10%葡萄糖酸钙溶液20ml，缓慢静脉推注。

4. 健康教育 重视幽门梗阻、急性胃扩张、持续胃肠减压等可能诱发代谢性碱中毒的原发疾病的观察和治疗。

三、呼吸性酸中毒患者的护理

呼吸性酸中毒（respiratory acidosis）是指因呼吸功能障碍所致肺泡换气减少，机体内CO_2潴留，$PaCO_2$升高，血浆HCO_3^-浓度上升，pH下降，进而引起的一系列病理生理改变。

（一）护理评估

1. 健康史 任何引起肺泡通气、换气不足的疾病，如全身麻醉过深、心搏骤停、呼吸机使用不当、慢性阻塞性肺疾病等，均可致CO_2排出障碍，引起CO_2潴留。

2. 身心状况 患者常出现胸闷气促、呼吸困难、躁动不安、头痛、发绀等。随酸中毒加重，可出现血压下降、谵妄甚至昏迷。社会-心理状况同代谢性酸中毒。

3. 辅助检查 血气分析显示急性期血液pH明显下降，$PaCO_2$升高，HCO_3^-正常；慢性呼吸性酸中毒，血液pH下降不明显，$PaCO_2$升高，HCO_3^-可有升高。

（二）治疗要点

积极处理原发疾病，改善通气。

（三）主要护理诊断/问题

1. 低效性呼吸型态 与呼吸中枢抑制、通气与换气不足有关。

2. 焦虑 与担心体液平衡失调的预后有关。

3. 潜在并发症： 心搏骤停、休克等。

（四）护理措施

协助医生处理原发疾病和改善通气功能，必要时实施气管插管术或气管切开术，并使用呼吸机控制通气。注意呼吸机的正确使用，以免造成医源性呼吸性酸中毒。慢性呼吸性酸中毒治疗较困难，应有针对性地控制感染，扩张小支气管，促进排痰等，以改善换气功能，减轻酸中毒程度。对呼吸功能不良的患者，应指导其适当进行体育锻炼，增强四肢活动耐力，提高呼吸肌运动能力。

四、呼吸性碱中毒患者的护理

呼吸性碱中毒（respiratory alkalosis）是指因呼吸功能障碍所致肺泡通气过度，机体内CO_2排出过多，$PaCO_2$下降，血浆HCO_3^-浓度降低，pH升高，进而引起的一系列病理生理改变。

（一）护理评估

1. 健康史 凡是引起过度换气，使体内CO_2丢失过多的因素均可致病。如癔症、高热、中枢神经系统疾病、疼痛、创伤、低氧血症、呼吸机辅助通气过度等。

2. 身心状况 部分患者有呼吸急促，或由急促变为浅慢及不规则的表现。较重者有头痛、眩晕及精神症状，由于血钙降低，可有手足和口周麻木、肌肉震颤及手足抽搐等表现。社会-心理状况同代谢性酸中毒。

3. 辅助检查 血气分析发现血液pH升高，$PaCO_2$和HCO_3^-降低。

（二）治疗要点

控制病因，对症治疗。

（三）主要护理诊断/问题

1. 焦虑 与担心体液平衡失调的预后有关。

2. 低效性呼吸型态 与呼吸急促、呼吸不规则有关。

3. 知识缺乏：缺乏对呼吸性碱中毒的病因、对机体的影响和治疗相关知识。

（四）护理措施

指导患者用纸袋罩住口鼻呼吸，减少CO_2排出，或直接吸入含5% CO_2的氧气，以提高血液$PaCO_2$；如因呼吸机使用不当造成的呼吸性碱中毒，应及时调整呼吸机频率及潮气量；指导患者采用高坡半卧位，以利于呼吸，鼓励胸部手术后的患者正常呼吸。

（张 颜）

自 测 题

A1/A2型题

1. 体液中细胞内液量占体重的（ ）
   A. 15%　B. 20%　C. 30%　D. 40%　E. 55%
2. 外科患者最常见的脱水类型是（ ）
   A. 高渗性脱水　B. 低渗性脱水　C. 等渗性脱水　D. 混合性脱水　E. 以上均不是
3. 高渗性脱水最先出现的临床表现是（ ）
   A. 口渴　B. 乏力、少尿　C. 眼眶凹陷　D. 谵妄　E. 昏迷
4. 关于高渗性脱水的治疗，下列表述错误的是（ ）
   A. 输液顺序应先糖后盐
   B. 静脉滴注5%葡萄糖溶液
   C. 轻度缺水，可补液1000～1500ml
   D. 中度缺水，可补液1500～2000ml
   E. 缺水量当日补足
5. 胃肠道消化液持续丢失和大面积创面慢性渗液可引起（ ）
   A. 低渗性脱水　B. 高渗性脱水　C. 等渗性脱水　D. 高血钾　E. 低血钾
6. 低钾血症最早表现为（ ）
   A. 软弱无力　B. 腱反射减退　C. 肠麻痹　D. 心动过缓　E. 恶心、呕吐

7. 代谢性酸中毒最突出的表现是（　　）
A. 疲乏、眩晕、瞌睡
B. 感觉迟钝或烦躁
C. 呼吸深而快，呼气中带有酮味
D. 心率加快，血压偏低
E. 神志不清或昏迷

8. 患者，男，体重为60kg，反复呕吐。测得血钠为125mmol/L、血钾为3mmol/L。初步诊断为（　　）
A. 低钾血症，高渗性脱水
B. 高钾血症，重度缺钠
C. 低钾血症，轻度缺钠
D. 低钾血症，中度缺钠
E. 血钾正常，等渗性脱水

A3/A4 型题

（9、10题共用题干）

患者，男，40岁。因脱水补液2日后，尿量增加。查体时发现其肌张力低下，膝腱反射迟钝，腹胀，肠鸣音减弱，听诊时心音低钝。

9. 提示该患者可能存在（　　）
A. 低血磷　　B. 低血镁
C. 低血钙　　D. 低血钠
E. 低血钾

10. 为该患者治疗宜选用（　　）
A. 5%葡萄糖溶液　　B. 10%葡萄糖溶液
C. 10%氯化钾溶液　　D. 0.9%氯化钠溶液
E. 5%碳酸氢钠溶液

（11～13题共用题干）

患者，男，30岁，体重为60kg。因高温劳动过久，大汗，未及时饮水，出现极度口渴，口唇黏膜干燥，眼窝凹陷，尿少。

11. 考虑该患者可能出现的代谢紊乱是（　　）
A. 等渗性脱水　　B. 轻度高渗性脱水
C. 中度高渗性脱水　　D. 轻度低渗性脱水
E. 中度低渗性脱水

12. 估计该患者的水分丧失量为（　　）
A. 600～1000ml　　B. 1200～1800ml
C. 1800～2400ml　　D. 2400～3600ml
E. 3600～4000ml

13. 目前采取的护理措施最恰当的是（　　）
A. 尽量饮水，不能饮水者静脉滴注5%葡萄糖溶液
B. 静脉输注等渗盐水补充血容量
C. 静脉补充碱性液体
D. 吸氧，改善肺通气
E. 使用利尿剂，维持尿量

第3章 外科休克患者的护理

第1节 概　　述

休克是机体在受到各种严重致病因素侵袭后所发生的以有效循环血量急剧减少、组织血液灌注量严重不足为特征，导致细胞缺氧，以致各重要脏器功能受损、代谢紊乱和结构损害的全身性病理生理变化及临床病程。

一、病因与分类

休克的分类方法有很多，临床上最常见的分类方法是根据病因将休克分为心源性休克、过敏性休克、低血容量性休克（含失血性休克及创伤性休克）、感染性休克、神经源性休克等，其中低血容量性休克和感染性休克在外科最常见。根据血流动力学分类，休克分为高排低阻型休克（又称高动力型休克、暖休克）和低排高阻型休克（又称低动力型休克、冷休克）。

二、病理生理

有效循环血量锐减和组织灌注不足，以及由此导致的微循环障碍、细胞代谢障碍及受损、重要器官的继发损害是各类休克共同的病理生理基础。

（一）微循环的变化

根据微循环的改变，休克可分为微循环收缩期、微循环扩张期和微循环衰竭期3个阶段（图3-1）。

1. 微循环收缩期（微循环缺血期）　机体有效循环血量锐减时，血压下降，刺激主动脉弓和颈动脉窦压力感受器，引起血管舒缩中枢加压反射，交感-肾上腺轴兴奋引起大量儿茶酚胺释放，以及肾素-血管紧张素-醛固酮系统兴奋，使心搏加快，心排出量增加，并选择性地使外周（如骨骼肌、皮肤）和内脏（如肝、脾和胃肠）的小血管、微血管平滑肌收缩，以保证心、脑等重要器官供血。由于毛细血管前括约肌强烈收缩、动静脉短路和直捷通路开放，增加回心血量，血液在体内重新分布，实现自身输血，故此期又称为休克代偿期或休克早期。此阶段微循环的特点为“少灌少流，灌少于流”，真毛细血管网内血量减少，毛细血管静水压降低，组织间液回吸收入毛细血管网，可在一定程度上补充循环血量，实现自身输液。此阶段休克可逆，若及早去除病因，及时补充血容量，休克较易得到纠正。否则，病情可继续发展到下一阶段。

2. 微循环扩张期（微循环淤血期）　若休克未及时纠正，病情发展，进入毛细血管的血量继续减少，组织细胞因缺氧而发生无氧代谢，产生大量乳酸，致使毛细血管前括约肌由收缩转为扩张，而后括约肌由于对酸性物质耐受力较强，仍处于收缩状态，大量血液淤滞在毛细血管网内，故此期又称为休克进展期或休克中期。此阶段微循环的特点为灌而少流，灌大于流，毛细血管静水压升高，血管通透性增加，不仅“自身输液”及“自身输血”停止，而且血浆外渗，引起血液浓缩，全血黏度增加，有效循环血量进一步减少，心、脑等重要器官灌注不足，休克加重。此阶段微循环由缺血变为淤血，如果治疗正确、有力，休克仍是可逆的。如治疗不及时、不正确，上述各种改变形成恶性循环，病情不断恶化，进入休克晚期。

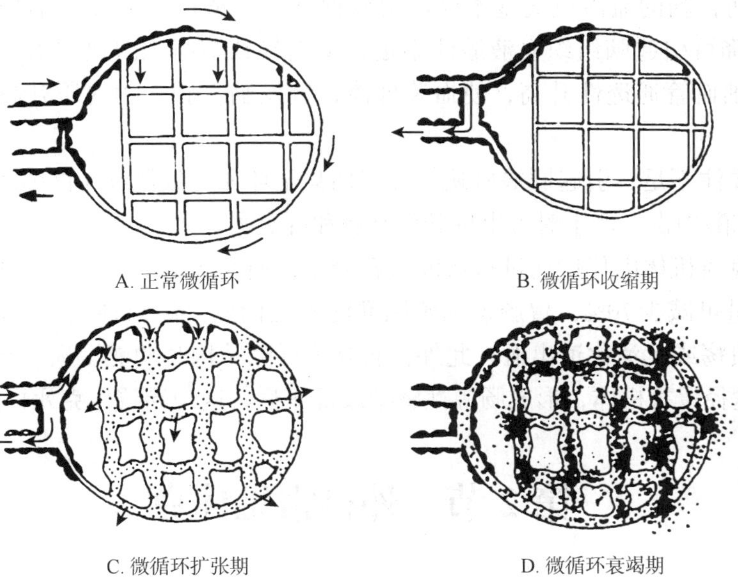

A. 正常微循环　B. 微循环收缩期

C. 微循环扩张期　D. 微循环衰竭期

图3-1　休克微循环变化模式图

3. 微循环衰竭期　若病情进一步发展，休克进入不可逆阶段。淤滞在微循环内的血液浓缩，黏稠度增加，加之在酸性环境中处于高凝状态，红细胞与血小板容易发生凝集而在血管内形成微血栓，甚至发生弥散性血管内凝血（disseminated intravascular coagulation，DIC），故此阶段又称为休克难治期或休克晚期。此阶段微循环处于不灌不流的停滞状态。各种凝血因子大量消耗，纤维蛋白溶解系统被激活，导致严重的出血倾向，内脏和全身广泛出血，组织坏死，器官功能障碍，最终形成多器官功能障碍综合征（MODS）。

（二）代谢改变

由于组织灌注不足和细胞缺氧，大量儿茶酚胺和肾上腺皮质激素释放增加，促进糖异生，导致血糖水平升高；抑制蛋白合成、促进蛋白质分解，甚至引起血中尿素氮、肌酐和尿酸含量增加，导致多器官功能障碍综合征；脂肪代谢明显增强，成为危重患者机体获取能量的主要来源。

当氧的释放无法满足细胞对氧的需求时，会发生无氧糖酵解，导致乳酸生成增多，丙酮酸减少，同时由于肝功能受损，处理乳酸能力减弱，导致高乳酸血症及代谢性酸中毒。当pH＜7.2，即重度酸中毒时，表现为血管扩张、心搏缓慢、心排血量下降，氧解离曲线右移。

（三）重要器官继发性损害

由于机体处于持续缺血、缺氧状态，组织细胞发生变性、出血、坏死，致使内脏器官功能障碍，甚至衰竭。其中最易受累的器官为肺、肾、心、脑、肝和胃肠道。多器官功能障碍综合征是造成休克死亡的主要原因。

1. 肺　是休克引起多器官功能障碍综合征时最常累及的器官。休克持续较久时，肺可出现严重的间质性和肺泡性肺水肿、淤血、出血、局限性肺不张、毛细血管内微血栓形成及肺透明膜形成等表现，称为休克肺，严重时可导致急性呼吸窘迫综合征（ARDS）。

2. 肾　是休克时最易被损害的重要器官。休克时肾的血液灌流不足，肾皮质小血管收缩，肾髓质中动-静脉短路分流增加，肾皮质血流量锐减，肾小球滤过率减少，尿量明显减少，还可导致肾小管上皮细胞大量坏死，引起急性肾衰竭。

3. 心　休克时心率过快可使心脏的舒张期缩短，舒张压下降。由于冠脉血流量80%来源于舒张期，所以冠脉血流量明显减少，心肌因缺血缺氧和酸中毒而损伤。一旦心肌微循环内血栓形成，可引起心肌局灶性坏死和心力衰竭。此外，休克时的酸中毒和高钾血症也可导致或加重心肌损害。

4. 脑 休克早期，脑的血液供应基本能够得到保证，一般没有明显的脑功能障碍。随着休克的发展，血压持续下降可引起脑组织血液灌注不足，从而导致脑组织缺血缺氧。缺氧和酸中毒可引起胶质细胞肿胀和毛细血管通透性升高，使血浆外渗，继发脑水肿、颅内压升高。患者可出现意识障碍，甚至脑疝。

5. 肝 肝血液灌注不足，引起肝缺血缺氧性损伤甚至坏死，致使肝功能障碍，解毒和代谢能力下降，加重代谢紊乱和酸中毒。严重时可出现肝性脑病和肝衰竭。

6. 胃肠道 休克时机体因代偿而进行血液重新分布，使胃肠道最早发生缺血和酸中毒，故休克时肠系膜上动脉血流量可减少70%，胃肠道黏膜因灌注不足而发生缺氧性损伤，出现急性胃黏膜糜烂、出血，导致应激性溃疡或上消化道出血。此外，肠黏膜屏障结构和功能受损，导致肠道内的细菌或毒素经淋巴或门静脉途径侵害机体，形成肠源性感染或毒血症，这是导致休克死亡的重要原因。

第2节 外科常见休克

外科最常见的休克是低血容量性休克和感染性休克。

一、低血容量性休克

（一）概述

低血容量性休克是有效血容量急剧减少所致的血压降低和微循环障碍，包括失血性休克、失液性休克和创伤性休克。失血性休克常因大血管破裂或脏器破裂出血引起，如肝脾破裂出血、消化性溃疡出血、门静脉高压所致的食管下段及胃底静脉破裂出血等；失液性休克多为大面积烧伤引起的创面渗液、严重腹泻、呕吐、急性肠梗阻等引起的休克；创伤性休克常见于各种损伤和大手术引起的血液、血浆同时丢失，如大面积撕脱伤、全身多发性骨折等，是低血容量性休克最常见的原因。流行病学研究发现，创伤性休克占创伤早期死亡的30%～40%。因此，及时补充血容量，迅速处理原发疾病及制止其继续失血和失液是治疗低血容量性休克的关键。

（二）症状与体征

休克往往是在快速、大量失血而又得不到及时补充的情况下发生的。通常在迅速失血超过全身总血量的20%时，即发生休克。低血容量性休克主要表现为中心静脉压（CVP）降低；回心血量减少和心排出量减少所致的血压下降；组织灌注减少，发生无氧代谢，导致的代谢性酸中毒；经神经内分泌调节机制引起的外周血管收缩、血管阻力增加和心率加快；以及由微循环障碍导致的各种组织器官功能不全和损害。

（三）治疗要点

及时补充血容量，治疗其病因和制止其急速失血、失液是治疗此型休克的关键。可根据血压和脉率的变化估计失血量。可先经静脉快速输注平衡盐溶液和人工胶体。如存在活动性出血，应迅速查明原因并采取措施，如止血带止血、包扎止血、纤维内镜止血等控制出血，为手术争取时间。实质性脏器破裂或大血管破裂等导致的大出血，应在快速补充血容量的同时做好术前准备，及早进行手术止血。

链接 霍姆复合液

创伤性休克的治疗首选晶胶复合液，霍姆复合液是其代表，其主要成分是4.2% NaCl+7.6% 羟乙基淀粉，可提高机体晶体与胶体的渗透压，迅速增加机体有效循环血量，减少组织细胞水肿。同时，高渗氯化钠溶液可以增加心肌细胞的收缩力，溶液中胶体成分产生的胶体渗透压不仅可以延长重新分布的液体在血管内的滞留时间，还能降低炎症因子和细胞因子的释放，延缓凝血功能恶化，阻止休克后多器官功能障碍的发生。

二、感染性休克

（一）概述

感染性休克是由于各种病原体感染及所产毒素引起的全身微循环障碍、血流动力学异常、细胞缺血、缺氧、代谢紊乱、重要脏器及多个脏器功能障碍的综合征，是外科常见的和治疗较困难的一类休克，常见于急性腹膜炎、急性梗阻性化脓性胆管炎、急性化脓性阑尾炎、绞窄性肠梗阻及泌尿系统感染等。病原体释放的内毒素是导致感染性休克的主要因素，因此感染性休克又称为内毒素性休克。内毒素与体内的补体、抗体或其他成分结合后，可刺激交感神经引起血管痉挛并损伤血管内皮细胞；同时，内毒素可促使组胺、激肽、前列腺素及溶酶体酶等多种炎症介质释放，引起全身炎症反应综合征（SIRS），若出现2种或以上下列表现则可认为存在SIRS：①体温＞38℃或＜36℃；②心率＞90次/分；③呼吸急促（＞20次/分）或过度通气，$PaCO_2$＜32mmHg；④白细胞计数＞12×10^9/L或＜4×10^9/L，或幼稚型白细胞＞10%。SIRS进一步发展，可导致休克及MODS。

（二）症状与体征

感染性休克的血流动力学有高动力型和低动力型两种（表3-1）。

1. 高动力型休克（高排低阻型） 见于革兰氏阳性菌引起的休克早期，其病理生理表现为外周血管扩张，阻力降低，心排出量正常或增高，有血流分布异常和动静脉短路开放增加，细胞代谢障碍和能量生成不足。因皮肤比较温暖干燥，又称暖休克。此型较少见。

2. 低动力型休克（低排高阻型） 见于革兰氏阴性菌引起的感染性休克或休克晚期，其病理生理表现为外周血管收缩，微循环淤滞，大量毛细血管渗出致血容量和心排出量减少。因皮肤湿冷，又称冷休克。此型是最常见的类型。

表3-1 感染性休克的临床表现

临床表现	冷休克	暖休克
神志	躁动，淡漠或嗜睡	清醒
皮肤色泽	苍白、发绀或花斑样发绀	淡红或潮红
皮肤温度	湿冷或冷汗	比较温暖、干燥
毛细血管充盈时间（s）	延长	1～2
脉搏	细速	慢，搏动清楚
脉压（mmHg）	＜30	＞30
尿量（ml/h）	＜25	＞30

（三）治疗要点

因感染性休克的病理生理变化比较复杂，治疗也相应比较困难。治疗原则是纠正休克与控制感染并重。一般在休克未纠正以前，应着重治疗休克，同时控制感染；在休克纠正以后，则应着重治疗感染。

第3节　休克患者的护理

案例 3-1

患者，女，32岁。半小时前骑自行车时被汽车撞伤，伤后感左季肋部疼痛，头晕无力，皮肤多处擦伤、渗血，精神极度紧张，后急诊入院。体格检查：体温（T）36℃，P 112次/分，呼吸（R）24次/分，BP 75/55mmHg，中心静脉压（CVP）4cmH_2O，血氧饱和度（SpO_2）90%。急性痛苦面容，面色苍白，四肢湿冷；心肺正常；全腹轻度压痛，以左上腹明显，移动性浊音阳性，肠鸣音减弱，其他未见异常。辅助检查：腹腔穿刺抽出不凝固的血液。拟"脾破裂"收治入院。

问题：1. 请判断患者是否发生了休克？是哪类型的休克？

2. 应对该患者采取哪些护理措施？

一、护理评估

（一）健康史

了解患者的年龄、性别、经济状况等。了解引起休克的各种原因，如患者有无严重外伤引起的失血史；有无肠梗阻、严重腹泻、大面积烧伤等引起的失液史；是否有腹痛、发热等严重的感染病史；患者受伤后或发病后是否进行过补液等治疗。了解患者既往健康史。

（二）身心状况

1. 症状与体征　按照休克的演变过程，临床上一般将休克分为两期三度，两期即休克代偿期和休克抑制期；三度即轻度、中度和重度。轻度为休克代偿期，中、重度为休克抑制期（表3-2）。

表3-2　休克的临床表现

分期	程度	神志	皮肤黏膜色泽、温度	脉搏	血压	呼吸	尿量	估计失血量
休克代偿期	轻度	神志清楚或轻度模糊，精神紧张，兴奋或烦躁不安	苍白，正常或发凉	稍快，＜100次/分，尚有力	收缩压正常或稍升高，舒张压升高，脉压缩小	增快	正常	＜20%（＜800ml）
休克抑制期	中度	烦躁不安、定向力尚存，意识模糊	苍白或发绀，发冷	100～120次/分，较弱	收缩压70～90mmHg，脉压＜20mmHg	浅速	尿少	20%～40%（800～1600ml）
	重度	意识模糊，甚至昏迷	显著苍白，肢端厥冷，范围扩大，冷汗	速而细弱，＞120次/分或摸不清	收缩压＜70mmHg或测不到	微弱或不规则	尿少或无尿	＞40%（＞1600ml）

2. 心理-社会状况　休克患者起病急骤、进展迅猛，抢救时使用的各种监测治疗仪器较多，容易让患者及家属感到病情危重。应评估患者及家属对疾病、治疗及预后的认知程度及心理承受能力，了解患者及家属的情绪反应。

（三）辅助检查

1. 实验室检查

（1）常规实验室检查　即血常规、尿常规、便常规。①血常规：红细胞计数、血红蛋白值降低提示失血；红细胞压积增高提示血浆丢失；白细胞计数和中性粒细胞比例升高提示感染。②尿常规：尿比重增加提示血液浓缩或血容量不足。③便常规：便隐血试验阳性或黑便提示消化系统出血。

（2）动脉血气分析　动脉血氧分压（PaO_2）反映血液携氧状态，正常值为80～100mmHg。若PaO_2低于60mmHg，吸入纯氧后仍无改善，提示ARDS。动脉血二氧化碳分压（$PaCO_2$）是通气和换气功能的指标，正常值为36～44mmHg，可作为呼吸性酸中毒或碱中毒的判断依据。肺换气不足可致$PaCO_2$明显升高；相反，肺过度换气可致$PaCO_2$低于正常值，也可能是代谢性酸中毒代偿的结果。

（3）凝血功能　应对失血性休克患者凝血功能进行早期和连续监测，包括血小板计数、凝血酶原时间（PT）、活化部分凝血活酶时间（APTT）和国际标准化比值（INR）等。当下列5项检查中出现3项以上异常，结合临床有休克及微血管栓塞症状和出血倾向时，便可诊断为DIC。包括：①血小板计数＜80×10^9/L；②凝血酶原时间较正常延长3秒以上；③血浆纤维蛋白原＜1.5g/L或呈进行性降低；④3P试验（血浆鱼精蛋白副凝试验）阳性；⑤血涂片中破碎红细胞超过2%。

（4）动脉血乳酸盐测定　测定动脉血乳酸盐有助于估计休克及复苏的变化趋势。动脉血乳酸盐的正常值为1.0～1.5mmol/L，危重患者有时可达到4mmol/L及以上。休克时间越长，血流灌注障碍越严重，动脉血乳酸盐浓度也越高，提示预后越差。每隔2～4小时动态监测。

2. 血流动力学检测

（1）中心静脉压（CVP）　要反映右心室前负荷及回心血量的排出能力。CVP正常值为5～12cmH_2O。当CVP＜5cmH_2O时，表示血容量不足；当CVP＞15cmH_2O时，则提示心功能不全；若CVP＞20cmH_2O时，常提示存在充血性心力衰竭。临床实践中，常进行连续测定，以准确反映右心前负荷的动态变化情况。

（2）肺动脉楔压（PAWP）　也称肺毛细血管楔压，是以漂浮导管插入肺动脉，使导管嵌顿在肺动脉的终末支，所测得的压力反映左心功能及其前负荷。PAWP一般用Swan-Ganz漂浮导管测量，正常值为6～15mmHg。PAWP低于正常值反映血容量不足（较CVP敏感），高于正常值则反映左心房压力升高，如急性肺水肿。所以，如发现肺毛细血管楔压（PCWP）增高，即使CVP正常，也应限制输液量，以免发生肺水肿。此外，还可通过Swan-Ganz导管获得混合静脉血标本进行血气分析，判断预后。

（3）心排血量（CO）和心脏指数（CI）　CO=心率×每搏心排血量。正常成人CO值为4～6L/min。单位体表面积的CO为CI，正常值为2.5～3.5L/（min・m^2）。休克时CO及CI多降低，但某些感染性休克CO及CI可升高。

3. 其他　可采取X线、超声、CT、MRI等检查了解脏器损伤、感染等情况，及时发现原发疾病。疑有腹腔内脏损伤者，可行诊断性腹腔穿刺；疑有异位妊娠破裂出血者，行阴道后穹隆穿刺，可抽出不凝血。

二、治疗要点

休克是由多种原因引起的，所以应根据引起休克的原因及不同发展阶段病情的特点，采取相应的治疗措施。治疗要点主要包括迅速恢复有效循环血量，积极处理原发疾病，纠正微循环障碍，保护重要脏器功能和防止MODS发生等。

三、主要护理诊断/问题

1. 体液不足　与大量失血、失液有关。

2. 心排血量减少　与大量失血、失液引起有效循环血量不足有关。

3. 气体交换受损　与微循环障碍、组织缺氧、呼吸型态改变有关。

4. 有体温失调的危险　与体表灌注不良或细菌感染有关。

5. 焦虑　与病情危重、担心预后等因素有关。

6. 潜在并发症：MODS。

四、护理措施

（一）病情观察

1. 精神状态 可反映脑组织血液灌流情况。休克早期患者呈兴奋状态或烦躁不安，休克加重时表情淡漠、意识模糊、反应迟钝甚至昏迷。

2. 生命体征 每15～30分钟测血压、脉搏、呼吸、体温1次，或进行心电监护，密切观察患者病情的变化。

（1）血压 在休克治疗中，维持稳定的血压十分重要。收缩压＜90mmHg，脉压＜20mmHg提示休克存在。休克早期血压变化不大，休克晚期血压呈进行性下降或测不到。血压回升、脉压增大则是休克好转的征象。

（2）脉搏 是休克监测中的重要生理指标。脉搏的变化常早于血压的变化，是休克的早期诊断指标。若血压较低，但脉搏已恢复正常且肢体温暖，提示休克好转。常用脉率/收缩压（mmHg）计算休克指数，帮助判定有无休克及轻重。休克指数正常值为0.5～0.8，休克指数≥1.0提示有休克，休克指数＞2.0提示严重休克。

（3）呼吸 呼吸急促、变浅、不规则，提示病情严重。呼吸＞30次/分或＜8次/分，提示病情危重。

（4）体温 大部分休克患者体温偏低，但感染性休克患者可出现高热。若患者体温突然升高至40℃以上或骤降至36℃以下，提示病情危重。

3. 皮肤情况 皮肤的色泽和温度是反映体表灌流情况的标志。休克患者皮肤和口唇黏膜由苍白转为发绀，表示休克加重；若发绀同时出现皮下瘀点、瘀斑，则提示可能发生DIC；若发绀程度减轻并逐渐转为红润，四肢皮肤温暖、干燥，说明休克好转。

4. 尿量 可反映肾血流灌注情况，是观察休克病情变化最简便有效的指标。尿量能间接提示全身血容量充足与否。若患者血压正常但尿量持续＜25ml/h，应考虑急性肾衰竭。当尿量维持在30ml/h以上时，提示休克好转。

5. 局部状况 观察患者损伤情况；有无出血及出血量；腹部损伤者腹膜刺激征和移动性浊音情况等。

（二）一般护理

1. 体位的安置 休克患者宜取去枕平卧位或中凹位，即头和躯干抬高20°～30°，下肢抬高15°～20°，以利于肺扩张和促进冠脉循环，同时有利于下肢静脉回流，增加回心血量，改善重要器官血供。必要时，可给患者使用抗休克裤（图3-2）。抗休克裤充气后能在腹部和腿部加压，通过局部压迫作用不仅可以控制腹部和下肢出血，还可以促进血液回流，改善重要器官供血。

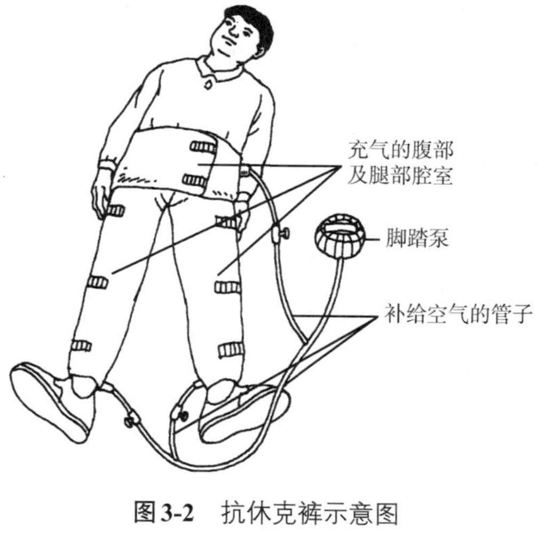

图3-2 抗休克裤示意图

2. 改善缺氧 为改善组织细胞缺氧，给予鼻导管吸氧，氧浓度为40%～50%，氧流量为6～8L/min，以提高肺静脉血氧浓度，病情好转后可间断吸氧。严重呼吸困难者，配合医生行气管插管或气管切开，必要时用呼吸机辅助呼吸。

3. 保持呼吸道通畅 昏迷患者，头应偏向一侧，以防舌后坠或误吸呕吐物、气道分泌物。应定时观察患者呼吸变化，及时清除气道分泌物。在病情允许的情况下，协助患者做双上肢运动，促进肺扩张。

4. 维持正常体温 密切观察患者体温变化。患者体温降低，应予以保暖，室温保持在20℃左右为宜。保暖时切忌使用热水袋、电热毯等直接进行体表加温，以免因皮肤血管扩张而增加局部组织耗氧量，缺氧加重，同时导致心、脑、肺、肾等重要器官的血流灌注进一步减少，病情恶化。感染性休克所致的高热可予以物理降温，也可用4℃等渗盐水灌肠，必要时遵医嘱用药物降温。

5. 镇静镇痛　保持患者安静，避免不必要的搬动，必要时遵医嘱给予镇静药。疼痛剧烈者可适当使用镇痛药物。

（三）治疗护理

1. 迅速补充血容量　是纠正休克引起的组织低灌注和缺氧的关键。

（1）迅速建立静脉通路　应快速建立2条以上静脉通道，大量快速补液（心源性休克除外）。周围静脉穿刺困难时应立即进行中心静脉穿刺，同时监测CVP。补液的种类、剂量和速度是关键。输液遵循“先快后慢、先晶后胶”的补液原则，首先快速输注平衡盐溶液、等渗盐水等晶体液，以增加回心血量和每搏输出量，然后再输注低分子右旋糖酐、全血、血浆、白蛋白等胶体液，以维持血浆胶体渗透压，稳定血容量。

（2）合理补液　临床上可根据血压及CVP监测情况调整输液速度（表3-3）。

表3-3　CVP、血压与补液的关系

CVP	血压	原因	处理原则
低	低	血容量严重不足	充分补液
低	正常	血容量不足	适当补液
高	低	心功能不全或血容量相对过多	给强心药，纠正酸中毒，舒张血管
高	正常	容量血管过度收缩	舒张血管
正常	低	心功能不全或血容量不足	补液试验*

*补液试验：取等渗盐水250ml，在5～10分钟经静脉滴注，若血压不变而CVP升高3～5cmH_2O，提示心功能不全；若血压升高而CVP不变，则提示血容量不足。

（3）记录24小时液体出入量　应有专人准确记录输入液体的种类、数量、输入时间、滴速等，并详细记录24小时出入量，作为后续治疗的依据。

2. 应用血管活性药物　休克患者常用血管活性药物缓解周围血管舒缩功能障碍，改善组织灌注，维持重要脏器如心、肺、脑、肾的血供。护士遵医嘱给药并注意以下事项。①血管扩张剂：必须在补足血容量的基础上使用，否则可使血管容量扩大，有效循环血量减少，血压进一步下降。②血管收缩剂：可加重机体缺氧，应慎重选用。静脉滴注时应避免药物漏到皮下，防止造成局部组织坏死。若不慎致药液外漏，应立即拔针，并迅速用普鲁卡因或扩血管药做局部封闭注射以解除血管痉挛。③强心药：心功能不全者，遵医嘱给予强心药物如强心苷等治疗，以增强心肌收缩力，减慢心率。用药时注意观察心律变化及药物的副作用，并注意监测血压的变化，及时调整输液速度。④在使用药物时均应从小剂量、低浓度、慢速度开始，并密切监测血压变化，根据血压调整药物浓度和输液速度，以防血压骤升或骤降。临床上常使用微量泵，以保证血管活性药物用量准确。

3. 纠正代谢紊乱　重度休克合并严重的酸中毒且经扩容治疗效果不显著时，需适时、适量地给予碱性药物纠正酸中毒，常用5%碳酸氢钠溶液。需要注意的是，使用碱性药物前必须保证呼吸功能完整，否则会导致CO_2潴留和继发呼吸性酸中毒，同时应防止药液外渗。

4. 维护重要脏器功能

（1）应用糖皮质激素和能量合剂　有利于改善心脏功能，可选用氢化可的松200～500mg/d或地塞米松30～60mg/d，疗程1～3日为宜；能量合剂可选用三磷酸腺苷、辅酶A、细胞色素c等。

（2）抗凝血药物　可防止弥散性血管内凝血，常用肝素抗凝，但需避免过量使用，以防发生自发性出血。

（3）利尿剂　有利于维护肾功能，适用于休克伴尿少的患者，常用呋塞米等。

5. 防治感染　休克时机体处于应激状态，免疫功能下降，抵抗力减弱，易继发感染。护理时应严格按照无菌原则进行各项护理操作；预防肺部感染和泌尿系统感染；有创面或伤口者注意保持创面或伤口清洁干燥，及时换药；遵医嘱合理使用抗生素；加强营养，合理开展营养支持。

6. 处理原发疾病　为抗休克的根本措施。外科疾病引起的休克，多存在需手术处理的原发病变，如内脏大出血的控制、坏死肠段切除、消化道穿孔修补及脓液引流等。因此，应在尽快恢复有效循环血量后，及时施行手术，处理原发疾病。有时应在积极抗休克的同时进行手术，以免延误抢救时机。

（四）心理护理

主动关心患者，鼓励患者表达对疾病和手术的顾虑与担心，倾听诉说，取得患者信任。鼓励患者家属多关心支持患者，增强患者应对疾病的信心。适当解释病情，争取患者的积极配合。各项操作应轻柔，尽量减少患者的痛苦。

（五）健康指导

1. 指导患者及家属加强自我保护，避免损伤或意外伤害。
2. 向患者及家属讲解各项治疗护理的必要性及疾病的转归过程，讲解意外损伤后的初步处理和自救知识。
3. 指导患者出院后注意营养和休息，如出现高热或感染，应及时就诊。

（张　颜）

自 测 题

A1/A2型题

1. 在抗休克过程中应用血管扩张剂必须（　　）
   A. 在补足血容量之后　B. 与血管收缩剂配合使用
   C. 尽早使用　D. 大剂量使用
   E. 持续静脉滴注
2. 休克患者应采取的体位是（　　）
   A. 头高足低位　B. 侧卧位
   C. 半卧位　D. 头低足高位
   E. 中凹卧位
3. 休克患者代偿期的主要表现为（　　）
   A. 脉细速、血压低、脉压显著缩小
   B. 脉细速、血压低、脉压轻度缩小
   C. 脉细速、血压正常、脉压无变化
   D. 脉稍快、血压正常或稍高、脉压缩小
   E. 脉细速、血压轻度降低、脉压无变化
4. 患者，女，精神紧张、烦躁不安、面色苍白、尿量减少、脉压小。首先采取的措施是（　　）
   A. 血管收缩药　B. 血管扩张药
   C. 静脉补液　D. 利尿剂
   E. 强心药
5. 患者，女，因异位妊娠而出现了失血性休克，其基本病理生理改变是（　　）
   A. 血压下降　B. 中心静脉压下降
   C. 脉压下降　D. 尿量减少
   E. 有效循环血量锐减
6. 患者，女，因休克进行扩容疗法快速输液，中心静脉压为15cmH_2O，BP为80/60mmHg。应采取的措施是（　　）
   A. 大量输液，加快速度
   B. 控制速度，减慢输液
   C. 减慢输液，加用强心剂
   D. 暂停输液
   E. 用升压药
7. 患者，男，严重创伤后，血压下降，脉搏细速，面色苍白，入院后诊断为失血性休克。监测休克病情变化最简便的指标是（　　）
   A. 生命体征
   B. 神志

C. 皮肤色泽与肢端温度
D. 中心静脉压
E. 尿量

8. 患者，男，50岁。急性上消化道出血，失血量为700ml，患者烦躁不安，面色苍白，皮肤湿冷，BP为120/100mmHg，脉搏为100次/分，应属于（ ）
A. 未发生休克 B. 虚脱
C. 休克代偿期 D. 休克失代偿期
E. 休克晚期

A3/A4型题

（9～11题共用题干）

患者，男，40岁。因车祸脾破裂就诊，血压为60/30mmHg，BP为120次/分，患者烦躁不安，皮肤苍白，四肢湿冷。

9. 在等待配血期间，静脉输液宜首选（ ）
A. 5%葡萄糖溶液 B. 5%葡萄糖盐水
C. 平衡盐溶液 D. 林格液
E. 5%碳酸氢钠

10. 不正确的护理措施是（ ）
A. 吸氧，输液 B. 置热水袋保暖
C. 平卧位 D. 测每小时尿量
E. 测中心静脉压

11. 该患者进入微循环衰竭期时会出现（ ）
A. 表情淡漠 B. 皮肤苍白
C. 尿量减少 D. 血压下降
E. 全身广泛出血

第4章
外科营养支持患者的护理

第1节　概　　述

机体良好的营养状态和正常代谢是维持生命活动的基本条件。外源性营养物质包括糖类（碳水化合物）、脂肪、蛋白质、水、电解质、微量元素和维生素，这些营养物质进入机体后，参与体内一系列代谢过程，通过氧化过程产生能量，成为机体生命活动必不可少的能源，通过合成代谢使人体结构得以生长、发育、修复及再生。

外科患者是营养不良的高发人群，尤其是老年、恶性肿瘤、胃肠道疾病、神经系统疾病患者的发病率更高。临床营养支持成为重症患者救治中不可缺少的重要措施。护士应充分了解机体各种状态下的代谢变化，有效开展营养筛查、营养评定，正确进行营养液的配制和输注，开展营养管道维护及并发症防治与效果监测，这对维护重要脏器功能，保证营养支持规范、安全实施具有重要作用。

一、营养代谢

（一）正常情况下的物质代谢

1. 糖代谢　糖类为热量的主要来源。食物中的糖经消化道消化、吸收后，以葡萄糖、糖原及含糖复合物形式存在。糖在体内代谢过程主要体现为葡萄糖的代谢，正常情况下，血液中的葡萄糖处于相对平衡状态，空腹血糖的正常范围是3.9～6.1mmol/L。血糖来源于食物中糖的消化和吸收、肝糖原分解或肝糖异生作用；血糖去路则为周围组织及肝摄取作用、糖原合成、转化为非糖物质或其他含糖物质。血糖水平保持恒定是糖类、脂肪、氨基酸代谢协调的结果，也是肝、肌肉、脂肪组织等器官组织代谢协调的结果。

2. 脂肪代谢　脂肪是人体能量的主要贮存形式，主要生理功能是提供能量、构成身体组织、供给必需氨基酸并携带脂溶性维生素等。膳食中脂类是人体脂肪的主要来源，脂类不溶于水，在消化道中经胆汁酸盐、胰脂酶、胆固醇酯酶等作用消化形成甘油一酯、脂肪酸、胆固醇等，乳化成更小的微团后被消化酶消化。短链和中链脂肪酸构成的甘油三酯，经胆汁酸盐乳化后即可被吸收。长链脂肪酸构成的甘油三酯与磷脂、胆固醇及载脂蛋白结合形成乳糜微粒，通过淋巴进入血液循环。甘油三酯是机体贮存能量的形式。

3. 蛋白质代谢　蛋白质是生命的存在形式，其主要生理功能是参与构成各种细胞组织生长、更新和修复，参与多种重要生理功能及氧化供能。成人平均每日需补充蛋白质的量为1g/kg，用于补充身体不可避免消耗的蛋白质，如脱落细胞等。蛋白质最终分解为氨基酸，经门静脉入肝。氨基酸是蛋白质的基本单位，可分为必需氨基酸和非必需氨基酸两类。必需氨基酸为人体必需，是体内不能合成或合成量不能满足需求，必须从食物中获取的氨基酸。非必需氨基酸是人体需要的氨基酸，是能在体内合成，非必需从食物中获得的氨基酸，如天冬氨酸、谷氨酸、甘氨酸等。机体在患病时因摄入减少，必需氨基酸来源不足，体内非必需氨基酸的合成会受到影响。因此，从临床营养角度，应把非必需氨基酸放在与必需氨基酸相同重要的地位。

（二）手术、创伤后三大营养物质的代谢改变

由于外科患者疾病或手术治疗等原因，常处于饥饿或感染、创伤等应激状况，此时机体会发生一系列变化，以维持机体疾病状态下组织、器官功能及生存需要。

1. 饥饿时的代谢变化

（1）内分泌及代谢变化　饥饿时机体正常代谢途径可能部分或全部停止，一些途径则被激活或出现新的代谢途径。饥饿早期，机体首先利用肝及肌肉中的糖原储备消耗以供能，直至糖原耗尽，之后再借助糖异生作用。此时，机体能量消耗下降，肝及肌肉蛋白分解以提供糖异生前体物质，蛋白质合成下降。随后，脂肪动员增加成为能量主要来源，体内酮体形成及糖异生作用增强，大脑及其他组织更多利用酮体作为能源，从而减少了骨骼肌蛋白分解程度，保存机体蛋白质。

（2）机体组成的改变　饥饿可导致机体组成的显著变化，包括水分丢失，大量脂肪、蛋白质分解，使组织和器官重量减轻、功能下降。如肾浓缩能力消失，肝蛋白丢失，胃肠排空运动延迟，消化酶分泌减少，肠上皮细胞萎缩等。

2. 创伤、感染后的代谢变化　外科感染、手术、创伤等应激情况下，机体发生一系列代谢改变，其特征为静息能量消耗增高、高血糖及蛋白质分解增强。应激状态时糖代谢改变主要表现为内源性葡萄糖异生作用明显增加，组织及器官葡萄糖的氧化利用下降，外周组织对胰岛素抵抗，从而出现高血糖。创伤后蛋白质分解增加、负氮平衡，其程度和持续时间与创伤应激程度、创伤前营养状况、患者年龄及应激后营养摄入有关，同时在很大程度上受体内激素反应水平的制约。脂肪是应激患者的重要能源，创伤应激时机体脂肪分解增强，其分解产物作为糖异生作用的前体物质，从而减少蛋白质分解，保存机体蛋白质。

二、营养不良的评定及分类

（一）营养不良的评定

1. 健康史　评估患者有无手术、创伤、感染、慢性消耗性疾病等应激状态，有无呕吐、腹泻等消化道症状。

2. 人体测量

（1）体重　是评价营养状况的一项重要指标，综合反映蛋白质或能量的摄入、利用和储备情况。无主观意识控制体重的情况下，3个月内体重降低超过5%或6个月内体重降低超过10%，即存在营养不良。

（2）体质指数（body mass index，BMI）　BMI=体重（kg）/身高^2（m^2），中国成人BMI正常参考值为$18.5kg/m^2 \leqslant BMI < 24kg/m^2$。$BMI < 18.5g/m^2$为消瘦，$BMI \geqslant 24.0g/m^2$为超重。

（3）皮褶厚度与臂围　当条件有限时，可通过三头肌皮褶厚度、上臂中点周径及上臂肌肉的测定推算机体脂肪及肌肉总量，间接反映机体营养状况。

（4）握力　与机体营养状况密切相关，可以协助评定肌肉量。肌肉力度与机体营养状况和手术后恢复程度相关。因此，可在整个病程过程中重复测定、随访其变化来判断机体的营养状况。正常男性握力≥35kg，女性握力≥23kg。

3. 实验室检查

（1）血浆蛋白　半衰期短的蛋白能在营养支持的短期内发生改变，而半衰期长的蛋白代表着体内较恒定的蛋白质情况。临床常用的指标有白蛋白、转铁蛋白及前白蛋白。前白蛋白具有半衰期短、特异性高的特点，可以作为判断患者营养状态的敏感指标（表4-1）。

表4-1 内脏蛋白正常值及营养不良指标

项目	正常值	营养不良		
		轻	中	重
白蛋白（g/L）	≥35	28～34	21～27	<21
转铁蛋白（g/L）	2.0～2.5	1.8～2.0	1.6～1.8	<1.6
前白蛋白（g/L）	0.17～0.45	0.14～0.16	0.10～0.14	<0.1

（2）氮平衡测定　可动态反映蛋白质和能量平衡状况。当氮的摄入量大于排出量时为正氮平衡，反之则为负氮平衡。营养不良的患者持续呈负氮平衡。

（3）免疫功能测定　营养不良时常伴有免疫功能低下。总淋巴细胞计数是评价细胞免疫功能的简易方法，正常值是（2.5～3.0）$\times 10^9$/L。低于（1.5～1.8）$\times 10^9$/L为营养不良。

（二）营养不良的分类

1. 蛋白质缺乏型营养不良　因蛋白质摄入不足，脂肪储存与肌肉块在正常范围之内，内脏蛋白质与淋巴细胞计数显著下降，表现为机体免疫功能受损、伤口愈合延迟、外周组织水肿和腹水。

2. 能量缺乏型营养不良　因热量摄入不足，脂肪、肌肉严重消耗，血浆白蛋白显著降低，但免疫力和伤口愈合能力及短期应激能力尚完好。

3. 混合型营养不良　蛋白质和能量均有不同程度缺乏的状态，主要体征有生长停滞、体重下降，易遭受感染，也可发生低血压、低体温和心搏过速等症状。

（三）营养风险及营养风险筛查工具

营养风险（nutritional risk）是指因营养有关因素对患者临床结局产生不利影响的风险。营养风险与生存率、病死率、并发症发生率、住院时间、住院费用、成本-效果比及生活质量等临床结局密切相关。营养风险筛查是应用营养风险筛查2002（nutritional risk screening 2002，NRS2002）工具来判断患者是否存在营养风险，了解是否需要制订营养干预计划的过程。NRS2002包括3个方面的内容：①营养状态受损评分（0～3分）；②疾病严重程度评分（0～3分）；③年龄评分（年龄≥70岁加1分）。总分≥3分为有营养风险，应给予营养支持疗法。

三、营养支持的指征

1. 近期体重下降大于正常体重的10%。
2. 白蛋白<30g/L。
3. 连续7日以上不能正常进食。
4. 已确诊为营养不良。
5. 具有营养不良风险或可能发生手术并发症的高危患者。

第2节　肠内营养

案例 4-1

患者，男，70岁，食管癌晚期，无法经口摄食，给予空肠造瘘进行营养支持。肠内营养支持的第2日，患者在营养液输注期间出现腹部不适，24小时排便7次，且大便不成形。体检：T 36.8℃，P 92次/分，R 20次/分；腹平软，无压痛、反跳痛和肌紧张。

问题： 1. 该患者出现了何种并发症？

2. 应如何避免并发症？

肠内营养（enteral nutrition，EN）是指通过口服或管饲的方法，经胃肠道途径为机体提供代谢需要的各种营养素的营养支持方式。凡胃肠功能正常或存在部分功能者，营养支持应首选肠内营养。肠内营养具有符合生理状态、维护肠屏障功能、减少代谢并发症、改善临床结局（如缩短住院时间和降低医疗费用）等优点。

一、适应证和禁忌证

（一）适应证

临床上，肠内营养的可行性取决于患者胃肠道是否具有吸收各种营养素的能力及是否耐受肠内营养制剂，只要具备上述2个条件，在患者因原发疾病或治疗需要而不能或不愿经口摄食，或摄食量不足以满足机体合成代谢需要时，均可采用肠内营养。肠内营养适应证包括：①营养不良患者的术前、后支持治疗；②严重创伤、烧伤等高分解代谢的患者；③肿瘤导致的营养不良者；④胃肠道消化吸收功能不良者；⑤老年营养不良、厌食症；⑥因疾病需要管饲治疗的患者；⑦粪胆酸排泄失常或慢性腹泻患者；⑧胃肠道辅助检查前的准备。

（二）禁忌证

有下列情况的患者禁用或慎用肠内营养：①年龄不超过3个月的婴儿不能耐受任何高渗膳食的喂养，即使加以稀释，也会引起电解质失衡；②肠道很短的急性疾病患者不应立即进行肠内营养；③胃或肠切除术后早期；④处于严重应激状态、麻痹性或完全性肠梗阻、急性重症胰腺炎急性期、上消化道出血、腹膜炎、顽固性呕吐或严重急性期腹泻者；⑤空肠瘘的患者如缺乏足够的小肠吸收面积且喂养困难时；⑥症状明显的糖尿病、大剂量类固醇药物治疗及糖耐量异常者；⑦严重吸收不良综合征；⑧无明显肠内营养适应证者；⑨休克患者。

二、肠道内营养途径

（一）给予途径

肠内营养可选的途径包括口服和管饲，其中管饲通路包括以下几种。

1. 鼻胃管　适用于胃肠功能良好且使用时间小于4周的患者。优点：胃容量大，对营养液的渗透压不敏感，且操作简便。缺点：长期放置可导致鼻咽部刺激、溃疡、出血、导管脱出或堵塞、反流及吸入性肺炎等。

2. 鼻肠管　是指放置一条合适的喂养管至患者肠道内（放于十二指肠或空肠内）施行管饲营养的方法，如肠内营养治疗时间超过4周，空肠造瘘管耐受性更好。鼻肠管的适应证为存在高误吸风险、胃肠动力紊乱、颅脑损伤和吞咽困难等。禁忌证包括上消化道出血、幽门水肿、麻痹性肠梗阻、应激状态、休克、肠穿孔和肠坏死等。

3. 外科空肠造口　是指通过手术在近端空肠的管腔中放置一根管子给予营养或药物的方法。因可能存在肠梗阻、感染、肠瘘、造瘘管移位或阻塞需要手术等，故需要根据适应证对患者采取个性化的营养治疗策略。适应证主要包括食管切除术后、胰十二指肠切除术后、术前已存在严重营养不良或术后需要放化疗的患者、腹部手术或其他原因需要长期（大于30日）营养支持的患者。

（二）给予方法

肠内营养的输注方式有按时分次给予、间歇重力滴注和持续经泵输注3种，具体输注方式的选择取决于营养液的性质、喂养管的类型与大小、管端的位置及营养物质需要量。

1. 按时分次给予　适用于喂养管在胃内且胃肠功能良好者。将配好的肠内营养液用注射器分次缓慢注入，每次推注量不宜超过400ml，根据喂养液总量分次喂养，每次间隔2～3小时，每日6～8次。常用于需长期家庭肠内营养的胃造瘘患者，但易引起胃肠道反应，如腹胀、腹泻、恶心等。

2. 间歇重力滴注 将营养液置于吊瓶或专用营养液输注袋中，经输注管与喂养管相连，借助重力缓慢滴注。每次250～500ml，在2～3小时内完成，每日4～6次。此法患者有较多的自由活动时间，多数患者可耐受。

3. 持续经泵输注 在间歇重力滴注基础上，使用肠内营养泵持续12～24小时输注，速度应由慢到快，先调至20～50ml/h，根据患者耐受情况逐渐增加。此法适用于胃肠功能耐受性较差、经十二指肠或空肠造口管饲的患者。此法胃肠道不良反应少，营养效果好，但患者自由活动时间减少。

三、肠内营养液配制

（一）制剂

肠内营养制剂根据其组成可分为要素型、非要素型、组件型和特殊应用型4类。

1. 要素型制剂 是氨基酸或多肽类、葡萄糖、脂肪、矿物质和维生素的混合物，具有成分明确、营养全面、无须消化即可直接或接近直接吸收、残渣少、不含乳糖等特点。该制剂口感较差，适用于胃肠道消化、吸收功能部分受损的患者，如短肠综合征、胰腺炎等患者。

2. 非要素型制剂 是以整蛋白为氮源，渗透压接近等渗，口感较好，口服或管饲均可，使用方便，耐受性强。该制剂适用于胃肠道功能较好的患者，是应用最广泛的营养制剂。

3. 组件型制剂 是仅以某种或某类营养素为主的肠内营养制剂，是对完全型肠内营养制剂进行补充或强化，以适合患者的特殊需要。该制剂主要有蛋白质组件、脂肪组件、糖类组件、维生素组件和矿物质组件等。

4. 特殊应用型制剂 是根据不同疾病特征设计的针对特殊患者的专用制剂，主要有糖尿病、肝病、肿瘤、肺病、肾病、创伤等专用制剂。

（二）配制

目前肠内营养制剂有粉剂和溶液两种，前者需加水溶解。配制前应常规检查肠内营养制剂的生产日期；按无菌技术要求进行配制和输注；粉剂不要一次加入足量的水，否则不易溶解，易凝成颗粒状。

营养液应现用现配，配好的营养液在室温下放置不宜超过4小时；暂不用时置于4℃冰箱内保存，24小时内未用完应丢弃；成品肠内营养制剂应根据产品说明保存；肠内营养制剂应与其他药物分开存放；液体制剂使用前先摇匀；输注过程中营养液温度一般以37～40℃为宜。

四、肠内营养护理要点

（一）护理评估

应评估患者的合作程度，有无腹部不适、腹泻、胃潴留等情况；评估患者目前肠内营养支持的途径、喂养管位置及喂养管路通畅情况。

（二）病情观察

观察患者有无口渴、皮肤黏膜弹性及尿量的变化；每4～6小时评估患者肠内营养耐受性情况。

（三）口腔及鼻腔护理

留置营养管的患者，唾液分泌减少，应定时帮助患者用水或漱口液漱口，昏迷患者进行口腔护理，每日2～3次。长期留置鼻胃管或鼻肠管者，用油膏涂拭鼻腔黏膜，防止鼻部黏膜长期受压而产生溃疡。

（四）心理护理

向患者及家属说明留置肠内营养管的重要性和必要性及注意事项。

（五）管道护理

1. 喂养管维护 经鼻喂养管宜采用弹性胶布固定，每日检查管道及其固定装置是否在位、管道是否通畅、喂养管固定处皮肤和黏膜受压情况，长期置管时，应每隔4～6周更换导管至另一侧鼻腔。如为胃造瘘管或空肠造瘘管，应对造瘘口周围皮肤定期进行消毒和更换敷料，保持周围皮肤清洁干燥。置管后48h，可轻柔旋转导管90°再回位，1次/日，逐步旋转增加180°～360°再回位。外固定装置应与腹壁皮肤保持0.5cm间距。

2. 冲管 每次输注前后、连续输注过程中每间隔4小时、每次给药前后，均应用20～30ml温开水脉冲式冲洗管道，预防管道堵塞。导管堵塞时，应先查明原因，排除导管本身因素后，用注射器试行向外负压抽取内容物。对免疫功能受损或危重患者，宜用灭菌注射用水冲管。应避免将pH≤5的液体药物与营养液混合。

（六）并发症的预防及护理

1. 误吸 年老体弱、昏迷的患者应用鼻胃管管饲时，可因呃逆后误吸而导致吸入性肺炎。预防措施是喂养时应抬高床头30°～45°，喂养结束后宜保持半卧位30～60分钟；喂食前回抽胃液，确定导管在胃内方可注入食物。每次输注营养液前及输注期间，每间隔4～6小时抽吸并估计胃内残留量，若残留量大于100～150ml，应延迟或暂缓输注，必要时遵医嘱加用胃动力药。若患者出现气道梗阻或窒息表现，应立即给予负压吸引。

2. 腹泻 肠内营养液的渗透压高、输注速度快是多数患者发生腹泻的原因。肠内营养液输注应从低浓度、低速度、低剂量开始，随后再逐渐增加浓度、速度及每日剂量。经胃管给予开始即可用全浓度，速度约为50ml/h，每日给予500～1000ml，3～4日内逐渐增加速度至100ml/h，达到目标摄入量。经空肠管给予，用1/4～1/2全浓度（等渗液），先从速度为20～50ml/h，浓度为500～1000ml/d开始，逐日增加速度、浓度，5～7日达到目标摄入量。可使用肠内营养专用输注泵控制输液速度。营养液温度过低也可引起腹泻，室温较低时可使用加温器。细菌污染也是引起腹泻的原因，配液和喂养前应注意无菌操作。

（七）健康教育

告知患者肠内营养的重要性及喂养管路的维护方法。告知患者及家属营养支持中可能存在的不适反应、输注过程中的注意事项及配合要点。指导患者术后循序渐进恢复经口饮食，保持均衡饮食。指导携带营养管出院的患者及家属掌握居家护理方法、并发症的预防方法及处理措施。

第3节 肠外营养

肠外营养（parenteral nutrition，PN）是指通过胃肠外（静脉）途径为人体代谢需要提供基本营养素的营养支持疗法。如患者需要的基本营养素均经静脉途径输入，不经胃肠道摄入则称为全肠外营养（TPN）。

一、适应证和禁忌证

（一）适应证

凡是需要营养支持，但又不能或不宜接受肠内营养者均为肠外营养的适应证。

1. 不能通过肠内途径提供营养素或者肠内营养无法满足能量与蛋白质目标需要者。如胃肠道梗阻、难治性呕吐和腹泻、胃肠道消化与吸收功能障碍、重度胰腺炎、腹膜炎、胃肠道出血、肿瘤恶病质、高度应激或严重分解代谢等。

2. 通过肠内营养无法满足50%～60%目标需要量时，应在3～7日内启动肠外营养。中度或重度营养不良患者，应尽早进行肠外营养。

（二）禁忌证

严重水、电解质、酸碱平衡失调，凝血功能异常，休克，肺、肝、肾功能严重障碍，重度脓毒症等患者不宜或慎用。

二、肠外营养途径

（一）输注途径

1. 经中心静脉输注 肠外营养超过10日和（或）输注高浓度营养液的患者，可采用中心静脉途径输注，包括锁骨下静脉、颈内静脉、股静脉和经外周静脉穿刺中心静脉置管。锁骨下静脉穿刺是中心静脉置管的首选部位，容易护理且感染并发症较少，但操作不当可能发生动脉损伤和血气胸等并发症，应常规接受影像学检查，明确导管尖端的位置。

2. 经外周静脉输注 外周静脉置管能快速建立静脉营养输注通道，穿刺部位操作较为简单。该方法主要适用于相对低渗液体，输注速度宜慢，连续输注不宜超过10～14日的患者。

（二）输注方法

1. 全营养混合液 是指将每日所需的营养物质配制于3L的塑料袋中，故又称全合一营养液。其优点在于：①更符合机体生理代谢需求，增加各营养素的利用率；②降低单用营养素的浓度和渗透压，减少肝、肾等器官代谢负荷，减少代谢并发症等；③单位时间内脂肪乳剂输入量低于单瓶输注，可避免因脂肪乳剂输注过快引起的不良反应；④使用过程中无须排气及更换输液瓶，简化了输注步骤；⑤全封闭的输注系统降低了污染和空气栓塞的概率。临床上已有标准化、工业化生产的多腔肠外营养袋，袋中有分隔腔，分装氨基酸、葡萄糖、脂肪乳剂等，临用前用手加压即可撕开隔膜，节省了配制所需的设备，减少杂质和微生物污染，常温下可保存较长时间。

2. 单瓶 在不具备以全营养混合液的方式输注条件时，可采用单瓶输注。由于各营养素输注非同步，不利于所供营养素的有效利用。此外，若单瓶输注葡萄糖或脂肪乳剂，可因单位时间内进入体内的葡萄糖或脂肪量较多而增加代谢负荷甚至并发代谢性并发症。

三、肠外营养液配制

（一）制剂

1. 葡萄糖 是肠外营养的主要非蛋白能源物质之一，有节约蛋白质的作用，且来源丰富、价格低廉。用于肠外营养的葡萄糖多为25%或50%的高浓度葡萄糖，对静脉的刺激性大，不能经外周静脉输入。人体利用葡萄糖的能力有限，若输入过快或供给过多，可能导致高血糖甚至高渗性非酮性昏迷。应激状态下，部分多余葡萄糖可转化为脂肪沉积于肝，导致脂肪肝。故每日葡萄糖的供给量一般为3～3.5g/（kg·d），占总能量的50%左右。

2. 脂肪乳剂 可提供能量和必需脂肪酸，以维持细胞膜结构和人体脂肪组织的恒定。脂肪乳剂具有能量密度高、等渗、不从尿排泄、富含必需氨基酸、对静脉壁无刺激、可经外周静脉输入等优点。一般情况下肠外营养中脂肪乳剂应占30%～40%总热量，剂量为甘油三酯0.7～1.3g/（kg·d），输注速度为1.2～1.7mg/（kg·min）。

3. 复方氨基酸 是肠外营养配方中的唯一氮源，用于合成人体蛋白质。复方氨基酸有平衡型和特殊型两类。平衡型氨基酸溶液所含必需氨基酸与非必需氨基酸的比例符合人体基本代谢需要，适用于多数营养不良的患者。特殊型氨基酸溶液配方多针对某一疾病的代谢特点而设计，兼有营养支持和治疗的双重作用。氨基酸的供给量为1.2～2.0g/（kg·d），严重分解代谢状态下需要量增加。

4. 维生素 在人体代谢及生理功能上占有重要地位。肠外营养时需要添加水溶性和脂溶性维生素，以免导致维生素缺乏。

5. 电解质 是参与和维持内环境稳定所必需的营养物质。故肠外营养中须补充钾、钠、氯、钙、镁、磷等电解质。临床常用制剂包括10%氯化钾、10%氯化钠、10%葡萄糖酸钙及25%硫酸镁等。

6. 微量元素 复方微量元素静脉用制剂含人体所需锌、铜、锰、铁、铬、钼、硒、氟、碘9种微量元素。短期禁食者可不予以补充，全肠外营养超过2周时需给予补充。

（二）配制

肠外营养支持所用营养液应集中调配与供应，严格按无菌操作技术进行配制。混合顺序为：①电解质溶液、微量元素制剂先后加入葡萄糖溶液和（或）氨基酸溶液，注意不能与磷酸盐加入到同一稀释液中；②用脂溶性维生素溶解水溶性维生素后加入脂肪乳剂中；③将氨基酸先加入一次性肠外营养输液袋内，再加入葡萄糖、0.9%氯化钠、葡萄糖氯化钠等溶液；④将含钙盐溶液加入袋内混合；⑤确认袋中无浑浊、异物、变色及沉淀后加入脂肪乳剂；⑥应一次性不间断地完成配制操作，并不断轻摇混合物，排气后封闭备用。

（三）管理

在层流环境中按照无菌技术要求配制，专人负责配制过程；营养液现用现配，不得加入抗生素、激素、升压药等；添加了维生素与微量元素的营养液必须在24小时内输完，不含维生素及微量元素的营养液在室温下可保存30小时，2～8℃下可保存7日。暂时不用时应保存于4℃冰箱内，输注前0.5～1小时取出置室温下复温后再输注；营养液不能长时间暴露于阳光或高温下，以防止其变质。

四、肠外营养护理要点

（一）病情观察及监测

监测生命体征，每日记录液体出入量；注意患者有无红肿、黄疸、脱水等情况；监测营养指标的变化；遵医嘱监测肾功能、电解质。

（二）心理护理

向患者及家属耐心解释肠外营养支持的临床意义，同时告知肠外营养所需费用及可能产生的临床效果和并发症，以得到患者及家属的理解、配合和支持。

（三）导管护理

穿刺24小时后消毒置管口皮肤，更换透明敷贴并注明时间，以后每周更换2次，输液结束时宜用肝素稀释液封管。静脉营养导管严禁输入其他液体、药物及输血，也不可在此处采血。每日的营养液在24小时内均匀滴入，每30分钟观察1次滴速。速度太快会引起高渗透性利尿，太慢则易引起低血糖。肠外营养实施过程中，应保持导管输液的连续性，避免导管堵塞和血栓形成。

（四）并发症的预防及护理

1. 技术性并发症 ①气胸：应立即通知医生并协助处理，配合医生进行急性胸膜腔穿刺或胸腔闭式引流；②血管损伤：立即退针并压迫穿刺部位；③胸导管损伤：立即退针或拔出导管；④空气栓塞：立即使患者取左侧卧位，且头低脚高，通知并协助医生用大注射器从导管中抽出空气，必要时准备开胸手术。

2. 代谢性并发症 ①低血糖、高血糖和高渗性非酮性昏迷：低血糖患者主要表现为脉搏加速、面色苍白、四肢湿冷。应遵医嘱减少胰岛素用量，静脉补充葡萄糖；高血糖和高渗性非酮性昏迷的患者主要表现为渗透性利尿、脱水、电解质紊乱、神志改变、血糖升高，应停用含糖溶液，遵医嘱输注低渗或等渗盐水，使血糖水平逐渐下降，同时补充胰岛素。②肝功能损害：最主要的原因是葡萄糖的超负荷引起的肝脂肪变性。应遵医嘱以脂肪乳剂替代部分能源，减少葡萄糖用量。③高脂肪血症或脂肪超载综合征：是由于脂肪乳剂输注速度过快或总量过多，并超出人体代谢能力所致。脂肪超载综合征表现为发热、急性消化性溃疡、血小板减少、溶血、肝脾大、骨骼肌疼痛等。应立即停止输注脂肪乳剂。对长期应用脂肪乳剂的患者应定期进行血清浊度试验和检测血脂水平，以了解机体对脂肪的利用和廓清能力。

3. 感染性并发症 若穿刺部位有红、肿、热、痛等感染征象，患者出现寒战、高热、表情淡漠或烦躁不安，应怀疑导管性脓毒症，须及时通知医生，停止输注并拔出导管，行血培养及导管尖端微生物培养，局部进行湿热敷。抬高肢体，局部换药，应用冷冻疗法和封闭疗法等。

（五）健康指导

告知患者及家属不能自行调节输注营养液的速度；保护静脉导管，避免在翻身、活动、更衣时导管脱出；尽早经口进食或行肠内营养以降低和防止肠外营养相关并发症；制订饮食计划，指导均衡营养，定期到医院复诊。

（张 颜）

自 测 题

A1/A2型题

1. 行肠外营养液全营养混合液配制时，以下错误的是（ ）
   A. 由专人负责配制
   B. 配制好的营养液在24小时内用完
   C. 遵守无菌操作原则
   D. 配制后暂时不用，应放于4℃的冰箱内保存
   E. 加入抗生素预防感染
2. 下列关于肠外营养描述正确的是（ ）
   A. 首选周围静脉置管
   B. 防止糖代谢紊乱
   C. 禁止经中心静脉置管处抽血
   D. 疑似导管脓毒症时应加强观察并使用大量抗生素
   E. 葡萄糖、氨基酸和脂肪乳应单独分开使用
3. 创伤及感染时机体代谢特点不包括（ ）
   A. 能量代谢率增高
   B. 蛋白质丢失增加
   C. 机体对糖的利用率增加
   D. 能量代谢增高程度随创伤严重程度增加
   E. 脂肪利用增加
4. 肠外营养患者的葡萄糖输注速度最多不超过每分钟（ ）
   A. 2mg/kg　　B. 3mg/kg
   C. 4mg/kg　　D. 5mg/kg
   E. 6mg/kg
5. 患者因吞咽困难不能自行经口进食，现进行管饲补充营养，灌注要素饮食时患者适合取（ ）
   A. 半卧位　　B. 左侧卧位
   C. 右侧卧位　　D. 去枕平卧
   E. 垫枕平卧
6. 患者，男，38岁，暴饮暴食后突发腹痛，疼痛呈持续性并阵发性加重，伴呕吐，体温升高，被诊断为急性坏死性胰腺炎，急诊行手术治疗。该患者术后第2日营养供给应采取（ ）
   A. 普食　　B. 管饲流食
   C. 要素饮食　　D. 部分胃肠外营养
   E. 完全胃肠外营养

A3/A4型题

（7～9题共用题干）

患者，男，克罗恩病。消瘦，今日频繁腹泻，实验室检查：血清 Na^+ 为128mmol/L，血清 K^+ 为3.1mmol/L，血清 Cl^- 为92mmol/L，白蛋白为30g/L。

7. 该患者目前的营养状况为（ ）
   A. 正常
   B. 轻度混合型营养不良
   C. 轻度低蛋白型营养不良
   D. 消瘦型营养不良
   E. 重度营养不良
8. 针对该患者的情况，下列处理恰当的是（ ）
   A. 立即给予肠内营养支持
   B. 立即给予肠外营养支持
   C. 先纠正电解质紊乱再给予肠内营养支持

D. 先纠正电解质紊乱再给予肠外营养支持
E. 立即给予肠外营养支持的同时给予肠内营养支持

9. 若输注部位出现条索状红肿、触痛且硬，其原因是（ ）
A. 营养液过敏　B. 发生血栓性静脉炎
C. 局部感染　D. 深静脉瓣膜功能不全
E. 外周营养循环不良

（10～12题共用题干）

患者，女，42岁，头颈部深Ⅱ度烧伤，目前进食困难，需进行营养支持。

10. 该患者补充营养的方式应首选考虑为（ ）
A. 鼻胃管　B. 胃造口
C. 鼻肠管　D. 中心静脉
E. 周围静脉

11. 营养液开始输入后，应给予患者（ ）日的适应时间才能增加量和浓度
A. 1～2　B. 2～3
C. 3～4　D. 5～6
E. 7～10

12. 该患者营养支持治疗最容易出现的并发症为（ ）
A. 恶心呕吐　B. 低血压
C. 高血糖　D. 低血糖
E. 胆囊结石

第5章
麻醉患者的护理

麻醉（anesthesia）是指用药物或其他方法使患者的整体或局部暂时失去感觉，以达到无痛的目的，为手术治疗或其他医疗检查、治疗提供良好的操作条件。理想的麻醉要求是达到安全、无痛、精神安定和适度肌肉松弛的目的。根据麻醉作用部位和所用药物的不同，临床麻醉可分为以下几类。

1. 全身麻醉（general anesthesia） 简称全麻，是指麻醉药经呼吸道吸入，经静脉注射或肌内注射进入体内，产生中枢神经系统抑制，使患者意识和全身痛觉消失、遗忘、反射抑制、肌肉松弛等。包括吸入麻醉和静脉麻醉。

2. 局部麻醉（local anesthesia） 简称局麻，是指用局部麻醉药暂时阻断某些周围神经的冲动传导，使这些神经所支配的区域产生麻醉作用的方法。包括表面麻醉、局部浸润麻醉、区域阻滞、神经阻滞或神经丛阻滞。

3. 椎管内麻醉（intrathecal anesthesia） 是指将局部麻醉药注入椎管内的某一腔隙，使部分脊神经的传导功能发生可逆性阻滞的麻醉方法。包括蛛网膜下腔阻滞和硬膜外阻滞。

4. 复合麻醉（combined anesthesia） 是指将2种及以上的全麻药和（或）麻醉方法复合使用，以达到最佳临床麻醉效果。

5. 基础麻醉（basal anesthesia） 是指麻醉前使患者进入类似睡眠状态，以利于其后麻醉的处理。

第1节 麻醉前患者的护理

案例 5-1

患者，男，75岁，因跌伤致右髋部疼痛、活动受限7小时入院。专科检查：右髋部肿胀、压痛，大转子叩痛明显，右下肢呈屈曲、内收、外旋、缩短畸形。右髋X线检查示右股骨粗隆间粉碎性骨折。既往有高血压病史。入院后拟行右股骨粗隆间粉碎性骨折切开复位内固定术。

问题：1. 该手术可采用何种麻醉方式？麻醉前需要做哪些准备？

2. 麻醉过程中及麻醉后可能出现哪些并发症？如何预防和护理？

任何麻醉都可能给患者带来不同程度的损害和风险，因此做好麻醉患者的护理工作，对于保证患者在麻醉期间的安全、提高患者对麻醉和手术的耐受力、减少麻醉后并发症等都具有重要的意义。麻醉前的护理，是麻醉患者护理工作的开始，也是其重要环节之一。

一、护理评估

（一）健康史

1. 病史 了解患者既往有无中枢神经系统、心血管系统及呼吸系统等疾病。有无脊柱畸形或外伤，麻醉穿刺部位有无感染病灶等。

2. 麻醉及手术史 既往是否接受过麻醉与手术，如有应详细询问当时麻醉用药、麻醉方法及围手术期的有关情况。

3. 用药史 详细了解患者近期是否应用强心剂、利尿剂、降压药、降糖药、镇静剂、镇痛剂、抗生素及激素等。了解用药时间、所用剂量及药物反应等。了解有无药物、食物等过敏史。

4. 家族史 了解患者有无家族遗传性疾病。

5. 个人史 包括工作经历、饮食习惯、烟酒嗜好及有无药物成瘾等。

（二）身心状况

1. 身体状况 重点评估患者的生命体征、发育营养状况及各重要器官、系统的功能；牙齿有无缺损、松动，以及有无义齿；水、电解质、酸碱平衡情况等。

2. 心理-社会状况 了解患者对疾病、手术方式、麻醉方式的认知程度；了解患者对术前准备、护理配合和术后康复知识的了解程度。

（三）辅助检查

了解实验室各项检查结果，如血常规、尿常规、便常规、出凝血时间和血生化检查结果；了解X线、B超、CT、MRI等影像学检查结果，以及心电图、内镜检查报告和其他特殊检查结果。

二、主要护理诊断/问题

1. 恐惧/焦虑 与对手术室环境陌生，缺乏对手术和麻醉的了解有关。

2. 知识缺乏： 缺乏有关麻醉及麻醉配合知识。

三、护理措施

（一）饮食指导

麻醉前成人常规禁食6小时，禁饮2小时；婴幼儿禁食4小时，禁饮2小时，以降低术中及术后误吸导致窒息或吸入性肺炎的危险性；急诊手术的患者，只要手术时间允许，也应尽量充分准备；饱食后的急诊手术患者，可以考虑局麻；手术必须全麻者，则应清醒插管，主动控制气道，避免出现麻醉后误吸。但一般对于局麻的手术，可以不必术前禁食。

链 接 麻醉前胃肠道准备的新进展

近年来加速康复外科的理念及路径在我国得到迅速普及和广泛应用。《中国加速康复外科临床实践指南（2021版）》指出，缩短术前禁食时间，有利于减少术前患者的饥饿、口渴及不良情绪，减少术后胰岛素抵抗，缓解分解代谢，缩短术后住院时间。除合并胃排空延迟、胃肠蠕动异常、糖尿病、急诊手术等患者外，目前提倡成年人术前6小时禁食，2小时禁饮，术前2小时可服用不超过400ml的碳水化合物饮品。

（二）局部麻醉药过敏试验

普鲁卡因、丁卡因等能与血浆蛋白结合产生抗原或半抗原，可发生过敏反应。目前规定普鲁卡因使用前应常规做皮肤过敏试验。

（三）麻醉前用药

麻醉前用药（表5-1）的目的：①镇静，以稳定患者情绪，减轻焦虑、恐惧心理。②提高痛阈，增强麻醉效果，并减少麻醉药用量。③抑制唾液和呼吸道腺体分泌，保持呼吸道通畅。④减少麻醉药的副作用，消除不良的神经反射。临床工作中，常根据患者的评估结果、病情、手术方案、拟用麻醉药及麻醉方法等确定麻醉前用药的种类、剂量、用药途径和时间。一般根据医嘱，多在术前30～60分钟应用。

表 5-1 麻醉前用药

药物类型	药名	作用	用法和用量（成人）
安定镇静药	地西泮	安定镇静、催眠、抗焦虑、抗惊厥	口服 5～10mg
	咪达唑仑		肌内注射 5～10mg
催眠药	苯巴比妥	镇静、催眠、抗焦虑	肌内注射 0.1～0.2g
镇痛药	吗啡	镇痛、镇静	肌内注射 5～10mg
	哌替啶		肌内注射 25～100mg
抗胆碱药	阿托品	抑制腺体分泌，解除平滑肌痉挛和迷走神经兴奋	肌内注射 0.5mg
	东莨菪碱		肌内注射 0.2～0.6mg

（四）健康教育

1. 术前向患者详细讲解麻醉方法和手术进程，减轻患者的陌生与恐惧感。

2. 指导患者自我控制情绪，保持精神愉快、情绪稳定。

3. 介绍有关疾病术后并发症的表现和预防方法，争取患者合作。协助患者合理安排休息与活动，鼓励患者尽可能生活自理，促进康复。

第 2 节 各类麻醉患者的护理

案例 5-2

患者，女，48 岁，入院后在腰麻下行子宫肌瘤切除术。术后第 2 日出现头痛，自述抬头或坐起时头痛加重，平卧后减轻或消失。查体：患者意识清醒，T 37.8℃，P 88 次 / 分，R 20 次 / 分，BP 130/80mmHg。双侧瞳孔等大等圆，对光反射存在。脑电图检查未发现异常。

问题： 1. 引起该患者术后头痛最可能的原因是什么？

2. 可采取哪些措施缓解头痛？

一、局部麻醉患者的护理

（一）概述

局部麻醉是用局部麻醉药暂时阻断某些周围神经的冲动传导，使这些神经所支配的区域产生麻醉作用的方法。它是一种简便易行、安全有效、并发症较少的麻醉方法，患者意识清醒，局部痛觉消失，适用于较表浅、局限的手术。广义的局部麻醉还包括椎管内麻醉，但由于椎管内麻醉有其特殊性，故将其作为单独的麻醉方法。

1. 常用局部麻醉药

（1）根据局部麻醉药化学结构的不同，局部麻醉药可分为酯类局部麻醉药和酰胺类局部麻醉药。临床常用的酯类局部麻醉药有普鲁卡因、丁卡因等。酰胺类局部麻醉药有利多卡因、布比卡因、罗哌卡因等。酯类局部麻醉药在血浆内水解或被胆碱酯酶分解，产生的对氨基化合物可形成半抗原，可引起变态反应，进而导致少数患者出现过敏反应。而酰胺类局部麻醉药引起过敏反应者极为罕见。

（2）根据作用维持时间，局部麻醉药可分为短效局部麻醉药、中效局部麻醉药和长效局部麻醉药。一般将作用时间短的普鲁卡因称为短效局部麻醉药，作用时间稍长的利多卡因称为中效局部麻醉药，作用时间长的布比卡因、丁卡因称为长效局部麻醉药（表 5-2）。

表5-2 常用局部麻醉药的比较

药物	作用时间（h）	一次限量（mg）	用途
普鲁卡因	0.75～1	1000	浸润麻醉
丁卡因	2～3	40（表面麻醉） 80（神经阻滞）	表面麻醉 神经阻滞
利多卡因	1～2	100（表面麻醉） 400（局部浸润、神经阻滞）	各种局部麻醉
布比卡因	5～6	150	神经阻滞

2. 常用局部麻醉方法

（1）表面麻醉　是指将穿透力强的局部麻醉药施用于黏膜表面，使其透过黏膜，阻滞黏膜下神经末梢，从而产生局部麻醉作用的方法。常用药物为1%～2%丁卡因或2%～4%利多卡因。一般眼部的表面麻醉多采用滴入法，鼻腔内黏膜常用棉片浸药填敷法，咽及气管内黏膜用喷雾法，尿道内黏膜表面麻醉用灌入法。

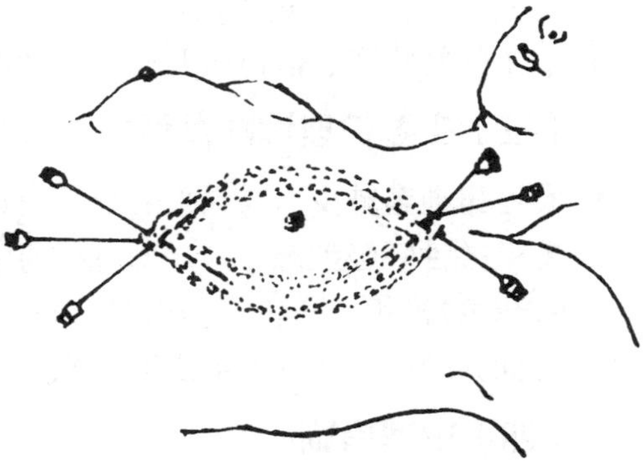

图5-1　局部浸润麻醉

（2）局部浸润麻醉　是指沿手术切口线分层注射局部麻醉药，阻滞组织中的神经末梢的方法（图5-1），是临床上应用最广的局麻方法。常用药物为0.5%普鲁卡因或0.25%～0.5%利多卡因。操作方法：先在切口线一端进针刺入皮内注药形成皮丘，穿刺针再经皮丘刺入，由浅入深分层注药。注射局部麻醉药液时应加压，使其在组织内形成张力性浸润，达到与神经末梢广泛接触，增强麻醉的效果。但每次注药前需回抽无血后方可注射，以免误注射入血管。

（3）区域阻滞麻醉　是指围绕手术区在其四周和底部注射局部麻醉药，以阻滞进入手术区的神经干和神经末梢的方法（图5-2）。区域阻滞麻醉常用的麻醉药、操作要点及注意事项与局部浸润麻醉相同，但区域阻滞麻醉不是沿切口注射局部麻醉药，而是环绕被切除的组织（如小囊肿、肿块活检等）行包围注射。

（4）神经阻滞麻醉　是指在神经干、神经丛、神经节的周围注射局部麻醉药，阻滞其冲动传导，使所支配的区域产生麻醉作用的方法。临床常用的神经阻滞麻醉有臂丛神经阻滞麻醉（图5-3）、颈丛神经阻滞麻醉、肋间神经阻滞麻醉、指（趾）神经阻滞麻醉等。

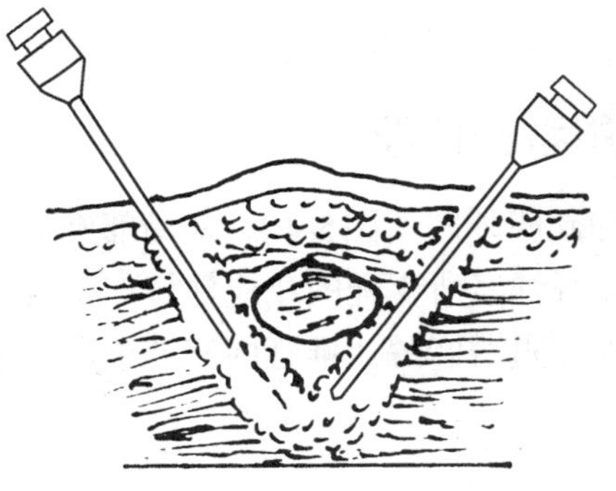

图5-2　区域阻滞麻醉

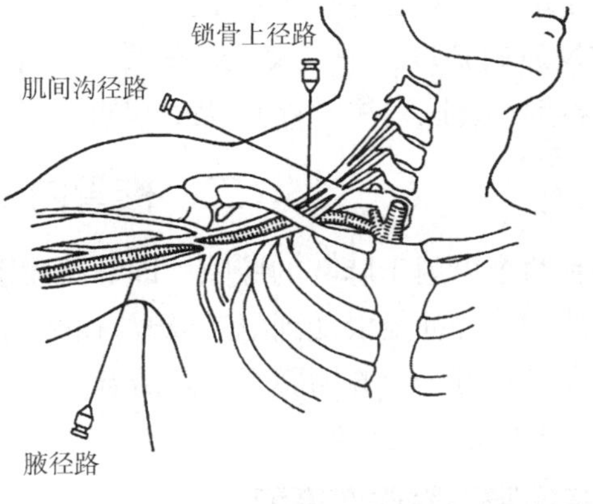

图5-3　臂丛神经阻滞麻醉

（二）护理评估

1. 了解患者有无局麻手术史，是否发生过麻醉药过敏和麻醉药中毒等情况。

2. 了解心、肝、肾功能情况，估计患者对局部麻醉药的耐受力，是否可用肾上腺素。

3. 局部麻醉药毒性反应的原因和表现

（1）常见原因 ①药液浓度过高。②用量过大。③药液误注射入血管。④局部组织血运丰富，吸收过快。⑤患者体质差，对局部麻醉药耐受力低或有严重肝功能受损，药物代谢功能障碍，血药浓度升高。⑥药物间相互影响使毒性增高，如普鲁卡因和琥珀胆碱都由血液内同一种酶分解，两者同时使用，普鲁卡因的分解减少而容易中毒。

（2）毒性反应表现 主要表现在对中枢神经系统和心血管系统的影响。轻度毒性反应时，患者常出现眩晕、多语、嗜睡、寒战、惊恐不安和定向障碍等症状。严重者有谵妄、狂躁、肌肉震颤、血压升高，甚至意识丧失、惊厥、发绀、心律失常。患者常惊厥不止，可发生窒息、心搏骤停。

4. 局部麻醉药的过敏反应 在使用很少量局部麻醉药后，如发生过敏反应，即出现荨麻疹、喉头水肿、支气管痉挛、低血压及血管神经性水肿等，严重者可发生过敏性休克而死亡。

（三）主要护理诊断/问题

1. 心排血量减少 与局部麻醉药中毒或过敏有关。

2. 低效性呼吸型态 与局部麻醉药中毒或过敏有关。

3. 焦虑/恐惧 与担心会出现麻醉意外或麻醉产生后遗症有关。

4. 知识缺乏：缺乏有关麻醉及麻醉配合相关知识。

（四）护理措施

1. 麻醉前用药 一般选用苯巴比妥钠，因其有镇静和防治局部麻醉药中毒的作用。

2. 麻醉药皮肤过敏试验 酯类麻醉药使用前需做皮肤过敏试验，呈阳性或有过敏史者，宜改用利多卡因或其他麻醉方法。

3. 局部麻醉药毒性反应的预防 ①麻醉前应用巴比妥类、地西泮、抗组胺类药物，可预防或减轻毒性反应。②限量用药，一次用量普鲁卡因不超过1g，利多卡因不超过0.4g，丁卡因不超过0.1g。③注药前均须回抽，以防注射入血管。④在每100ml局部麻醉药中加入0.1%肾上腺素0.3ml，可减慢局部麻醉药的吸收，减少毒性反应的发生，并能延长麻醉时间。指（趾）和阴茎神经阻滞、高血压、心脏病、老年患者等忌用肾上腺素。

4. 局部麻醉药毒性反应的护理 立即停止用药；确保呼吸道通畅并吸氧；轻度毒性反应患者可用地西泮0.1mg/kg静脉注射；如已发生抽搐或惊厥，常静脉注射硫喷妥钠1～2mg/kg，必要时行气管内插管及人工呼吸；低血压者可用麻黄碱或间羟胺等维持血压，心率缓慢者则静脉注射阿托品；一旦发生呼吸心搏停止，立即进行心肺复苏。

5. 过敏反应的护理 一旦发生过敏反应，应立即停药；保持呼吸道通畅并吸氧；维持循环稳定，适量补充血容量；遵医嘱注射肾上腺素，同时给予糖皮质激素和抗组胺药物。

二、椎管内麻醉患者的护理

椎管内有两个可用于麻醉的腔隙，即蛛网膜下腔和硬膜外腔（图5-4）。将局部麻醉药注入蛛网膜下腔或硬膜外腔，脊神经根受到阻滞或暂时麻痹后使该脊神经所支配的相应区域产生麻醉作用的方法称为椎管内麻醉，可分为蛛网膜下腔阻滞麻醉、硬膜外腔阻滞麻醉。椎管内麻醉患者神志清醒，镇痛效果确切，肌肉松弛作用良好。

（一）蛛网膜下腔阻滞麻醉

蛛网膜下腔阻滞麻醉又称脊椎麻醉，俗称腰麻，是指将局部麻醉药注入蛛网膜下腔，暂时阻断部分脊神经的传导功能而引起相应支配区域产生阻滞作用的麻醉方法。

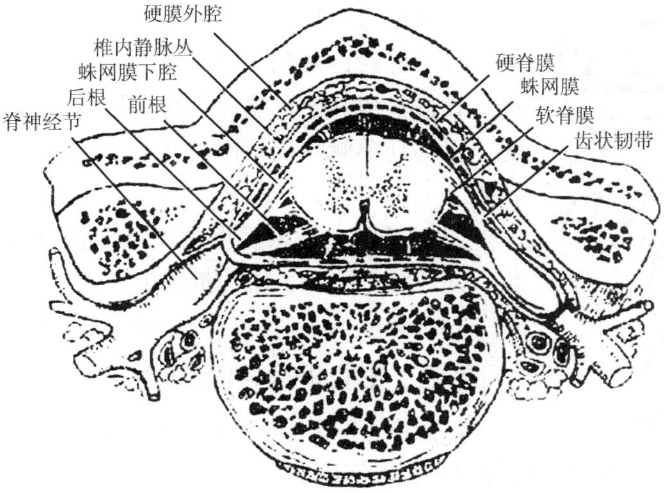

图5-4 椎管横断面图

1. 适应证与禁忌证 适应证：手术时间在2～3 小时以内的下腹部、盆腔、肛门会阴部和下肢手术。禁忌证：中枢神经系统疾病，如脑脊膜炎、颅内压升高等；严重休克和脓毒症者；穿刺部位有皮肤感染者；脊柱畸形或外伤者；急性心力衰竭或冠心病发作者等。目前腰麻已不多用。

2. 麻醉方法 患者取侧卧位，背部与手术台边缘齐平，双手抱膝，脊椎尽量弯曲，使腰椎棘突间隙增宽，以利于穿刺。一般选择第3～4腰椎棘突间隙或第4～5腰椎棘突间隙为穿刺点（图5-5），穿刺成功后可见脑脊液流出，随后将局部麻醉药注入蛛网膜下腔，在短时间内调节和控制麻醉平面。

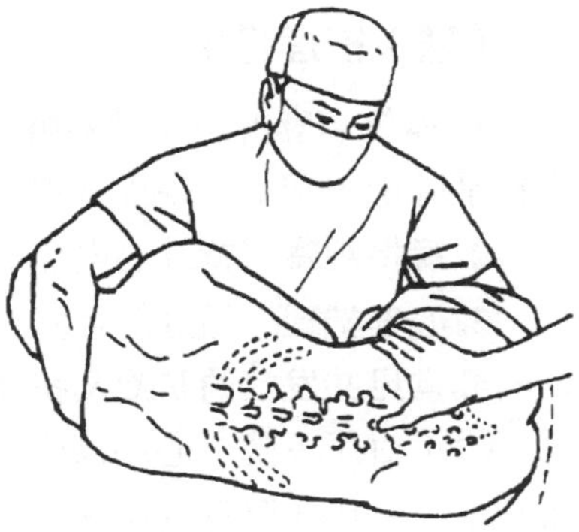

图5-5 腰麻体位与穿刺点

3. 常用麻醉药 蛛网膜下腔阻滞常用的局部麻醉药有普鲁卡因、丁卡因、利多卡因和布比卡因等。

4. 影响蛛网膜下腔阻滞平面的因素 如麻醉药的剂量、容积、比重、患者身高、腹内压、穿刺间隙高低、患者体位、注药速度等。

（二）硬膜外阻滞麻醉

硬膜外阻滞是指将局部麻醉药注入硬膜外腔，暂时阻断部分脊神经的传导功能而引起相应支配区域产生阻滞作用的麻醉方法。可单次或连续给药，故不受手术时间的限制，现临床多选用。

1. 适应证与禁忌证 适用于除头部以外的任何手术，最常用于横膈以下的各种腹部、腰部和下肢手术，尤其适用于上腹部手术。禁忌证与腰麻相似。

2. 麻醉方法 有单次法和连续法两种。单次法一次注入药量大，可控性小。连续法是将一塑料导管通过穿刺针留置在硬膜外腔，再通过导管分次注入局部麻醉药，根据病情和手术需要掌握用药量，安全性大，麻醉时间又可按手术需求延长，目前临床常用此法。连续法的操作方法是用特制的勺状尖端硬膜外穿刺针在麻醉范围中心椎间隙穿刺，证实针头在硬膜外隙后，插入导管，退出穿刺针，将导管用胶布固定。先给试探药量，确认未误入蛛网膜下腔后追加剂量，按需要再二次或多次给药，以维持麻醉效果。

3. 常用麻醉药 用于硬膜外阻滞的局部麻醉药应具备穿透性和弥散性强、毒副作用小、起效时间短、作用时间长等特点，临床最常用的是利多卡因、丁卡因和布比卡因。

4. 影响硬膜外阻滞麻醉的因素

（1）药物容积和注药速度 药物容积越大，注射速度越快，其阻滞平面及范围越广。分次间隔给

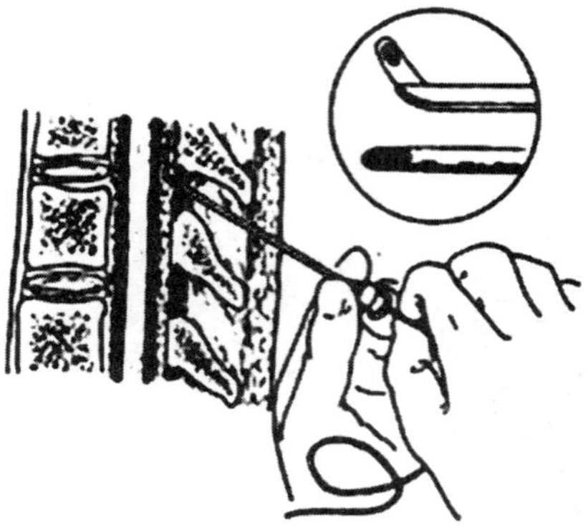

图5-6 硬膜外穿刺置管

药可增强阻滞效果。

（2）导管位置和方向（图5-6） 导管向头端插入时，药物易向胸、颈段扩散；向尾端插入时，易向腰、骶段扩散。导管口偏于一侧，可出现单侧麻醉。但最终决定药物扩散方向的仍是导管口所在位置。

（3）妊娠 妊娠后期由于下腔静脉受压，硬膜外间隙静脉充盈，间隙相对变小，用药量减少。

（4）低凝状态 容易引起硬膜外腔出血、硬脊膜外血肿。

（三）主要护理诊断/问题

1. 焦虑/恐惧 与担心会出现麻醉意外或并发症有关。

2. 知识缺乏： 缺乏有关麻醉及麻醉配合相关知识。

3. 潜在并发症： 低血压、呼吸抑制、恶心呕吐、腰麻后头痛、尿潴留、全脊椎麻醉、硬脊膜外血肿、硬脊膜外脓肿等。

（四）护理措施

1. 体位 麻醉前协助麻醉师摆放麻醉体位，保护好患者避免坠床；腰麻手术后为预防头痛，常规去枕平卧6～8小时；硬膜外阻滞麻醉术后为防止低血压，常规平卧4～6小时。

2. 病情观察 持续心电监护，密切监测生命体征，观察有无麻醉后并发症的发生。

3. 心理护理 做好解释安慰工作，向患者介绍麻醉的方法及配合，减轻其焦虑、恐惧心理。

4. 常见并发症的防治及护理

（1）血压下降、心率减慢 由于麻醉区域交感神经阻滞，周围血管扩张，回心血量减少，可引起血压下降。血压降低的幅度与麻醉范围及患者身体状况密切相关。交感神经被阻滞，迷走神经兴奋增强，加上内脏牵拉反应等，可致心率减慢或心动过缓。当血压下降明显，可大量快速输液以补充血容量，必要时可静脉注射麻黄碱。心动过缓者可静脉注射阿托品。

（2）呼吸抑制 腰麻平面过高，或高位硬膜外阻滞时局部麻醉药浓度过高或用量过大，可抑制呼吸肌运动功能，患者可出现胸闷气短、咳嗽及说话无力、发绀等。如果硬膜外阻滞穿刺时不慎刺破硬脊膜而未被发现，并将麻醉药全部或大部分注入蛛网膜下腔，即可导致全脊椎麻醉（是硬膜外阻滞中最严重的并发症）。表现为注射后几分钟内患者出现进行性呼吸困难，继而呼吸停止、血压下降、意识消失，甚至呼吸心搏骤停。术后有呼吸减弱或呼吸困难者，应继续吸氧或气管插管、人工呼吸等。若麻醉中辅助药物应用过多或用量过大，术后尚未苏醒者，应将患者置于平卧位，头偏向一侧，并及时清除呼吸道分泌物，以保持呼吸道通畅。对发生全脊椎麻醉者，立即实施心肺复苏等抢救措施，密切监测各项呼吸指标变化。

（3）头痛 腰麻后头痛，主要原因是多次穿刺或穿刺针太粗使穿刺孔较大，脑脊液不断从穿刺孔漏至硬膜外腔，致颅内压下降，颅内血管扩张而引起血管性头痛。头痛多出现在腰麻术后2～7日，病程一般不超过1周。头痛部位不定，但枕部最多，顶部和额部次之。头痛的特点是抬头或坐起时加剧，平卧后减轻。为预防腰麻后头痛，腰穿时应选择细穿刺针并避免反复多次穿刺。腰麻后如出现头痛症状，患者应平卧休息，对症使用镇痛药。严重者可向硬膜外腔注入生理盐水或右旋糖酐15～30ml等。

（4）恶心、呕吐 可由低血压和呼吸抑制、迷走神经功能亢进、手术牵拉内脏、麻醉药的副作用等因素所致。针对原因进行相应处理，如吸氧、输液、暂停手术牵拉；麻醉前使用阿托品；必要时使用甲氧氯普胺等药物镇吐。

（5）尿潴留 原因是骶神经阻滞后使排尿反射抑制，下腹部或会阴、肛门手术后伤口疼痛致尿道括约肌痉挛，还有患者卧床而不习惯床上排尿。发生尿潴留后可利用中医针灸穴位，或用下腹部热敷、听流水声等诱导方法，无效时可导尿。

（6）椎管内感染　多因无菌操作不严、穿刺器械污染、术后穿刺点感染或有全身性化脓性感染的患者，发生硬脊膜外脓肿或化脓性脑脊膜炎。术后应密切观察患者有无感染症状及肌无力或截瘫的表现。一旦明确诊断，应立即使用大剂量抗生素治疗，硬脊膜外脓肿应尽早行椎板切开引流。

（7）硬脊膜外血肿　若硬膜外穿刺和置管时损伤血管引起出血，血肿形成可压迫脊髓并发截瘫。术后应密切观察患者有无肌无力、截瘫的表现，MRI可明确诊断。一旦确诊，应早期手术清除血肿。对有凝血功能障碍或在抗凝治疗期间的患者禁用硬膜外阻滞麻醉。

三、全身麻醉患者的护理

（一）概述

全身麻醉是麻醉药经呼吸道吸入、静脉或肌内注射进入体内，产生中枢神经系统抑制的临床技术，临床表现为神志消失、全身痛觉丧失、遗忘、反射抑制和骨骼肌松弛。全身麻醉是临床最常使用的麻醉方法，其安全性、舒适性均优于局麻和椎管内麻醉。按给药途径的不同，全身麻醉可分为吸入麻醉和静脉麻醉。

1. 吸入麻醉　是指麻醉药物通过呼吸道到达肺泡，进入血液循环，作用于中枢神经系统，产生全身麻醉作用的方法。其特点为麻醉深浅易于控制，用药比较单一，药物在体内分解代谢少，大多以原形从呼吸道排出。

（1）常用吸入麻醉药　主要有以下4个。①七氟烷：麻醉性能较强，可用于麻醉诱导和维持。优点是对呼吸道无刺激性，不增加呼吸道的分泌物，麻醉深度容易掌握，麻醉后患者苏醒迅速。缺点是遇碱石灰不稳定。②恩氟烷：麻醉性能较强，优点是不刺激气道，不增加分泌物，肌肉松弛效果好，可与肾上腺素合用。缺点是对心肌有抑制作用，在吸入浓度过高时可产生惊厥，深麻醉时可抑制呼吸和循环。③异氟烷：优点是肌肉松弛效果良好，麻醉诱导及复苏快，无致吐作用，循环稳定。缺点是价格昂贵，有刺激性气味，可使心率增快。④氧化亚氮：也称笑气，1844年Wells首先用于拔牙麻醉，目前仍是广泛应用的吸入麻醉药之一。其优点是麻醉诱导及复苏迅速，镇痛效果强，不刺激呼吸道黏膜。缺点是麻醉作用弱，使用高浓度时易产生缺氧。

（2）吸入麻醉的实施　吸入麻醉的实施包括麻醉诱导、麻醉维持和麻醉复苏。①麻醉诱导：是患者从清醒转入麻醉状态的过程，此时机体各器官功能受麻醉药影响出现亢进或抑制，是麻醉过程中的危险阶段。实施吸入麻醉诱导之前，应监测心电图、血压和血氧饱和度，并记录麻醉前的基础值。②麻醉维持：应满足手术要求，维持患者无痛、无意识，肌肉松弛及器官功能正常，抑制应激反应，及时纠正水、电解质紊乱及酸碱失衡，补足血容量。目前低流量吸入麻醉是维持麻醉的主要方法。③麻醉复苏：复苏与诱导相反，是患者从麻醉状态转向清醒的过程。

2. 静脉麻醉　是将麻醉药直接注入静脉，通过血液循环作用于中枢神经系统而产生全身麻醉的方法。此法具有诱导迅速、对呼吸道无刺激、操作方便等优点，可用于吸入麻醉前的诱导或单独用于小型手术。但多数静脉麻醉药镇痛不强，肌肉松弛效果差，用药过量可造成呼吸、循环抑制，有些药物易引发喉反射而导致喉痉挛或支气管痉挛。

（1）常用静脉麻醉药　主要有以下4个。①氯胺酮：为分离性强镇痛静脉麻醉药，其特点是体表镇痛作用强，意识抑制较浅，麻醉中咽喉反射存在。临床主要用于体表小手术的麻醉及全麻诱导。②依托咪酯：是短效催眠药，无镇痛作用，起效快，主要用于全麻诱导，适用于年老体弱和危重患者。③地西泮类：临床常用的是咪达唑仑，作用强于地西泮。④异丙酚：属于超短效静脉麻醉药，临床主要用于全麻诱导与维持。复苏迅速，苏醒后无明显后遗症。⑤肌肉松弛药：去极化类肌松药以琥珀胆碱为代表，起效快，肌肉松弛完全且短暂，主要用于全麻时的气管插管。非去极化类肌松药以筒箭毒碱为代表，主要用于全麻气管插管和术中维持肌肉松弛。目前常用的非去极化类肌松药有罗库溴铵、阿曲库铵、维库溴铵等。⑥麻醉性镇痛药：临床常用芬太尼、舒芬太尼，是人工合成的强镇痛药，可用于术中、术后镇痛。对呼吸有抑制作用。

（2）常用麻醉方法

1）氯胺酮分离麻醉：临床主要用于全麻诱导和小儿基础麻醉。静脉注射后30～60秒起效，维持15～20分钟。分次肌内注射法通常仅用于小儿短小手术的麻醉，常用量为4～10mg/kg肌内注射。

2）异丙酚静脉麻醉：用于麻醉诱导时，按2～2.5mg/kg缓慢静脉注射，同时严密观测血压，若血压下降明显，应立即停药或在肌肉松弛药辅助下行气管内插管。在静脉麻醉过程中，还应按需给予麻醉镇痛药和肌肉松弛药。

3. 复合全身麻醉 是指用2种或以上的药物和（或）方法达到最佳临床麻醉效果。

（1）全静脉麻醉 是指完全采用静脉麻醉药及静脉全麻辅助药物而满足手术要求的全身麻醉方法，临床上较常见。

（2）静脉-吸入复合麻醉 是指对患者同时或先后实施静脉麻醉和吸入麻醉的麻醉方法。一般在静脉麻醉的基础上，在麻醉变浅时间段吸入挥发性麻醉药。优点是麻醉相对稳定，避免发生由于全静脉麻醉的给药不及时而发生的麻醉突然变浅的情况，同时可减少吸入麻醉药的用量，有利于麻醉后快速苏醒。

（二）主要护理诊断/问题

1. 有窒息的危险 与舌后坠、黏痰堵塞、误吸等呼吸道阻塞因素有关。

2. 低效性呼吸型态 与呼吸道阻塞或麻醉过浅或过深等因素有关。

3. 有受伤的危险 与麻醉未完全清醒或感觉未完全恢复有关。

4. 体温过高或体温过低 与手术中内脏暴露过久、大量输液输血、中枢性体温调节失常等因素有关。

（三）护理措施

1. 麻醉中护理 手术室巡回护士应协助麻醉医生做好病情观察，并在输液、输血、导尿、胃肠减压、麻醉意外的抢救等方面做好密切配合。

2. 并发症的观察及护理 患者在全麻手术后未苏醒前须留住麻醉恢复室或重症监护治疗病房，应由专人护理，每15～30分钟测血压、脉搏、呼吸一次，直至患者完全清醒，循环和呼吸稳定。

（1）呕吐与误吸 麻醉前未禁饮食、胃扩张、肠梗阻、上消化道出血等患者易发生呕吐与误吸，某些全麻药物对胃肠或对呕吐中枢的刺激也会引起呕吐。呕吐物吸入气管，可造成窒息而立即致死。即使吸入物不多，亦可引起吸入性肺炎。为防止误吸，麻醉前至少应禁食4～6小时。若患者饱食后而又必须立即在全麻下实行手术，麻醉前应放置粗大胃管抽吸和清洗以排空胃内容物，或采用清醒气管插管。患者全麻未苏醒前，应取平卧位，头偏向一侧。一旦患者发生呕吐，立即清理口腔，以免因口腔内残存物造成误吸。

（2）呼吸道梗阻

1）上呼吸道梗阻：可因舌后坠、口腔分泌物或异物阻塞、喉头水肿、喉痉挛等引起。不全性梗阻表现为呼吸困难及鼾声；完全梗阻时有鼻翼扇动和三凹征。对舌后坠者应托起患者下颌、将头后仰，置入口咽或鼻咽通气管；及时清除口腔、咽喉部分泌物或异物；喉头水肿者给予糖皮质激素，严重者行气管插管或切开；喉痉挛者应解除诱因，加压给氧。

2）下呼吸道梗阻：可因气管导管扭折、导管斜面过长而紧贴在气管壁上、分泌物或呕吐物误吸、支气管痉挛等引起。注意观察患者有无呼吸困难、发绀等表现，若发现异常，应立即报告医生并配合处理。

（3）呼吸抑制　麻醉过浅过深都会使呼吸节律及深度变化，可能导致肺通气量不足。尤其麻醉过深，可致呼吸衰弱甚至呼吸停止。如出现立即加压给氧，必要时气管插管，行人工呼吸。

（4）低血压　常见原因有麻醉过深、术中失血失液、内脏牵拉反应、过敏反应、肾上腺皮质功能低下等。对全麻患者应进行血压、脉搏、心率、心律及心电图、中心静脉压等循环功能和血流动力学监测，发现异常及时告诉医生，并遵医嘱进行相应处理，如补充血容量，使用升压药或抗心律失常药物等。

（5）高血压　是全麻中最常见的并发症。除原发性高血压外，主要与麻醉过浅、镇痛药用量不足、未能及时控制手术应激等有关。术中保持合适的麻醉深度，密切观察血压变化，若为顽固性高血压，遵医嘱使用降压药。

（6）心律失常和心搏骤停　麻醉过浅过深、手术刺激、低血压、高血压、心肺疾病、CO_2潴留、低氧血症等易引起心律失常，甚至心搏骤停。一旦发现异常，及时报告医生并配合救治。

（7）高热与惊厥　常见于小儿，由于婴幼儿的体温调节中枢尚未发育健全，全身麻醉药引起中枢性体温失调，故而出现高热。如对高热处理不及时，可引起抽搐甚至惊厥，应积极给予物理降温。

3. 麻醉恢复室的护理　麻醉恢复室靠近手术室，环境应安静、整齐、清洁，室温维持在22～25℃。室内监护和抢救设备完整，如吸氧设备、气管插管设备、气管切开包、呼吸机、除颤仪、起搏器、多参数监护仪、各种抢救药品和外科换药设备等。护理人员应将所有设备准备齐全，确保其使用性能良好。患者在清醒过程中常可出现躁动不安或幻觉等，容易发生意外伤害。应注意加强安全保护措施，如加床栏、必要时予以约束，防止患者发生坠床、不自觉地撕抓伤口敷料、拔除输液管或引流管等意外损伤。

麻醉恢复室患者达到以下标准方可转回病房：①神志清醒，有定向力，能正确回答问题。②呼吸平稳，能深呼吸和咳嗽，$SpO_2 > 95\%$。③血压、脉搏平稳30分钟以上，心电图无严重心律失常和ST-T波改变。

（潘　燕）

自　测　题

A1/A2型题

1. 全麻术前注射阿托品的主要目的是（　　）
   A. 抑制胃肠蠕动　B. 减少呼吸道分泌
   C. 减少消化道分泌　D. 对抗麻醉药的副作用
   E. 加强镇痛效果
2. 全麻患者清醒前，下列护理中最重要的是（　　）
   A. 每15分钟测生命体征一次
   B. 平卧位，头偏向一侧
   C. 保持输液通畅
   D. 注意观察伤口渗血情况
   E. 防止意外损伤
3. 硬膜外阻滞麻醉最严重的并发症是（　　）
   A. 尿潴留　B. 呼吸变慢
   C. 全脊椎麻醉　D. 血压下降
   E. 高血压
4. 患者，女，55岁，全麻下行乳腺癌根治术，尚未清醒前应采取的卧位是（　　）
   A. 平卧　B. 去枕平卧
   C. 俯卧　D. 平卧，头转向一侧
   E. 半卧位
5. 患者，男，55岁，全麻术后未清醒，突然出现鼾声，首先考虑（　　）
   A. 呼吸道被痰堵塞　B. 舌后坠
   C. 喉痉挛　D. 即将醒来
   E. 以上都不是
6. 患者，男，51岁。拟在指神经阻滞下行左手示指脓性指头炎切开引流术。下述护理措施中错误的是（　　）
   A. 常规麻醉前用药
   B. 局部麻醉药限量使用
   C. 防止局部麻醉药注入血管
   D. 局部麻醉药中加入适量肾上腺素
   E. 局部麻醉药浓度不能过高

7. 患者，女，准备在局麻下行背部脂肪瘤切除术，术前饮食管理的要求是（　　）

A. 禁食4小时　　B. 禁食6小时
C. 禁食8小时　　D. 禁食24小时
E. 不必禁食

8. 患者，男，50岁。无吸烟史和肺部疾病史。因右半结肠癌在全麻下行右半结肠切除手术后麻醉未清醒，呼吸时出现鼾声，此时首先采取的措施是（　　）

A. 观察病情　　B. 气管插管
C. 环甲膜穿刺　　D. 托起患者下颌
E. 吸痰

9. 患者，男，60岁。全麻后患者完全清醒的标志是（　　）

A. 睫毛反射恢复　　B. 能睁眼看人
C. 眼球转动　　D. 呻吟翻身
E. 能准确回答问题

A3/A4型题

（10～14题共用题干）

患者，女，69岁，平时身体健康，询问无麻醉药物过敏史。在局部浸润麻醉下行前臂纤维瘤切除术，局部注入利多卡因500mg，患者突然出现眩晕、寒战、四肢抽搐、惊厥，继之呼吸困难、血压下降、心率缓慢。

10. 此时患者最可能的诊断是（　　）

A. 全脊髓麻醉　　B. 局部麻醉药毒性反应
C. 脑血管意外　　D. 局部麻醉药过敏反应
E. 低血压

11. 出现这一并发症最可能的原因是（　　）

A. 一次性用药量过大　　B. 药物吸收速度过快
C. 注药部位血供丰富　　D. 局部麻醉药误注入血管
E. 患者对麻醉药耐受性差

12. 为了预防该并发症，可采取的措施是（　　）

A. 控制药物用量　　B. 减慢药物注射速度
C. 降低药物浓度　　D. 注药前回抽确定无血液
E. 加强营养，提高患者耐受性

13. 通过静脉注射可以控制其抽搐和惊厥的药物是（　　）

A. 地西泮　　B. 异丙嗪
C. 氯胺酮　　D. 哌替啶
E. 硫喷妥钠

14. 针对其心率缓慢，可选用（　　）

A. 阿托品　　B. 氯胺酮
C. 麻黄碱　　D. 异丙嗪
E. 硫喷妥钠

（15、16题共用题干）

患者，男，46岁。4年来恶心、胃胀、食欲缺乏、全身乏力，2日前突然呕血400ml入院。诊断为门静脉高压症，拟行脾切除＋门奇静脉断流术。

15. 该患者最适宜的麻醉方式是（　　）

A. 硬膜外阻滞麻醉　　B. 腰麻
C. 表面麻醉　　D. 全麻
E. 神经阻滞麻醉

16. 该患者因麻醉引起的并发症中，不会导致呼吸系统并发症的是（　　）

A. 呕吐、误吸　　B. 舌后坠
C. 苏醒延迟　　D. 喉痉挛
E. 呼吸抑制

第6章 手术前后患者的护理

围手术期（perioperative period）是指从确定进行手术治疗时起，至与本次手术有关的治疗基本结束为止的一段时间，可分为手术前、手术中和手术后3个阶段。手术是一种侵入性的诊疗过程，围手术期患者不仅要受到疾病本身的影响，还要受到麻醉和手术的打击，而且任何手术都具有一定的危险性，必然对患者的生理和心理产生不同程度的影响。做好围手术期护理，对保证最佳手术治疗效果、减少或避免手术并发症起到了至关重要的作用。

外科手术种类繁多，分类方法主要有以下几种。

1. 按手术时限分类 ①急症手术：患者病情危急，需在最短时间内进行必要的准备，迅速实施手术，否则将对生命构成威胁，如各种创伤、急性大出血和急腹症等。②限期手术：手术的时间虽然可以选择，但应有一定限度，不宜拖延过久，而应在尽可能短的时间内做好术前准备，以免延误手术时机，如各种恶性肿瘤根治术、已进行药物准备的甲状腺功能亢进患者的甲状腺大部分切除术等。③择期手术：施行手术的早晚不影响治疗效果。手术可选择在做好了充分术前准备后进行，如可复性腹股沟疝的修补术和胆囊结石胆囊切除术等。

2. 按手术中细菌接触情况分类 ①无菌手术：是指手术中无细菌污染手术野，整个手术操作过程在无菌条件下完成，如颅脑、甲状腺、骨科等手术。②可能污染手术：手术中可能有少量细菌接触术野，但经术中、术后积极处理，一般并不发生感染，如胃大部切除术、肠切除肠吻合术等。③感染性手术：手术中有大量细菌污染术野，如脓肿切开引流术、污染创面的清创术等。

3. 按手术目的分类 ①根治性手术：手术切除病灶、病灶周围一部分正常组织及其所属淋巴结，一般为早期恶性肿瘤手术方式。②姑息性手术：手术切除范围较局限，一般用于恶性肿瘤晚期不能做根治的患者，手术仅能暂时缓解症状、延续生命。③诊断性手术：以明确诊断为目的，如活体组织检查、开腹探查术等。

第1节　手术前患者的护理

案例 6-1

患者，男，65岁，农民。因上腹部隐痛不适8个月，加重2个月入院。患者半年前上腹部常感隐痛不适，伴反酸、嗳气。近2个月来，上腹疼痛明显，食欲缺乏，消瘦。入院查体：T 36.5℃，P 82次/分，R 20次/分，BP 150/90mmHg；贫血貌，有轻度肺气肿体征，心律齐，无杂音。上腹部压痛，未扪及肿块，肝脾未触及。胃镜下显示胃底部肿块。入院诊断：胃癌。

问题： 患者入院后拟在全麻下行胃大部分切除术，术前护理工作应从哪些方面展开？

从患者决定手术之日起到进入手术室为止的一段时间称为手术前期。此期主要工作是做好充分的术前准备，使患者平稳、安全地度过手术期，并在术后尽快恢复生理功能。完善的术前准备是手术成功的重要条件。

一、护理评估

（一）健康史

健康史主要包括患者一般资料，如年龄、性别、籍贯等；本次发病的诱因、主诉、病情摘要、症状和体征、治疗经过和护理经过、入院诊断等；有无神经、心血管、血液、呼吸、消化、泌尿、生殖、运动及内分泌系统等疾病史，尤其应注意有无糖尿病、高血压、心脏病、肺气肿等疾病史；有无使用降压药、抗凝药、糖皮质激素等，有无药物过敏史；既往有无创伤手术史，手术经过是否顺利及手术效果和机体康复情况；了解患者生活和工作的环境，有无烟酒嗜好；家族中有无类似疾病或遗传性、传染性疾病史；了解月经初潮年龄、周期、末次月经时间，结婚的年龄、生育情况等。

（二）身心状况

1. 身体状况

（1）重要脏器功能状况　具体如下。①心血管系统：了解患者血压、脉搏、心率、心律及四肢末梢循环情况，有无皮肤色泽、温度的改变和有无水肿等；有无高血压、心脏病、贫血等疾病。结合辅助检查结果判断患者心脏功能状态。②呼吸系统：了解患者有无哮喘、咳嗽、咳痰、胸痛等表现，注意痰液的性状、颜色，观察呼吸频率及幅度；有无呼吸功能不全、呼吸道感染疾病及吸烟史。结合辅助检查结果判断患者呼吸功能状态。③神经系统：了解患者有无意识障碍、头痛、眩晕、耳鸣、肢体活动障碍、抽搐及瞳孔不等大等表现；有无癫痫、帕金森病等疾病。判断神经系统功能。④血液系统：了解患者有无牙龈、口腔黏膜出血，皮肤有无出血点、瘀斑等出血倾向，是否用过抗凝血剂；有无血液病。判断患者凝血功能状态。⑤泌尿生殖系统：了解有无尿频、尿急、尿痛、排尿困难、尿失禁、血尿或无尿等症状，观察患者尿量及尿液是否浑浊，有无前列腺增生、肾功能不全等疾病。判断肾功能状态。⑥消化系统：了解患者有无恶心、呕吐、便秘、腹泻、黄疸、腹水、肝掌、蜘蛛痣、呕血、黑便等表现；有无肝炎、肝硬化等疾病。判断肝功能状态。⑦内分泌系统：了解患者血糖、尿糖情况，有无糖尿病病史；了解有无突眼、颈部增粗、性情急躁、血压及脉率改变等，有无甲状腺功能亢进病史等。

（2）生理状况　观察患者的精神、面容；测量体温、脉搏、呼吸、血压等生命体征；称量体重，评估体液平衡情况及营养状况；了解饮食、睡眠、排泄、活动、自理能力等。

2. 心理-社会状况　了解有无恐惧、紧张、焦虑等心理改变，患者有无失眠、食欲缺乏、排尿次数增多、行为被动和依赖及脉搏、呼吸增快，手掌湿冷等表现。了解亲属对患者的关心程度，心理支持是否有力，家庭经济状况，医疗费用的承受能力等。

（三）辅助检查

了解各项检查结果，如血常规，尿常规，便常规，出凝血时间，电解质，血气分析，肝、肾功能、血糖等实验室检查；X线、B超、CT及MRI等影像学检查；心电图、内镜检查报告和其他特殊检查等。通过辅助检查，结合病史了解患者全身情况，综合判断其对手术麻醉的耐受情况。同时各项检查结果还可作为基础指标，以便与手术中、手术后情况进行比较。

（四）手术耐受性

根据病变程度、主要脏器功能状态及全身健康情况，可将患者对手术的耐受性分为以下4级（表6-1）。

表6-1　手术患者耐受性的分级

患者情况	Ⅰ级	Ⅱ级	Ⅲ级	Ⅳ级
外科疾病对机体的影响	无或极小	较少，易纠正	较明显	严重
主要脏器的功能变化	基本正常	早期，代偿期	轻度，失代偿期	严重，失代偿期
全身健康状况	良好	较好	差	极差
术前准备的要求	一般准备	准备	全面准备	纠正失代偿脏器的功能

Ⅰ、Ⅱ级患者经过一段时间的一般准备后即可进行手术；而Ⅲ、Ⅳ级患者对手术的耐受性差，需要对主要脏器的功能进行认真检查，有针对性做好细致的特殊准备后，才能考虑手术。如有必要，可分期手术，先采取简单的紧急措施（如止血、气管切开、结肠造瘘等），待患者全身情况改善后，再行彻底的手术。

二、主要护理诊断/问题

1. 焦虑/恐惧　与不适应住院环境、不了解疾病性质及手术的必要性、缺乏手术和麻醉的相关知识及经济负担等因素有关。

2. 营养失调：低于机体需要量　与患病后摄入不足、丢失过多或机体分解代谢增强有关。

3. 体液不足　与疾病所致体液丢失、体液量摄入不足或体液在体内异常分布等有关。

4. 睡眠型态紊乱　与疾病导致的身体不适、不适应住院环境和担忧疾病预后等有关。

5. 知识缺乏：缺乏手术、麻醉相关的知识及术前准备知识。

三、护理措施

（一）心理护理

心理负担过大可降低患者对手术和麻醉的耐受力，影响创伤的愈合和手术效果，故术前应全面评估患者的心理反应，正确引导和及时纠正不良的心理反应，保证各项医疗护理措施的顺利实施。导致患者术前焦虑、恐惧的主要原因有：①夸大手术的危险性。②不理解麻醉、手术的过程。③不知道疼痛的程度。④对手术效果、疾病预后悲观。

为了缓解术前焦虑、恐惧等不良情绪，护理人员应做好以下工作：①用认真、负责、严肃、细致的工作作风和亲切、和蔼、同情、关心的态度取得患者的信任，使患者有安全感。②加强与患者交流沟通，以便采取针对性措施。③鼓励患者说出所担心的问题，向患者解释疑问，及时发现情绪变化诱因，对症疏导。④向患者解释有关手术和手术后的问题，深入浅出讲解疾病及手术治疗相关知识，说明手术的重要性和必要性，以及术前、术中和术后治疗中的有关问题，详细介绍麻醉后反应和注意事项。⑤列举成功病例，或邀请恢复期患者介绍手术配合治疗的经验和体会，通过现身说法，增强患者对手术治疗的信心和勇气，同时可消除不必要的顾虑。⑥提供心理支持，根据患者要求安排他所期望的人前来探望、陪护，安排患者参加一些娱乐活动等。

（二）手术前常规准备

1. 健康指导　为保证手术及护理计划顺利实施，促进患者身体功能恢复，减少手术后并发症，可采用讲述、动作模拟、演示等方式，对患者进行术前指导。

（1）术前训练　①深呼吸：胸部手术者，指导训练腹式呼吸，具体方法是先从鼻慢慢深吸气，使腹部隆起，呼气时腹肌收缩，缩唇由口慢慢呼气。腹部手术者，指导训练胸式呼吸，具体方法是先用鼻深吸气，使胸部隆起，然后缩唇由口慢慢呼气。②有效咳嗽排痰：手术后患者因伤口疼痛不愿咳嗽排痰或咳嗽排痰无效，故术前应指导有效的咳嗽排痰方法。患者可取坐位或半坐卧位，上身微向前倾，先轻咳数次，使痰液松动，在深吸气后用力咳出。如果是胸腹部手术的患者，咳嗽时用双手放在伤口两侧，向着伤口方向按压，以减轻伤口的张力和振动，使伤口疼痛减轻。③翻身和肢体运动：向患者解释手术后身体活动有助于血液循环，促进肺换气及肠蠕动，减少并发症。指导患者利用床头栏杆向两侧翻身和从床头坐起的方法。对术后需要较长时间卧床的患者，应指导训练肌肉的舒缩运动和关节的屈伸活动等。④排便练习：绝大多数患者不习惯在床上排便，术后容易发生尿潴留和便秘，术前应指导患者练习床上使用便盆和尿壶的方法，训练床上排便的习惯。

（2）知识教育　①说明手术的名称、目的、时间、麻醉方式，教会患者应对术中、术后不适的方法。②介绍术前各种检查的方法、意义、要求，如血、尿、便标本的采集方法，B超等特殊检查的准备、注意事项等，告知患者如何配合。③说明术后可能带有各种管道及其意义、注意事项等，教会患者适应的方法，以减轻不适和保持引流通畅。④介绍术前用药的方法及注意事项。⑤教会家属如何与医护人员配合，如何做好患者的陪护工作。

2. 休息 充足的休息有利于患者的康复。应保持安静舒适的病房环境；消除引起不良睡眠的诱因；在病情允许的情况下，尽量减少患者白天睡眠的时间，适当增加白天的活动量；如术前患者情绪不稳定、失眠，可遵医嘱使用镇静催眠药。

3. 备血和药物过敏试验 大中型手术可能需要输血者，应遵医嘱测定血型、做交叉配血试验，备足术中用血。根据麻醉方法及病情，术前24小时内做普鲁卡因、抗生素等过敏试验。

4. 胃肠道准备

（1）禁饮食 参见第5章相关内容。

（2）留置胃管或洗胃 适用于胃肠道手术患者。①留置胃管：上腹部或胃肠道手术患者在术前或手术当日晨插胃管，以吸出胃肠内容物，防止术中呕吐，便于术中操作，减轻手术后腹胀，以利于吻合口愈合。②洗胃：幽门梗阻的患者常伴有胃潴留、胃扩张、胃壁充血、水肿等，术前3日每晚用温生理盐水洗胃，以减轻胃黏膜水肿，有利于吻合口愈合，减少术后并发症。

（3）灌肠 非肠道手术者，嘱其术前一晚排便，必要时使用开塞露或用肥皂水灌肠，防止术中因麻醉作用使患者肛门括约肌松弛，粪便排出，增加手术污染的机会。结肠、直肠手术者，在手术前晚及手术当日晨行清洁灌肠或结肠灌洗；同时手术前2～3日开始口服肠道抑菌药物（如甲硝唑、克拉霉素、庆大霉素），以减少术后并发感染的概率。

5. 呼吸道准备

（1）戒烟 吸烟者术前戒烟2周以上，以免呼吸道黏膜受刺激，分泌物增加导致肺部并发症。

（2）抗感染 适用于有肺部感染及咳脓痰的患者，遵医嘱使用抗生素或超声雾化吸入、祛痰药物，帮助痰液咳出，必要时采取体位引流；支气管哮喘者，术前可以采用地塞米松雾化吸入，以减轻支气管黏膜水肿。

（3）深呼吸、排痰训练 对上腹部大手术及胸腔手术患者术前应掌握深呼吸、有效咳嗽排痰的方法。

6. 手术区皮肤准备 皮肤准备简称备皮，包括去除毛发、皮肤清洁及消毒等。通过去除手术区毛发、皮脂和污垢，以减少细菌的种类和数目，达到预防手术伤口感染的目的。

（1）方法 手术区域若毛发细小，可不必去毛；若毛发影响手术操作，术前可予以去除。传统去毛方法主要是剃刀剃毛，但有研究表明剃毛可增加皮肤微小损伤而使伤口感染的概率增高。其他去毛方法有使用脱毛剂或用推剪剪毛，部分患者对脱毛剂有过敏反应，目前推荐使用推剪去除毛发。术前除了去除毛发外，还应指导或协助患者修剪指（趾）甲、洗头、沐浴、更换清洁衣服等。

（2）范围 手术区皮肤准备范围包括伤口周围至少15cm的区域，常见手术皮肤准备的范围，见表6-2，图6-1。

表6-2 常见手术皮肤准备的范围

手术部位	备皮范围
颅脑手术	剃除全部头发及颈项部毛发，保留眉毛
颈部手术	上自唇下，下至乳头水平线，两侧至斜方肌前缘
胸部手术	上至锁骨上及肩上，下至脐水平，包括患侧上臂和腋下，胸背均超过中线5cm
上腹部手术	上自乳头水平，下至耻骨联合，两侧至腋后线
下腹部手术	上自剑突，下至大腿上1/3前内侧及会阴部，两侧至腋后线，剃除阴毛
腹股沟手术	上自脐平线，下至大腿上1/3内侧，两侧至腋后线，包括会阴部，剃除阴毛

续表

手术部位	备皮范围
肾手术	上自乳头平线，下至耻骨联合，前后均过正中线
会阴部及肛门手术	上自髂前上棘，下至大腿上1/3，包括会阴部及臀部，剃除阴毛
四肢手术	以切口为中心包括上、下方各20cm以上，一般超过远、近关节或为整个肢体

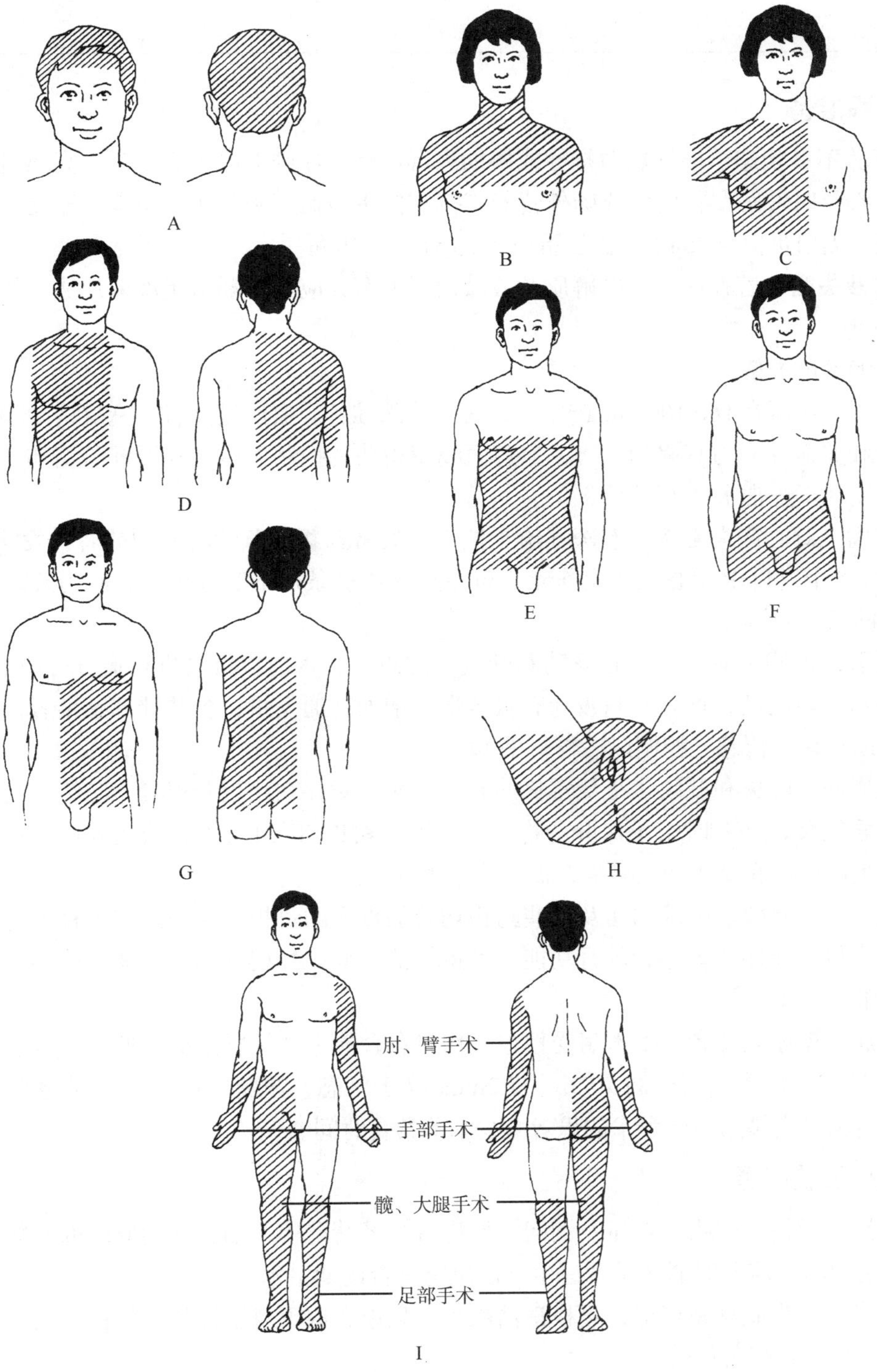

图6-1　备皮范围

A. 颅脑手术；B. 颈部手术；C. 乳房手术；D. 胸部手术；E. 上腹部手术；F. 腹股沟手术；G. 肾手术；H. 会阴部及肛门手术；I. 四肢手术

链接 特殊部位的备皮方法

颅脑手术者，术前3日剪短头发，每日洗头1次（急症手术除外），术前2小时剃净头发，再用肥皂水洗头，戴清洁帽子；颜面部手术者，以清洁为主，尽量不剃除眉毛；骨科无菌手术者，术前3日开始备皮，即第1、2日用肥皂水洗净，70%乙醇溶液消毒后无菌包扎，第3日剃净毛发清洗消毒、包扎，术日晨重新消毒包扎；阴囊、阴茎手术者，入院后每日局部用温水浸泡，肥皂水洗净，术前1日剃除阴毛。

（三）特殊准备

1. 纠正营养不良状态 根据病情指导或协助患者进食，原则上给予高蛋白、高热量、高维生素的易消化饮食，必要时遵医嘱行肠内或肠外营养支持；低蛋白血症和贫血的患者，输注人体白蛋白、血浆、红细胞等，当白蛋白＞35g/L、血红蛋白＞90g/L时，方可手术。

2. 纠正体液失衡 若存在水、电解质及酸碱代谢失衡，应遵医嘱给予液体疗法，使血清电解质和血液pH恢复正常。

3. 特殊患者术前准备

（1）高血压 血压在160/100mmHg以下，无须特殊准备。血压过高者，麻醉诱导和手术应激有并发脑血管意外和充血性心力衰竭的危险，应遵医嘱使用药物控制血压，并做好监测和观察工作，但并不要求血压必须降至正常水平方可手术。

（2）心脏病 对心律失常者，遵医嘱给予抗心律失常药物；急性心肌梗死者，发病后6个月以内不做择期手术，6个月以上无心绞痛发作者，可在严密监护条件下实施手术；心力衰竭者，应在心力衰竭控制3～4周后再手术。

（3）呼吸系统疾病 对有支气管哮喘和肺气肿的患者，术前应常规进行血气分析和肺功能检查，以评估其对手术的耐受性；训练深呼吸和有效咳嗽，增加肺通气量；合并肺部感染者，应先遵医嘱应用抗生素、协助排痰，待感染控制以后再行手术。

（4）肝脏疾病 肝炎和肝硬化是最常见的肝脏疾病。对存在严重肝损者，应给予高糖、适量优质蛋白、高维生素饮食，必要时给予保肝药物，补充维生素K和维生素C，输注人体白蛋白，以改善肝功能，纠正低蛋白血症和凝血功能异常，提高手术耐受力。

（5）肾脏疾病 麻醉、手术创伤及某些药物均会加重肾的负担，肾功能损害程度越重，手术耐受性越差。术前应尽可能地改善患者的肾功能，维持体液平衡，禁用肾毒性药物。检测肾功能指标，如血尿素氮、肌酐等。

（6）糖尿病 糖尿病患者，手术耐受性差，伤口愈合能力和抗感染能力低下。术前应使用降糖药物，使血糖控制在正常或轻度升高（5.6～11.2mmol/L）状态，尿糖（+～++），无尿酮。同一手术间有多台手术时应尽量安排第一台手术的患者减少术前禁食时间。

（四）手术日晨准备

1. 测量体温、脉搏、呼吸、血压及询问女性患者月经情况等，如有不明原因的发热或女性患者月经来潮等异常情况时，应及时通知手术医生，以决定是否延期手术。

2. 检查手术部位皮肤准备情况，更换清洁衣裤，嘱患者取下身上饰物、眼镜、义齿等，贵重物品交给患者家属或护士长妥善保管。

3. 遵医嘱灌肠，留置胃管、导尿管等，进入手术室前排空膀胱。

4. 遵医嘱给予麻醉前用药或其他用药，麻醉前药物大多在术前30分钟给予。

5. 整理医疗文件及术中所需特殊用药及物品。

6. 推送或等待手术室护士接患者至手术室，并将病历、X线片、CT片及术中所需特殊用药及物品一并带入手术室。务必按科室、床号、姓名、年龄、住院号、手术名称等与手术室护士认真交接。

7. 根据手术及麻醉要求，准备好术后床单元及其他专科用物，等待迎接手术后患者。

（五）急症手术准备

外科急症手术患者病情往往危急，为保证手术能及时、顺利地进行，应尽快做好必要的术前准备。

1. 抗休克　密切观察病情变化，如有休克征象，立即开放两条静脉通路，迅速补充血容量，并采取其他抗休克措施。

2. 处理伤口　有伤口者应先用无菌敷料覆盖伤口，以防进一步污染或加重损伤。

3. 禁饮食和胃肠减压　立即禁食、禁饮；对已进食者，应插胃管给予胃肠减压。

4. 完善术前准备　尽快采集标本，送检血常规、出凝血时间、血型、交叉配血、尿常规等检查；做好皮肤准备、药物过敏试验、术前用药等；遵医嘱注射麻醉前用药，插胃管、尿管，备好术中必需物品，并与手术室工作人员进行交接。

5. 心理护理　关注患者和家属的心理反应，尽量多与他们沟通，以稳定其情绪，减轻恐惧心理。

6. 密切观察病情变化　注意生命体征、神志、瞳孔、肤色及肢端温度等变化，并做好记录，发现异常及时与医生联系，配合处理。

第2节　手术后患者的护理

案例 6-2

患者，男，35岁。因右下腹转移性腹痛6小时入院。查体：T 38.8℃，P 92次/分，R 20次/分，BP 110/70mmHg；右下腹麦氏点有明显压痛、反跳痛、肌紧张。入院经过相关检查诊断为急性阑尾炎，于今日在全麻下行了阑尾切除术。

问题：如何对患者进行术后饮食和活动的指导？

手术后期（postoperative phase）是指从患者离开手术室到基本康复出院（若未愈出院则到最后一次院外随访）为止的一段时间。手术后护理的重点是尽快恢复患者正常生理功能，尽可能地减少患者生理和心理的痛苦与不适，预防术后并发症，帮助患者早日康复。

一、护理评估

（一）麻醉及手术情况

了解麻醉类型和手术方式，术中生命体征是否平稳，手术经过是否顺利；术中输液、输血及用药情况，术后诊断情况；有无需要立即执行的医嘱或需要特别注意的问题等。

（二）身心状况

1. 身体状况

（1）麻醉恢复情况　评估患者的意识、肢体的感知觉恢复情况，四肢活动是否自如。了解有无恶心、呕吐、腹胀、尿潴留等麻醉后的不适。

（2）生命体征　监测体温、脉搏、呼吸、血压有无异常。

（3）伤口情况　了解伤口部位及敷料包扎情况，观察伤口有无渗血、渗液等。

（4）引流管情况　了解留置引流管的种类、数目、引流部位、引流液性状及量等。

（5）疼痛　评估患者疼痛的部位、性质、程度、持续时间，观察患者的面部表情，注意疼痛对活动、饮食、睡眠的影响情况。

（6）皮肤完整性　评估患者皮肤受压情况，有无发生压力性损伤。

（7）排便情况　评估患者有无尿潴留，观察尿量、颜色和气味等有无异常。评估肠蠕动恢复情况，询问患者有无肛门排气，观察患者有无腹泻、便秘等症状。

（8）术后并发症　评估患者有无术后出血、感染、伤口裂开、深静脉血栓形成等并发症。

2. 心理-社会状况　术后患者最关心手术是否成功，术前诊断未明的肿瘤患者担心肿瘤的性质，组织器官部分切除或自我形象改变时会表现出各种不同的情绪反应，生活方式改变、康复过程等，均可引起患者出现焦虑等心理反应；术后伤口疼痛、生活不能自理，家庭角色变化，担心医疗费用等，还会增加焦虑程度；若术后出现并发症或恢复过程不顺利，还能使患者产生疑虑和恐惧心理。护士应根据患者的具体情况评估引起心理变化的原因。

二、主要护理诊断/问题

1. 舒适度减弱　与手术创伤反应、麻醉反应、卧床等有关。

2. 有体液不足的危险　与手术创伤、术后禁饮食和摄入不足等有关。

3. 营养失调　低于机体需要量。与术后禁饮食、手术创伤后分解代谢增强有关。

4. 焦虑/恐惧　与恶性肿瘤的确诊、器官损害、身体形象改变和生活方式改变等因素有关。

5. 知识缺乏：缺乏术后治疗、护理和康复等方面的知识。

6. 躯体移动障碍　与伤口疼痛、管道约束有关。

7. 自理缺陷　与术后疼痛、虚弱、活动受限有关。

8. 潜在并发症：术后出血、伤口感染、伤口裂开、肺不张和肺炎、尿路感染、深静脉血栓形成等。

三、护理措施

（一）一般护理

1. 床单元的准备　患者进入手术室后即应做好床单元的准备，以便患者术后回到病房能得到及时有效的治疗和护理，并根据手术情况准备好急救器械和药品。

2. 患者的搬运与交接　手术结束后，应多人联合轻缓地搬运患者，妥善保护伤口敷料和携带的各种导管。一般中、小手术患者可送回病房；全麻或大手术患者应送外科重症监护治疗病房（surgical intensive care unit，SICU）。与手术室巡回护士、麻醉医生做好交接，了解术中情况及术后应注意的问题。

3. 术后患者的卧位　全麻未清醒的患者，应取平卧位，头偏向一侧；蛛网膜下腔麻醉患者，术后去枕平卧6～8小时；硬膜外麻醉患者平卧4～6小时。麻醉作用消失后，若患者血压、脉搏平稳，应根据手术部位安置合适体位。

（1）颅脑手术　安置床头抬高15°～30°的头高脚低卧位，以促进脑部静脉回流，防止或减轻脑水肿。

（2）颈、胸、腹部手术　一般安置半卧位（颈、胸部手术取高半坐卧位，腹部手术取低半坐卧位）。其临床意义：有利于血液循环；有利于颈、胸、腹部引流；使膈肌下降，增加肺通气量；可降低腹壁伤口张力，使患者感到舒适；可使腹部手术后渗血渗液流至盆腔，避免形成膈下脓肿。

（3）脊柱、臀部手术　安置仰卧位或俯卧位，以利于引流或防止伤口受压。

（4）四肢手术　安置患肢抬高位，以利于静脉和淋巴回流，减轻患肢肿胀和疼痛。

4. 活动　术后患者早期活动具有以下优点：①增加肺通气量，有利于肺扩张和分泌物排出，预防肺部并发症。②促进血液循环，预防压力性损伤和深静脉血栓形成。③促进肠蠕动恢复，减轻腹胀，预防肠粘连。④促进排尿功能的恢复，防止尿潴留和尿路感染。所以只要没有禁忌证，应鼓励患者早期活动，活动方式主要有以下两类。

（1）床上活动 一般手术当日可进行床上活动，如指导和协助患者进行深呼吸和有效咳嗽、四肢屈伸运动、间歇翻身等。

（2）下床活动 病情许可，尽早鼓励患者下床活动。根据患者的身体状况决定活动的强度和范围。

局麻下的一般性手术，只要病情允许，术后应尽早下床活动；病情较重和大手术后的患者，次日即可在医护人员指导和帮助下，做深呼吸运动和四肢伸屈运动，并逐步增加活动量和活动范围；对休克、心力衰竭、严重感染、出血等病重、极度衰弱者及血管吻合、肝或肾部分切除者，或有特殊固定、制动要求的患者应卧床休息或非制动部位进行被动床上活动，不宜早期下床活动。当病情允许下床活动时，应协助患者取半坐卧位或在床边坐几分钟，随后扶患者在地上走几步，观察患者面色、呼吸和脉搏，并询问其感受，若无不适，可逐渐增加活动时间和活动量，患者的活动量以不感到疲劳为度。

5. 饮食与营养 术后提供足够的营养，有利于伤口愈合及各系统、器官功能的恢复。

（1）非胃肠道手术 局麻或小手术不限制饮食；全麻患者，待意识完全清醒，无恶心、呕吐等方可进食；椎管内阻滞麻醉无恶心、呕吐者，术后6小时可进食流质饮食，以后可逐渐改为半流质、普通饮食。

（2）胃肠道手术 一般禁食2～3日，待肠道功能恢复、肛门排气、拔出胃管后开始进流质饮食，以后酌情改为半流质，直至普通饮食。术后禁食或饮食不足期间，应遵医嘱由静脉补充水、电解质、能量及维生素等，必要时输注血浆、全血、人体清蛋白等；长期禁食或不能进食者，遵医嘱给予肠内或肠外营养支持。

（二）病情观察

1. 生命体征的观察 大手术或有出血可能者，术后一般每15～30分钟测量脉搏、血压、呼吸一次，至少连续4次，直至生命体征平稳后可改为1～2小时测量1次；监测24小时或至平稳；对呼吸、循环不稳定者，应使用多功能监测仪进行连续监测。中、小型手术者，手术当日每1～2小时测量脉搏、呼吸、血压一次，平稳后可改为每4小时一次。体温一般为每2～4小时测量一次。

2. 尿量观察 术后患者尿量是反映机体组织灌注最简单且较客观的指标，一般术后6～8小时患者可自主排尿。护理中应及时了解患者有无排尿及尿量多少等，对于术后长时间不能自行排尿、尿量过少者，及时查明原因并处理。

3. 其他 根据病情需要及手术情况进行其他监测，如大量输液者监测中心静脉压、颅脑手术后监测颅内压、肢体血管手术后监测指（趾）端末梢循环状况等。

（三）伤口及引流管护理

1. 伤口护理 观察患者伤口敷料有无脱落、松动、渗血、渗液，必要时给予更换，重新包扎固定。若伤口出现感染征象，应及时报告医生，采取理疗、抗感染、换药等早期处理。观察伤口愈合情况，伤口的愈合分为3级，分别用甲、乙、丙表示。①甲级愈合：指愈合优良，无不良反应。②乙级愈合：指愈合处有炎症反应，如红肿、硬结、血肿、积液等，但未化脓。③丙级愈合：指伤口化脓，需要做切开引流等处理。伤口愈合后，可拆除缝线。一般头、面、颈部在术后4～5日拆线；下腹部、会阴部在术后6～7日拆线；胸部、上腹部、背部、臀部在术后7～9日拆线；四肢手术在术后10～12日拆线；减张缝线在术后14日拆线。青少年患者可适当缩短拆线时间，年老、营养不良、糖尿病患者可延迟拆线时间。

2. 引流管护理 手术后引流的种类繁多，其共性的护理原则为：①妥善固定，应熟知引流管放置的目的和作用，多根管道应分别做好标识，正确连接引流装置，按引流需要妥善固定。②保持通畅，应定时挤捏引流管，防止导管扭曲、折叠或受压，必要时用无菌生理盐水冲洗。③观察引流液的颜色、性状和量，并准确记录。④预防感染，应严格无菌操作，定时更换引流瓶或引流袋。⑤正确拔管，应掌握引流管的拔除指征、时间和方法，在适当的时候协助医生拔管。

（四）维持重要脏器生理功能

1. 维持呼吸功能 及时清除呼吸道分泌物和口腔呕吐物，保持呼吸道通畅。常规给氧6～12小时，腹腔镜手术多采用CO_2气腹，给氧有利于促进CO_2的排出。如发现患者烦躁不安、鼻翼扇动、呼吸困难，应立即查明原因，尽快处理。待患者生命体征平稳后，鼓励其在床上翻身、变换体位，指导患者做深呼吸和有效咳嗽排痰。

2. 维持有效循环血量和体液平衡 遵医嘱静脉补液，记录24小时出入液量，根据中心静脉压、肺动脉楔压、尿量、尿比重、脉搏的变化调整补液速度和输液量。定期检查皮肤温度和颜色，观察敷料渗血情况，并采血了解电解质与酸碱平衡状况，及时纠正失衡。掌握好输液速度，维持血压在正常范围，防止因输液过快导致的心力衰竭、肺水肿或因输液过慢导致的脱水等。

（五）心理护理

针对患者的不良心理状态，及时给予心理疏导和安慰，提供个性化的心理支持。医护人员应经常访视患者，给予患者术后健康指导，以增强患者战胜疾病的信心。

（六）基础护理

保持患者皮肤和口腔卫生。协助卧床患者进行口腔护理、洗脸、擦浴、会阴清洁等，使患者清洁舒适。定期翻身，预防压力性损伤。

（七）健康指导

1. 讲解手术后体位安置、饮食管理、携带引流管、早期活动的目的和注意事项。

2. 教会患者根据疾病性质和手术后的要求，建立良好的饮食及卫生习惯；规律作息，劳逸结合；按医嘱进行功能锻炼；伤口缝线拆除1周后，若无特殊情况可洗澡；告知患者应保持良好心态，逐渐适应术后身体状况和生活方式。

3. 告知继续使用药物治疗的患者，应严格执行医嘱，并注意药物不良反应。

4. 说明复诊的必要性，并交代复诊的时间、地点和应携带的资料等。

第3节 术后不适及并发症的预防和护理

一、术后常见不适与护理

1. 疼痛 伤口疼痛与伤口大小、部位、术后体位、情绪状态和伤口感染等因素有关。麻醉作用过后，伤口开始感觉疼痛，一般在术后24小时内最剧烈，2～3日后逐渐减轻。术后应观察患者疼痛的时间、部位、性质和规律，评估疼痛的程度。临床疼痛评估的方法有语言描述评分法、面部表情分级评分法、视觉模拟评分法、数字疼痛评分法等。

疼痛不仅造成患者痛苦，重者还会影响各器官的生理功能，需有效解除。具体措施包括：①解释疼痛原因、持续时间及特点，协助安置舒适卧位。②教会患者翻身、深呼吸、咳嗽时用手按扶伤口。③教给患者分散对疼痛的注意力的方法，如深呼吸、听音乐等。④疼痛程度轻、能够耐受者可暂不处理。⑤疼痛明显、影响休息和睡眠时，可通过改变体位、遵医嘱给予镇痛药物和减轻焦虑方式缓解。⑥对疼痛严重、持续时间长、患者不能耐受者，应及时查明原因，给予相应的处理和护理。目前，临床常在手术结束后使用患者自控镇痛（patient controlled analgesia，PCA）泵来控制术后疼痛，受到患者、家属及医护人员的普遍欢迎。

2. 恶心、呕吐 术后早期恶心、呕吐的常见原因是麻醉反应，待麻醉作用消失后即可停止。患者呕吐时，应将其头偏向一侧，并及时清除呕吐物，防止吸入性肺炎或窒息。记录呕吐次数及呕吐物性状和量；鼓励深呼吸和主动吞咽活动，以抑制呕吐反射；遵医嘱给予甲氧氯普胺（胃复安）或氯丙嗪等药物，以缓解症状。如反复呕吐不止，应考虑急性胃扩张、肠梗阻、颅内压升高、尿毒症、糖尿病酮症酸中毒、低钾血症等，配合医生进行对因治疗。

3. 发热 中等以上手术患者术后体温可略有增高，一般不超过38°C，是机体对手术创伤产生炎症反应及渗血渗液吸收所致，临床上称这种发热为外科热或吸收热。这种发热不需要处理，术后1～2日体温会逐渐恢复正常。但术后出现高热或3～6日仍有发热或体温恢复正常后再次升高，应考虑肺不张或其他部位感染，除应用药物或物理降温外，应协助医生寻找原因，尽快明确诊断并做相应处理。

4. 腹胀 术后早期腹胀一般是胃肠道蠕动受抑制、肠腔内积气不能排出所致。肠蠕动恢复，肛门排气后，即可自行缓解。如患者手术后数日仍未排气，腹胀无肠鸣音，可能是腹膜炎或其他原因所致的肠麻痹；如患者腹胀伴阵发性绞痛，肠鸣音亢进，警惕机械性肠梗阻，需协助医生查明原因并做处理。腹胀严重者应禁食，持续胃肠减压，针刺双侧足三里等，必要时插肛管排气。

5. 尿潴留 手术后尿潴留较为多见，尤其是老年患者。全麻或蛛网膜下腔阻滞麻醉后排尿反射受抑制，伤口疼痛引起膀胱和后尿道括约肌反射性痉挛，以及患者不习惯在床上排尿等，都是常见原因。凡手术后6～8小时尚未自行排尿，即应在下腹部耻骨上区做叩诊检查，如发现有明显半球形浊音区，即表明有尿潴留，应及时处理。处理原则：稳定患者情绪，减轻因焦虑、紧张引起的括约肌痉挛；如无禁忌，可协助患者坐于床沿或站立起排尿；下腹部热敷、轻柔按摩、针刺足三里等穴位、应用镇痛镇静药解除伤口疼痛，促使患者自行排尿；经过上述处理患者仍无法自行排尿时，则必须在严格无菌技术下进行导尿，若一次性导尿量超过500ml，应留置导尿管1～2日。

6. 呃逆 通常多发生于术后8～12小时内，多由神经中枢或膈肌直接受刺激引起。一般为暂时性呃逆，少数患者可出现顽固性呃逆，常见原因为胃潴留、胃扩张，其次为膈下积液或膈下感染，B超检查可帮助诊断。手术早期出现呃逆者可压迫眶上缘，留置胃管抽吸胃内积气积液，给予镇静解痉药物等。呃逆原因明确者应针对病因进行处理，如膈下积液、感染行穿刺引流等；呃逆原因不明而一般措施无效者可肌内注射哌甲酯（利他林），必要时封闭颈部膈神经。

二、术后常见并发症与护理

1. 出血 可发生在伤口、空腔器官或体腔内。主要表现为伤口敷料浸血或引流管引流出少量血液（少量出血）；急性大量出血时，患者常突然出现面色苍白、四肢湿冷、脉搏持续加快、脉压缩小及尿量减少等失血性休克表现（大量出血）；腹腔内出血行腹腔穿刺时可抽出不凝血液；胸腔术后引流出血性液量每小时持续超过200ml或胸腔穿刺抽出不凝血液等，均可明确诊断。

（1）主要原因　①术中止血不完善，创面渗血未完全控制。②术后结扎线松脱。③原痉挛的小动脉舒张。④凝血机制障碍等。

（2）预防措施　①手术时严格止血，关腹前确认手术野无活动出血点。②术中出血多者术后可使用止血药物。③凝血机制异常者及时纠正。

（3）处理方法　①少量出血时，更换敷料、加压包扎、使用止血药（凝血酶、氨甲环酸等）。②出血量大时，补充血容量，立即做好术前准备，再次手术探查止血。

2. 伤口感染 常发生于术后3～4日。主要表现为体温升高及伤口局部变化。患者主诉伤口疼痛加重或减轻后又加重，伴有体温升高、脉搏加快、白细胞计数和中性粒细胞比例增高，应及时检查伤口部位有无红、肿、热、痛和硬结或波动感。

（1）主要原因　①手术操作未严格执行无菌技术。②患者体质弱、慢性贫血、营养不良、糖尿病或过度肥胖。③术中止血不彻底，缝合技术不正确，伤口有红肿，无效腔形成。④术后伤口保护不良。

（2）预防措施　①预防医源性交叉感染，认真准备手术区域的皮肤和胃肠道。②严格手术过程中的无菌技术操作。③手术前改善患者的营养状况，纠正易感因素，增强抵抗力。④保持伤口敷料的清洁、干燥、无污染。⑤正确、合理使用抗生素。

（3）处理方法 ①炎症早期：脓肿形成前予以局部热敷、乙醇湿敷、理疗、抗生素等。②脓肿形成：应间断拆除局部缝线，伤口敞开引流，加强换药，争取二期缝合。

3. 伤口裂开 最易发生在手术后1周左右，多见于腹部及邻近关节处的伤口。伤口裂开分为部分裂开和全层裂开两种。主要表现：患者往往在一次用力后，感到伤口疼痛，可有缝线崩裂的响声；部分裂开者伤口处有大量淡红色液体流出；腹部伤口全层裂开者可伴肠襻、网膜脱出。

（1）主要原因 ①患者体质弱、营养不良或过度肥胖。②伤口感染、伤口缝合不佳。③术后严重腹胀使腹壁伤口张力增大。④术后剧烈咳嗽、喷嚏、呕吐、用力排便增加腹压。

（2）预防措施 ①手术前后加强营养支持，纠正贫血和低蛋白血症、补充维生素C等。②肥胖症患者可用减张缝线或延长拆线时间，拆线后继续腹带加压包扎伤口。③避免和及时处理术后腹胀、呕吐等导致腹内压升高因素。④预防伤口感染，观察体温等生命体征的改变及伤口局部变化，化脓的伤口需及早间隔拆除部分缝线，引流脓液，防止伤口裂开。

（3）处理方法 ①全层裂开伴有内脏脱出者立即用无菌生理盐水纱布覆盖伤口和脱出的脏器（勿还纳入腹腔）。安慰患者，安置其仰卧屈膝位，嘱其勿咳嗽、禁饮食。建立静脉通路，插胃管，并做好手术前准备，通知医生，护送患者进手术室重新缝合处理，术中常采用腹壁减张缝合处理伤口全层裂开。②部分裂开，可用蝶形胶布固定，并用腹带加压包扎。

4. 肺不张和肺炎 肺不张和肺部感染常见于胸、腹部大手术后，多发生在老年、长期吸烟、有呼吸道感染史及实施全麻的患者，故术后要定时观察体温和肺部情况。主要表现：术后早期出现发热、呼吸急促、心率增快等，应首先考虑肺不张，如果同时伴有白细胞增高，提示合并肺部感染。肺部叩诊呈浊音或实音，听诊有局限性啰音、肺底部呼吸音减弱、消失或为管状呼吸音，血气分析PaO_2下降和$PaCO_2$升高等，X线可帮助诊断。

（1）主要原因 ①有吸烟史。②术前有呼吸道感染。③术后有导致呼吸道感染的因素。④麻醉剂、气管内插管和氧气吸入导致支气管分泌物增多。⑤术后疼痛剧烈，或有胸部或腹部高位伤口。⑥术后缺乏活动。⑦开胸手术导致肺泡萎陷等。

（2）预防措施 ①术前锻炼深呼吸，有效咳嗽，术后鼓励患者每小时重复做深呼吸5～10次，每2小时至少咳嗽咳痰1次。②术前2周戒烟，并积极治疗支气管、肺部慢性感染。③外用腹带或胸带包扎松紧适宜。④预防全麻术后呕吐物、分泌物误吸。⑤注意保暖、预防呼吸道感染。⑥保持足够的水分摄入。⑦评估患者是否有呼吸不畅和咳嗽抑制现象，给镇痛药物之前计数呼吸，若呼吸低于12次/分，不能给药。

（3）处理方法 ①协助患者翻身、拍背及体位排痰，以解除支气管阻塞，使不张的肺重新膨胀。②鼓励患者深呼吸、自行咳嗽排痰。若痰液黏稠，带有颜色或有气味，采用超声雾化吸入，使痰液稀薄，利于咳出，必要时吸痰或行气管切开。③全身或局部采用抗生素治疗。

5. 尿路感染 尿潴留是并发尿路感染的常见原因。主要表现：若有尿频、尿急、尿痛、排尿困难、尿中有较多红细胞和脓细胞，应考虑膀胱炎；若发现患者有畏寒、发热、肾区疼痛、血白细胞升高、尿中有大量白细胞和细菌，应考虑为肾盂肾炎。

（1）主要原因 ①尿潴留。②留置导尿。③摄入水分不足。

（2）预防措施 ①术前锻炼床上排便、排尿，术后指导患者尽量自主排尿。②术后鼓励和协助不习惯床上排尿者在床沿或站立排尿。③给予镇痛药物控制疼痛。④积极解除排尿困难，防止尿潴留诱发尿路感染。⑤鼓励留置导尿者多饮水，以冲洗泌尿道，导尿操作时注意无菌原则。

（3）处理方法 ①及时解除尿潴留。②指导患者多饮水，维持充足的尿量（$>1500ml/d$），以冲刷尿路。③遵医嘱输液和使用有效抗生素。

6. 血栓性静脉炎 常发生于长期卧床的老人、肥胖及使用高渗刺激性液体的患者。最常见于下肢深静脉，如髂-股静脉、小腿深静脉等。主要表现：患者出现小腿疼痛、压痛或腹股沟区疼痛、压痛，患侧肢体水肿；沿浅静脉走行皮肤发红、变硬、触痛，体温升高，并可触到索条状变硬的静脉。

（1）主要原因　①术后卧床过久或肢体制动活动少等因素，使下肢血流缓慢。②反复静脉穿刺置管或输注高渗性液体、刺激性药物等致血管内膜损伤。③手术、创伤、癌细胞裂解产物等使血液高凝状态。

（2）预防措施　①鼓励患者术后早期下床活动，卧床期间加强肢体的活动或局部按摩。②高危患者可以用弹力绷带或穿弹力袜促进静脉的回流。③避免久坐，定时抬高患肢。④血液高凝状态者可用抗凝药物。

（3）处理方法　①抬高患肢和制动，给予50%硫酸镁溶液湿敷或理疗。②停止经患肢静脉输液。③禁止患肢按摩，以防血栓脱落造成血管栓塞。④遵医嘱使用抗凝药物（如阿司匹林、复方丹参、低分子右旋糖酐）、溶栓药物（首选尿激酶）和抗生素等。

医者仁心

好护士李德春

李德春是一名具有近30年临床护理工作经验的老护士长，2015年7月，李德春荣登“中国好人榜”。自参加工作以来，她心系患者的生命和健康，不断学习和钻研护理技术，用真诚的服务安慰患者受伤的心灵，用精湛的技术实施各种护理操作，用科学的指导促进患者早日康复。回顾30年的护理生涯，她说：“最自豪的是一直坚守在临床一线，默默地履行着救死扶伤的最高使命……护理让我发挥着人生价值，更让我内心幸福满满，激励我在护理一线工作中一路前行。”

（潘　燕）

自　测　题

A1/A2型题

1. 手术前的一般准备，不正确的是（　　）
   A. 吸烟患者劝其戒烟2周以上
   B. 胃肠道以外的手术可不禁食
   C. 需要输血者，配血备用
   D. 急诊手术可不给予灌肠
   E. 术前1日晚，一般于睡前给予安眠或镇静药
2. 一般情况下，颈、胸、腹部手术后采用（　　）
   A. 半坐卧位　B. 平卧位
   C. 侧卧位　D. 俯卧位
   E. 头低脚高位
3. 手术前应行清洁灌肠的是（　　）
   A. 结肠或直肠手术　B. 胃部手术
   C. 阑尾切除术　D. 脊椎手术
   E. 十二指肠手术
4. 术后尿潴留多发生于（　　）
   A. 颅脑手术后　B. 胸部手术后
   C. 胃大部切除术后　D. 肾部手术后
   E. 肛门直肠术后
5. 常与手术后早期恶心、呕吐有关的因素是（　　）
   A. 颅内压升高　B. 急性胃扩张
   C. 麻醉反应　D. 肠梗阻
   E. 糖尿病酸中毒
6. 预防伤口感染的重要环节是（　　）
   A. 术前备皮　B. 术前进高营养饮食
   C. 术前使用抗生素　D. 术后使用抗生素
   E. 术后及时拆线
7. 手术后早期离床活动的目的，不正确的是（　　）
   A. 预防肺部并发症　B. 预防血栓性静脉炎
   C. 减少腹胀和尿潴留　D. 促进伤口愈合
   E. 减少感染扩散
8. 患者，女，45岁，拟行痔核摘除术。以下防治术后尿潴留的措施不妥的是（　　）
   A. 术前练习卧床排尿
   B. 术前或术后常规放置导尿管
   C. 及时恰当地镇静、镇痛
   D. 下腹部热敷、轻柔按摩
   E. 情况允许可坐起或站立排尿
9. 患者，男，61岁，在全麻下行食管癌根治术。以下术后肺不张的防治错误的是（　　）

A. 术前锻炼深呼吸
B. 鼓励咳痰，利用体位或药物使支气管分泌物排出
C. 防止手术后呕吐物或口腔分泌物的误吸
D. 及时应用镇咳药
E. 手术后避免限制呼吸的固定或绑扎

10. 患者，男，72岁，胃大部分切除术后，用力咳嗽后突然腹部伤口裂开，下列做法错误的是（ ）
A. 立即通知医生
B. 立即让患者平卧
C. 立即将脱出的内脏还纳
D. 立即用无菌生理盐水敷料覆盖伤口
E. 应用腹带或蝶形胶布固定

11. 患者，女，18岁，在连续硬膜外麻醉下行阑尾切除术后第2日，多采取低半坐卧位的原因不包括（ ）
A. 防止恶心、呕吐　B. 防止发生膈下脓肿
C. 降低腹壁张力　D. 增加肺通气量
E. 减轻伤口疼痛

12. 患者，男，58岁，拟行左结肠癌根治术，需术前几日开始服用肠道抑菌药（ ）
A. 1日　B. 2～3日
C. 4日　D. 5日
E. 6日

13. 患者，女，38岁，患慢性结石性胆囊炎，住院后拟行胆囊切除术，原有风湿性心脏病15年。近日感冒后心慌、胸闷，端坐呼吸，诊断心力衰竭。以下方案正确的是（ ）
A. 放弃手术，药物治疗为主
B. 本周内可手术，做好心肺监护
C. 心力衰竭控制1～2周后，再考虑施行手术
D. 心力衰竭控制3～4周后，再考虑施行手术
E. 心力衰竭控制6个月后，再考虑施行手术

14. 患者，女，27岁，因急性阑尾炎手术后第5日，诉伤口疼痛，体温为38.5℃，应考虑（ ）
A. 外科手术热　B. 腹部伤口感染
C. 盆腔脓肿　D. 血肿吸收热
E. 肺部感染

15. 患者，女，42岁，乳腺癌根治术后5日，发热，体温为39.5℃，脉搏为90次/分，呼吸急促。在右肺底叩诊浊音，听诊呼吸音减弱，有局限性湿啰音，X线片见右肺底密度增高影，应考虑（ ）
A. 气胸　B. 肺脓肿
C. 肺气肿　D. 肺不张
E. 慢性支气管炎

16. 患者，男，75岁，胃癌根治术后7日，剧烈咳嗽时，突然出现伤口疼痛，并留出少量淡红色液体，患者最可能是出现了（ ）
A. 伤口内癌细胞种植　B. 伤口感染
C. 伤口裂开　D. 伤口血肿
E. 伤口脂肪液化

17. 患者，女，阑尾切除术后6小时烦躁不安，主诉腹胀，血压、脉搏、呼吸均正常，查体下腹部膨隆，叩诊浊音，首先考虑（ ）
A. 肠梗阻　B. 急性胃扩张
C. 腹腔内出血　D. 急性腹膜炎
E. 尿潴留

18. 患者，女，24岁，因慢性胆囊炎入院行胆囊切除术，术后24小时突然出现面色苍白、心悸、气短、血压下降，腹腔引流管引流出大量鲜红色血性液体，考虑可能出现（ ）
A. 内出血　B. 伤口感染
C. 伤口血肿　D. 急性腹膜炎
E. 伤口裂开

A3/A4型题

（19～21题共用题干）

患者，男，65岁，因右上腹不适收住入院，医疗诊断为胆囊炎，拟行胆囊切除术。患者肥胖，既往有高血压史15年，吸烟史20年。

19. 下列术前准备欠妥的是（ ）
A. 劝其戒烟　B. 做好皮肤准备
C. 做药物过敏试验　D. 血压降至正常
E. 保证患者的睡眠及休息

20. 术后患者麻醉清醒后应采取（ ）
A. 去枕仰卧位　B. 中凹卧位
C. 侧卧位　D. 俯卧位
E. 半坐卧位

21. 患者术后第4日感伤口疼痛加重，换药时发现伤口红肿，且有脓性分泌物，最重要的处理是（ ）
A. 应用抗生素　B. 拆线引流
C. 应用镇痛药　D. 局部热敷
E. 局部理疗

第7章 手术室护理工作

手术室是为患者进行手术诊疗及抢救的重要场所，是医院重要的技术和仪器装备部门。护理工作业务面广、技术性强、安全风险高，其工作质量直接影响医疗效果和患者预后，甚至关系到患者的生命安全。因此，手术室的设计应符合功能流程及无菌技术要求，布局合理，配备不仅要有先进的仪器设备、健全的管理制度，更需要有一支专业技术精湛、操作技能娴熟、反应敏捷、恪守“慎独”的高素质护理队伍，紧密配合医生，团结协作，确保外科手术高质量、高效率完成。

第1节 手术室环境

一、手术室的位置

手术室应设在环境安静、空气洁净处，应为一个独立的完整体系，邻近手术相关科室、重症监护室、血库、病理科、放射科、化验室、消毒供应中心等，最好有直接通道便于接送患者，以及与相关科室联络。不宜设在首层或高层建筑的顶层。要远离医疗废物暂存点、污水污物处理站、锅炉房等，以减少室内尘埃的密度，避免空气污染。中心供应室应有专用电梯往返于手术室之间，并且洁、污分开。

二、手术室的布局

（一）出入路线布局

手术室出入路线布局原则上应符合功能流程和洁、污分区要求。应设有3条出入路线，一是工作人员出入路线，二是患者出入路线，三是器械、敷料等循环供应路线。3条路线尽量做到隔离，分区标识明确，避免交叉。

（二）室内的建筑与设置要求

1. 天花板、墙面、地面和门窗 均选用坚硬、光滑无缝隙、耐湿、防火、防辐射、易清洁、易消毒、不易腐蚀、隔音、节能环保的材料。墙面最好用整体或装配式壁板；地面采用水磨石或塑胶材料，手术间内一般不设地漏；地面、墙面、天花板交界处呈弧形，不易积尘；天花板上安装有无影灯、普通照明灯；门窗装置要宽大、紧密，采用感应自动开启门，净宽不宜＜1.4m，窗户采用双层固定密闭玻璃窗；手术间设前、后门，前门通向内走廊，后门通向外走廊，不设边门。

2. 光、电源和空调 手术室需要光线充足，其光源要求有两种，一为室内照明灯，二为手术灯，手术灯应为无影、低温、聚光、可调。手术室电源应设置双相供电设施，以保证供电故障时手术室的安全运转。手术室应设置空调、空气层流装置或者其他冷暖设施及空气净化设施，手术间室温应保持在22～25℃，相对湿度控制在40%～60%，每个手术间应有温度、湿度表，调节开关为面板触摸式。

3. 空气净化装置 现代化的洁净手术室指采用空气洁净技术，使手术环境空气洁净度达到一定级别。

（1）空气净化技术 指选用不同的气流方式和换气次数，过滤进入手术室的空气来控制尘埃含量，从而使空气达到一定级别的净化。空气在入手术室之前经初、中、高效三级过滤器。净化空气的气流方式有3种。①乱流式气流：流速不均匀，气流不平行，方向不单一，而且有交叉回旋的气流，此方式除尘率比较低，适用于污染手术间或者急诊手术间。目前较少应用。②垂直层流：将高效过滤器装在手术室的顶棚内，垂直向下送风，两侧墙下部回风。③水平层流：是在一个送风面上布满过滤器，空气经过高效过滤，水平流经室内。采用后两者层流方式者又称为单向流洁净室，其气流分布均匀，不产生涡流，除尘效果好。

（2）洁净手术室净化标准　空气洁净程度用含尘浓度衡量。含尘浓度越低，洁净度就越高，反之则越低（表7-1）。

表7-1　洁净手术室等级标准

等级	静态空气的洁净度级别		细菌的浓度	
	相应级别	≥0.5μm的微粒数（粒/m^3）	浮游细菌（cfu/m^3）	沉降细菌（cfu/30min）
Ⅰ级	5	≤35×100	≤5	≤0.2
Ⅱ级	6	≤35×1000	≤25	≤0.75
Ⅲ级	7	≤35×10 000	≤75	≤2
Ⅳ级	8.5	≤111.2×100 000	≤500	≤6

4. 医用气体吊塔和医用数据、通信系统　吊塔内设有氧气、压缩空气、二氧化碳、氧化亚氮等气体接口和负压吸引接口、仪器平台、电源插座、通信装置、废气回收接口，每个终端有明显标记，以不同颜色区别。要设内部电话系统，有对讲、群呼功能。

5. 电视教学系统　无影灯上要安装正中式、旁置式或单臂可移动摄像头插口，从而建立图像传输系统。

6. 控制面板　可进行多功能控制，包括空调、无影灯、照明、观片灯、计时器、温湿度显示及调节、呼叫系统等开关。

7. 供水系统和安全报警系统　手术室应设冷、热水供应，可调控水温，保障全天供应；洗手池水龙头为脚踏式或感应式。手术室要安装自动安全报警器及喷淋式灭火器。

（三）手术间数量、分类和面积

1. 手术间的数量和分类　手术间数量应根据手术科室病床数量而定，比例一般为1：（20～25）。手术间分类（以洁净手术室为例）如下。①特别洁净手术间（Ⅰ级）：适用于心脏外科手术、器官移植手术、关节置换手术、全身烧伤、神经外科、感染率大等无菌手术。②标准洁净手术间（Ⅱ级）：适用于眼外科、非全身烧伤、整形外科、骨科和普外科的Ⅰ类切口的无菌手术。③一般洁净手术间（Ⅲ级）：适用于胸外科、妇产科、泌尿外科、耳鼻喉科和普外科的非Ⅰ类切口的手术。④准洁净手术间（Ⅳ级）：适用于污染和肛肠外科手术。

2. 手术间的面积　手术间的面积应根据手术大小及各种手术仪器、设备所需的空间而定，一般大的手术间为40～50m^2，中小的手术间为20～40m^2，心脏和器官移植手术的手术间为50～60m^2。室内净高2.8～3.0m，内走廊宽2.5～3.0m，便于平车的运送及来往人员的走动。

（四）辅助用房及配备

1. 洗手区　专供手术者洗手使用，设于两个手术间之间或设中央集中洗手区。洗手区应安装洗手池和感应式水龙头，备洗手液、干手物品、外科手消毒剂、计时钟、镜子、洗手流程图等。

2. 无菌物品间　设在离各手术间较近的洁净区内，存放器械包、无菌敷料和布类、一次性无菌物品、无菌手套、无菌缝针和缝线、引流用品、急诊手术包等。

3. 仪器室　设在离手术间较近洁净区内，存放备用仪器和专科仪器。

4. 患者通道　包括手术室大门入口和推车交换处、手术等候区等。

5. 工作人员通道 设在手术室入口处，便于进入手术室的医护人员使用。包括换鞋处、男女更衣室、沐浴室和卫生间等。进入手术室者须首先换鞋，更换手术室衣裤，戴好帽子和口罩方可进入洁净区。

6. 器械洗涤间 主要用于手术后器械回收和清洁，内设多个洗涤池、高压水枪、干燥箱、污水处理池等。还可设全自动超声器械洗涤装置等。

7. 器械包装间 内设打包台、器械检查放大镜、包布、灭菌指示卡、胶带、器械追溯装置等。

8. 消毒灭菌间 设预真空高压蒸汽灭菌器、环氧乙烷气体灭菌器、等离子低温灭菌器、卡式灭菌器、干热消毒柜等，用于器械和物品的灭菌。

9. 器械储存间 设有玻璃器械柜，根据专科分类放置手术器械，对常用手术器械采取成套存放，便于包装、使用，并专人专管，建立账目，定期清点。若有手术医生专用器械，可设“私人手术器械专柜”，设立使用交接卡，器械室内还设有敷料柜、长方桌、不锈钢器械车，用于准备器械包。

10. 污物间 污物分类包装后通过楼层暗道进行运送。污物间内应设有多个浸泡池，处理手术后的各种容器（如纱布桶、吸引瓶等）。有多个拖把清洗池，严格按手术室分区和感染管理要求使用。

11. 麻醉准备室 应设有药品柜、插管用具、喉镜、呼吸囊、急救箱、冰箱等，作为麻醉前的用物准备。

12. 麻醉恢复室 由麻醉医生和护理人员共同管理，备有必要的仪器设备及急救药品，观察和护理全麻术后患者，待患者完全清醒后送重症监护室或者回病房。

13. 标本间 备有标本柜、标本容器、甲醛等标本固定液、标本登记本等。

14. 办公用房 包括麻醉医生办公室、护士办公室和值班休息室，设在非洁净区，备有多台电脑和打印机，与全院各相关部门要联网，便于快捷地获得手术患者的病情数据，为手术提供有效的保障。

15. 手术教学用房 设在非洁净区的理想位置，最好设在手术室以外的附近地方，通过闭路电视转播手术实况，备有电话、电视机、音响、对讲机、桌椅等。手术教学用房能避免非手术人员到现场参观手术，便于防止手术后感染，是培训、教学的理想场所。

三、手术室的平面功能分区

手术室包括限制区、半限制区及非限制区。分区标志明确，设内走廊和外走廊，便于洁污流线分开。

1. 限制区 设在最内侧。包括手术间、洗手区、手术间内走廊、无菌物品间、药品间、麻醉准备间等。此区内的一切活动都必须严格遵守无菌原则。

2. 半限制区 设在中间。包括器械洗涤间、器械包装间、消毒灭菌间、手术间外走廊、麻醉恢复室、器械储存间、标本间等。凡已手臂消毒或已穿无菌手术衣者，不可进入此区。

3. 非限制区 设在最外侧。包括接收患者区、办公室、值班室、更衣室、沐浴室、医护人员休息室、卫生间、手术患者家属等候室、餐饮室等。交接患者处应保持安静，患者在此换乘手术室平车进入手术间。

第2节 手术室管理

一、手术室工作制度

1. 凡进入手术室者，必须按规定更换手术室所备衣裤，帽子、口罩和鞋。

2. 手术室严格执行无菌技术，除参加手术及有关人员外，其他人员一概不准擅自入内。患有呼吸道感染及手、上肢皮肤感染或有伤口者不得参加手术。手术室内应保持肃静，禁止大声喧哗，尽量避免咳嗽或打喷嚏。禁止吸烟。

3. 在同一手术间内的连台手术，施行先无菌手术，后感染手术的原则，严格分开。

4. 手术室的工作人员均应熟悉各种物品的固定放置地点及使用方法。急救器材、药品必须由专人负责，及时检查，及时补充，以便立即取用。

5. 值班人员要坚守岗位，随时准备迎接急诊手术，不得擅自离开。手术室内的一切器械物品不得擅自外借。

6. 术毕，用过的器械物品应及时进行清洁或者消毒处理。严重感染或者特殊感染手术用过的一切器材，均要做特殊处理，手术间还须重新消毒后方可再使用。

二、接送患者制度

（一）接手术患者

1. 一律用手术室专用平车接患者。外科手术科室的平车接送到手术室非限制区后，由手术室专用平车接送患者出入手术间，且要注意安全。

2. 根据患者的手术时间严格进行手术患者身份与手术部位识别，认真核对腕带标识，核对信息包括科别、病室、床号、患者姓名、性别、诊断、住院号、手术名称及部位和麻醉方法等，无误后，宜在手术前30分钟将患者接入手术室。

3. 检查患者的术前准备是否完善，如患者是否皮肤清洁及更换清洁衣裤；是否取下义齿、贵重物品、发夹等；是否按照医嘱注射术前用药及进行过敏试验；患者是否禁食；是否测定出凝血时间和配血；是否遵医嘱插胃管、灌肠、插导尿管；家属是否签字等。没有导尿管患者应嘱其排尿。

4. 检查是否准备好手术所需用物，如病历、配血单、胸腹带、特殊用药、X线片等，一并带入手术室。

5. 躁动患者要使用约束带，小儿要在手术者来后才能进入手术间，否则要有人陪护，以防坠床摔伤。

6. 患者进入手术室后必须换鞋、戴清洁帽等，巡回护士要核查患者病历、物品、X线片等，做好交接手续。

7. 患者术前准备若不完善，手术室可拒绝接患者，待术前准备完善后再送至手术室。

8. 接台手术需提前30分钟电话通知相关科室做准备。医生在科室等候，待患者接入手术室后，医生可随即进入手术室。

（二）送手术患者

1. 手术结束后，待病情允许、生命体征平稳时将患者随同其带来的一切用物送回病房，并与病室的接班护士当面交清。由术者、手术室护士、麻醉医生一起护送患者，包括局麻患者，以防患者在回病房途中发生意外。

2. 将患者送回病房时要及时向病房护士交班，包括手术术式、麻醉方式、术中出血情况、伤口部位、各种引流管、尿量、输液情况、生命体征、受压部位皮肤情况，以及术后要特别注意观察的事项等。

3. 病房护士应携带血压计、听诊器或监护仪等在床边，查对病区、床号和姓名，与医生、接送者一起妥善安置患者于病床上。测量脉搏、血压、呼吸后填写在手术患者交接单上。

4. 交接无误后双方要在手术患者交接单上签字，并保存在病历内。给予患者合适的心理安慰，向患者及家属交代术后卧位、伤口和引流管情况及疼痛处理方法等。

5. 患者送出后，将平车整理整齐放于指定处。

三、手术安全查对制度

1. 执行各项医疗、护理操作要做到三查七对，防止差错事故发生。

2. 手术室查对制度包括六查十二对。六查：①到病房接患者时查；②患者入手术间查；③麻醉前查；④消毒皮肤前查；⑤切皮前查；⑥关闭体腔前后查。十二对：即科别、床号、姓名、性别、年龄、住院号、手术间号、手术名称、手术部位、所带物品药物、过敏史及有无特殊感染，还应查手术所用无菌器械和敷料是否合格及数量是否符合。

3. 手术前检查患者的皮肤完整性；术毕再次复查有无体位压疮、皮肤灼伤等，发现异常及时记录并报告给手术医生，与病区护士严格交接。

4. 实施体腔或者深部组织手术时，核实器械、缝针、纱布、纱垫、棉片等物品，每项要清点两遍，应特别注意螺钉、螺帽、刀片及各种进腔物品的完整性，以防物品遗留体内。

5. 手术取下的组织标本应妥善保管，及时登记，按时送检，防止遗失。

6. 执行口头医嘱时，在执行前需复述一遍，并做到两人核对药名、剂量、有效期及用法，执行后要立即嘱医生补写医嘱并签名，防止遗漏。

四、手术室参观制度

1. 参观者应提前与医教部或者医院的行政管理部门联系，由医教部征得手术室护士长及有关科室主任、手术者同意后统一安排，方可入内。

2. 学员见习要按课程表进行，由负责教师事先和医教部联系安排，然后通知手术室护士长。入手术室前，护士长和教师、学员见面，介绍有关制度及要求，不能擅自进入手术室。

3. 参观者入手术室前，应穿戴手术室准备的参观衣裤及鞋帽、口罩，穿戴整齐，符合要求后，由指定人员带进手术间。

4. 参观者要严格遵守无菌技术原则，与手术者应保持30cm的距离，站立不得高于手术人员50cm，以免造成污染和影响手术操作。

5. 参观者只限于在指定的手术间观看，不得随意去其他手术间，以防交叉感染。

6. 一般每台手术的参观人数不宜超过2人。

7. 手术无关者、患者家属及特殊感染手术一概谢绝参观。

五、手术间清洁消毒制度

1. 日常清洁消毒 每日手术结束后，应在手术室净化空调系统运行过程中进行清洁工作。不同级别手术室的清扫工具不能混用。所使用的清洁工具一般由不掉纤维织物的材料制作，采用湿式打扫的方法。清洁工作完成后，净化空调系统要继续运行，直至恢复规定的洁净级别为止。然后，开启空调箱内紫外线灯，对空调箱的内部进行灭菌。手术前1小时开始运转净化空调系统，术中要持续净化运行，禁止用物品挡住手术间回风口，以免影响空气回流。每日要做好回风口的清洁处理，每周要清洗1次过滤网，每周至少要进行1次彻底大扫除。每月要进行1次生物微粒及空气洁净度监测。

2. 严重感染手术后清洁消毒 特殊感染如肝炎病毒、艾滋病病毒和梅毒阳性等患者手术时，建议最好使用一次性物品，术后手术间用1000mg/L有效氯消毒液对房间用物和地面进行消毒后再清洁。气性坏疽和破伤风等术后建议用0.5%过氧乙酸溶液擦拭墙壁、地面及物品，用5%过氧乙酸溶液2.5ml/m^3进行喷雾等；消毒后开排风机将药味排除，同时运行净化空调系统。

链 接 物品与环境表面监测方法

选择在消毒处理后4小时内进行采样。被采样面积＜100cm^2，取全部表面；被采样面积≥100cm^2，取100cm^2，物品表面监测包括器械车、手术床等物品表面，被采表面为四处，每处面积为5cm×5cm。取浸有无菌生理盐水的棉拭子一支，在5cm×5cm的标准规格板内横竖往返涂抹5次，并随之转动棉签，连续采样1～4个规格板面积，剪去手接触部分后将拭子投入肉汤试管内。投入前后将试管口在酒精灯外焰灼烧数秒，瓶塞塞紧。

第3节 手术常用物品和器械

一、布　类

手术室的布类用品包括用于铺盖手术野或建立无菌区的各种手术单和手术衣。应符合国家标准，选择耐磨、不易变形、透气性良好的非漂白织物，颜色以蓝色或深绿色为宜。初次使用前应高温洗涤，脱脂去浆。①手术单：有大单、中单、手术巾、各部位手术单及各种包布等，均有各自的规格尺寸和一定的折叠方法，用以铺无菌区或手术野。②手术衣：遮盖手术人员未经消毒的衣着和手臂，长短要求穿上后能遮住膝下；前襟至腰部双层，以防手术时被血水浸透；袖口制成松紧口，便于手套腕部盖于袖口上；折叠时衣面向里，领子在最外侧，取用时不致污染无菌面。

二、敷 料 类

敷料分为纱布类敷料和棉花类敷料。①纱布类敷料：干纱布垫用于遮盖切口两侧的皮肤；盐水纱布垫用于保护显露的内脏；纱布块用于拭血；纱布球用于拭血及分离组织；纱布条多用于耳、鼻腔内手术；长纱布条多用于阴道、子宫出血及深部伤口的填塞。②棉花类敷料：常用的有带线棉片、棉球及棉签。带线棉片用于颅脑或脊椎手术时；棉球用于消毒皮肤、洗涤伤口或涂拭药物；棉签用作采集标本或涂擦药物。

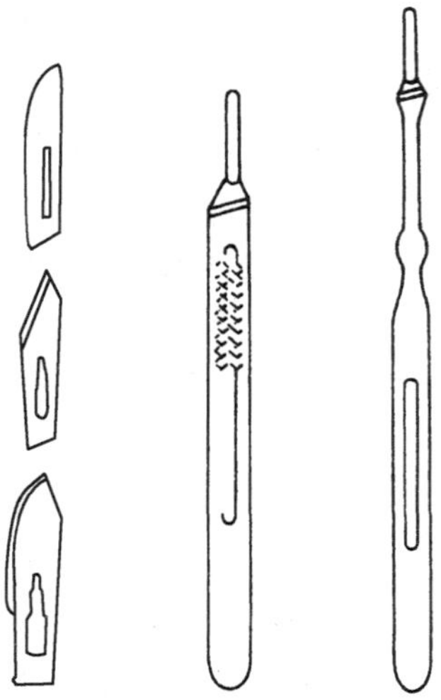

图7-1 不同类型的手术刀片及手术刀柄

三、器 械 类

根据用途不同，手术器械分为基本手术器械和专科手术器械两大类，基本手术器械为任何手术的基本工具，专科手术器械为某一专科需要而特制的器械。

1. 手术刀 用于切割组织，包括刀片与刀柄（图7-1）。刀片安装时，用持针钳夹持刀片前端背侧，将刀片与刀柄槽对合，向下嵌入；取下时，再用持针钳夹持刀片尾端背侧，稍提起刀片，向上、向前顺势推下（图7-2）；传递手术刀时，传递者左手握持刀片与刀柄衔接处背侧，刀刃向下，将刀柄尾端递于操作者右手中（图7-3）。同理，用右手亦可操作。为了减少锐器损伤的发生，提倡无接触式传递，即将刀盛放在弯盘内递给术者。

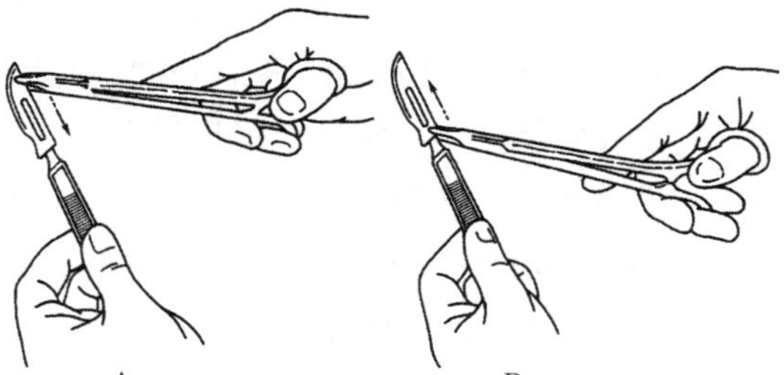

A　　B

图7-2 刀片安装与取下

A. 安装；B. 取下

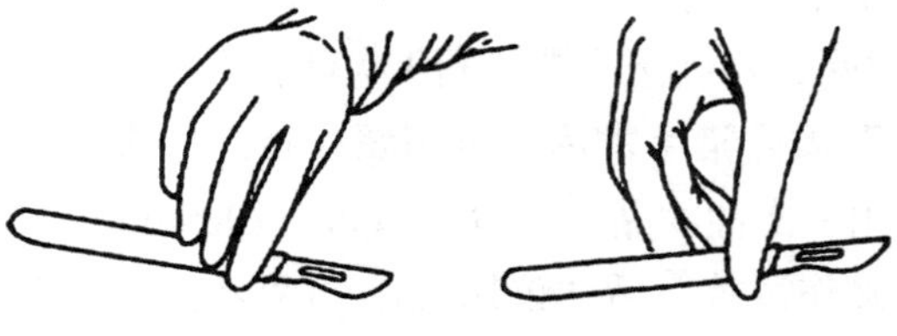

A　　B

图7-3 手术刀传递法

A. 同侧；B. 对侧

2. 手术剪 有组织剪和线剪。组织剪又有直、弯两类（图7-4），分别用于浅、深部组织的剪开、分离与解剖。线剪用于剪线。传递方法为传递者握持手术剪的中部，弯剪应将弯头向上，然后将剪柄尾端递给操作者（图7-5，图7-6）。

3. 手术钳

（1）血管钳 是手术时用来止血或进行钝性分离的器械。常见的有弯血管钳和直血管钳，直血管钳用于皮下止血，弯血管钳用于深部止血和分离组织（图7-7）。除此之外，还有主要用于小血管止血的蚊式钳等。持钳法与递钳法同剪刀的操作方法（图7-8，图7-9）。

（2）组织钳　又称鼠齿钳或爱丽斯（Alice）钳，用于夹持较坚韧组织（图7-10）。

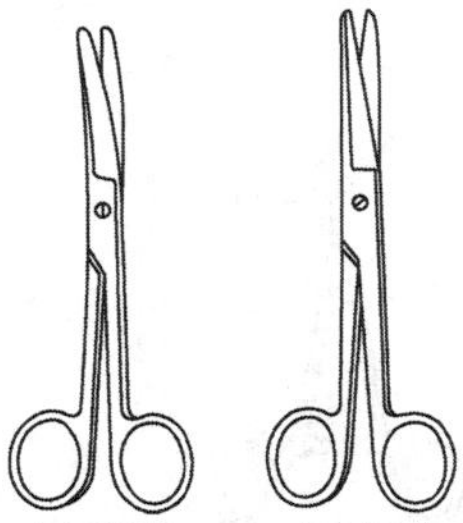

图7-4　组织剪

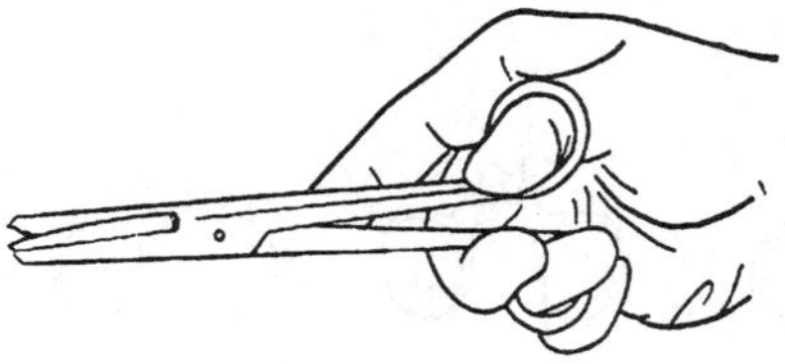
图7-5　正确持剪法

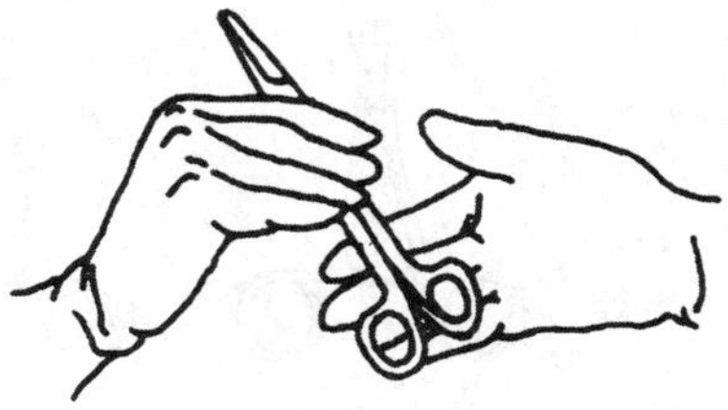
图7-6　剪刀传递法

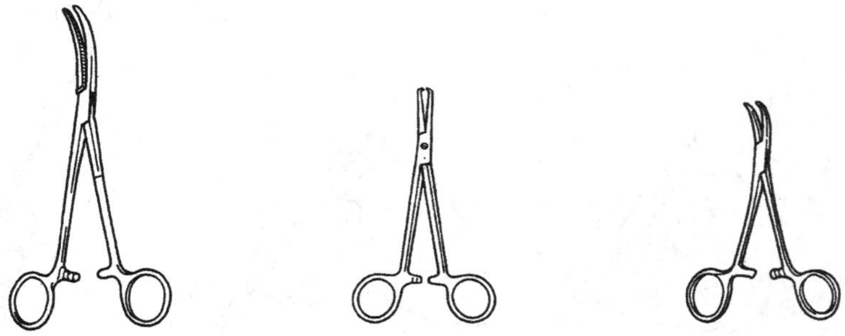

图7-7　血管钳

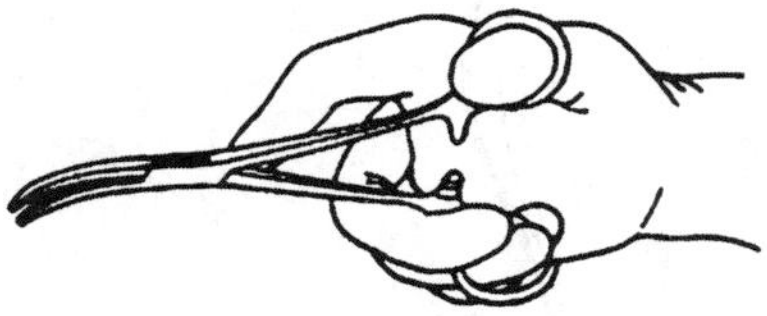
图7-8　持钳法

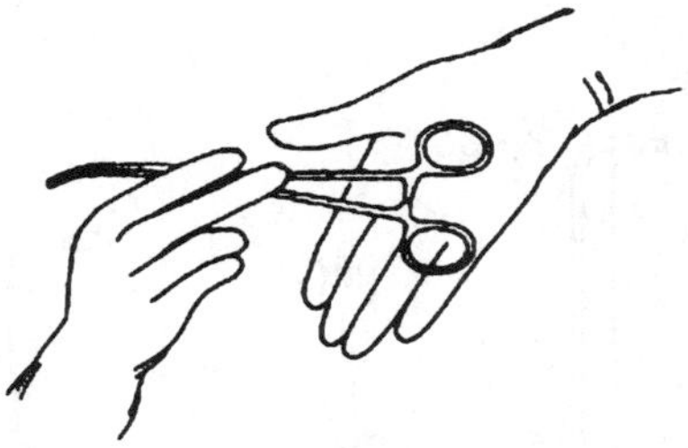
图7-9　递钳法

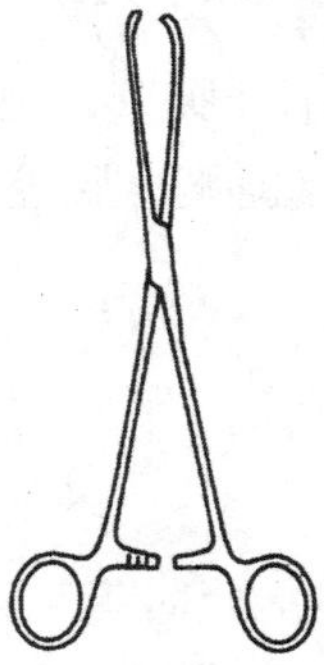

图7-10　组织钳

（3）肠钳　用于肠切除肠吻合术，夹持肠管（图7-11）。

（4）卵圆钳　又称环钳或海绵钳，分为有齿和无齿两种，分别用于夹持敷料、传递无菌物品或夹提组织、脏器（图7-11）。

（5）持针钳　又称持针器，用于夹持缝针缝合各种组织，装、卸手术刀片，有时也用于器械打结（图7-11）。

（6）巾钳　用于固定手术巾，有时也用来牵拉骨或坚韧组织（图7-11）。

4. 手术镊　见图7-12～图7-14。

（1）无齿镊　用于夹持血管、神经、腹膜及其他较脆弱组织。

（2）有齿镊　用于夹持皮肤、筋膜等较坚韧组织。

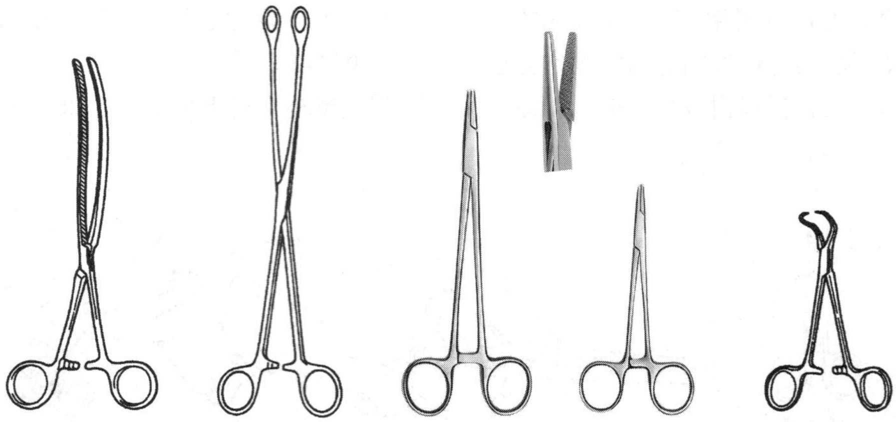

图7-11 其他常用钳类

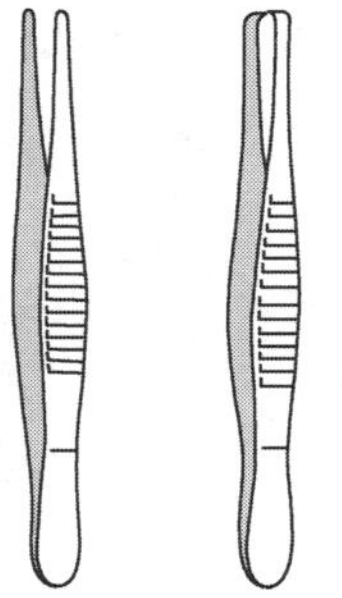

图7-12 手术镊

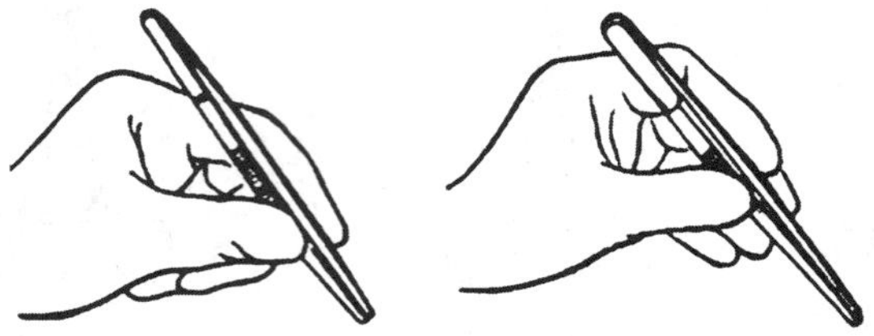

图7-13 持镊法

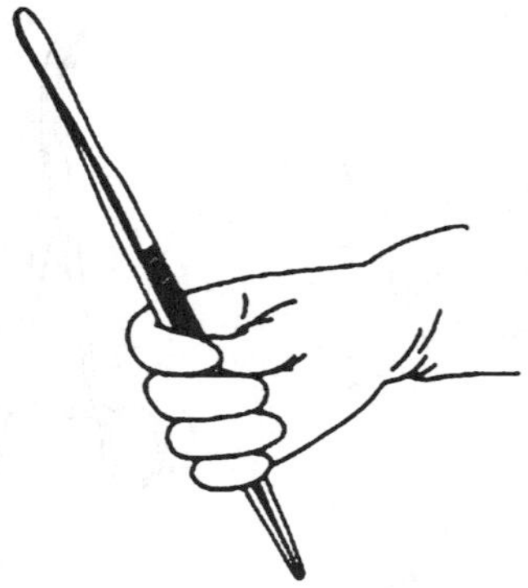
图7-14 递镊法

5. 牵拉用器械 用于牵开组织、暴露深部手术野，如多种拉钩（图7-15）、自动牵开器等。直角拉钩用于牵开腹壁，腹腔拉钩、S形拉钩用于牵引腹腔脏器，爪形拉钩用于牵开皮肤、肌肉，自动牵开器用于暴露胸、腹腔。

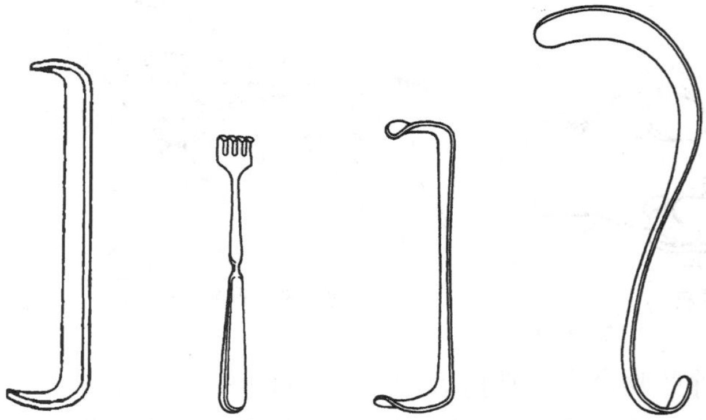

图7-15 多种拉钩

链接 手术器械传递及使用注意事项

1. 任何器械的传递都要将器械柄传递给术者。
2. 将器械柄轻击术者手掌。
3. 注意无菌操作，勿离台面过高，不高于肩，不低于腰平面，切忌在背后传递。
4. 钳类的用法：右手拇指、环指分别穿入把环，示指把持关节处固定，中指辅助。

5. 持针钳（持针器）：穿针带线时要做到3个1/3，即缝线的返回线占总线长的1/3；缝针被夹在针尾的后1/3处，持针钳开口前端的1/3夹持缝针。

6. 使用拉钩时，应用湿纱垫将拉钩与组织隔开，以保护组织。

四、缝线及缝针

1. 缝线 用于术中缝合各类组织和脏器，也可用来结扎、缝合血管。缝线分为不可吸收缝线和可吸收缝线两类。①不可吸收缝线是指不能被组织酶消化的缝线，如丝线、尼龙线、金属线等。黑色丝线最常用，特点是组织反应小、质软不滑、打结牢，常用于缝合伤口的各层组织和结扎血管等。②可吸收缝线是指因体内酶的消化而被组织吸收的缝线，包括天然缝线和合成缝线两种。天然缝线有肠线和胶原线，肠线常用于胃肠、胆管或膀胱等黏膜和肌层的吻合，分为普通肠线和铬制肠线两种。合成缝线有聚乳酸羟基乙酸线和聚二氧杂环己酮线等，合成缝线比肠线更易吸收，且组织反应更轻，现临床已广泛替代肠线使用。缝线的粗细以号码标明，常用的有1～10号线，号码越大表示线越粗；细线则以0标明，0越多则线越细。

2. 缝针 常用的有三角针和圆针。三角针有带三角的刃缘，用于缝合皮肤或韧带等坚韧组织；圆针对组织的损伤小，用于缝合血管、神经和脏器、肌肉等。两类缝针均有直、弯两种，大小和粗细各异，可根据情况选用。弯针有一定的弧度，最常用，用持针钳操作。目前很多地区已采用针线一体的缝合针，从针到线粗细一致，对组织损伤很小，并可防止缝针在操作时脱离。

五、引　流　物

外科引流是指将人体组织间隙或体腔内积聚的血、脓或其他液体通过引流物导流至体外的方法。常用的引流方法有以下几种。①乳胶片引流条：一般用于浅表切口和小量渗液的引流。②纱布引流条：包括凡士林纱条或浸有抗生素的纱条等，用于浅表部位的引流。③烟卷引流：常用于腹腔或者深部组织的引流。④引流管引流：引流管有普通引流管、双腔（或三腔）引流套管、T形引流管和蕈状引流管等，用途各异。普通的单腔引流管可用于创腔引流；双腔（或三腔）引流套管多用于腹腔脓肿和胃、肠、胆或胰瘘等引流；T形引流管用于胆总管引流；蕈状引流管用于膀胱或胆囊的引流。

六、一次性无菌物品

一次性无菌医疗物品应由专人管理，入库时应检查普通外包装标识和无菌外包装标识，入库前去除大包装，存放在无菌物品库房，定期检查，杜绝无菌物品过期。使用植入和介入类医疗器械，应当建立真实、完整的质量追溯记录，将医疗器械的名称及与使用质量安全密切相关的必要信息记载到病历等相关记录中，最好使用条码管理，便于追溯。

第4节　手术器械、物品常用消毒灭菌方法

手术器械、物品的灭菌是预防手术感染的最重要环节，手术时手术器械和用物要直接穿过皮肤或黏膜接触人体组织或者器官，属于高危险性物品，须选用灭菌法灭菌。灭菌方法包括热力灭菌、辐射灭菌等物理灭菌方法和采用环氧乙烷、过氧化氢、甲醛、戊二醛、过氧乙酸等化学灭菌方法。临床上常用的灭菌方法有以下几种。

1. 高压蒸汽灭菌法 利用高温、高压杀灭器械或者物品上的一切微生物。其特点是杀菌可靠、快速、经济、灭菌效果好，是首选的灭菌方法。主要适用于耐高温、耐潮湿的医用器械和物品的灭菌。

2. 干热灭菌法 是在干燥环境下用高温进行灭菌的方法，适用于如油脂、粉剂、玻璃等物品的灭菌。

3. 低温灭菌技术 通过等离子体或化学灭菌方法达到灭菌的方法。

（1）过氧化氢等离子体灭菌法 等离子体属于低密度的电离气体云，等离子的生成是由某些中性气体分子或其他气化物质在强电磁场作用下，产生连续不断的电离而形成的。此方法作用迅速、温度低、杀菌可靠、清洁而无毒性残留。适用于不耐热器材、内镜、金属器械、玻璃等物品。

（2）环氧乙烷气体灭菌法 ①环氧乙烷属于第二代低温灭菌剂，因气体穿透力强，可穿透纸、玻璃、聚乙烯或聚氯乙烯薄膜等，杀菌力强且杀菌谱广，可杀灭各种微生物，灭菌效果可靠，对灭菌物品损害比较小。适用于不耐热、不耐湿的器材。②环氧乙烷存在毒性，灭菌后须经过通风处理，消除滞留的毒性物质后方可使用。

4. 戊二醛浸泡灭菌法 戊二醛能在常温下达到灭菌水平，具有很强的杀菌力，而且对金属基本无腐蚀，但缺点为作用时间长（2%戊二醛浸泡10小时才能达到灭菌要求），且灭菌后的器材不方便保存，同时戊二醛对皮肤和黏膜有刺激，可引起皮炎、过敏等。使用前应用无菌生理盐水彻底冲洗干净。

第5节 手术人员及患者术前准备

案例 7-1

患者，女，52岁，因右侧乳腺无痛性肿块入院，诊断为乳腺癌。

问题： 1. 入院后患者拟行乳腺癌根治术，手术前手术护士应该做怎样的术前准备？

2. 该患者在麻醉后手术实施前应该怎样安置手术体位？

一、手术人员准备

手术人员的无菌准备是避免患者伤口感染，保证手术成功的必要条件之一。手臂皮肤的细菌包括暂居菌和常驻菌两大类，暂居菌分布在皮肤表面，易被清除；常驻菌则深居毛囊、汗腺和皮脂腺等处，不易被清除，且可在手术过程中逐渐转移到皮肤表面。故手臂洗刷消毒后，还必须穿无菌手术衣，戴无菌手套，以防细菌污染手术切口。

（一）术前一般准备

手术人员要保持身体清洁，进入手术室时，先换上专用鞋，再进入更衣室更衣，须除去身上饰物，最好脱去本人衣衫，如未脱者，自身衣服不得外露，将洗手衣扎入裤中，防止衣着宽大影响消毒隔离；戴上专用口罩和手术帽，要求遮盖住口鼻及全部头发；检查自己的指甲长短且无甲下积垢，手臂皮肤无感染及破损。

（二）外科手消毒

外科手消毒是指通过机械性刷洗及化学消毒的方法，尽可能去除双手及前臂的暂居菌和部分常驻菌，又称外科洗手。外科洗手原则：①先洗手，后消毒。②不同手术之间或手术过程中手被污染时，应重新进行外科手消毒。目前外科洗手的方法有两大类：一类是传统的刷手式外科洗手，另一类是免刷式外科洗手。现在，传统的刷手式外科洗手基本被免刷式外科洗手替代，此处不再赘述。

免刷式外科洗手特点是省时、使用方便，减少对皮肤的机械性刺激，目前在临床上已经普遍采用。步骤：①在流动水下浸湿双手，用肥皂原液或者普通洗手液按六步洗手法的步骤洗至肘上10cm。②无菌小毛巾擦干双手及手臂。③取适量手消毒剂于右手掌心，左手指尖于右手掌心内擦洗，用剩余的手消毒剂均匀地涂抹于左手的手背及手臂至肘上10cm。④对侧方法同上。⑤再取适量手消毒剂于掌心，双手稍作揉搓，按七步洗手法充分揉搓双手及腕部。⑥双手自然干燥后即可穿无菌手术衣，戴无菌手套。手消毒剂的使用要求建议遵循使用说明书。

链 接　六步洗手法（图7-16）

第一步：洗手掌。流水湿润双手，涂抹洗手液（或肥皂），掌心相对，手指并拢相互揉搓。

第二步：洗背侧指缝。手心对手背沿指缝相互揉搓，双手交换进行。

第三步：洗掌侧指缝。掌心相对，双手交叉沿指缝相互揉搓。

第四步：洗指背。弯曲各手指关节，半握拳把指背放在另一手掌心旋转揉搓，双手交换进行。

第五步：洗拇指。一手握另一手大拇指旋转揉搓，双手交换进行。

第六步：洗指尖。弯曲各手指关节，把指尖合拢在另一手掌心旋转揉搓，双手交换进行。

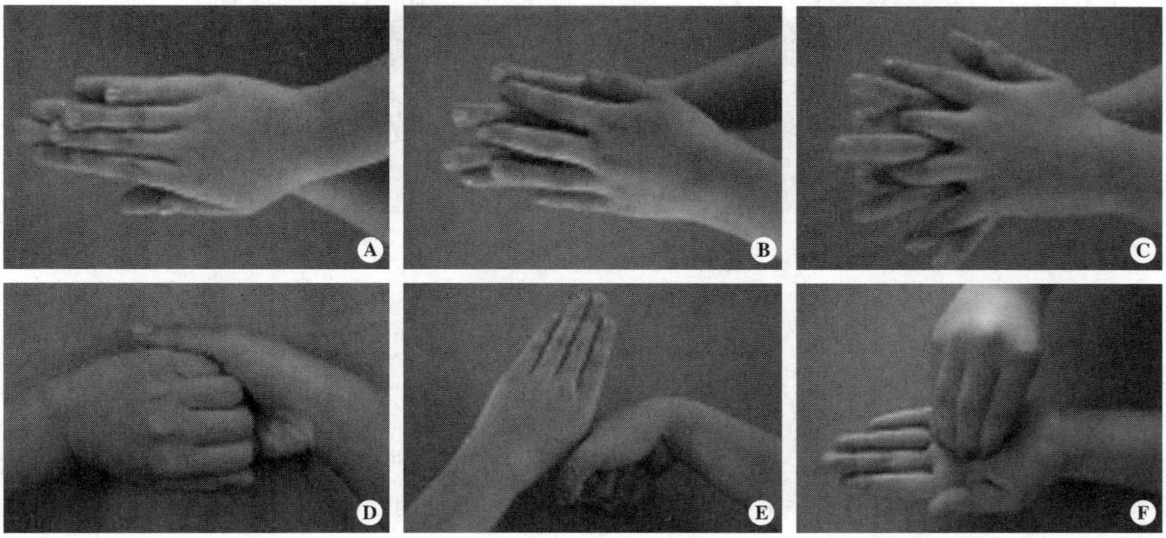

图7-16　六步洗手法

（三）穿无菌手术衣

穿无菌手术衣的目的是进一步减少手术人员手臂和衣服上的细菌与患者伤口接触的机会，同时保障手术人员安全，预防职业暴露。目前手术衣有两种：对开式手术衣和遮背式手术衣。

1. 对开式手术衣　是传统的常见手术衣，使用逐渐减少。

（1）从无菌包内取出折叠好的无菌手术衣，选择较宽敞的地方站立，手提衣领，轻轻抖开，使衣的另一端下垂。注意勿使手术衣触碰到其他物品或地面。对开式手术衣穿衣方法如下。

（2）两手提住衣领两角，使衣袖向前位将衣展开，衣的内侧面则对向自己。

（3）向空中轻轻抛起手术衣，双手顺势插入袖中，两臂向前平伸，既不可高举过肩，也不可向左右侧展开，以免碰触污染。

（4）巡回护士在穿衣者的背后抓住衣领内面，协助将袖口往后拉，并系住衣领后带。

（5）穿衣者双手交叉，身体稍向前倾，用手指夹起腰带（注意手指不可碰触衣服外面）递向后方，由背后的巡回护士接住并系好腰带（两人双手不可接触）。穿好手术衣后，双手保持在腰以上、肩以下、胸前及视线范围内，并注意双手不能触摸衣服外面或其他物品（图7-17）。

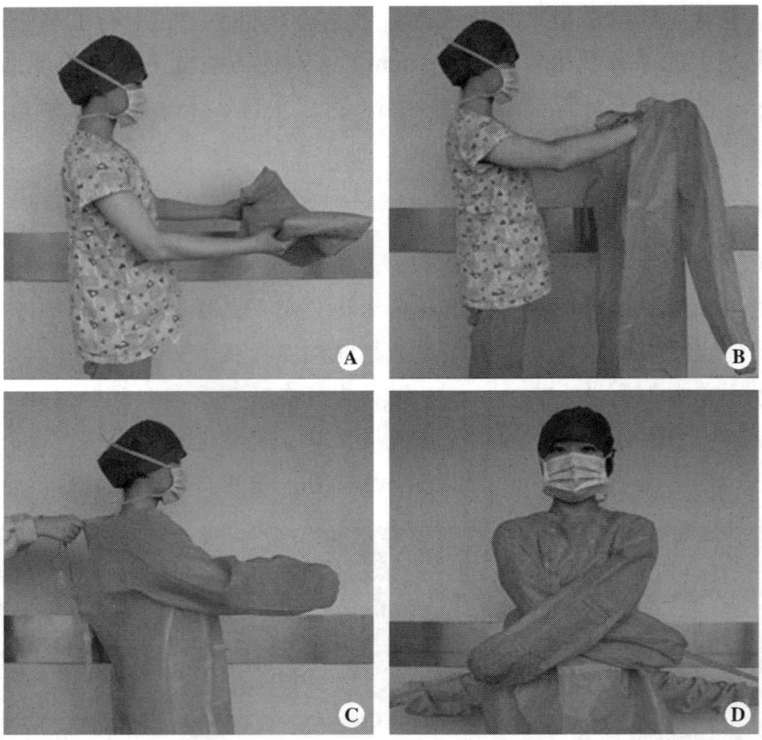

图7-17 穿对开式无菌手术衣

2. 遮背式手术衣 又称遮盖式手术衣，目前大部分医院已使用。它有3对系带：领口有1对系带；左页背部与右页内侧腋下各有1个系带组成1对；右页宽大，能包裹术者背部，其上面有1个系带与左腰部前方的腰带组成1对。遮背式手术衣穿衣方法如下。

（1）同对开式手术衣穿衣方法穿上无菌手术衣，双手向前平伸出袖口外（若接着进行闭合式戴手套法则不用伸出，现在穿遮背式手术衣和闭合式戴手套法联合应用已广泛普及），巡回护士协助提拉并系好领口的1对系带和背部、腋下的1对系带。

（2）术者按常规戴好无菌手套后解开腰间活结（由左腰带与右包围页上的带子结成）。

（3）由手术护士直接或巡回护士用无菌持物钳夹取右页上的带子，从术者后面绕到前面，使手术衣右页遮盖左页，将带子交术者与左腰带一起系结于左腰部前面（图7-18）。

（四）戴无菌手套

任何消毒方法都不可能保证手部绝对无菌，因此必须戴无菌手套进行手术。戴无菌手套后，有时手套破损也不易察觉，所以不允许忽视严格的外科手消毒及戴手套的无菌操作技术。戴干无菌手套的顺序为先穿无菌手术衣，后戴手套；戴湿无菌手套的顺序为先戴手套，后穿无菌手术衣。临床上多采用前者。下面介绍3种戴无菌手套的方法。

1. 开放式戴无菌手套法

开放式戴无菌手套法，见图7-19。

（1）掀开手套袋，捏住手套口的向外翻折部分（即手套的内面），取出手套，分清左、右侧。

（2）左手捏住手套并显露右侧手套口，将右手插入手套内，五指对好，戴好手套，注意未戴手套的手不能触及手套的外面（无菌面）。

（3）用已经戴上手套的右手指插进左手手套口翻折部的内面（即手套的外面），协助左手插入手套并戴好。

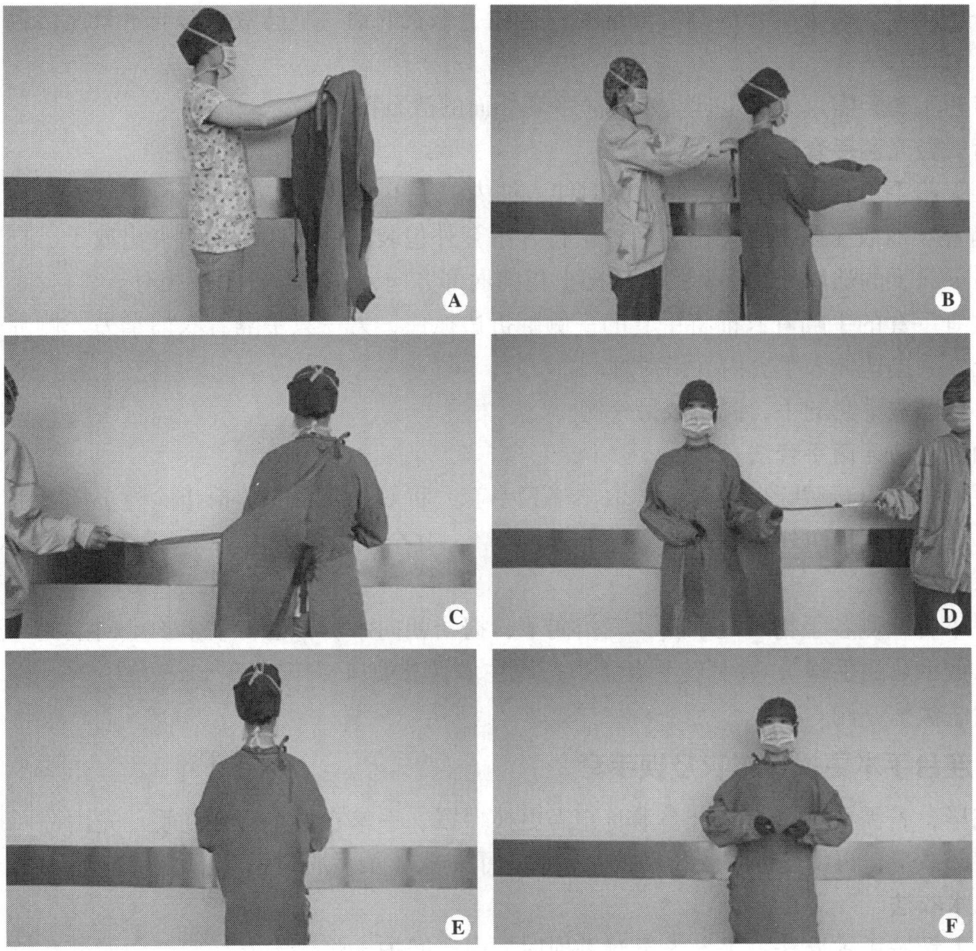

图7-18 穿遮背式手术衣

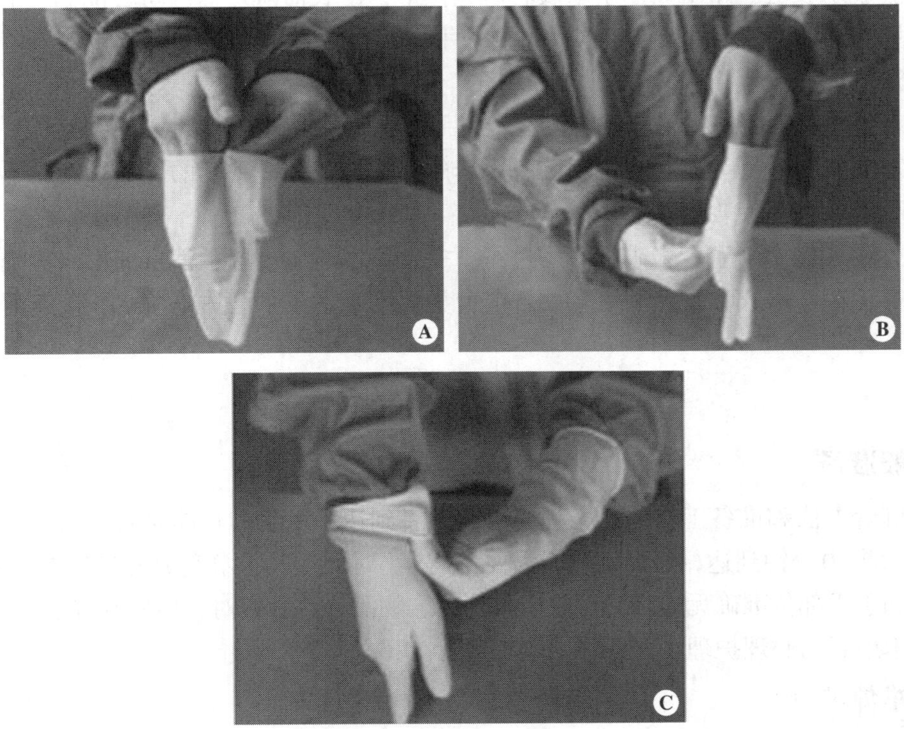

图7-19 开放式戴无菌手套法

（4）分别将左、右手手套的翻折部翻回，盖住手术衣的袖口。已戴手套的手只能接触手套的外面（无菌面）。

（5）有粉手套，需用无菌生理盐水冲净手套外面的滑石粉。

2. 闭合式戴无菌手套法

（1）穿无菌手术衣，双手平行向前同时伸入袖内，手不伸出袖口。

（2）隔着衣袖取无菌手套（由巡回护士打开手套外包装，用无菌持物钳夹出放于已打开的无菌包中）放于另一只手的袖口处，手套的手指向上指向肘部方向，注意与各手指相对。

（3）放有手套的手隔着衣袖将手套的一侧翻折边抓住，另一只手隔着衣袖拿另一侧翻折边将手套翻于袖口上，手迅速伸入手套内五指对好。

（4）再用已戴手套的手，同法戴另一侧。

3. 协助他人戴无菌手套法

（1）手术护士自行戴无菌手套后，取出一只手套，将双手各手指（拇指除外）插入手套翻折边外面的两侧，四指用力稍向外展开，手套拇指朝向术者，其余四指朝下，呈“八”字形，扩大手套入口，有利于手术者穿戴。

（2）手术者一侧各手指对准手套，五指向下，拇指朝向术者自己，手术护士向上提（注意不要触及手术者未戴手套的手臂），并翻转手套翻折边压住术者衣袖口。

（3）同法戴另一侧。

（五）连台手术更换手术衣及换手套

手术完毕，若需要进行下一台手术时，需更换口罩、手术衣、手套并洗手。先由巡回护士解开领口系带和背部系带，再由巡回护士帮助或自行脱下手术衣，最后脱去手套。

1. 脱手术衣法

（1）他人帮脱手术衣法：手术人员双手抱肘，由巡回护士将手术衣从肩部向肘部翻转，再向手的方向拉至脱下手术衣，手套的腕部亦随之翻转于手上。

（2）自行脱手术衣法：左手抓住手术衣右肩并拉下，使衣袖向外翻，同法拉下手术衣左肩，脱下手术衣，使衣里外翻，保护手臂及洗手衣裤不要被手术衣外面所污染。

2. 脱手套法

（1）手套对手套脱下第一只手套：用戴手套的手抓住另一手的手套外面翻转脱下。

（2）皮肤对皮肤脱下另一只手套：用已脱手套的拇指伸进另一手套的里面翻转脱下，注意保护清洁的手不能被手套外面所污染。

3. 若无菌性手术完毕，手套未破损，需进行下一台手术时，可取手消毒剂用六步洗手法充分揉搓直至干燥后再穿无菌手术衣和戴无菌手套。若前台为污染手术或手已沾染血迹，接连下一台手术前应重新洗手。

二、患者准备

（一）一般准备

根据患者麻醉方法和准备工作的复杂程度决定患者到达手术室的具体时间。一般全身麻醉或椎管内麻醉者应于术前30分钟到达，低温麻醉者需要提前1小时到达。手术室护士应热情迎接，认真核查，确保手术患者和手术部位准确无误，并点收所带药品、物品，认真查对，做好麻醉前准备工作。此外，还要加强对手术患者的心理护理，保证手术顺利进行。

（二）手术体位

手术体位指手术中患者的位式，由患者的卧姿、体位垫的使用和手术床的操纵3部分组成。巡回护士在安置手术体位（图7-20）时要考虑以下要求：①患者安全舒适，在骨隆突处要衬海绵垫或者其他软垫，以免压迫性损伤。②根据手术要求，充分暴露手术野。③不影响呼吸、循环功能；不影响麻醉医生观察和监测。在胸、腹部下面放置软垫时，垫与垫之间要留一定空间。④妥善固定，避免血管、神经受压和肌肉扭伤、压疮等并发症发生。上肢外展不能超过90°，以免损伤臂丛神经；下肢要注意保护腓总神经。

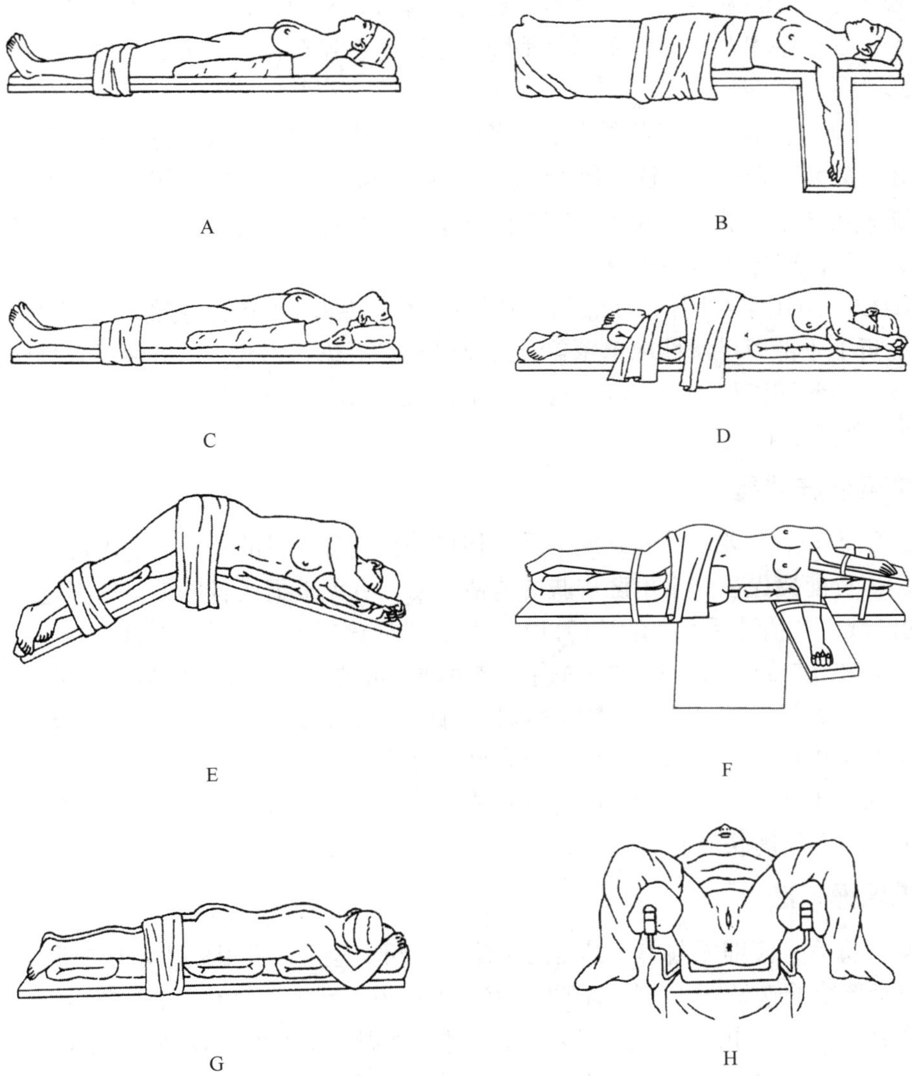

图7-20 常用的手术体位

A. 水平仰卧位；B. 乳房手术仰卧位；C. 颈部手术仰卧位；D. 胸部手术侧卧位；E. 肾部手术侧卧位；F. 半侧卧位；G. 俯卧位；H. 膀胱截石位

1. 仰卧位 为最常见的体位。

（1）水平仰卧位 常用于胸、腹部和下肢等手术。患者仰卧位；用中单固定两臂在体侧；头部置软枕；膝部用较宽的固定带固定，膝下放一软枕；足跟部用软垫保护。放置麻醉架于手术床的头端，注意患者口鼻部要外露，以利于呼吸和病情观察；足端放升降器械台，距离患者身体约20cm。

（2）乳房手术仰卧位 患者取仰卧位，手术侧靠近台边；患侧上臂外展，置于臂托上；患侧肩胛骨下方垫一软枕，以抬高腋窝，显露术野；对侧上肢用中单固定在体侧；其余与水平仰卧位相同。

（3）颈部手术仰卧位 患者取仰卧位；抬高手术台躯干部10°～20°，头板适当下落；颈后垫上圆枕，双肩下垫一肩垫，使头颈向后仰；其余与水平仰卧位相同。

2. 侧卧位

（1）胸部手术侧卧位 患者健侧侧卧90°：背部、胸部和腋下各垫一软枕；两手自然向前伸展固定在托手架上或置于枕上；患侧下肢自然屈曲，两腿之间用一软枕垫妥；髋部及膝部用固定带固定。

（2）肾部手术侧卧位　患者健侧侧卧90°；两手臂伸展，固定在托手架上；肾区对准手术台腰桥；腰部垫以软枕，将手术台桥架摇起，患者上面一腿伸直，下面一腿屈曲90°，两腿间用软枕垫平；将头尾部适当放低，使腰部抬高便于暴露手术野；臀部和腘窝处用固定带约束。

3. 半侧卧位　适用于胸腹联合切口手术。患者先仰卧，然后在背、腰、臀部各放一软垫使身体向非手术侧转30°～50°，手术侧在上，手术侧手臂屈曲固定在托臂板上，臀部与膝下放软垫，用约束带固定臀部和膝部。

4. 俯卧位　用于脊柱或其他背部手术。患者俯卧位，头转向一侧或支撑于头架上；在胸上部、耻骨、髂前上棘处各放大小合适的软枕，使患者腹部不接触床面，以减轻对胸腹部压迫；患者双臂半屈，置于头旁；小腿和足背垫一软枕，使踝关节自然下垂，腘窝处用固定带固定；手术床的头、足端均放低使脊柱椎间隙拉开，充分暴露手术野。

5. 膀胱截石位　适用于会阴部、肛门部和尿道手术。患者仰卧位；臀部位于手术台尾部摇折处，臀下及手术台摇折下垂部以一次性床单覆盖，必要时在臀下垫一小枕，以方便手术操作；患者套上脚套，两腿分别放于两侧搁脚架上，角度为60°～90°，双腿高度以患者的腘窝自然屈曲下垂为度；腘窝处垫以软垫，外用约束带固定。

（三）手术野皮肤消毒

1. 手术体位安置好后，要对已经确定的手术切口进行消毒，目的是杀灭手术切口及其周围皮肤上的病原微生物。消毒前要先检查手术区皮肤的清洁程度，有无破损或者感染。消毒范围要包括切口周围15～20cm的区域，若估计手术有延长切口的可能，则应该适当扩大消毒范围。

2. 消毒方法是用0.5%碘伏纱球涂2～3遍，碘过敏者可选用其他皮肤消毒剂。对婴儿和面部皮肤、口鼻腔黏膜、会阴部消毒可选用1∶1 000的苯扎溴铵溶液；供皮区可用75%乙醇消毒2～3次。消毒顺序以切口为中心由内向外。若为感染伤口或者肛门会阴区消毒，则应由外向内进行。已接触边缘的消毒纱球不能返回中央涂擦。患者手术区的皮肤消毒一般由第一助手完成，故其手臂消毒后暂不必穿手术衣，要先进行患者的皮肤消毒。

（四）手术区铺单法

手术区皮肤消毒后，应铺无菌单，其目的是建立无菌安全区，只显露手术切口所必需的最小皮肤区域，其余部位全部给予遮盖，以避免和减少手术中的污染。铺盖无菌手术单由第一助手和手术护士完成，原则是除手术区以外，周围至少有4层无菌单覆盖，外周最少2层。以腹部手术为例。

1. 铺无菌巾　又称为切口巾，即用4块无菌巾遮盖切口周围。

（1）手术护士把无菌巾折边1/3，第1～3块无菌巾的折边要朝向第一助手，第4块无菌巾的折边要朝向自己，按顺序传递给第一助手。

（2）第一助手接过无菌巾，分别铺于切口下方、上方、对侧，最后铺至身侧。每块无菌巾的内侧缘距切口线在3cm以内，若已铺好的无菌巾需要少许调适，只允许自内向外移动。

（3）手术巾的4个交角处分别要用布巾钳夹住。铺完切口巾后，第一助手须再次消毒手臂并穿无菌手术衣、戴无菌手套后再铺其他层的无菌单。

2. 铺手术中单　将2块无菌中单分别铺于切口的上方和下方，铺巾者要注意自己的手或者手指不要触及未消毒物品。

3. 铺手术孔被　将有孔洞的剖腹大单正对切口，短端向头部，长端向下肢，先向上方再向下方分别展开，展开时手须卷在剖腹单里面，以避免污染。短端要盖住麻醉架，长端要盖住器械托盘，足端和两侧应下垂超过手术台边缘30cm。

第6节　手术室的无菌操作原则及术中配合

一、手术室无菌原则

1. 明确无菌范围　树立无菌观念。手术人员一经洗手，手臂不得接触未经灭菌的物品。穿无菌手术衣和戴无菌手套后，背部及腰部以下和肩部以上均视为有菌区。手术人员的手臂要肘部内收，靠近身体，既不可高举过肩或下垂过腰，也不可交叉放于腋下。不能接触手术床边缘以下的布单，凡下坠超过手术床边缘以下的器械、敷料、缝线等无菌物品一律不能取回再使用。无菌器械台仅台缘平面以上属于无菌区，手术人员不能扶持无菌器械台之边缘。器械护士也不能接触无菌器械台的台缘平面以下布单。

2. 保持物品无菌　手术中若手套破损或者接触到有菌物品，应立即更换，前臂或肘部若受污染应立即更换手术衣或加套无菌袖套。无菌区的布单如果被水或者血液浸湿即失去隔离作用，要加盖干的无菌巾或者更换新的无菌单。巡回护士取用无菌物品时必须用无菌持物钳夹取，并且与无菌区域保持一定的距离。任何无菌包及容器边缘均应视为有菌，取用无菌物品时不可触及。

3. 保护皮肤切口　皮肤虽经消毒，只能达到相对的无菌，残存于毛囊中的细菌对开放的切口存在一定的潜在威胁，因此在切开皮肤前一般先用无菌聚乙烯薄膜覆盖，再经薄膜切开皮肤，目的是保护切口不被污染。切开皮肤和皮下脂肪层后，边缘应以手术巾或大纱布垫遮盖且固定，仅显露手术野。凡与皮肤接触的刀片和器械不能再使用，延长切口或缝合前再用75%乙醇消毒皮肤。术中因故须暂停时，切口应以无菌巾覆盖。

4. 正确传递物品和调换位置　手术时不能在手术人员背后或头顶传递器械及手术用品，需要器械者应由器械护士从器械升降台侧、正面方向传递。手术过程中，手术人员需面向无菌区，在规定的区域内进行活动，同侧手术人员若需调换位置，一人应先退后一步，转过身背对背移动。

5. 保护性隔离措施　进行胃肠道、呼吸道或者宫颈等沾染手术时，在切开空腔脏器前，要先用纱布垫保护其周围组织，并随时吸除外流的内容物，被污染的器械或者其他物品应放在专放污染器械的器械盘内，应避免与其他器械接触，污染的缝针和持针钳应在等渗盐水中进行刷洗。在完成全部沾染步骤后，手术人员要用灭菌水冲洗或者更换无菌手套，尽量减少污染的机会。

6. 减少空气污染　手术进行时门窗应关闭，尽可能减少人员的走动。手术过程中要安静，不能高声说话嬉笑。尽量避免咳嗽和打喷嚏。口罩潮湿时，应及时更换。每个手术间参观手术人数不宜超过2人，参观人员不可过于靠近手术人员或者站得过高，也不可在手术间频繁走动。

二、手术室分工与职责

手术过程中手术人员须有明确的分工和职责，同时也要相互协同和配合才能顺利、安全的完成手术。每台手术的人员配备包括手术医生、麻醉医生、护士及其他工勤人员等。手术中护士的配合可分为直接配合和间接配合两大类。直接配合的护士直接参与手术，配合手术者完成手术的全过程，称为器械护士或洗手护士；间接配合的护士不直接参与手术操作配合，而是在固定的手术间内，与器械护士、手术医生及麻醉医生配合手术的完成，称为巡回护士。

（一）器械护士工作

器械护士主要职责是准备手术器械，负责手术全过程中所需的器械、物品及敷料的传递，密切配合手术医生完成手术。手术中其工作范围只限定于无菌区内。

1. 术前　①手术前一日对患者进行访视，了解病情和患者的需求，根据手术种类及范围准备手术器械和敷料。②术前30分钟进行外科洗手、穿无菌手术衣和戴无菌手套操作，做好无菌器械台的整理及准备工作。③检查器械、敷料等各种物品是否齐全完好。④根据手术步骤和使用先后，将各种物品进行分类并按顺序放置。⑤手术开始前要与巡回护士共同清点并记录各种器械、敷料、缝针等物品的数目，核对后进行登记，便于手术结束时进行核对。⑥协助手术者消毒、铺无菌手术巾。

2. 术中 ①手术进行中严格执行无菌操作原则，并监督他人执行。②手术过程中要集中精力、快速主动、按照手术步骤正确地向手术医生传递器械、敷料和缝针等物品。③器械用毕及时取回擦净，放置有序，使之处于功能状态，保证能及时传递。暂时不用的器械可放在器械台的一角；用于不洁部位如阴道及肠道的器械要分开放置，以防止污染扩散。④密切关注手术进展，如果出现大出血、心搏骤停等紧急情况，要立即配合医生抢救。⑤手术关闭体腔前后、缝合皮肤后，应与巡回护士再次核对器械、敷料等数目，特别是术中增添或掉落的器械、敷料、物品，严防异物遗留在体腔。⑥术中切除的任何组织及标本，应妥善保存，术后当面交给手术者，防止遗失。

3. 术后 术毕协助医生擦净伤口周围的血迹、包扎伤口、固定好各种引流物等。术后负责手术器械及用物的清点，并和供应室护士交接。

（二）巡回护士工作

巡回护士工作又称为辅助护士。主要任务是在台下负责手术全过程中所有器械、敷料、布类等物品的准备及供给，其工作范围在无菌区以外，在手术人员、麻醉医生、患者及其他人员之间巡回。

1. 术前 ①检查手术间内的各种药物、物品是否备齐，电源、吸引装置及供氧系统等固定设备是否完好；调试好术中要用的电钻、电凝器等特殊仪器；调节好适宜的室温及光线，并准备无菌器械台。②热情接待手术患者。根据手术通知单仔细核对床号、姓名、年龄、性别、手术名称、手术部位等；点收随患者带入手术室的所有物品；检查患者术前皮肤准备情况，义齿、饰物及贵重物品等是否已取下。③检查术前的皮试结果并询问有无过敏史；核对患者血型，做好输血准备；为患者开通静脉通路，并遵医嘱进行输液。④根据麻醉要求安置患者的体位并注意看护，必要时使用约束带，以防坠床；与麻醉医生、手术医生三方，分别在麻醉实施前、手术开始前及患者离开手术室前，同时对患者身份、手术部位等内容进行核查，严格执行手术安全核查制度。⑤麻醉后，要按照手术要求摆放体位，正确固定，以确保患者舒适安全。⑥如果使用高频电刀，电极板应放平整并且与患者肌肉丰富的部位全面接触，以防灼伤。⑦协助手术人员穿手术衣，并安排各类人员就位。

2. 术中 ①随时观察手术的进展情况，并随时调整灯光，及时供应和补充手术台上所需要的物品。②密切观察患者的病情变化，确保输液和输血通畅，保证患者手术中安全。③认真填写手术中的护理记录单；严格执行术中用药制度，术中用药、输血时应2人核对，紧急情况下执行口头医嘱时须复诵一遍，要充分估计到可能发生的意外，并做好急救准备，主动配合抢救；用过的各种药物安瓿及血袋，应保留在指定位置，待手术后再处理。④术中监督手术人员严格执行无菌操作技术。⑤详细清点和登记手术台上的器械和敷料等数目，关闭体腔前、后及切口缝合前，要与器械护士共同清点和核对，以防遗留。

3. 术后 ①手术完毕，协助手术者包扎伤口和妥善固定引流管道，并注意给患者保暖。②向护送人员清点交接患者携带的物品，认真做好患者交接工作。③整理手术间，物归原处，并进行日常的清扫和空气消毒等。

（三）无菌器械台的铺置与管理

无菌器械台（无菌桌）的结构要简单、坚固、轻便、可推动和易于清洁。器械台准备由巡回护士和器械护士联合完成。

1. 巡回护士 于术晨准备清洁、平整、干燥和合适的器械台。将手术包和敷料包放于器械台上，使用前认真核查手术包的名称、有效期、灭菌指示胶带，规格是否符合要求，包布整洁、无潮湿和破损。用手打开第一层包布，注意只能接触包布的外面，由里向外展开各角，注意手臂不可跨越无菌区。用无菌持物钳打开第二层包布，先对侧后近侧，检查包内指示卡。

2. 器械护士 外科手消毒完毕后，穿好无菌手术衣及戴好无菌手套，对铺好的无菌器械台进行整理，将器械、物品按使用先后顺序、频次进行分类、分区摆放，一般顺序可为血管钳、刀、剪、镊、拉钩、深部钳、备用器械等，并认真检查器械、物品的完整性，做好器械物品清点前的准备工作。

3. 管理要求 ①铺置好的无菌器械台原则上不应进行覆盖。②无菌器械台的台面为无菌区，铺巾保证4～6层，要求无菌单下垂台缘下30cm以上，手术器械、物品不可超出台缘。③保持无菌器械台及手术区整洁、干燥。无菌单如有浸湿，应及时更换或重新加盖无菌单。④移动无菌器械台时，器械护士不能接触台缘平面以下的区域；巡回护士不可触及下垂的手术布单。

（刘新爱）

自 测 题

A1型题

1. 关于无菌操作原则，错误的是（　　）
   A. 手术者的前臂一旦触及有菌物，应立即更换手套
   B. 手套发现有破口时，应即更换
   C. 无菌手术单湿透时，应加盖无菌巾
   D. 禁止越过术者头部或背后传递器械
   E. 同侧手术人员如需调换位置可背对背移动

2. 消毒皮肤的操作中，不正确的是（　　）
   A. 都由手术区中心向四周涂擦
   B. 已接触污染部位的纱布不再返回涂擦
   C. 消毒区内不留空白，不得来回涂擦
   D. 消毒范围为切口周围15cm区域
   E. 有延长切口可能时，消毒范围应适当扩大

3. 穿无菌手术衣，戴无菌手套，手术未开始时，双手应置于（　　）
   A. 胸前部　　B. 腹前部
   C. 夹于腋下　　D. 双手下垂
   E. 双手往后背

4. 手术者穿好无菌衣、戴好无菌手套后，有菌区不包括（　　）
   A. 腰以下部　　B. 肩以上部
   C. 胸前部　　D. 腋下部
   E. 背部

5. 练习戴无菌手套操作，以下操作错误的是（　　）
   A. 戴手套前先洗手，戴好口罩和帽子
   B. 戴上手套的右手持另一手套的内面戴上左手
   C. 戴好手套的双手，置腰部水平以上
   D. 脱手套时，将手套口翻转脱下
   E. 注意未戴手套的手不可触及手套的外面（无菌面）

6. 对手术器械最有效的灭菌法是（　　）
   A. 燃烧法　　B. 高压蒸汽灭菌法
   C. 煮沸消毒法　　D. 烤箱干热灭菌法
   E. 微波消毒灭菌法

7. 上腹部手术皮肤消毒范围错误的是（　　）
   A. 上至乳头连线　　B. 下至脐水平
   C. 右侧至腋后线　　D. 左侧至腋后线
   E. 下至耻骨联合

8. 下列叙述错误的是（　　）
   A. 穿好手术衣后前臂应保持在腰水平以上
   B. 无菌物品不可低于腰以下或手术台面以下
   C. 无菌手术衣的无菌范围限于身体前面、肩以下及袖子
   D. 手套、手术衣及手术用物如有污染、破损时应立即更换
   E. 若前一台手术为污染手术，则接连施行下一台手术前应重新洗手

9. 在手术过程中，术者的肘部与有菌物品碰触应该（　　）
   A. 更换手术衣或套无菌袖套
   B. 肘部包一块纱布
   C. 碰触处用络合碘消毒
   D. 重新洗手，更换手术衣手套
   E. 戴无菌手套

10. 关于手术进行中的无菌原则的叙述，错误的是（　　）
    A. 不可在手术人员背后传递器械
    B. 手术台平面以下为污染区
    C. 术中被肠内容物污染的器械冲洗后可再用
    D. 手套破损立即更换
    E. 皮肤切开前及缝合之前均要用70%乙醇消毒皮肤一次

11. 戴无菌手套时，未戴手套的手只能接触手套的（　　）
    A. 外面　　B. 套口的翻折部分
    C. 掌面　　D. 套口
    E. 侧面

12. 手术中违反无菌原则的是（　　）
    A. 手术台上无菌巾浸湿后，应立即在上面再加盖一块干的无菌巾
    B. 术中若衣袖碰到参观者，应立即加套无菌袖套
    C. 器械台、托盘所铺无菌巾单要在四层以上
    D. 脱落至台面以下的器械未曾着地，应立即拾回放在台上备用
    E. 皮肤切开后以纱布垫保护切口

第8章 外科感染患者的护理

第1节 概　　述

感染是指病原菌侵入人体内滞留并生长繁殖所导致的局部或全身性炎症反应。外科感染是指需要进行外科治疗的感染，包括手术、创伤、空腔脏器梗阻、器械检查、留置导管等并发的感染。外科感染的特点：①常为多种细菌引起的混合感染；②多数患者有明显的局部症状和体征，严重时可有全身表现；③多数患者不能自愈或单靠抗菌药物治愈，需采取清创、换药、切开、引流等外科处理。

一、病　　因

外科感染发生的原因，主要包括病原菌的致病因素和人体的易感因素两个方面。

（一）病原菌的致病因素

1. 黏附因子　病原菌侵入人体后产生的黏附因子，有利于病原菌附着于人体组织，部分病原菌有荚膜或微荚膜，能抵抗吞噬细胞的吞噬或杀菌作用，在组织内繁殖并造成组织细胞损伤。

2. 毒素　病原菌释放的外毒素、内毒素、胞外酶等毒素，可侵蚀人体的组织和细胞，导致感染扩散，人体出现发热、白细胞计数异常、休克等全身反应。

3. 毒力　侵入人体组织的病原菌数量越多，繁殖速度越快，则毒力越大，患者感染的概率就越高。

（二）人体的易感因素

1. 局部因素　①皮肤黏膜病变或缺损：因皮肤的屏障作用受到破坏，病原菌侵入人体而继发感染，如开放性损伤、烧伤、手术、穿刺等；②留置导管：因导管留置时间过长或置管、护理无菌操作不严格等，病原菌从导管侵入人体而继发感染，如静脉导管、脑室引流管、双“J”管等；③管腔阻塞：因引流物瘀积，细菌大量繁殖破坏人体的组织细胞而继发感染，如乳腺导管阻塞、胆道梗阻、尿路梗阻等；④局部组织缺血或血流障碍：因人体防御和修复能力降低而继发感染，如血栓闭塞性脉管炎、大隐静脉曲张、压力性溃疡等。

2. 全身因素　①严重创伤、休克、糖尿病、尿毒症、肝功能损害等；②长期使用肾上腺皮质激素、化学治疗药物等；③严重营养不良、贫血、低蛋白血症、白血病等；④先天性或获得性免疫缺陷综合征等。

二、病理生理

（一）炎症反应

外科感染可引起局部炎症反应和全身炎症反应。病原菌侵入人体组织并繁殖，产生多种酶与毒素，激活凝血、补体、激肽系统和血小板、巨噬细胞等，生成炎症介质引起血管扩张及通透性增加，白细胞和吞噬细胞进入感染部位发挥吞噬作用，单核-巨噬细胞通过释放促炎症细胞因子促进炎症及吞噬过程。该炎症反应使入侵的病原菌局限化，最终被清除，同时局部出现红肿热痛等局部炎症反应。部分炎症介质、细胞因子和病原菌毒素等进入血液循环，引起全身炎症反应。

（二）炎症转归

1. 炎症消退　当人体抵抗力强、治疗措施及时有效时，人体免疫系统能够抑制或杀灭致病菌，并清除组织细胞的崩解产物等，炎症得以消退，感染痊愈。

2. 炎症局限　当人体抵抗力占优势时，感染被局限化，组织细胞的崩解产物和渗液形成脓性物质，并积聚于创面、组织间隙形成脓肿。经过积极治疗，小脓肿可以吸收消退；较大脓肿破溃或经手术引流后好转，感染部位长出肉芽组织，形成瘢痕而痊愈。

3. 炎症扩散　当致病菌数量多、毒力强且人体抵抗力低下时，感染迅速扩散，导致菌血症、脓毒症等全身性感染，甚至危及患者生命。

4. 转为慢性炎症　当人体抵抗力与致病菌毒力处于平衡状态时，炎症长期、持续存在，成为慢性炎症。当人体抵抗力下降、致病菌的毒力占优势时，又转为急性炎症。

三、分　　类

（一）按致病菌种类和病变特点分类

1. 非特异性感染　又称化脓性感染或一般性感染，在外科感染中占大多数。特点：①一种致病菌可引起多种疾病；②不同致病菌可引起同一种疾病；③不同疾病具有共同的病理改变、临床表现和防治措施。外科常见的非特异性感染有疖、痈、丹毒、急性淋巴结炎、急性乳腺炎、急性阑尾炎、急性腹膜炎等。非特异性感染常见的致病菌有金黄色葡萄球菌、大肠埃希菌、乙型溶血性链球菌和铜绿假单胞菌等。

2. 特异性感染　是指由一些特殊的细菌、真菌等引起的感染。特点：①一种致病菌只能引起一种疾病；②不同疾病其病理改变、临床表现和防治原则各有特点。可引起特异性感染的致病菌有破伤风梭菌、产气荚膜杆菌、结核杆菌、炭疽杆菌、白色念珠菌、新型隐球菌等。

（二）按病程时间分类

1. 急性感染　病程在3周以内。

2. 慢性感染　病程持续超过2个月。

3. 亚急性感染　病程介于急性感染与慢性感染之间。

（三）按病原菌来源分类

1. 外源性感染　病原菌来自环境或他人。

2. 内源性感染　病原菌来自患者自身，通过破损的皮肤或黏膜侵入体内。

（四）按感染条件分类

外科感染按感染条件分类，分为机会感染、二重感染和医院内感染等。

四、常见化脓性细菌

1. 金黄色葡萄球菌　属于革兰氏阳性球菌，常寄居于人体鼻黏膜、咽部黏膜、皮肤及附属腺体上。金黄色葡萄球菌产生的溶血素、杀白细胞素和血浆凝固酶等，可引起疖、痈、脓肿和全身化脓性感染等疾病。感染特点：容易造成局限性组织坏死。脓液特点：稠厚，无臭味，呈黄色。

2. 链球菌　属于革兰氏阳性球菌，常寄居于人体口腔、鼻腔、咽部和肠腔内。溶血性链球菌产生的溶血素、透明质酸酶和链激酶等，可引起急性蜂窝织炎、淋巴管炎和全身化脓性感染等疾病。感染特点：不易局限，易扩散。脓液特点：稀薄，量大，呈淡红色。

3. 大肠埃希菌　属于革兰氏阴性杆菌，大量寄居于人体肠道内，可引起阑尾炎、腹膜炎等疾病。

脓液特点：单纯大肠埃希菌感染时，脓液无臭味；与厌氧菌混合感染时，脓液稠厚、有恶臭或粪臭味。

4. 铜绿假单胞菌 属于革兰氏阴性杆菌，常寄居于人体肠道内和皮肤上。对多数抗菌药物不敏感，常为继发感染的致病菌，易引起烧伤创面感染。脓液特点：有特殊的甜腥臭味，呈淡绿色。

五、症状与体征

1. 局部表现 急性感染者局部有红肿热痛、功能障碍的典型表现，体表及浅处的化脓性感染局部有触痛，可扪及肿块或硬结。慢性感染者局部有肿胀，可有硬结，多数患者疼痛不明显。浅表脓肿形成时，触诊可有波动感。如感染的位置比较深，则局部症状不明显。

2. 全身表现 感染轻者可无全身表现，感染较重者可出现发热、呼吸快、脉搏快、头痛、乏力、食欲缺乏、全身不适等症状。感染严重者可出现寒战、高热、呼吸困难和代谢紊乱，甚至出现感染性休克、多器官功能衰竭而死亡。

3. 特异性表现 特异性感染患者因致病菌不同，症状和体征亦不相同，如破伤风患者可表现为肌肉强直性痉挛，气性坏疽和其他产气菌引起的感染可有皮下捻发音，皮肤炭疽患者可有发痒性黑色脓疱等。

六、辅助检查

1. 实验室检查 血常规中白细胞计数、中性粒细胞比例增加，白细胞计数＞12×10^9/L或＜4×10^9/L或出现未成熟的白细胞，提示重症感染。如感染反复发作，可行血糖和尿糖测定。为明确致病菌种类，必要时可采集血液、尿液、痰液、分泌物、渗出物、脓液等做涂片检查或细菌培养。

2. 影像学检查 B超适用于检查肝、胆、胰、肾、阑尾、乳腺等的病变，胸腔、腹腔、关节腔内有无积液；X线适用于检查胸部、腹部或骨关节病变，如肺部感染、胸腔积液、腹水等；CT和MRI检查有助于诊断实质性脏器的病变，如肝脓肿等。

七、治疗要点

外科感染的治疗原则是消除感染因素，彻底清除脓液或坏死组织，增强患者的抗感染能力和组织修复能力。

（一）局部治疗

1. 抬高制动 感染肢体抬高、局部制动、避免受压，以减轻疼痛，防止感染扩散。

2. 物理疗法 局部热敷或湿热敷、超短波或红外线照射，以改善局部血液循环，促进炎症吸收、消退或局限。

3. 药物疗法 浅表急性感染且未形成脓肿者，可用金黄膏、鱼石脂软膏等外敷；组织肿胀明显者，可用50%硫酸镁溶液湿热敷；厌氧菌感染伤口可用3%过氧化氢溶液冲洗。

4. 手术疗法 脓肿形成者应及时切开引流。未形成脓肿但局部炎症严重、全身中毒症状明显者应局部切开减压、引流渗出物，以减轻局部和全身症状，避免感染进一步扩散。深部脓肿可在超声引导下穿刺引流。脏器感染或已发展为全身性感染时，应积极处理感染灶，必要时手术切除。

（二）全身治疗

1. 抗炎疗法 感染早期，可根据感染部位、症状与体征、脓液性状等预估病原菌的种类，并选用适当的抗菌药物；获得细菌培养和药物敏感试验结果后，及时选用敏感的抗菌药物。

2. 支持疗法 通过加强营养、维持体液平衡、对症处理、保证充足的休息和睡眠等措施，改善患者的全身情况，增强其抵抗力。

第2节 浅表软组织急性化脓性感染患者的护理

案例 8-1

患者，女，72岁。因右颌下肿痛8日入院。于8日前自觉右下牙疼痛，1日前体温升高，右下颌肿胀明显，伴呼吸困难。查体：T 38.2℃，P 112次/分，R 30次/分，BP 136/80mmHg，口唇发绀，颌面部不对称，右颌下区肿胀明显、压痛、皮温高，未扪及波动感。入院诊断：右下颌蜂窝织炎。

问题： 患者可能发生了什么并发症？发生原因是什么？如何护理该患者？

浅表软组织急性化脓性感染是指发生于皮肤、皮下组织、淋巴管、淋巴结、肌间隙及周围疏松结缔组织的急性化脓性感染。常见疾病有疖、痈、急性蜂窝织炎、急性淋巴管炎和淋巴结炎。

一、病 因

（一）病原菌侵入人体

疖和痈的致病菌以金黄色葡萄球菌为主。急性蜂窝织炎、急性淋巴管炎及淋巴结炎的致病菌以溶血性链球菌为主，其次为金黄色葡萄球菌。

（二）人体易感性增加

1. 局部因素 患有足癣、口腔溃疡、鼻窦炎等疾病和皮肤不洁、皮肤有破损的患者容易感染。

2. 全身因素 小儿、老人、糖尿病患者等抵抗力低下的人群容易感染。

二、护理评估

（一）健康史

收集患者的基本资料。了解患者有无皮肤不洁、皮肤损伤，有无足癣、口腔溃疡、鼻窦炎、糖尿病等相关疾病。

（二）身心状况

1. 症状与体征

（1）疖 是指单个毛囊及其周围组织的急性化脓性感染。多个疖同时或反复发生称为疖病。好发于毛囊及皮脂腺丰富的部位，如头部、面部、颈部、背部、腋窝、腹股沟等处。初起时，局部皮肤出现红肿热痛的小硬结，逐渐增大呈锥形隆起；数日后，结节中央组织化脓、坏死，红肿热痛范围扩大，触之可有波动感，可见黄白色脓栓。脓栓脱落、脓液排出后，炎症可消退愈合。鼻、上唇及周围称为危险三角区，如挤压危险三角区的疖，致病菌可通过内眦静脉、眼静脉进入颅内，引起化脓性海绵状静脉窦炎，造成颅内感染，患者眼部及其周围出现进行性肿胀，伴寒战、高热、头痛、呕吐等症状，甚至出现昏迷危及患者生命。

（2）痈 是指邻近多个毛囊及其周围组织的急性化脓性感染，可由多个疖融合而成。好发于颈部、背部等皮肤厚韧的部位，上唇、腹壁等软组织也可发生。颈后的痈俗称对口疮，背部的痈俗称搭背。初起时，皮肤出现小片肿硬、色暗红、界限不清，可有多个脓点，疼痛较轻；随着病情进展，皮肤硬肿范围增大，局部疼痛加剧，脓点增多、增大、破溃流脓，破溃处组织坏死、溶解呈火山口状（图8-1）。病灶可向周围和深部组织浸

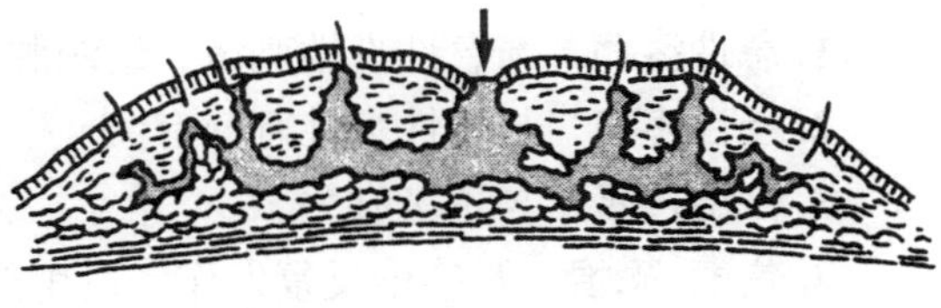

图8-1 痈示意图

润，伴区域淋巴结肿痛，局部皮肤因组织坏死可呈紫褐色。患者多有寒战、高热、食欲缺乏和全身不适等症状。唇痈容易引起化脓性海绵状静脉窦炎，造成颅内感染，危及患者生命。

（3）急性蜂窝织炎　是指皮下、筋膜下、肌间隙或深部疏松结缔组织的急性弥漫性化脓性感染。

1）一般性皮下蜂窝织炎：浅部感染者，初起时局部红肿热痛，迅速向四周蔓延，红肿边缘界限不清，中央部位常出现缺血性坏死；深部感染者，皮肤红肿不明显，可有局部组织肿胀和深压痛，全身表现明显。

2）产气性皮下蜂窝织炎：多发生在被肠道或泌尿道的内容物所污染的会阴部或下腹部伤口。早期表现类似一般性皮下蜂窝织炎，但病变进展快，局部可触及皮下捻发音，疏松结缔组织和筋膜出现坏死，伴进行性皮肤坏死，脓液恶臭，全身表现严重。

3）颌下蜂窝织炎：发生在口底、颌下、颈部等处的蜂窝织炎，除有感染的局部表现和全身表现外，还可导致喉头水肿，出现呼吸困难甚至窒息。

（4）急性淋巴管炎　是指病原菌经破损的皮肤、黏膜或其他感染灶侵入淋巴管，引起淋巴管及其周围组织的急性感染，分为网状淋巴管炎和管状淋巴管炎。

1）网状淋巴管炎：又称丹毒，好发于下肢和面部。起病急，患者有畏寒、发热、头痛、乏力和全身不适等全身表现。局部皮肤出现片状隆起红疹，颜色鲜红，中间颜色稍淡、周围较深，边界清楚，局部有烧灼样疼痛。当红肿向四周扩散时，中央的红色逐渐消退，脱屑，颜色转为棕黄色。病变附近的淋巴结肿大，有触痛。下肢丹毒反复发作可导致淋巴水肿，甚至形成象皮肿。

2）管状淋巴管炎：好发于四肢，以下肢多见，常因足癣所致。可引起畏寒、发热、头痛、乏力、全身不适等全身表现。以皮下浅筋膜为界，可分浅、深两种。浅部感染在伤口近处表皮下可见一条或多条红线，质硬有压痛。深部感染无红线，可有患肢肿胀、压痛，压痛区呈条形。

2. 心理-社会状况　浅表软组织急性化脓性感染反复发作或发生严重并发症时，患者及家属容易产生焦虑、紧张甚至恐惧感。应及时了解患者及家属对疾病的认知情况、心理承受能力、家庭经济状况及社会支持系统等。

（三）辅助检查

以实验室检查为主。常规行血常规检查，可有白细胞计数、中性粒细胞比例增加。如感染反复发作，可行血糖和尿糖测定，并采集分泌物、脓液等做涂片检查或细菌培养。因典型蜂窝织炎患者血培养阳性率＜5%，因此不建议做细菌培养。

三、治疗要点

一般浅表软组织急性化脓性感染患者，其局部治疗和全身治疗参见第一节。特殊治疗要点：①禁止挤压未成熟的疖和“危险三角区”的疖，防止感染扩散。②红肿范围大、中央坏死组织多的痈应及时手术切开排脓，采用“+”或“++”形切口，清除坏死组织（图8-2）；唇痈不宜切开，防止感染扩散。③口底、颌下、颈部等的蜂窝织炎应及早切开减压，防止喉头水肿。④丹毒患者应采取床边隔离措施，防止交叉感染，通过治疗其局部症状及全身症状消失后，仍需继续用药3～5日，防止复发。

四、主要护理诊断/问题

1. 急性疼痛　与急性炎性刺激、组织肿胀压迫神经等有关。

2. 慢性疼痛　与慢性炎性刺激有关。

3. 体温过高　与感染有关。

4. 焦虑/恐惧　与感染反复发作、发生严重并发症等有关。

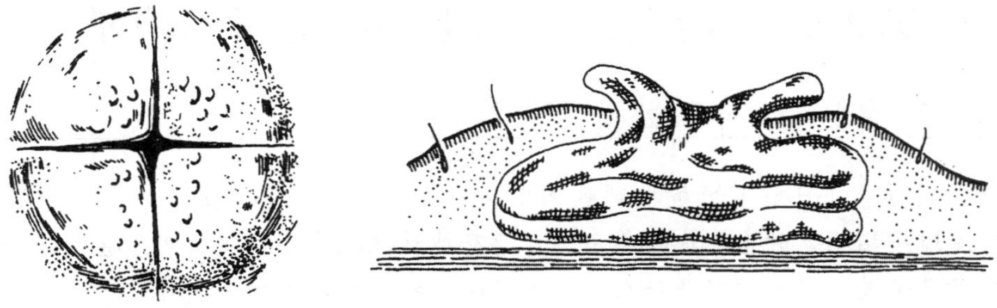

图8-2　痈“+”形切口示意图

5. 知识缺乏： 缺乏疾病相关知识。

6. 潜在并发症： 颅内感染、窒息、脓毒症等。

五、护理措施

1. 病情观察　及时观察并记录患者的生命体征、感染局部表现及全身表现的变化情况。特别注意有无寒战、高热、头痛、呕吐、眼部及其周围肿胀、呼吸困难、意识障碍等表现。发现异常应及时通知医生、配合处理并做好护理记录。

2. 休息与活动　肢体感染者，应抬高制动，防止感染扩散。感染严重者，应卧床休息。

3. 疼痛护理　及时评估并记录患者的疼痛情况，必要时遵医嘱给予镇痛等处理。

4. 感染控制　指导患者进高蛋白、高热量、高维生素饮食，以增强抵抗力。遵医嘱使用抗菌药物并给予物理治疗，密切观察并记录药物反应及治疗效果。高热者给予物理或药物降温，鼓励患者多饮水。丹毒患者做好床边隔离，防止交叉感染。

5. 切口及引流护理　脓肿切开引流者，应做好切口护理及引流护理。

6. 心理护理　及时了解患者及家属的心理状况，耐心讲解疾病知识，及时主动告知病情进展及诊疗护理措施，给予心理支持，以减轻患者及家属的焦虑、恐惧感。

7. 并发症的预防及护理

（1）颅内感染　禁止挤压未成熟的疖及“危险三角区”的疖，禁止切开唇痈，防止感染扩散。及时观察并记录患者有无寒战、高热、头痛、呕吐、眼部及其周围肿胀、意识障碍等症状。发现感染迹象立即通知医生，配合医生进行处理并做好护理记录。

（2）窒息　对口底、颌下、颈部蜂窝织炎患者，应及时观察并记录患者的呼吸情况，床旁备好气管插管、气管切开的急救器材，如患者出现呼吸困难，甚至窒息等症状，应立即通知医生，配合医生进行气管插管、吸氧等急救处理，并做好护理记录。

（3）脓毒症　及时观察并记录患者的意识状态和生命体征，特别注意患者有无全身感染表现，发现异常及时通知医生，配合医生进行处理并做好护理记录。

8. 健康教育

（1）疾病预防指导　告知患者及家属注意个人卫生；加强营养、适当运动，增强抵抗力；勿搔抓皮肤，避免意外损伤；积极治疗足癣、溃疡、鼻窦炎等疾病；糖尿病患者做好血糖控制。

（2）疾病知识教育　告知患者及家属禁止挤压未成熟的疖和“危险三角区”的疖，防止感染扩散；有寒战、高热、头痛、头晕、乏力、食欲缺乏、眼部及其周围肿胀、呼吸困难、意识障碍等症状，应立即报告医务人员；丹毒患者应遵守床边隔离要求，防止交叉感染。

（3）出院健康指导　告知患者及家属，出院后若复发感染，应及时就诊，避免病情加重。

第3节 手部急性化脓性感染患者的护理

案例 8-2

患者，女，41岁。4日前不慎被木刺刺伤中指指腹，当时仅有少量出血，未予以特殊处理。就诊前一日，发现手指明显肿胀、皮肤苍白，自感有搏动性跳痛，尤以夜间为甚，伴全身不适。

问题： 1. 该患者最可能的诊断是什么？如不及时治疗将发生何种并发症？

2. 护士对该患者的健康教育内容有哪些？

临床常见的手部急性化脓性感染有甲沟炎、脓性指头炎和急性化脓性腱鞘炎、滑囊炎、手掌深部间隙感染。

一、甲沟炎和脓性指头炎患者的护理

甲沟炎是甲沟及其周围组织的化脓性感染。脓性指头炎是手指末节掌面皮下组织的化脓性感染。主要致病菌是金黄色葡萄球菌。甲沟炎多由微小损伤所致，如擦伤、刺伤、切割伤和倒刺逆剥等。脓性指头炎由手指末节皮肤损伤或甲沟炎扩散所致。

（一）护理评估

1. 健康史 收集患者的基本资料。了解患者有无手部擦伤、刺伤、倒刺逆剥和剪指甲过深等损伤。

2. 身心状况

（1）症状与体征

1）甲沟炎：以局部表现为主，大多数患者无全身表现。初起时，指甲一侧皮下组织出现红肿热痛，炎症可自行消退或通过治疗后消退，也可迅速化脓，但不易破溃。脓肿自一侧甲沟蔓延到甲根部及对侧甲沟，形成半环形脓肿。严重者可向指甲下蔓延，形成指甲下脓肿，指甲下可见黄白色脓液，指甲与甲床部分分离，如不及时处理，可发展为慢性甲沟炎或慢性骨髓炎（图8-3）。

2）脓性指头炎：局部表现明显且严重，可有全身表现。初起时，指头发红、轻度肿胀、有针刺样疼痛，继而肿胀加重、疼痛剧烈。肿胀致指动脉受压时，疼痛转为搏动性跳痛，患指下垂时加重。此时多伴有发热、全身不适等全身表现。感染进一步加重时，局部组织缺血坏死，神经末梢因受压和营养障碍而麻痹，指头疼痛反而减轻，皮肤颜色由红转白，此时若不及时治疗，可引起指骨缺血性坏死，形成慢性骨髓炎，伤口经久不愈。

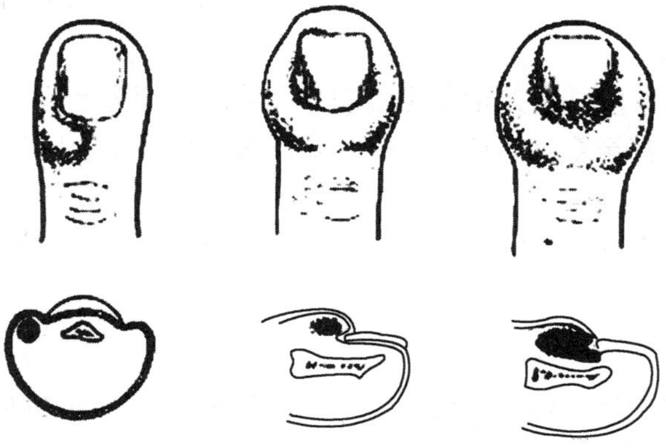

图8-3 甲沟炎

（2）心理-社会状况 剧烈疼痛及出现并发症时，患者及家属容易产生焦虑、紧张甚至恐惧感。应及时了解患者及家属对疾病的认知情况、心理承受能力、家庭经济状况及社会支持系统等。

3. 辅助检查 行血常规检查可有白细胞计数、中性粒细胞比例增加。

（二）治疗要点

一般甲沟炎和脓性指头炎的局部治疗和全身治疗参见本章第一节。特殊治疗要点：①甲沟脓肿形成者，可在甲沟处纵向切开引流。②甲下脓肿形成者，应及时拔除指甲或将脓腔处的指甲剪除（图8-4）。③脓性指头炎患者出现搏动性跳痛、指头明显肿胀时，应尽快对患指切开减压和引流，防止发生指骨缺血性坏死和慢性骨髓炎（图8-5）。

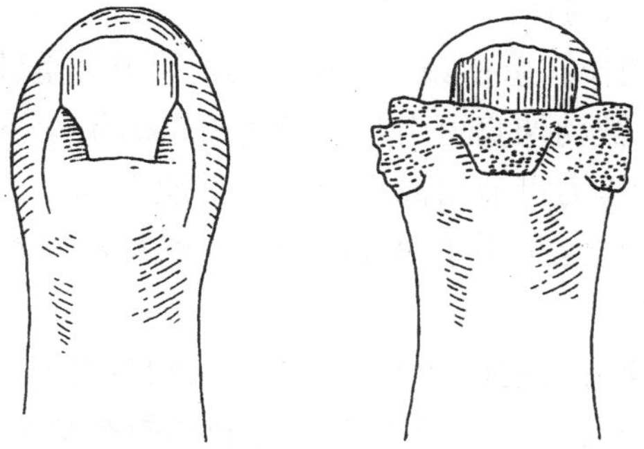

图8-4　甲沟炎手术示意图

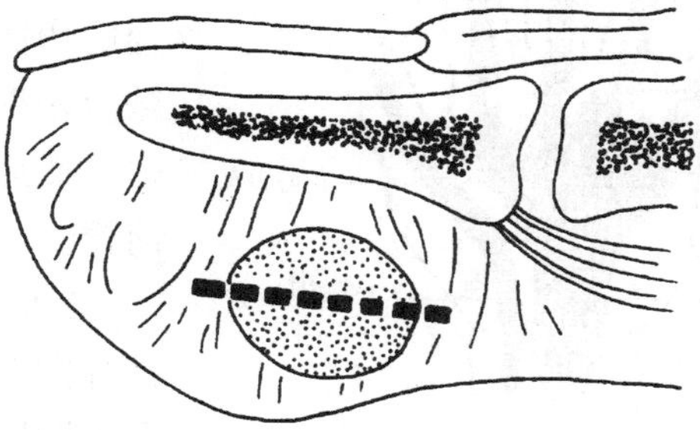

图8-5　脓性指头炎切口示意图

（三）主要护理诊断/问题

1. 急性疼痛　与炎性刺激、组织肿胀压迫神经等有关。

2. 焦虑/恐惧　与剧烈疼痛、发生严重并发症等有关。

3. 知识缺乏：缺乏疾病相关知识。

4. 潜在并发症：指骨缺血性坏死、慢性骨髓炎等。

（四）护理措施

1. 病情观察　及时观察并记录患者的生命体征、感染局部表现及全身表现的变化情况。特别注意患指疼痛、肿胀、皮肤颜色等变化情况，发现异常及时通知医生、配合处理并做好护理记录。

2. 休息与活动　感染较重者，抬高患侧上肢，以减轻疼痛。感染严重者，应卧床休息。

3. 疼痛护理　参见本章第二节。

4. 感染控制　参见本章第二节。

5. 切口及引流护理　参见本章第二节。

6. 心理护理　参见本章第二节。

7. 并发症的预防及护理　及时观察并记录患指疼痛、肿胀、皮肤颜色等变化情况。脓性指头炎患者出现搏动性跳痛、指头明显肿胀、皮肤颜色由红转白等情况，应立即通知医生并配合进行切开减压、引流等处理，以防止骨缺血性坏死、慢性骨髓炎的发生。

8. 健康教育

（1）疾病预防指导　告知患者及家属注意手部卫生；加强营养、适当运动，增强抵抗力；勿用手拔除倒刺，勿将指甲剪得过短；重视手部微小损伤，伤后立即就诊，给予碘伏消毒、无菌敷料包扎等处理；手部出现红肿热痛等感染症状时，应及时就诊。

（2）疾病知识教育　告知患者及家属患指出现搏动性跳痛、指头明显肿胀、皮肤颜色由红转白等症状，应立即报告医务人员紧急处理。

（3）出院健康指导　参见本章第二节。

二、急性化脓性腱鞘炎、滑囊炎、手掌深部间隙感染患者的护理

急性化脓性腱鞘炎、滑囊炎、手掌深部间隙感染是手掌深部的化脓性感染。致病菌以金黄色葡萄球菌为主。急性化脓性腱鞘炎主要指屈指肌腱鞘炎，多因手掌部刺伤或邻近组织感染蔓延所致。滑囊炎和手掌深部间隙感染由手掌面刺伤或腱鞘炎蔓延所致（图8-6）。

（一）护理评估

1. 健康史　收集患者的基本资料。了解患者有无手部外伤和身体其他部位感染等情况。

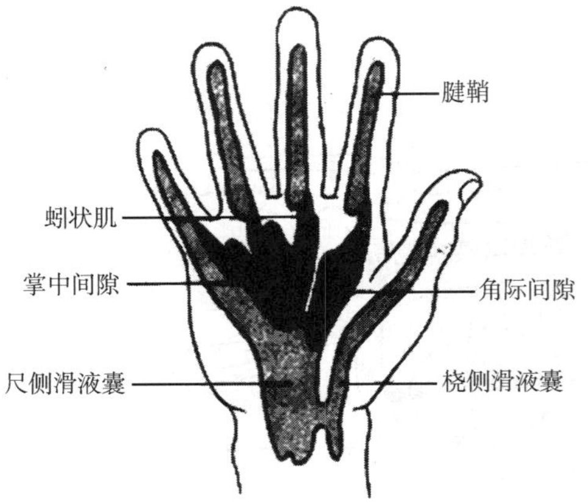

图8-6 腱鞘、滑液囊和手掌深部间隙示意图

2. 身心状况

（1）症状与体征

1）腱鞘炎：患指除末节外，其余指节严重肿胀。指关节轻度弯曲，被动伸直可引起剧烈疼痛。若治疗不及时，鞘内脓液积聚，压力迅速增高，导致肌腱缺血坏死、患指功能丧失。炎症可蔓延至手掌深部间隙，或经滑液囊扩散到腕部和前臂。

2）滑囊炎：包括桡侧滑囊炎和尺侧滑囊炎。桡侧滑囊炎常继发于拇指腱鞘炎，表现为鱼际和拇指腱鞘区肿胀、压痛；拇指肿胀、微屈、不能外展和伸直。尺侧滑囊炎常继发于小指腱鞘炎，表现为小鱼际和小指腱鞘区肿胀、压痛；小指和环指呈半屈曲状，被动伸指可引起剧痛。

3）手掌深部间隙感染：包括掌中间隙感染和鱼际间隙感染。掌中间隙感染时，掌心正常凹陷消失、隆起，皮肤紧张、发白，压痛明显；中指、环指和小指处于半屈位，被动伸指可引起剧痛；手背部严重肿胀。鱼际间隙感染时，大鱼际和拇指指蹼明显肿胀，并有压痛，掌心凹陷存在；拇指外展微屈，示指半屈，活动受限，拇指不能对掌。可有发热、头痛、乏力、全身不适等全身症状。

（2）心理-社会状况　出现疼痛及并发症时，患者及家属容易产生焦虑、紧张感。应及时了解患者及家属对疾病的认知情况、心理承受能力、家庭经济状况及社会支持系统等。

3. 辅助检查　血常规检查可有白细胞计数、中性粒细胞比例增加。B超检查可见肿胀的腱鞘和积液。

（二）治疗要点

早期局部理疗，外敷鱼石脂软膏、金黄膏等。平直或抬高患侧手指和手臂以减轻疼痛。感染严重者，应及时切开减压及引流（图8-7），并积极应用抗菌药物。

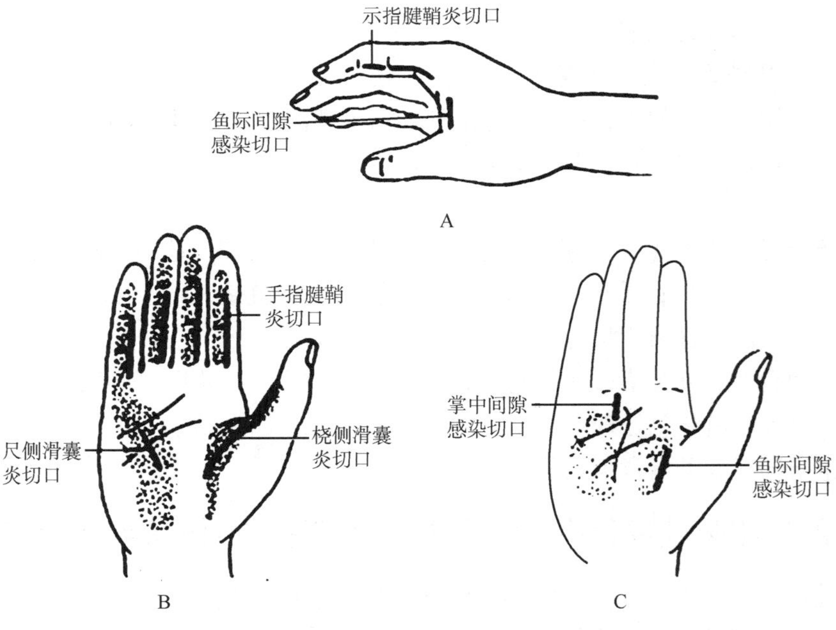

图8-7 手屈指肌腱鞘炎、滑囊炎、手掌深部间隙感染的手术切口

（三）主要护理诊断/问题

1. 急性疼痛　与炎性刺激、组织肿胀压迫神经等有关。

2. 体温过高　与感染有关。

3. 焦虑　与疼痛、发生并发症等有关。

4. 知识缺乏：缺乏疾病相关知识。

5. 潜在并发症：肌腱坏死、手功能障碍等。

（四）护理措施

1. 病情观察　及时观察并记录患者的生命体征、感染局部表现及全身表现的变化情况。特别注意患指疼痛、肿胀、皮肤颜色等变化情况，发现异常及时通知医生、配合处理并做好护理记录。处于炎症进展期的局部组织，如疼痛突然减轻，应警惕组织坏死。

2. 休息与活动　抬高患肢，以促进静脉和淋巴回流，减轻局部肿胀和疼痛。感染严重者，应卧床休息。感染控制后，应鼓励患者及时主动、被动运动，防止肌腱粘连、关节僵硬等并发症，促进手功能恢复。

3. 疼痛护理、感染控制、切口及引流护理、心理护理　参见本章第二节。

4. 并发症的预防及护理　及时观察并记录患指疼痛、肿胀、皮肤颜色等变化情况。腱鞘炎患者，局部肿胀严重、疼痛剧烈时，应及时通知医生处理，防止肌腱缺血坏死，影响患指功能。

5. 健康教育

（1）疾病预防指导　告知患者及家属注意手部卫生；工作时注意手部姿势，避免关节过度劳损；加强营养、适当运动，增强抵抗力；发现身体局部有损伤或感染灶应及时就诊，避免延误治疗。

（2）疾病知识教育　告知患者及家属，如患指疼痛突然减轻，应立即报告医务人员紧急处理；手部感染控制后，应加强手部功能锻炼，避免局部粘连，影响手的功能。

（3）出院健康指导　手部功能异常者，出院后继续加强手部功能锻炼。

第4节　全身化脓性感染患者的护理

全身性感染是指病原菌侵入人体血液循环，并在体内生长繁殖、产生毒素而引起的全身感染中毒症状，主要包括脓毒症和菌血症。脓毒症是病原菌引起的全身性炎症反应，患者的生命体征及意识状态有明显改变。菌血症是病原菌侵入人体血液循环，并且患者的血培养检出病原菌。全身性感染常导致全身炎症反应综合征（SIRS）及脏器功能损害，严重者可引起感染性休克，甚至多器官功能衰竭，威胁患者生命。

链 接　全身炎症反应综合征

感染、创伤、休克等引起体内炎症介质大量释放导致的全身反应，出现下列两项或两项以上表现时称为全身炎症反应综合征。主要表现：①体温＞38℃或＜36℃；②心率＞90 次 / 分；③呼吸＞20 次 / 分或过度通气，$PaCO_2$＜32mmHg；④血白细胞计数＞12×10^9/L 或＜4×10^9/L，或未成熟粒细胞＞10%。

一、病　　因

外科系全身化脓性感染常继发于严重损伤后的感染及各种化脓性的感染，如大面积烧伤创面感染、开放性骨折合并感染、急性弥漫性腹膜炎、急性梗阻性化脓性胆管炎等。

感染的发生与致病菌数量多、毒力强和人体抵抗力低下有关。常见致病菌包括革兰阴性杆菌、革兰阳性球菌、无芽孢厌氧菌和真菌等。脓毒症的危险因素主要包括：①人体抵抗力低下，如老人、婴幼儿、营养不良者，合并糖尿病、尿毒症、肝功能损害等疾病者，长期应用糖皮质激素、抗肿瘤药物者；②长期中心静脉置管并发静脉导管感染；③局部病灶处理不当，脓肿未及时引流，伤口存有异物、无效腔、引流不畅等；④长期使用广谱抗生素等。

二、护理评估

（一）健康史

收集患者的基本资料。了解患者近期有无创伤、感染病史，以及感染发生的时间、经过、诊治情况等；既往有无糖尿病、营养不良、免疫缺陷等疾病史；有无长期留置中心静脉管道等；有无长期应用免疫抑制剂、广谱抗生素、糖皮质激素等药物。

（二）身心状况

1. 症状与体征 该病起病急，病情重，发展迅速，甚至危及患者生命。患者突发寒战、高热，体温可达40～41℃或低于36℃；出现面色苍白或潮红、出冷汗、脉搏细速、呼吸困难、头晕、头痛、食欲缺乏、恶心、呕吐、腹胀、腹泻等症状；神志淡漠或烦躁不安、谵妄，甚至昏迷。肝、脾可肿大。严重者可出现黄疸、皮下出血或瘀斑等。病情进一步加重，可出现感染性休克，甚至因多器官衰竭而死亡。

2. 心理-社会状况 该病起病急、病情重、发展迅速，患者及家属容易产生焦虑、恐惧感。应及时了解患者及家属对疾病的认知情况、心理承受能力、家庭经济状况及社会支持系统等情况。

（三）辅助检查

参见本章第一节。

三、治疗要点

（一）局部治疗

积极查找并处理原发感染灶，包括清除坏死组织和异物、消除无效腔、充分引流脓肿等。及早消除与感染相关的因素，如血循环障碍、梗阻等。暂时未明确感染灶者，应全面检查，特别注意潜在的感染源和感染途径。若高度怀疑中心静脉导管感染，应尽快拔除导管并做细菌培养。

（二）全身治疗

1. 抗炎疗法 先根据原发感染灶情况，及早、联合、足量应用抗菌药物；获得细菌培养和药物敏感试验结果后，及时选用敏感的抗菌药物。对于真菌性脓毒症，应停用广谱抗生素，改用抗真菌药。

2. 支持疗法 通过加强营养、维持体液平衡、输注新鲜血、对症处理、保证充足的休息和睡眠等措施，改善患者的全身情况，增强其抵抗力。

四、主要护理诊断/问题

1. 体温过高 与全身感染有关。

2. 营养失调：低于人体需要量 与人体代谢增高有关。

3. 焦虑/恐惧 与突发寒战、高热、全身不适等改变有关。

4. 知识缺乏：缺乏疾病相关知识。

5. 潜在并发症：感染性休克、多器官衰竭等。

五、护理措施

1. 病情观察 及时观察并记录患者的意识状态、生命体征、感染局部表现及全身表现的变化情况。特别注意有无休克表现，发现异常立即通知医生、配合抗休克处理并做好护理记录。

2. 休息与活动 嘱患者卧床休息。有休克症状者，取休克卧位。昏迷患者取平卧位且头偏向一侧，防止呕吐物引起窒息；注意适时翻身拍背，防止压力性损伤及肺部感染。

3. 感染控制 指导患者进高蛋白、高热量、高维生素饮食，无法进食者给予肠内、肠外营养支持，以增强抵抗力。遵医嘱正确使用抗菌药物，密切观察并记录药物反应及治疗效果。高热者给予降温护理，病情允许应鼓励患者多饮水。

4. 疼痛护理、切口及引流护理和心理护理 参见本章第二节。

5. 并发症的预防及护理 及时观察并记录患者有无休克表现，发现异常应立即通知医生、配合抗休克处理，防止发生多器官衰竭，挽救患者生命。

6. 健康教育

（1）疾病预防指导 告知患者及家属注意个人卫生；加强饮食卫生，避免肠源性感染；加强营养、适当运动，增强抵抗力；发现身体局部有感染灶应及时就诊，避免延误治疗。

（2）疾病知识教育 告知患者及家属，出现突发寒战、面色苍白或潮红、出冷汗、脉搏细速、呼吸困难、头晕、头痛、食欲缺乏、恶心、呕吐、腹胀、腹泻等表现，应立即报告医务人员紧急处理，防止病情迅速加重。

（3）出院健康指导 告知患者及家属，身体出现异常情况，应及时到医院就诊。

第5节 特异性感染患者的护理

一、破伤风患者的护理

案例 8-3

患者，女，35岁。1周前不慎被铁钉扎伤足底，伤口较深，曾在当地诊所简单包扎伤口，今日出现乏力、周身酸胀不适、颈项强直、张口困难等症状而入院。初步诊断：破伤风。

问题： 1. 该患者出现此情况的原因是什么？

2. 护士该如何护理该患者？对该患者的健康教育内容有哪些？

破伤风是破伤风梭状芽孢杆菌通过皮肤或黏膜破口侵入人体，在厌氧环境中繁殖并产生外毒素，引起的以全身骨骼肌持续强直性收缩和阵发性痉挛为特征的急性、特异性、中毒性疾病。重症患者可发生喉痉挛、窒息、肺部感染和器官衰竭，在无医疗干预的情况下，病死率接近100%，即使经过积极的综合治疗，全球范围病死率仍为30%～50%，是一种极为严重的潜在致命性疾病。

（一）概述

1. 病因

（1）病原菌侵入人体 破伤风的致病菌是革兰染色阳性梭状芽孢杆菌。该细菌寄居于人畜肠道中，随粪便排出体外，分布于自然环境，广泛存在于粪便、土壤、灰尘中，但不能侵入人体正常的皮肤和黏膜。当人体皮肤或黏膜完整性受损时，病原菌就通过伤口或破损处侵入人体。

（2）人体易感性增加 有以下两方面。①局部因素：存在皮肤或黏膜完整性受损情况，如皮肤、黏膜有外伤史或破损史（动物致伤、注射毒品等药物、分娩或流产等），皮肤、黏膜、软组织有细菌感染史（慢性中耳炎、慢性鼻窦炎、牙周感染、肛周感染等），有消化道破损病史（消化道手术史、消化道穿孔等）；伤口存在窄而深、局部缺血、异物存留、组织坏死、填塞过紧、引流不畅或同时混有其他需氧菌感染等情况，伤口处于缺氧状态。②全身因素：糖尿病、恶性肿瘤、营养不良等患者抵抗力低下。

2. 病理生理 破伤风梭状芽孢杆菌的芽孢侵入人体组织，在缺氧环境中发育为增殖体，大量繁殖并释放痉挛毒素和溶血毒素。痉挛毒素是引起破伤风临床表现的主要致病物质。痉挛毒素与神经组织有特殊的亲和力，可经血液循环和淋巴系统到达脊髓、脑干等处，与联络神经细胞的突触相结合，抑制突触释放抑制性传递介质，导致运动神经元失去中枢抑制、兴奋性增强，引起全身骨骼肌紧张与痉挛；痉挛毒素还可阻断脊髓对交感神经的抑制，导致交感神经过度兴奋，引起血压升高、心率增快、体温升高、出汗等症状。溶血毒素可引起局部组织坏死和心肌损害。

（二）护理评估

1. 健康史 收集患者的基本资料。了解患者有无导致破伤风的局部因素及全身因素存在。

2. 身心状况

（1）症状与体征 病程一般为3～4周，分为潜伏期、前驱期和发作期3期。

1）潜伏期：破伤风的潜伏期多为3～21日，可短至1日内，罕见长达半年以上者。感染部位越接近中枢神经系统（如头颈），潜伏期相对越短；而感染部位越远离中枢神经系统（如手或足），潜伏期相对越长。潜伏期越短，预后越差。

2）前驱期：一般持续1～2日。患者可出现全身乏力、头晕、头痛、失眠、多汗、烦躁不安、打呵欠、咀嚼无力、局部肌肉发紧及酸痛等症状。

3）发作期：症状与体征如下。①肌肉收缩痉挛：肌肉持续强直性收缩和阵发性痉挛是破伤风的典型症状。一般最先受累的肌群是咀嚼肌，然后依次是面部表情肌、颈部肌、背部肌、腹部肌、四肢肌、膈肌和肋间肌。最初咀嚼肌受累，可出现张口困难，甚至牙关紧闭；随之面部表情肌受累，可出现蹙眉、口角下缩，形成苦笑面容；颈部肌受累，可出现颈项强直、头后仰；背腹肌受累，可出现角弓反张；四肢肌受累，可出现屈膝、弯肘、半握拳等痉挛姿态；膈肌和肋间肌受累，可出现面唇青紫、呼吸困难，甚至呼吸暂停；肌肉处于强直性收缩状态时，任何轻微声音、光线、寒冷、震动、接触等刺激，均可诱发全身性强烈痉挛，其发作时患者一般神志清楚，可出现呼吸急促、大汗淋漓、口吐白沫、牙关紧闭、磨牙、头颈频频后仰、手足抽搐不止等表现，每次发作时间由数秒至数分钟不等。②并发症：患者发作时，呼吸道分泌物排出困难，可出现误吸导致肺炎、肺不张；肌肉强烈痉挛可导致舌咬伤、肌肉断裂、关节脱位、骨折等，膀胱括约肌痉挛可导致尿潴留，膈肌和肋间肌持续痉挛可导致呼吸暂停。若发作时间过长可出现代谢紊乱，严重者可出现心力衰竭，甚至心搏骤停而死亡。

（2）心理-社会状况 该病发作期病情很重，甚至危及患者生命，患者及家属容易产生焦虑、恐惧感。应及时了解患者及家属对疾病相的认知情况、心理承受能力、家庭经济状况及社会支持系统等情况。

3. 辅助检查 伤口渗出物涂片检查可见破伤风梭状芽孢杆菌。

（三）治疗要点

1. 中和游离毒素 未与神经系统结合的毒素为游离毒素。一旦确诊，及早一次性使用人体破伤风免疫球蛋白（HTIG），在臀部多点肌内注射，剂量为3000～6000U。如不能获得人体破伤风免疫球蛋白，可于破伤风抗毒素（TAT）皮试后，以10 000～60 000U一次性在臀部多点肌内注射，或以0.9%氯化钠注射液稀释后缓慢输注。

2. 消除伤口毒素 有伤口者应在控制痉挛的基础上，给予彻底清创，以清除伤口内的破伤风梭状芽孢杆菌和坏死组织。对于已结痂的伤口可清除结痂，必要时扩大创面及深度。伤口使用3%过氧化氢溶液和生理盐水反复交替冲洗后，视情况予以旷置或充分引流。抗感染药物首选甲硝唑500mg，1次/6小时或1次/8 小时，口服或静脉给药。如怀疑混合感染，可采用第二代、第三代头孢菌素类抗菌药物等。

3. 控制肌肉痉挛 控制病房内的光线和噪声等刺激，避免诱发肌肉痉挛。常用苯二氮䓬类（如地西泮）镇静剂控制肌肉痉挛。地西泮的成人常规起始剂量为10～30mg，按需口服或静脉给药。对于严重患者，应加大用药剂量，同时要警惕呼吸抑制。如果单独用药效果不满意，在机械通气基础上，可考虑使用神经肌肉阻滞剂（如维库溴铵）。

4. 防治并发症

（1）气道管理是治疗破伤风的关键措施。对病情轻的患者应密切观察，防止喉肌痉挛、窒息；对呼吸困难尤其是肌肉痉挛控制不理想者，应及早行气管切开或气管插管术，防止误吸、窒息、肺部感染等并发症。

（2）定期监测水、电解质及酸碱平衡状态并及时纠正失衡。对频繁肌肉痉挛患者应定期监测肾功能，警惕横纹肌溶解或急性肾衰竭，必要时充分补液并碱化尿液。

（3）注意防止舌咬伤、应激性溃疡、下肢深静脉血栓、压力性损伤等并发症。

（四）主要护理诊断/问题

1. 有窒息的危险　与持续性呼吸肌痉挛、气道阻塞有关。

2. 有受伤的危险　与强烈肌肉痉挛造成肌断裂或骨折等有关。

3. 有体液不足的危险　与痉挛消耗、大量出汗有关。

4. 营养失调：低于人体需要量　与痉挛消耗、摄入不足有关。

5. 焦虑/恐惧　与强烈肌肉痉挛、出现严重并发症等有关。

6. 知识缺乏：缺乏疾病相关知识。

7. 潜在并发症：肺部感染、心力衰竭、尿潴留等。

（五）护理措施

1. 保持呼吸道通畅　病室内备齐气管切开用物、吸氧及吸痰装置和急救药品等；对抽搐频繁、持续时间长、药物难以控制的患者，应配合医生及早行气管切开术并做好气管切开护理；痉挛发作时，应将患者置于平卧位且头偏向一侧，避免呼吸道阻塞引起窒息；痉挛发作控制后，应协助患者翻身、叩背、排痰，必要时吸痰，痰液黏稠时应给予雾化吸入；患者进食时避免呛咳、误吸，频繁抽搐者禁止经口进食。

2. 严密观察病情　及时观察并记录患者的意识状态、生命体征、呼吸道及抽搐等情况。尤其要注意抽搐发作的次数、持续时间及伴随症状，记录24小时出入量。发现异常立即通知医生、配合处理并做好护理记录。

3. 防治痉挛护理　严格遵医嘱使用镇静、解痉等药物，并注意观察用药效果；医护人员应做到走路轻、说话轻、操作轻，避免声音、光线、寒冷、震动、接触、探视等外在刺激；最好在使用镇静剂30分钟内集中实施各项诊疗护理措施，尽量减少搬动患者。

4. 防止身体伤害　痉挛发作时，应安置好床栏，并加强床旁看护，防止坠床和自我伤害；条件允许的情况下使用开口器、放置牙垫，防止舌咬伤；剧烈抽搐时勿强行约束、按压肢体，关节部位放置软垫，防止肌腱断裂、关节脱位、骨折等；必要时安置气垫床、适时翻身，防止压力性损伤。

5. 防止交叉感染　将患者安置于单人隔离病房，病室内的空气、地面及物品表面应定时消毒；设专人护理（身体有伤口者不能参与），医护人员进入病房应穿隔离衣，戴口罩、帽子、手套；护理患者时，尽可能使用一次性物品，室内的物品未经严格消毒不得带出病房；患者的排泄物、引流液等应严格消毒后再倾倒；更换的伤口敷料应装入医疗废物垃圾袋中密封，经专人回收后送到指定地点焚烧处理。

6. 伤口护理　协助医生进行伤口清创，注意观察并记录伤口及引流情况，发现异常及时通知医生、配合处理并做好护理记录。

7. 饮食护理　在痉挛发作间歇期，如病情允许，遵医嘱协助患者进食高蛋白、高热量、高维生素饮食，注意将床头抬高30°～45°，少量多次给予，警惕呕吐、误吸。病情严重不能经口进食者，给予鼻饲，必要时给予肠外营养。

8. 心理护理 及时了解患者及家属的心理状况，耐心讲解疾病知识，及时主动告知病情进展及诊疗护理措施，给予心理支持，以减轻患者及家属的焦虑、恐惧感。

9. 健康教育

（1）疾病预防指导 告知患者及家属破伤风是可以预防的疾病；加强劳动保护，防止开放性损伤；避免不洁流产、生产及接产；加强营养，适当运动，增强抵抗力；发现身体局部有开放性损伤应及时就诊、规范处理，避免感染发生；为预防感染可接受主动免疫和被动免疫。

1）主动免疫方法：每次皮下注射破伤风类毒素（TTCV）0.5ml；首次注射后，间隔4～8周注射第二次，与第二次间隔6～12个月注射第三次，受伤之后只需再注射1次即可。

2）被动免疫方法：①注射破伤风抗毒素（TAT）：对伤前未接受主动免疫的患者，及早皮下注射TAT 1500～3000U，对深部创伤者可在1周后再注射1次。TAT易引起过敏反应，注射前必须做过敏试验，如过敏试验阳性，应按脱敏法注射。②注射人体破伤风免疫球蛋白（HTIG）：深部肌内注射250U，不做过敏试验。

（2）疾病知识教育 告知患者及家属，出现全身乏力、头晕、头痛、失眠、多汗、烦躁不安、打呵欠、咀嚼无力、局部肌肉发紧及酸痛等症状，应立即报告医务人员及时处理。

（3）出院健康指导 告知患者及家属，身体出现异常情况，应及时到医院就诊。

二、气性坏疽患者的护理

气性坏疽是由梭状芽孢杆菌侵入人体伤口并生长繁殖、产生毒素和酶引起的一种以肌坏死或肌炎为特征的急性特异性感染。该病发展迅速，预后差。

梭状芽孢杆菌为革兰染色阳性厌氧杆菌，以产气荚膜杆菌、水肿杆菌和腐败杆菌为主，广泛存在于泥土和人畜粪便中。在人体局部缺氧、肌损伤、水肿、异物残留、混合感染和全身抵抗力低下等情况下，梭状芽孢杆菌产生毒素和酶，分解组织中的糖和蛋白质，产生恶性水肿和大量恶臭气体，导致肌肉组织严重积气、水肿、广泛坏死，大量的坏死组织分解产物和外毒素进入血液循环，引起脓毒症、感染性休克及多器官衰竭。

（一）护理评估

1. 健康史 收集患者的基本资料。了解患者有无大片组织坏死、深部肌肉损伤、开放性骨折伴血管损伤等开放性损伤史，伤口的大小、污染程度、深度、诊治情况等；了解既往有无糖尿病、营养不良、免疫缺陷等疾病史；有无长期应用免疫抑制剂、广谱抗生素、糖皮质激素等药物。

2. 身心状况

（1）症状与体征

1）潜伏期：一般1～4日，短至6～8小时，长达5～6日。

2）局部表现：早期患者自觉患肢沉重，有紧束感或胀痛感。随着病情发展，患处突发“胀裂样”剧痛，一般镇痛药无效。局部肿胀明显，压痛剧烈。伤口周围皮肤红肿、紧张、苍白、发亮，迅速变为紫红色、紫黑色，并出现大小不等的水疱。轻压伤口周围可触及捻发音，常有气泡从伤口溢出，并有稀薄、恶臭的血性分泌物流出。伤口内肌肉坏死后呈暗红色或土灰色，失去弹性，刀割时不收缩、不出血。

3）全身表现：早期患者可有表情淡漠、高热、烦躁不安、呼吸急促、脉速、出冷汗、头痛、头晕、恶心、呕吐、黄疸、血红蛋白尿等表现。可在12～24小时内全面迅速恶化，出现进行性溶血性贫血、严重中毒症状、感染性休克，甚至多器官衰竭而死亡。

（2）心理-社会状况 气性坏疽病情严重、疼痛剧烈、发展迅速，可能采取截肢等致残性治疗，患者和家属容易产生焦虑、恐惧感。应及时了解患者及家属对疾病的认知情况、心理承受能力、家庭经济状况及社会支持系统等情况。

3. 辅助检查

（1）实验室检查　血常规检查可见红细胞计数和血红蛋白降低，白细胞计数增加。伤口渗液涂片检查可见大量革兰染色阳性梭状芽孢杆菌，同时可行渗出物细菌培养。

（2）影像学检查　X线、CT检查可见伤口肌群有气体。

（二）治疗要点

气性坏疽病情发展迅速，如诊治不及时，患者将面临截肢甚至死亡的严重后果。一旦确诊，应立即采取有效的治疗措施。

1. 局部治疗

（1）紧急清创　在抢救休克等并发症的同时尽早施行清创术。在病变区做广泛、多处切开，清创范围达正常组织。敞开伤口，用大量3%过氧化氢溶液和生理盐水反复交替冲洗。术后保持伤口开放，用氧化剂冲洗和湿敷，及时更换敷料。如整个肢体广泛感染，患者生命受到威胁，应果断截肢。

（2）高压氧治疗　一般2～3次/日，2小时/次，持续3日，以提高组织间的含氧量，抑制细菌生长繁殖。

2. 全身治疗

（1）抗炎疗法　每日1000万～2000万U大剂量静脉滴注青霉素，可控制梭状芽孢杆菌感染。大环内酯类（如琥乙红霉素、麦迪霉素）和甲硝唑、替硝唑也有一定疗效。

（2）支持疗法　通过加强营养、输血、维持体液平衡、对症处理、保证充足的休息和睡眠等措施，改善患者的全身情况，增强其抵抗力。

（三）主要护理诊断/问题

1. 急性疼痛　与创伤、炎症刺激、局部肿胀有关。

2. 体温过高　与皮肤损伤感染、组织坏死有关。

3. 组织完整性受损　与组织感染、坏死有关。

4. 体象紊乱　与组织坏死、截肢有关。

5. 焦虑/恐惧　与剧烈疼痛、出现严重并发症等有关。

6. 知识缺乏：缺乏疾病相关知识。

7. 潜在并发症：感染性休克。

（四）护理措施

1. 病情观察　及时观察并记录患者的意识状态、生命体征、伤口等情况，尤其要注意有无休克等严重并发症的发生，记录24小时出入量。发现异常立即通知医生、配合处理并做好护理记录。

2. 疼痛护理　对严重创伤、伤口肿胀明显者，应及时观察并记录伤口的疼痛变化情况，疼痛剧烈者，应立即报告医生并遵医嘱给予镇痛。对截肢后出现幻觉疼痛者，应给予耐心解释及心理支持。

3. 感染控制　指导患者进食高蛋白、高热量、高维生素饮食，无法进食者给予肠内、肠外营养支持，以增强抵抗力。遵医嘱正确使用抗菌药物，及时观察并记录药物反应及治疗效果。高热者给予降温护理，病情允许应鼓励患者多饮水。

4. 防止交叉感染　参见破伤风患者的护理。

5. 伤口护理　参见破伤风患者的护理。

6. 心理护理　及时了解患者及家属的心理状况，耐心讲解疾病知识，及时主动告知病情进展及诊疗护理措施，给予心理支持，以减轻患者及家属的焦虑、恐惧感。需截肢的患者，向患者及家属解释手术的必要性和可能出现的并发症，帮助患者及家属接受截肢现实。截肢后应耐心倾听患者诉说，安慰并鼓励患者正视现实，可介绍已截肢患者与其交谈，帮助患者逐渐适应自身形体变化和日常活动。

7. 健康教育

（1）疾病预防指导　告知患者及家属气性坏疽是可以预防的疾病；加强劳动保护，防止开放性损伤；加强营养，适当运动，增强抵抗力；发现身体局部有开放性损伤应及时就诊、规范处理，避免感染发生。

（2）疾病知识教育　告知患者及家属，出现高热、烦躁不安、呼吸急促、脉速、出冷汗、头痛、头晕、恶心、呕吐、黄疸、患肢沉重，有紧束感或胀痛感等症状，应立即报告医务人员及时处理。病情允许的情况下，遵医嘱指导患者进行患肢功能锻炼。

（3）出院健康指导　指导截肢患者正确安装、使用假肢，与患者及家属共同制定出院后的功能锻炼计划。告知患者及家属身体出现异常情况时应及时到医院就诊。

（汪　琼）

自测题

A1/A2 型题

1. 不符合外科感染特点的是（　　）
   A. 多数由单一细菌引起感染
   B. 病变以局部炎症为主
   C. 常与创伤有关
   D. 常需手术治疗
   E. 可分为特异性和非特异性感染

2. 溶血性链球菌感染时脓液特点是（　　）
   A. 脓液稠厚、黄色，无恶臭
   B. 脓液稀薄、血性
   C. 脓液黏稠、灰白色，有粪臭味
   D. 脓液淡绿色，有腥臭味
   E. 脓液棕红色，恶臭

3. 脓毒症和菌血症最主要的鉴别点是（　　）
   A. 菌血症血培养阳性　B. 寒战高热
   C. 肝脾大　D. 白细胞计数升高及核左移
   E. 出现转移性脓肿

4. 预防外科感染不正确的做法是（　　）
   A. 增强人体抵抗力　B. 防止皮肤损伤
   C. 严格无菌操作　D. 及时正确处理伤口
   E. 常规预防性使用抗菌药物

5. 患者，男，50岁。右足癣伴感染5日，2日前出现右小腿内侧皮肤呈片状红疹，边界清楚伴发热，右腹股沟淋巴结肿大。该患者的初步诊断是（　　）
   A. 痈　B. 急性蜂窝织炎
   C. 丹毒　D. 急性管状淋巴管炎
   E. 急性淋巴结炎

6. 患者，男，34岁。右小腿内侧红肿、剧痛，向四肢迅速扩大且不易局限，血常规检查：WBC为12.0×10^9/L。该患者的初步诊断是（　　）
   A. 疖　B. 痈
   C. 急性蜂窝织炎　D. 丹毒
   E. 脓肿

7. 患者，男，19岁。因右小指被木刺扎伤引起小指的化脓性腱鞘炎，该处感染可继发（　　）
   A. 尺侧滑囊炎　B. 桡侧滑囊炎
   C. 鱼际间隙感染　D. 掌中间隙感染
   E. 脓性指头炎

8. 患者，男，43岁。因破伤风入院，患者最早出现的临床表现是（　　）
   A. 张口困难　B. 面部苦笑
   C. 角弓反张　D. 阵发性抽搐
   E. 大汗淋漓

9. 患者，女，17岁。面部"危险三角区"有疖，怕影响形象而自行挤破后出现寒战、高热、头痛、昏迷。首先应考虑（　　）
   A. 败血症　B. 菌血症
   C. 脓毒血症　D. 急性蜂窝织炎
   E. 化脓性海绵状静脉窦炎

（10、11题共用题干）

患者，男，46岁。因车祸致双侧大腿、小腿被卡车撞伤，软组织广泛缺损入院。伤后3日伤口胀裂性剧痛，伴有紫黑色液体流出、恶臭，全身高热，脉搏加快，中毒症状明显。

10. 该患者初步诊断为（　　）
   A. 破伤风　B. 气性坏疽
   C. 全身化脓性感染　D. 伤口出血
   E. 伤口化脓性感染

11. 对该患者首要的治疗措施是（　　）
   A. 应用TAT　B. 彻底清创
   C. 应用抗生素　D. 伤口止血
   E. 伤口换药

第9章 损伤患者的护理

损伤是指各种致伤因素作用于机体，引起机体组织结构破坏和生理功能障碍及其所引起的局部和全身反应。根据致伤因素的性质，通常分为四类。

1. 机械性损伤 由机械性致伤因素作用于机体后所引起的损伤，如钝性撞击、重物挤压、锐器切割、火器等。机械性损伤是最常见的损伤类型。

2. 物理性损伤 由物理性因素如热力、电、光、磁等作用于机体组织所引起的损伤。如烧伤、冻伤、电击伤、放射性和辐射性损伤。

3. 化学性损伤 由强酸、强碱、毒气等化学性因素所引起的损伤。

4. 生物性损伤 由各种生物如毒蛇、犬、毒虫等所引起的损伤。生物性损伤造成机体机械性损伤外，还把毒素、致病微生物带入体内引起严重的后果。

第1节 创伤患者的护理

案例 9-1

患者，男，45岁，在工厂中劳作，因违反操作规程，右手掌被机器搅碎，手腕伤口大量喷血，患者急性痛苦面容，脸色苍白。入院查体：T 36.7℃，P 121次/分，R 24次/分，BP 80/55mmHg。血常规检查：红细胞 2.7×10^{12}/L，血红蛋白 70g/L。

问题： 1. 该患者的断肢力求多长时间内进行伤口清创手术？

2. 该患者目前主要的护理问题有哪些？

一、概　　述

创伤是损伤的一种，在日常生活中最为常见，发病率、伤残率、死亡率高。我国每年因工伤事故、交通事故、打架斗殴、自然灾害等原因创伤致死者达十几万人，致伤者达数百万，成为继心脏疾病、恶性肿瘤、脑血管疾病之后的第四位死亡原因。

（一）病因与分类

按皮肤和黏膜是否完整，分为闭合性创伤和开放性创伤。

1. 闭合性创伤 伤后皮肤黏膜保持完整，无开放性伤口，多由钝性暴力打击所致。

（1）挫伤　是最常见的软组织创伤，为钝器或钝性暴力引起。受力面积较大，皮肤未破裂，但抗裂强度较小的皮下脂肪、小血管、肌肉组织等发生损伤。

（2）挤压伤　是指机体大范围的组织受较强的暴力或长时间挤压后所造成的损伤。受力面积很大，皮肤虽未破裂，但大范围的皮下组织和肌肉组织受长时间挤压，严重时肌肉组织广泛缺血、坏死、变性，随之坏死组织的分解产物（肌红蛋白、乳酸等）吸收，有可能发生挤压综合征，出现高钾血症、急性肾衰竭，甚至休克。

（3）扭伤　常发生于肢体动力失衡的情况下，关节部位的某一侧受到过大的牵张力，发生一时性半脱位，相关韧带、肌腱或肌肉有所撕裂，肢体恢复平衡后关节随即复位，表现为局部青紫、肿胀和关节功能障碍，软组织损伤需经一段时间方能痊愈。

（4）关节脱位、半脱位　肢体受暴力牵拉、推动，或动力失衡的情况下发生，结构稳定性差的关节，脱位的可能性较大。

（5）骨折　骨组织缺少可塑性，较大的直接、间接暴力的作用方向与骨组织固有的应力方向交叉时，致使骨小梁断裂。大多数为闭合性，骨折片穿破皮肤可呈开放性。致伤原因不一，可出现各种形式的骨折。

（6）冲击伤（爆震伤）是指由炸弹、水雷等爆炸后产生的冲击波，引起胸腹腔内器官、颅内和鼓膜等的损伤。

2. 开放性创伤　皮肤和黏膜的完整性遭到破坏，有伤口或创面，受到不同程度的污染。

（1）擦伤　由致伤物与受伤部位表面发生切线运动接触所致。可见表皮细胞剥脱，创口有点状出血点和浆液渗出，引起轻度炎症反应。

（2）撕裂伤　为高速卷拉或暴力撕扯引起皮肤、皮下组织、肌肉、肌腱等组织的剥脱分离。特点为创口大、出血多、病情重、易休克和易感染。伤口边缘不规则，常呈瓣状、星状或线形断裂，临床上以头皮撕裂较为常见。

（3）刺伤　由尖锐而细长的致伤物穿入组织所致。由于尖端与体表的接触面积较小，不必用很大的力即可穿入深部组织，伤口窄而深，可能伤及多层组织或内脏器官，易并发感染，尤其是厌氧菌感染。

（4）切伤　为刃器或边缘锐利的物体切割所致。致伤物与组织间呈线性运动接触，伤口边缘较整齐。对非接触的组织一般无损伤，故切断的血管不易收缩，出血较多。

（5）砍伤　为刃器造成，但刃器较重，作用力较大。若刃口锋利，伤口较深，可伤及骨；若刃口较钝，伤口边缘较粗糙，可能有非接触组织的损伤，且炎症反应较明显。

（6）火器伤　子弹、弹片击中或意外的爆炸、事故所致，高速的致伤物具有较大动能，进入组织转变为压力、热力，甚至使非接触组织严重受损。伤口大小、形状和深浅不一，伤口污染较严重，常有异物存留。有入口和出口者称为贯通伤，有入口无出口者称为非贯通伤。

（二）病理生理

机体发生创伤后，迅速发生局部炎症反应和全身性防御反应，以维持机体内环境的稳定，但是严重的创伤引起的剧烈反应会造成身体的损害，容易发生并发症。

1. 局部反应　创伤后，局部炎症反应是创伤的病理基础。局部血管通透性增加、血浆成分外渗，白细胞等趋化因子迅速集聚于伤处吞噬和清除致病菌或异物，局部可出现红、肿、热、痛和功能障碍等症状。其病理过程一般在3～5日后逐渐消退。如渗出过多、组织严重肿胀，血容量减少，甚至血循环障碍，则组织修复缓慢。

2. 全身反应　严重创伤时，大量释出的炎性介质和细胞因子可造成全身性病理反应。

（1）神经内分泌系统反应　创伤后，因疼痛、精神紧张、有效血容量不足等因素的综合作用，下丘脑-垂体轴和交感-肾上腺髓质轴发生应急反应，分泌大量儿茶酚胺、肾上腺皮质激素、抗利尿激素等，以保证重要脏器的微循环灌注，对抗致伤因素的损害作用。

（2）体温变化　严重创伤时，大量释放的炎性介质和细胞因子及组织分解产生的其他致热因子等，作用于下丘脑体温调节中枢引起机体发热。

（3）代谢变化　创伤后，在多种内分泌激素的作用下，基础代谢率增高，分解代谢增强，体内糖、脂肪、蛋白质三大物质的分解增加，从而导致负氮平衡，表现为体重下降、疲乏无力、反应迟钝。患者出现高血糖、高乳酸血症，脂肪酸和酮体也升高，水和电解质代谢紊乱。

（4）免疫反应　严重创伤可致机体免疫防御能力下降，增加创伤后继发感染的可能。

（三）组织修复

1. 创伤的修复过程

（1）炎症反应期　伤口和组织间隙先为血凝块所填充，继而成纤维细胞和血管内皮细胞增生，取代血凝块填充伤口并构成网架。此过程需要3～5日，其功能主要是止血和封闭创面。

（2）组织增生期　先是由成纤维细胞、内皮细胞、新生毛细血管等构成肉芽组织，填充伤口，肉芽组织最后演变为胶原纤维为主的瘢痕组织。此过程需要1～2周。

（3）组织塑形期　在运动应力和多种酶的作用下，损伤部位多余的胶原纤维被降解和吸收，局部组织软化，最终瘢痕外观和功能得以改善。此过程需要1年以上。

2. 创伤愈合类型

（1）一期愈合　又称原发性愈合，组织修复以原来细胞修复为主，瘢痕组织较少，结构和功能恢复良好。见于组织缺损少、创缘整齐、无感染、经黏合或缝合后创面对合严密的伤口，如手术切口。

（2）二期愈合　又称瘢痕性愈合，组织修复以纤维组织修复为主，瘢痕组织较多，功能恢复较差。见于组织缺损较大、创缘不整、裂开、无法整齐对合或伴有感染的伤口。

（四）影响创伤愈合的因素

1. 局部因素　伤口感染是最常见的因素。其他如创伤范围大、坏死组织多、异物留存、伤缘不能直接对合、血液循环差、制动不良、缝合过紧和继发性损伤等也不利于伤口愈合。

2. 全身因素　主要影响因素有营养不良、大量使用细胞增生抑制剂（如糖皮质激素等）、老人、免疫功能低下、全身性严重并发症（如多器官功能不全）等，也会延迟伤口愈合。

二、护理评估

（一）健康史

了解患者的年龄、性别、婚姻、文化、职业、身体营养状况；了解受伤原因、时间、地点、部位、类型，采用的急救措施、治疗措施和效果；注意观察患者有无心搏停止、窒息、张力性气胸、活动性出血、休克等危及生命的损伤和表现；了解患者既往健康状况，有无药物过敏史等。

（二）身心状况

1. 症状与体征

（1）局部表现

1）疼痛：其程度与创伤的部位、性质、范围、炎症反应强弱等有关。活动时加剧，制动后减轻，常在伤后2～3日逐渐缓解。颅脑损伤神志不清者，常不能主诉疼痛；器官损伤者，疼痛部位常难以准确定位。

2）肿胀：局部组织肿胀，可伴有红、青紫、瘀斑或血肿。肢体节段严重肿胀，可致远端组织或肢体血供障碍，皮温降低，甚至缺血坏死。

3）功能障碍：局部疼痛常使患者活动受限，神经、肌肉、骨骼损伤时常出现功能障碍。

4）创口和出血：开放性损伤多有伤口和出血。擦伤的创口一般表浅；刺伤的创口小而深；撕裂伤的创口多不规则；切割伤的特点是创缘较整齐，周围组织损伤少，有小动脉破裂时呈喷射出血。

（2）全身表现　严重损伤后，由于机体应激反应的影响，可出现发热、食欲缺乏、生命体征改变等。

1）体温升高：中、重度损伤患者常有发热。一般不超过38.5℃，但脑损伤或继发感染所致的中枢性高热可达40℃。

2）生命体征变化：发热时伴有脉搏和呼吸频率的增加，重度损伤或伤及大血管者可发生大出血或休克；伤及重要脏器可致呼吸、循环功能衰竭。

3）其他：因失血、失液可伴有食欲缺乏、倦怠和失眠等。

2. 心理-社会状况 损伤发生后，患者常出现复杂的心理反应，表现为精神紧张、焦虑、恐惧、暴躁易怒，甚至失去理智；肢体的伤残、面容的损毁，患者担心个人的前途、生活自理和社交活动受影响等，也常使患者出现沮丧、情绪抑郁、意志消沉，表现为自责、悔恨、抱怨，甚至绝望。

链接 创伤后压力心理障碍症

创伤后压力心理障碍症（PTSD）是指人在遭遇或对抗重大压力后，其心理状态产生失调的后遗症。这些经历包括生命遭到威胁、机体严重创伤、心灵上的胁迫。患者的主要症状包括噩梦、性格大变、失眠、易怒、易受惊吓等，患者可伴随精神失调。

（三）辅助检查

1. 实验室检查

（1）血常规 可判断失血、血液浓缩或感染情况。

（2）尿常规 可了解泌尿系统有无损伤。

（3）血、尿淀粉酶 可判断有无胰腺损伤。

（4）血生化 可了解水、电解质和酸碱平衡情况，有无呼吸功能障碍。

2. 影像学检查

（1）X线 可证实有无骨折、脱位、金属异物存留和胸、腹腔内游离气体等。

（2）CT和MRI 主要用于颅脑、脊柱、脊髓损伤的检查。

（3）B型超声 可明确有无肝、脾、肾等实质性器官的损伤和腔内积液等。

3. 诊断学穿刺 常用于闭合性损伤的诊断，有助于判断器官有无破裂、出血，如血气胸或血腹等；心包穿刺可证实心包积液或积血。

4. 内镜检查 可直接观察气管、食管、直肠、膀胱等器官和胸、腹腔内器官损伤情况。

5. 监测中心静脉压 可辅助判断血容量和心功能。

三、治疗要点

1. 急救要点 急救的原则是保存生命第一，恢复功能第二，顾全解剖完整性第三。要点是抢救生命、重点检查、包扎伤口、固定转运。伤情严重的患者，因地制宜采取急救措施，首要处理对生命构成威胁的损伤，病情稳定后送医院进一步治疗。

2. 治疗要点

（1）局部治疗

1）闭合性损伤：单纯软组织损伤予以局部制动、患肢抬高，局部冷敷、12小时后热敷或红外线治疗；局部血肿形成需加压包扎；闭合性骨折和脱位者需进行复位、固定；合并内脏损伤的患者，按内脏损伤的原则处理。

2）开放性损伤：轻度及表浅的擦伤、刺伤和切割伤，给予局部处理。较大的开放性损伤，必须尽早施行清创术，以使污染伤口变为清洁伤口，争取一期愈合。

（2）全身治疗 维持有效呼吸和循环，镇静镇痛，加强营养支持，预防继发性感染和破伤风等。

四、主要护理诊断/问题

1. 急性疼痛 与损伤导致局部炎症反应或伤口感染有关。

2. 组织完整性受损 与致伤因子导致皮肤组织结构破坏有关。

3. 体液不足 与损伤或失血过多有关。

4. 躯体移动障碍 与躯体或肢体受伤、组织结构破坏或剧烈疼痛有关。

5. 潜在并发症： 感染、休克、挤压综合征等。

五、护理措施

（一）急救护理

创伤病情一般都比较危重，处理是否及时和正确直接关系到患者的生命安全和功能恢复。现场优先处理危及生命的情况，病情得到控制后再后续处理。必须优先抢救的急症包括心搏呼吸骤停、窒息、大出血、张力性气胸、休克等。现场救治措施包括复苏、止血、包扎、固定、转运等。

1. 抢救生命

（1）开放气道 立即解开患者衣领，清理口鼻腔内异物，置管通气，给氧等。

（2）心肺复苏 一旦确定患者心搏呼吸停止，立即采取胸外心脏按压及口对口人工呼吸。

2. 伤口止血 四肢大血管出血，采取指压法、加压包扎法、上止血带等措施迅速控制伤口出血。止血带要垫软布垫，避免直接在皮肤上缚扎；要标记使用时间，一般每隔1小时放松止血带1次，每次2～3分钟，避免引起肢体缺血性坏死。

3. 保护伤口 暴露的伤口给予无菌包扎，减少出血和细菌污染。如有内脏脱出禁止现场还纳，可用盆、碗等器皿覆盖，外用敷料包扎。插入体内的尖锐器物不宜随意拔除，以免大出血引起休克。

4. 骨折固定 骨折或脱位不宜现场复位，以免加重损伤。用便利器材做临时简易固定，以避免搬运过程中再损伤，并可减轻疼痛，便于转送。疑有脊柱骨折，应采取3人平托法或滚动法将患者轻放、平卧于硬板床上，防止脊柱损伤。

5. 及时运送 现场救治初步稳定病情后，及时送往医院进一步治疗。采取患者脚在前，头在后的方向运送，避免引起脑缺血。途中应尽量保持平稳，注意镇痛、保暖、补充液体预防休克，避免加重损伤。

（二）观察病情

密切观察全身情况，如神志、面色、生命体征、尿量及颜色，注意有无合并头、胸、腹等重要器官的损伤；密切观察创伤处肿胀、淤血情况，开放性损伤伤口有无出血、伤口引流是否通畅，伤肢末梢循环、肤色和温度等。

（三）维持有效循环与呼吸功能

保持呼吸道通畅，给氧，必要时进行气管插管或气管切开，机械辅助通气。对血容量不足者遵医嘱给予患者输液、输血或应用血管活性药物等，以尽快恢复有效循环血量并维持循环的稳定。

（四）缓解疼痛

取舒适体位，肢体受伤时应抬高患肢，骨与关节损伤时正确包扎、固定，局部制动，从而减轻局部疼痛；根据疼痛强度，遵医嘱合理使用镇静、镇痛药物。

（五）软组织闭合性损伤患者的护理

软组织损伤，抬高患肢15°～30°以减轻肿胀和疼痛，如扭伤立即局部制动；12小时内予以局部冷敷，减少局部组织渗血和肿胀；12小时后改用热敷，促进血肿和炎症的吸收。注意观察创伤处肿胀、淤血情况，待患者伤情稳定后，指导并协助患者进行功能锻炼，预防发生关节僵硬和肌萎缩等功能性并发症。

（六）软组织开放性损伤患者的护理

1. 清创术前准备 做好各项术前准备，如备皮、药物过敏实验、配血、输液、必要的辅助检查、清创所需物品等。有活动性出血者，应抗休克的同时积极准备手术止血。

2. 术后护理 ①根据病情和术后康复需要，协助患者采取适当的体位。②适当抬高并固定患肢，注意伤肢末梢循环情况，如肢端苍白、发绀，皮温降低，动脉搏动减弱，应及时报告医生。③保持敷料清洁干燥，及时换药，密切观察伤口情况，如出现红、肿、热、痛等感染征象时，应协助医生及时处理。④保持引流通畅，注意观察放置引流物的伤口引流是否通畅和有效。⑤在伤后12小时内注射破伤风抗毒素1500U。伤口感染较重或全身性感染时，根据伤情选用合适的抗生素。

（七）并发症的护理

1. 伤口感染 多见于开放性损伤的患者。若伤口出现红、肿、热、痛，体温升高、脉速，白细胞计数明显增加等，表明伤口已发生感染应及时报告医生并协助处理。

2. 挤压综合征 指肢体受到重物长时间挤压致局部肌肉组织发生缺血缺氧和坏死，继而引起肌红蛋白血症、肌红蛋白尿、高血钾和急性肾衰竭为特点的全身性改变。当患者局部压力解除后，出现肢体肿胀、压痛、肢体主动活动及被动牵拉活动引起疼痛、皮温下降、感觉异常、弹性减退，在24小时内出现茶褐色尿或血尿时，提示可能发生了挤压综合征，应及时报告医生并协助处理：①禁止抬高患肢，禁止患肢按摩和热敷。②协助医生切开减压，清除坏死组织。③遵医嘱应用碳酸氢钠及利尿剂，防止肌红蛋白阻塞肾小管。④发生肾衰竭，需腹膜透析或血液透析治疗的患者，做好相关的准备和护理。

（八）健康教育

1. 安全教育 普及安全知识，加强个人安全防护意识，避免受伤。一旦受伤，不管是开放性损伤还是闭合性损伤，都应及时到医院进行诊治，以免延误了治疗发生严重后果。

2. 康复治疗 伤后恢复期，加强功能锻炼，促进机体功能恢复，防止肌肉萎缩、关节僵硬、失用综合征等并发症的发生。

第2节 烧伤患者的护理

案例 9-2

患者，男，30岁，体重为60kg。Ⅱ度烧伤面积50%，伤后6小时入院，转送途中输液1000ml，入院后监测得CVP 4cmH_2O，BP 80/60mmHg，尿量20ml/h，四肢厥冷，呼吸急促。

问题： 1. 该患者属于何种程度的烧伤？

2. 该患者目前首要护理问题是什么？

一、概　　述

烧伤泛指因热力（火焰、热液、蒸汽、热固体）、电流、光源、化学腐蚀剂、放射线等因素造成的组织损伤，其中以热力烧伤最为常见。通常所称的烧伤或狭义的烧伤，一般是指热力所造成的烧伤。烧伤不仅限于皮肤，还可深达肌肉、骨骼，严重者出现休克、脓毒症等一系列病理生理变化危及生命。人体对热反应非常敏感，热力温度和持续时间与烧伤程度呈正相关。面积较大的烧伤，除了局部病理改变以外，还可引起全身性烧伤反应，使病情不断恶化，烧伤后致死的主要原因依次是窒息、脓毒败血症、MODS。

根据烧伤后的病理生理反应及临床特点，一般将烧伤的临床过程分为4期。4期之间可互相重叠和互相影响，分期的目的是突出各阶段的处理重点。

（一）急性体液渗出期

急性体液渗出期又称休克期，严重烧伤后，最早的反应是体液渗出，主要是组织坏死后释放出组胺等血管活性物质，血管通透性增加，血浆渗出至皮下间隙和细胞间隙，形成水肿、水疱或直接丢失于体表，使体液减少、水电解质失衡、酸碱紊乱、血液浓缩。烧伤后2～3小时体液开始渗出，6～8小时渗出最快，48～72小时创面丢失体液最多，然后渗出逐渐减缓，创面重吸收液体的速度超过渗出的速度。休克是烧伤后48小时内导致患者死亡的主要原因，此期防治休克是护理的重点。

（二）感染期

全身感染是严重烧伤患者后期最主要的死亡原因，感染的时机从烧伤开始至创面完全愈合。主要原因有以下几个。①皮肤、黏膜屏障功能受损：为细菌入侵打开了门户；早期烧伤创面大量的致病菌、毒素、有害物质被吸收。②机体免疫功能受抑制：烧伤后机体免疫系统受损，免疫球蛋白与补体消耗或丢失，机体抵抗力下降。③机体易感性增加：伤后早期缺血缺氧性损害是发生全身性感染的重要因素。此期护理的重点是加强创面护理，预防和控制感染。

（三）修复期

烧伤早期出现炎症反应的同时组织修复开始。浅度烧伤多能自行修复；深Ⅱ度烧伤靠残存上皮融合修复；Ⅲ度烧伤只能依赖皮肤移植修复。此期护理的重点是加强患者的营养支持，瘢痕切除和皮肤植皮，加强机体的功能锻炼，促进机体功能的恢复，尤其是关节部位功能的恢复。

（四）康复期

深度创面愈合后，可形成瘢痕，严重者影响外观和功能，需要锻炼、整形等以恢复。严重大面积深度烧伤愈合后，大部分汗腺被毁，机体散热调节体温能力下降，在夏季，这类伤员通常感觉全身不适，需要2～3年调整适应过程。

二、护理评估

（一）健康史

了解患者烧伤原因、热源种类、时间、现场情况；现场急救情况；伤后有无治疗及效果；途中运送情况。迅速评估患者的病情；尤其是有无呼吸道烧伤等危及生命情况。

（二）伤情判断

1. 烧伤面积估算 以相对于体表面积的百分率表示。国内多采用中国新九分法和手掌法。

（1）中国新九分法 将全身体表面积分为11个9%，另加1%。其中头面颈部为9%（1个9%）、双上肢为18%（2个9%）、躯干（包括会阴）为27%（3个9%）、双下肢为46%（包括臀部）（5个9%+1%）（表9-1，图9-1）。12岁以下的儿童头面颈部面积比例较大，双下肢面积比例偏小，计算方法：头面颈部面积=9%+（12−年龄）%，双下肢面积=46%−（12−年龄）%。

表9-1 中国新九分法

部位		占成人体表面积（%）		占儿童体表面积（%）
头颈部	发部	3	9×1=9	9+（12−年龄）
	面部	3		
	颈部	3		
双上肢	双手	5	9×2=18	9×2
	双前臂	6		
	双上臂	7		
躯干	躯干前	13	9×3=27	9×3
	躯干后	13		
	会阴部	1		

续表

部位		占成人体表面积（%）		占儿童体表面积（%）
双下肢	双臀*	5	9×5+1=46	46−（12−年龄）
	双足*	7		
	双小腿	13		
	双大腿	21		

注：*成年女性的臀部和双足各占6%。

（2）手掌法　用患者自己的手掌测定其烧伤面积。无论年龄和性别，患者自己的手掌五指并拢，单掌面积占自己全身体表面积的1%（图9-2）。

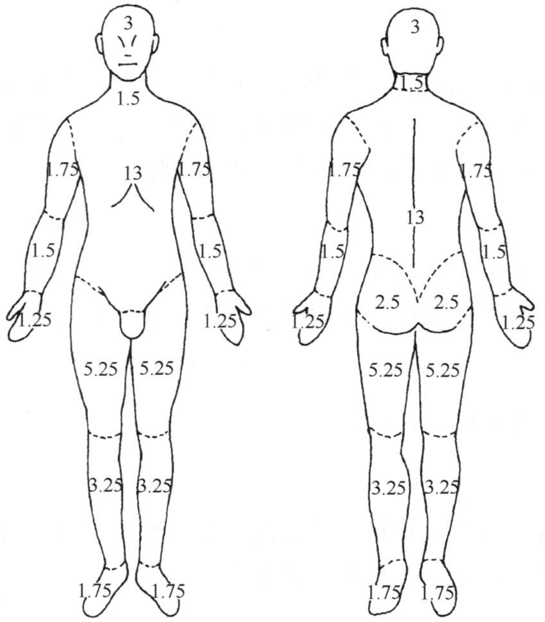

图9-1　成年人各部位体表面积（%）的计算

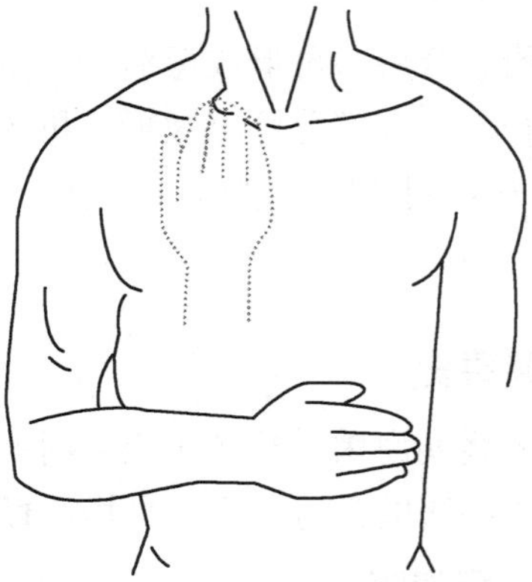

图9-2　手掌估计法

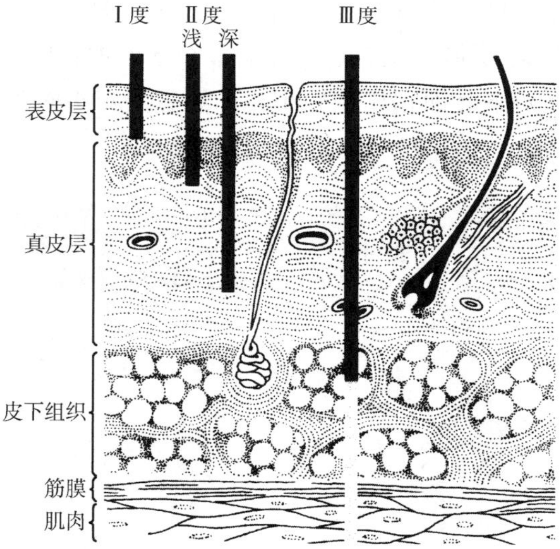

图9-3　热烧伤深度示意图

（3）烧伤面积估算注意事项　①烧伤总面积以整数计算，小数点后数字采取四舍五入处理。②Ⅰ度烧伤及呼吸道烧伤不计入烧伤面积，但呼吸道烧伤者需注明。

2. 烧伤深度评估　目前主要采用三度四分法（图9-3）。即Ⅰ度、浅Ⅱ度、深Ⅱ度、Ⅲ度。Ⅰ度和浅Ⅱ度为浅度烧伤，深Ⅱ度和Ⅲ度为深度烧伤（表9-2）。

3. 烧伤程度评估　烧伤的严重程度取决于烧伤面积与深度，我国通用的是按烧伤的总面积（Ⅰ度烧伤面积不计算在内）和烧伤深度分为4类。

（1）轻度烧伤　Ⅱ度烧伤面积10%以下。

（2）中度烧伤　Ⅱ度烧伤面积10%～29%；或Ⅲ度烧伤面积不足10%。

（3）重度烧伤　烧伤总面积30%～49%；或Ⅲ度烧伤面积10%～19%；或Ⅱ～Ⅲ度烧伤面积虽达不到上述

比例，但已发生休克、呼吸道烧伤或有较重的复合伤。

表9-2 烧伤深度的估计

深度		损伤组织	局部表现	预后
Ⅰ度（红斑）		表皮浅层	表面红斑状，烧灼样疼痛、干燥，无水疱	3～7日痊愈，不留瘢痕
Ⅱ度（水疱）	浅Ⅱ度	表皮全层、真皮浅层	疼痛剧烈，敏感。红肿明显，有大小不一的水疱，创面基底潮湿、红润	1～2周内痊愈，短期内有色素沉着，一般不留瘢痕
	深Ⅱ度	真皮深层	感觉迟钝，水肿明显，水疱较小或无，创面基底发白或红白相间	3～4周痊愈，有瘢痕
Ⅲ度（焦痂）		皮肤全层、皮下、肌肉或骨骼	感觉消失，蜡白、焦黄、炭化，可见树枝状栓塞血管	3～4周后焦痂脱落，需植皮，有瘢痕

（4）特重烧伤 Ⅱ度烧伤面积50%及以上；或Ⅲ度烧伤20%及以上；或已有严重并发症。

临床上所谓的大面积烧伤是指Ⅱ度烧伤面积成人＞15%，小儿＞10%，或Ⅲ度烧伤面积＞5%，多需住院治疗。反之，就是小面积烧伤，一般可在门诊处理。

链 接 化学烧伤

①酸烧伤：高浓度硫酸、硝酸、盐酸与皮肤接触后，很快引起细胞脱水，蛋白质凝固、变性和坏死；②碱烧伤：见于氢氧化钠、氢氧化钾等，接触后使细胞脱水，能与组织形成碱性蛋白盐，使脂肪皂化和溶解；③生石灰（氧化钙）：生石灰遇水形成氢氧化钙，并释放出热量，可加重烧伤；④处理措施：强酸、强碱烧伤，宜先用毛巾等物去除皮肤上的强酸、强碱物质，再用大量流动水冲洗。

4. 烧伤并发症 严重烧伤患者，可引起休克、全身感染、肺部感染、急性呼吸衰竭、急性肾衰竭、应激性溃疡和胃扩张等并发症。

（三）心理－社会状况

患者烧伤后身体上的痛苦，昂贵的医疗费用，畸形愈合、功能障碍等预后，给患者及家属带来很大的思想打击。头面部烧伤造成毁容更是影响到患者的工作和生活，患者出现紧张、恐惧、悲观情绪，未婚年轻女子尤其突出，甚至产生绝望、轻生的意念。故需评估患者及家属的心理承受能力和对治疗及康复费用的经济承受能力。

（四）辅助检查

根据烧伤严重程度，监测心、肺、肝、肾功能；记录每小时尿量，进行血、尿常规和血生化检查；创面分泌物培养和药敏试验，血培养、红细胞压积、血液免疫机制监测等。

三、治疗要点

1. 现场急救 及时、正确的急救处理措施直接关系到患者的生命安全，影响患者的治疗效果。现场急救措施包括脱离火灾现场、灭火、挽救生命、适当处理。

2. 治疗要点 轻度烧伤主要是创面的处理、防止感染和促进伤口愈合。中、重度以上的烧伤需要局部和全身治疗。抗休克、抗感染、创面的处理是烧伤治疗的3个主要问题，同时也要加强心理护理、营养支持，防止并发症。

四、主要护理诊断/问题

1. 有窒息的危险 与头面部、呼吸道或胸部等部位烧伤有关。

2. 体液不足 与烧伤后大量体液自创面丢失、血容量减少有关。

3. 急性疼痛 与组织破坏和烧伤后炎症反应有关。

4. 皮肤完整性受损 与烧伤导致组织破坏有关。

5. 焦虑/恐惧 与伤情严重、担心预后有关。

6. 体象紊乱 与烧伤后毁容、肢体障碍及功能障碍有关。

7. 营养失调：低于机体需要量 与烧伤后机体处于高分解状态和摄入不足有关。

8. 潜在并发症：休克、感染、应激性溃疡等。

五、护理措施

（一）急救护理

1. 脱离险境 迅速脱离火灾现场，但衣服着火时禁止站立或奔跑呼叫，以防增加头面部烧伤或吸入性损伤；迅速离开密闭和通风不良的现场。

2. 灭火 可采用就地打滚方法，尽快扑灭火焰，脱去着火或沸液浸湿的衣服。

3. 冷疗 能防止热力继续作用于创面，并可减轻疼痛。一般适用于中小面积烧伤，特别是四肢烧伤。2018年发布的《国际烧伤协会烧伤救治实践指南》指出，对于热液、火焰烧伤，最好使用清洁的流动水冲洗创面15～20分钟，并根据患者的偏好调节水温。如果是化学烧伤，在清除受污染的衣物和其他材料后，应用大量的水冲洗45分钟。烧伤患者冷疗后要注意保暖，外环境尽量维持在28～31℃为宜。

4. 抢救生命 将患者撤离现场后，检查有无心搏、呼吸停止及大出血、窒息、开放性气胸、严重中毒等危及患者生命的情况，注意有无吸入性损伤、复合伤等，配合医生紧急抢救。

5. 及时转送 给予患者镇静镇痛、补液治疗。烧伤面积较大者，应在原单位积极抗休克治疗，待休克被控制后再转送。现场不具备输液条件者，可口服含盐饮料，防单纯大量饮水而发生水中毒。在现场急救后，轻患者即可转送。用敷料或用清洁衣服、被单等包扎创面，防止污染及搬运过程中再损伤。

（二）补液的护理

1. 建立静脉通道 迅速建立2～3条能快速输液的静脉通道，必要时深静脉置管或静脉切开插管输液，保证各种液体及时输入，尽早恢复有效循环血量。

2. 补液量的计算（补多少） 国内通用的补液方案是按烧伤面积与体重估计补液总量。

（1）伤后第1个24小时 每1%烧伤面积（Ⅱ、Ⅲ度）每千克体重补充晶体液和胶体液1.5ml（儿童为1.8ml，婴幼儿为2.0ml），另加每日生理需水量2000ml（儿童为60～80ml/kg，婴儿为100ml/kg），即补液量（ml）=烧伤面积（%）×体重（kg）×1.5（儿童为1.8，婴幼儿为2.0）+每日生理需水量2000ml（儿童为60～80ml/kg，婴儿为100ml/kg）。

（2）伤后第2个24小时 晶体液和胶体液为第1个24小时计算量的1/2，再加每日生理需水量。

3. 液体种类（补什么） 胶体液首选血浆，电解质溶液首选平衡液，2000ml生理需要量补充5%葡萄糖溶液。中、重度烧伤补充胶体液和电解质液的比例为1∶2，特重度烧伤为1∶1。

4. 补液安排（怎么补） 遵循先快后慢、先晶后胶、液种交替的输液原则。由于烧伤后前8小时体液外渗速度最快，应输入胶体液与晶体液总量的1/2，另1/2于后16小时均匀输入，生理需要量在24小时内均匀输入。需要注意的是烧伤补液起算时间是烧伤时。

如患者体重为60kg，Ⅰ度烧伤面积为10%，Ⅱ烧伤面积为30%，Ⅲ度烧伤面积为10%。患者为重度烧伤，第1个24小时补液量=（30+10）×60×1.5+2000=5600ml。其中1200ml为胶体液，2400ml为晶体液，2000ml为5%葡萄糖溶液（表9-3）。

表9-3　第1个24小时补液计划

时间	胶体量（ml）	晶体量（ml）	生理需求量（ml）
前8小时	600	1200	700
后16小时	600	1200	1300

5. 观察输液效果　根据尿量、心率、末梢循环、精神状态及中心静脉压等判断输液的效果。

（1）尿量　是最简便、最客观反映组织器官灌流状态的指标。成人应维持在30～50ml/h，小儿一般为20ml/h，吸入性烧伤合并颅脑损伤的患者，每小时尿量应维持在20ml/h左右。若尿量过少，说明有效循环血量不足，应加快补液速度，反之则应减慢补液速度。如为血红蛋白尿或肌红蛋白尿时，应输入5%碳酸氢钠溶液碱化尿液，防止肾小管阻塞而致急性肾衰竭。

（2）若患者心率快、烦躁、口渴、皮肤弹性差等，提示液体量不足，应加快补液速度。

（3）中心静脉压　有助于了解循环血量和右心功能，＜5cmH$_2$O表示血容量不足，15～20cmH$_2$O表示右心功能不良。

（三）创面护理

正确处理创面是治愈烧伤的关键环节。其目的是保护创面、防治感染、促进愈合，最大限度地恢复功能。

1. 初期处理　剃净创周毛发，用灭菌水冲洗创面，无菌纱布轻轻拭干。浅Ⅱ度创面的小水疱不予以处理，大水疱可用无菌注射器抽取液体，已脱落及深度创面上的水疱皮应去除。然后根据烧伤部位、面积、医疗条件采取包扎疗法或暴露疗法。处理创面时动作轻柔，可用吗啡、哌替啶等药物镇痛。若休克严重，应控制后再处理。

2. 创面用药　根据烧伤面积和深度选择用药。

（1）小面积浅Ⅱ度烧伤，水疱完整者，可在表面涂以碘伏，吸出疱液，加压包扎。

（2）较大面积的Ⅱ度烧伤，水疱完整或小面积水疱可以破者，剪去水疱皮，外用1%磺胺嘧啶银霜剂、碘伏等。

（3）Ⅲ度烧伤创面，可先外用碘伏，等待去痂后再处理。

3. 包扎疗法的护理　包扎有利于保护创面、减轻疼痛，及时引流渗液，适用于面积小或四肢的浅Ⅱ度烧伤、昏迷不合作的患者。护士应协助医生实施包扎疗法，经清创处理后，先将一层油纱布或几层药液纱布覆盖创面作为内敷料，再加2～3cm吸水性强的棉垫作为外敷料，然后用绷带自肢体远端向近心端包扎，注意指（趾）间用油纱布隔开并显露末端便于观察。

包扎后的护理要点：①观察肢体末梢感觉、运动、血液循环情况，如皮温和动脉搏动，若发现指（趾）端发凉、发绀、麻木等情况，应立即放松绷带。②抬高肢体，注意保持肢体功能位，适当进行局部肌肉锻炼。③加强换药：每日检查包扎敷料有无松脱、伤口有无臭味或疼痛，敷料浸湿后及时更换，以防感染。

4. 暴露疗法的护理　暴露治疗是将烧伤创面暴露于空气中，使创面渗液和坏死组织逐渐干燥，形成痂壳，以暂时保护创面。而且干冷的环境也不利于细菌繁殖。暴露治疗适用于大面积、头面部或会阴部烧伤。创面局部可应用1%磺胺嘧啶银等处理。暴露疗法病房应具备：室内清洁，具备必要的消毒隔离条件；恒定的温、湿度，病室温度宜控制在28～32℃，相对湿度控制在50%～60%。

暴露疗法的护理要点：①保持床单清洁干燥。②促进创面干燥、结痂，可用烤灯或红外线照射，创面涂收敛、抗菌药物。③定时翻身，用翻身床定时为患者翻身，以避免创面因长时间受压而影响愈合。

5. 去痂和植皮的护理 深度烧伤创面须积极处理，尽早去除痂壳，植皮覆盖，使创面早日愈合。做好供皮区皮肤准备，避免皮肤损伤，消毒时仅用70%～75%乙醇；因出血较多，术前应充分备血；植皮后注意保护植皮区肉芽创面，勿受压；包扎敷料妥善固定，松紧适宜，防止皮片滑动；注意创面渗出情况，更换敷料时观察皮片成活情况，防止感染和皮片脱落。

6. 感染创面的护理 常见致病菌为铜绿假单胞菌、金黄色葡萄球菌、大肠埃希菌等。感染创面应采用湿敷、半暴露（薄层药液纱布覆盖）、浸浴等方法引流脓液和去除坏死组织，痂下感染时剪去痂皮或坏死组织，以清洁和引流创面。根据创面感染的程度和脓液的多少，决定每日换药次数，根据感染特征或细菌培养和药敏实验选择外用药，如醋酸磺胺米隆、烧伤膏等中成药制剂。待感染基本控制，肉芽组织生长良好，及时植皮，消灭创面。

（四）防治感染的护理

1. 密切观察病情 注意观察患者生命体征、意识状态，了解有无脓毒症的表现；注意局部创面情况，有无创面水肿、肉芽颜色转暗、焦痂潮湿腐烂等化脓性感染征象；若患者出现寒战、高热，创面出现脓性分泌物、坏死和异味，外周血白细胞计数和中性粒细胞计数明显升高，应警惕是否并发感染；若创面出现紫黑色出血坏死斑提示铜绿假单胞菌感染。

2. 正确处理创面 积极处理创面，切除坏死组织，及时切痂、削痂、植皮，加强无菌管理。

3. 应用抗生素 根据细菌学检查和药敏试验针对性地选用抗生素。

4. 严格消毒隔离制度 保持病室空气流通，定期进行病室空气消毒，每日用紫外线照射消毒2次；严格执行手卫生，防止交叉感染；限制人员的探视。

5. 加强支持 增强机体的免疫力，及时注射破伤风抗毒素，还可应用免疫球蛋白、烧伤免疫血清、新鲜血浆等增强患者的免疫功能。

（五）营养支持护理

严重烧伤后，机体处于超高代谢状态，引起热能及自身蛋白大量消耗和分解，导致机体负氮平衡。充分有效的营养支持疗法能为机体提供创伤修复所需要的热能和各种营养物质，并可阻止或减少自身蛋白的分解，增强机体免疫力和创面再生修复能力。指导患者进食清淡易消化饮食，少量多餐；口周烧伤者可用吸管吸入牛奶、菜汤、肉汤等，由少到多，以后给予高蛋白、高热量、高维生素饮食；经口摄入不足者，经鼻饲肠内营养剂或经肠外营养补充，以保证摄入足够的营养。

（六）并发症的观察和护理

1. 休克 做好补液护理，及时补充低血容量，迅速纠正休克，密切观察患者生命体征情况。

2. 感染 参考防治感染的相关内容。

3. 压疮 定时翻身，避免骨突部位因长时间受压而发生压疮。

4. 应激性溃疡 烧伤、休克、感染等应激情况下，胃、十二指肠可发生急性糜烂、溃疡和出血。若烧伤患者呕吐咖啡样物或呕血、柏油样大便或胃肠减压管内吸引出咖啡样液体或新鲜血，提示发生了应激性溃疡，应立即报告医生并协助处理。护理要点：留置胃肠减压管，及时吸出胃内容物；平卧患者，嘱其呕吐时将头偏向一侧，以免误吸；遵医嘱静脉滴注雷尼替丁或奥美拉唑及生长抑素、前列腺素等，以抑制胃酸分泌，保护胃黏膜，防止应激性溃疡再出血。同时使用维生素K和氨甲苯酸等药物；对经药物治疗无效或合并穿孔的患者，应立即做好腹部手术的常规准备。

（七）心理护理

心理护理说明手术治疗的必要性，使其了解病情、创面愈合和治疗的过程，并消除顾虑、积极合作。鼓励患者说出内心感受，认真倾听，给予支持、理解与同情。鼓励患者面对现实，增强生活信念，树立战胜疾病的信心。鼓励患者积极参与社交活动和工作，减轻心理压力，促进康复。

（八）健康指导

1. 普及防火、灭火、自救常识，预防烧伤事件的发生。
2. 患者烧伤瘢痕表面出现干燥和瘙痒时，禁忌搔抓、摩擦、肥皂刺激、热水烫洗和阳光暴晒。
3. 康复期加强功能锻炼，促进机体功能的恢复。
4. 对患者进行知识宣教，鼓励参与一定的家庭、社会活动，重新适应社会和环境。

医者仁心

陈桂平为孤寡老人送医送药25载

1997年，陈桂平正式取得了乡村医生资格证，办起了自己的诊所。他25年如一日，坚持为村里孤寡老人上门送医送药，为辍学在家的孩子捐款助学。20余年来，他累计资助贫困学子260余人，资助金达15万元。陈桂平以他最朴实的方式传递着真爱。

第3节　其他损伤患者的护理

一、毒蛇咬伤患者的护理

案例9-3

患者，男，28岁，在山上劳动，2分钟前不小心被金环蛇咬伤小腿外侧，有两个明显的毒牙牙印。患者感觉伤口发麻，出血少，疼痛不明显，患肢无力。

问题： 1. 该患者属于何种毒蛇咬伤？

2. 怎样实施现场急救？

（一）概述

蛇咬伤以南方多见，多发生于夏、秋两季。蛇分无毒和毒蛇两种，我国有毒蛇50余种，其中有剧毒者10余种。蛇毒是多种毒蛋白、溶组织酶和多肽的复合物，进入体内后可引起严重的全身中毒症状而危及生命。

分类及病理

（1）无毒类　无毒蛇咬伤者，皮肤留下细小齿印，局部稍痛，可起水疱，无全身中毒反应。

（2）有毒类　毒蛇咬伤后，留下一对较深的齿印，蛇毒注入体内，引起全身中毒反应（图9-4）。蛇毒包括神经毒素、血液循环毒素和混合毒素。

1）神经毒素：毒素对中枢、周围神经、神经肌肉传导功能等产生损害作用，可引起惊厥、瘫痪和呼吸麻痹。常见于金环蛇、银环蛇、海蛇咬伤。

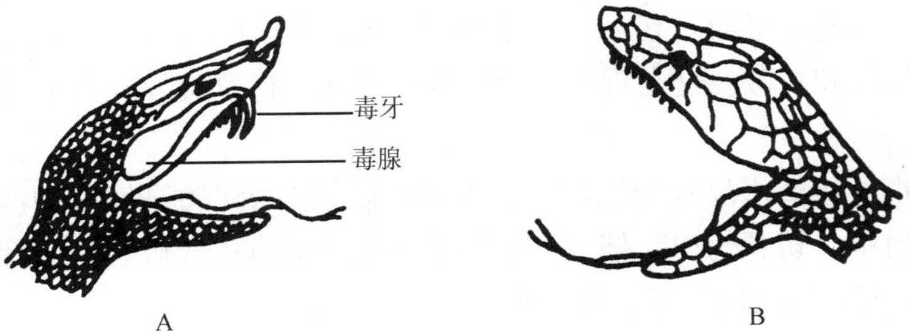

图9-4　毒蛇与无毒蛇

A. 毒蛇；B. 无毒蛇

2）血液毒素：毒素对血细胞、血管内皮和组织有破坏作用，造成心血管和血液系统损害，引起心律失常、循环衰竭、溶血和出血。常见于竹叶青、五步蛇咬伤。

3）混合毒素：兼有神经毒素类和血液毒素类特点，但以其中的一种为主。常见于蝮蛇、眼镜蛇咬伤。

（二）护理评估

1. 健康史 了解患者被咬伤的时间、部位、伤口情况；了解蛇的形态特点及伤后现场救治措施；查看咬伤处压痕特点，判断是否为毒蛇咬伤，是何种毒蛇咬伤等。

2. 身心状况 取决于毒蛇的种类、蛇毒的吸收量。

（1）神经毒 主要作用于延髓和脊神经节细胞，引起呼吸麻痹和肌瘫痪，对局部组织损伤较轻。全身症状常在伤后0.5～2小时出现，表现为头晕、嗜睡、恶心呕吐、乏力、步态不稳、视物模糊、语音不清、呼吸困难、发绀，以至全身瘫痪、惊厥、昏迷、血压下降、呼吸麻痹、心力衰竭，甚至死亡。

（2）血液毒 有强烈溶组织、溶血、抗凝作用，可致组织坏死、感染。局部症状出现早且重，表现为伤处剧痛、流血不止、肿胀、皮肤发绀，并有皮下出血、瘀斑、血疱及明显淋巴管炎和淋巴结炎表现，甚至严重的组织坏死、化脓感染等。血液毒对心、肾等亦有严重破坏作用，引起心、肾功能不全。

（3）混合毒 兼有上述两种作用，局部和全身症状均严重。

（4）心理状态 患者受伤后担心生命受到威胁，心理反应强烈，常表现出恐惧、紧张、焦虑不安。有的奔跑求救，反而加快毒素的吸收。

3. 辅助检查 凝血功能和肾功能检查，可见血小板减少，凝血因子Ⅰ减少，凝血酶原时间延长；血肌酐增高，肌酐磷酸激酶增加，肌红蛋白尿等异常改变。

（三）急救和治疗要点

1. 现场急救 现场正确及时的自救或互救措施，是挽救患者生命提高救治成功率的关键。包括阻止毒素吸收、伤口排除毒素、降解毒素毒性。

2. 治疗要点 清创排毒，减少毒素吸收，破坏伤口内毒素，尽早应用各种蛇药和抗蛇毒血清，防止MODS。

（四）主要护理问题/问题

1. 恐惧 与毒蛇咬伤、知识缺乏、生命受到威胁有关。

2. 皮肤完整性受损 与毒蛇咬伤、组织结构破坏有关。

3. 潜在并发症：感染、多脏器功能障碍等。

（五）护理措施

1. 急救护理

（1）稳定情绪，伤肢下垂。毒蛇咬伤后应保持镇静，就地休息或互相搀扶缓行，切忌惊慌奔跑，肢体制动和保持下垂位。

（2）肢体缚扎，减少毒素吸收。伤后立即于伤口近心端5～10cm处用止血带或手帕阻断静脉血和淋巴回流，防止毒素吸收和扩散。这是现场急救的首要措施。待急救处理结束或服有效蛇药30分钟后去除缚扎。

（3）伤口排毒。现场用清水反复冲洗伤口，到了医院用1：5000高锰酸钾液、过氧化氢、生理盐水反复冲洗；以牙痕为中心切开伤口，挤或吸出毒液。由于蛇毒的吸收较快，切开或吸吮均应及早进行，也可以用拔火罐或吸奶器吸除毒素。如有伤口流血不止，忌切开。

2. 伤口护理

（1）清创排毒 及时清除变性及坏死组织，伤口可用多层纱布浸湿高渗盐水或1：5000高锰酸钾溶液湿敷，勤换药。患者伤肢处于下垂位；保持伤口引流通畅和创面清洁、干燥。

（2）局部降温 将伤肢浸于冷水中（4～7℃为宜）3～4小时，然后改用冰袋冷敷24～36小时，以减轻疼痛，减缓毒素吸收速度，降低毒素中酶的活力和局部代谢。

（3）破坏伤口内毒素 胰蛋白酶是强力蛋白水解酶，能迅速破坏蛇毒蛋白质。遵医嘱用胰蛋白酶2000U加入0.05%普鲁卡因10ml+地塞米松5mg在伤口外周做环行注射，有镇痛、抗炎、消肿和减轻过敏的作用。必要时12～24小时后重复注射。

3. 治疗护理

（1）一般护理 多饮水，给予高热量、高维生素、易消化饮食。及时采取输液及其他抗休克措施，溶血、贫血严重时予以输血。呼吸微弱时，遵医嘱予以吸氧，应用呼吸兴奋剂，必要时进行辅助呼吸。

（2）遵医嘱应用解蛇毒药物。

1）解蛇毒中成药：常用蛇药有口服、外敷或注射等给药方式。新鲜草药外敷对毒蛇咬伤有效，如半边莲、白花蛇舌草、七叶一枝花等。

2）抗蛇毒血清：能中和毒素，是最有效最关键的治疗措施。抗蛇毒血清有单价和多价两种。单价抗蛇毒血清对已知毒蛇种类的咬伤有较好的疗效，否则使用多价血清。用前需做过敏试验，结果为阳性者，使用脱敏注射法注射。

3）其他治疗：经静脉快速大量输液或用呋塞米、甘露醇等利尿，促使血内蛇毒加速排泄，缓解中毒症状；常规使用破伤风抗毒素和抗菌药物防止感染；积极改善出血倾向，抗休克或治疗心、肺、肾功能障碍等。

4. 心理护理 安慰患者，告知其对毒蛇咬伤后有中成药物、新鲜草药及抗蛇毒血清等用于治疗，解释治疗方法及治疗过程，帮助患者树立战胜疾病的信心和勇气，使其保持情绪稳定，积极配合治疗和护理。

5. 健康指导

（1）自我保护 ①在野外工作时，穿高筒靴、戴手套。夜间走路带好手电筒等照明工具。②废弃的房子、洞穴等常有蛇穴，勿随便进入或用手摸索，勿轻易尝试抓蛇或玩蛇。露营时选择空旷干燥地面，避免扎营于杂物或石堆附近，晚上在营帐周围点燃火焰。

（2）自我救治 一旦发生蛇咬伤，镇静处理，切忌奔跑和惊慌。进行肢体缚扎、采取排除毒素、破坏毒素活性措施，伤肢下垂。

（3）后续处理 将伤肢制动后平放并辅以局部降温措施，运送至正规医院做清创术等后续治疗。

二、冻伤患者的护理

（一）概述

冻伤或称冷伤是机体遭受低温侵袭所引起的局部或全身性损伤。分为非冻结性冷伤和冻结性冷伤两类。

1. 病因 低温寒冷是引起冻伤的主要因素，但不是唯一因素。有时气温不太低，也可以引起冻伤，其他常见因素如下。

（1）气候潮湿、刮风 气候潮湿、刮风可以加速散热，风速越快、越潮湿，越容易冻伤。

（2）局部血液循环不良 部位暴露、衣服单薄、衣袜过紧、长久静止不动等，都可以造成局部血液循环不良，热量来源减少，发生冻伤。

（3）机体抗寒能力差 失血、休克、疲劳、饥饿、瘦弱者，全身抗寒能力差，对气候变化的适应和调节能力差，容易被冻伤。

2. 分类

（1）非冻结性冻伤 是人体接触10℃以下、冰点以上的低温，加上潮湿条件所造成的损伤，包括冻疮、战壕足、水浸足（手）等。机体局部长时间暴露于湿冷环境中，动脉痉挛、皮肤血管强烈收缩，血流滞缓、影响细胞代谢。局部复温后，血管扩张、组织反应性充血，引起组织再灌注损伤。冻疮局部出现水肿、水疱，可形成溃疡，冻疮好发于手、足、耳郭及鼻尖等暴露部位，容易反复发作，治愈后组织对寒冷特别敏感。水浸足（手）是长时间暴露于1～10℃的湿冷环境中所致，较多见于海员、渔民、水田劳作人员。

（2）冻结性冻伤　是0℃以下低温所造成的损伤，包括局部冻伤和全身冻伤（又称冻僵）。局部冻伤会在细胞外形成冰晶，导致细胞内脱水，蛋白变性，酶活性下降，细胞功能障碍，如果快速冷冻则细胞内出现冰晶，导致细胞死亡，毛细血管内皮破坏、红细胞瘀积，导致循环停顿。全身冻伤常发生在严寒季节和高海拔地区，在雪崩、暴风雪等灾害状况下发生。全身受低温侵袭时，外周皮肤血管收缩和寒战反应，体温由表及里逐渐降低。当核心体温下降至32℃以下时，血流缓慢，器官和组织缺血缺氧，脑、心、肾、血管等脏器功能受到损害。当核心体温降至28℃以下时，易出现心律失常、心搏骤停，如不及时抢救，可直接导致死亡。气温、湿度、海拔高度、保暖措施、暴露时间直接影响到冻伤程度。

（二）护理评估

1. 健康史　了解患者冻伤时间、部位、气温、受潮、保暖情况。了解患者冻伤后的急救与处理经过。

2. 身心状况

（1）冻疮　手足等暴露部位末梢循环处，局部红、肿、瘙痒和疼痛；可以起水疱，去除疱皮后创面发红，有渗液；并发感染后创面容易形成溃疡。

（2）局部冻伤　冰点以下的冻伤，局部组织严重缺血缺氧，甚至坏死，比冻疮严重。在冻融之前，皮肤苍白发凉、麻木或丧失知觉，不易区分其深度。复温冻融后其损伤程度可以分为四级。

1）Ⅰ度冻伤（红斑性冻伤）：伤及表皮层。局部红肿、充血，有热、痒、刺痛的感觉。症状数日后消退，表皮脱落、水肿消退，不留瘢痕。

2）Ⅱ度冻伤（水疱性冻伤）：伤及真皮层。局部明显充血、水肿，12～24小时内形成水疱，水疱液呈血清样。水疱在2～3周干燥结痂愈合。少有瘢痕。

3）Ⅲ度冻伤（腐蚀性冻伤）：伤及全层皮肤或皮下组织。创面由苍白变为黑褐色，感觉消失。创面周围红、肿、痛并有水疱形成。4～6周后坏死组织脱落，形成肉芽创面，愈合缓慢，愈合后有瘢痕。

4）Ⅳ度冻伤（血栓形成与血管闭塞）：损伤深达肌肉、骨骼，甚至肢体坏死，表面呈死灰色，无水疱。坏死组织与健康组织的分界在20日左右明显，通常呈干性坏死，也可并发感染变为湿性坏疽。局部表现类似Ⅲ度冻伤，愈合后多有肢体功能障碍和伤残。

（3）全身冻伤　初起有寒战，皮肤苍白或发绀、四肢冰冷、疲乏、无力等表现；继而肢体僵硬、意识障碍、呼吸抑制、心搏减弱、心律失常，最后呼吸、心搏停止而死亡。如及时救治，患者复温复苏后常出现心室颤动、低血压、休克，可发生肺水肿、肾衰竭等严重并发症。

3. 辅助检查　血常规检查红细胞计数、红细胞压积、中性粒细胞比例等，了解血液浓缩和感染的情况；血液生化检查了解电解质、酸碱平衡情况。

（三）治疗要点

1. 冻疮　患部保暖，涂冻疮膏，每日温敷患处数次。有局部溃烂和溃疡者，加强创面的观察和护理，局部可应用抗菌药软膏。

2. 冻结性损伤　无论是局部冻伤还是全身冻伤，都应进行复温；补充血容量，改善微循环，防止休克；防治感染；保持创面的清洁干燥，坏死组织分界清楚后进行手术清创、植皮；并发坏疽者需要截肢手术。

（四）主要护理诊断/问题

1. 组织灌注量改变　和局部血管内皮损伤，血管痉挛、血栓形成有关。

2. 体液不足　和冻融后血管扩张充血、渗出，有效循环血量减少有关。

3. 有组织完整性受损　和局部组织缺血、缺氧、坏死有关。

4. 潜在并发症：休克、感染、MODS等。

（五）护理措施

1. 急救护理

（1）脱离险境。尽快使伤员脱离寒冷环境，脱掉潮湿的衣服、鞋袜，注意全身和局部保暖。衣服、鞋袜等连同肢体冻结者，不可勉强卸脱，应用温水（40℃左右）使冰冻融化后脱下或剪开。

（2）迅速复温。快速复温是急救的关键，但勿用火炉烘烤。伤员置于15～30℃温室中，将伤肢或冻僵的全身浸浴于足量的38～42℃温水中，保持水温恒定，使受冻局部在20分钟内，全身在30分钟内复温。复温以肢体红润、循环恢复良好、皮温达到36℃左右为宜。

（3）对呼吸、心搏骤停者要立即施行心肺复苏、吸氧等急救措施。

2. 局部创面的护理　复温后冻伤的皮肤应保持清洁、干燥，抬高病变部位减轻水肿，局部制动防止加重损伤。Ⅰ度冻伤保持创面干燥清洁，数日可愈。Ⅱ度冻伤水疱复温后，在无菌条件下吸尽水疱内液体，用无菌敷料保暖性包扎。创面感染时，先用抗菌药湿纱布敷，再用冻伤膏，采用包扎或半暴露疗法；Ⅲ、Ⅳ度冻伤多用暴露疗法，保持创面干燥，且受冻部位每日在药液中清洗1～2次。对分界明确的坏死组织予以切除并植皮，并发湿性坏疽常需截肢。

3. 全身护理

（1）保暖与营养支持。复温后，较严重的患者应置于温室内，保持核心体温的稳定；给予高热量、高蛋白、富含多种维生素饮食。不能进食者，予以肠内营养和肠外营养支持。

（2）复苏过程中首先要维持呼吸道通畅，吸氧，必要时给予辅助呼吸。复温后及时补液，积极防治休克，输注的葡萄糖盐液应加温至38℃。

（3）改善微循环。应用低分子右旋糖酐、妥拉唑啉、罂粟碱等扩血管药物改善微循环。患者禁忌吸烟，以免引起微血管收缩。

（4）防止感染。Ⅲ度以上冻伤给予破伤风抗毒素1500～3000U肌内注射，根据病情全身应用抗生素预防感染。

4. 健康指导

（1）防冻教育　对严寒地区人员进行防冻教育，普及防冻知识，采取保暖措施，储备足够的防冻物资。

（2）耐寒锻炼　冻伤高危人群，注重防寒锻炼，如爬山、跑步、滑雪等；或加强冷水锻炼，如冷水洗手、洗脚，冷水沐浴等。

（3）注意保暖　寒冷季节，衣着鞋袜要保暖舒适，暴露部位如手、脚、鼻、耳朵等部位，要戴手套、口罩、棉帽等，注意防护。

（4）增强御寒能力　在低温寒冷环境中工作做到“三防”，即防寒、防湿、防静。应热食热饮，保持充足的睡眠，不宜饮酒，因可致血管扩张，热量丢失。

第4节　清创术与换药术

一、清　创　术

（一）概述

1. 清创目的　通过清除创口内的污染组织，切除失活组织，除去伤口内异物，止血和缝合伤口，使污染伤口变为清洁伤口，开放性损伤变为闭合性损伤，促使伤口一期愈合。

2. 清创时机 清创越早效果越好，应争取在伤后6～8小时施行。因为伤口暴露越久，细胞损害越重，伤口内细菌增多，越容易导致伤口污染及感染。但时间并非绝对指标，还需考虑其他影响感染形成的因素，如所损伤的组织、伤口污染程度、局部血液循环情况、全身营养状况、环境温度、湿度及伤后是否及时应用抗生素等。若伤口污染轻，位于头面部的伤口，早期已应用了有效抗生素等情况，清创缝合的时间可延长至伤后12～24小时或更迟。特殊部位伤口如面部、关节附近及有神经、大血管、内脏等重要组织或器官暴露的伤口，如果无明显感染现象，尽管时间延长，原则上也应该清创并缝合伤口。

（二）清创方法

1. 清创前准备 根据损伤部位和程度选择麻醉方式，普通外伤一般采取局部浸润麻醉方式。

2. 清洗去污 清洗伤口周围组织和检查伤口。无菌纱布覆盖伤口后，用肥皂水棉球洗去伤口周围皮肤上污物，剪去毛发，尽量扩大范围，若有油垢应先用汽油或乙醚擦净，再以生理盐水洗净皮肤。去除伤口内纱布，暴露伤口深部，检查创腔。分别用生理盐水、3%过氧化氢溶液反复交替冲洗伤口，利用机械冲击力和过氧化氢形成的气泡，除去伤口内血肿、脱落的组织碎片、泥沙和异物等。擦干伤口周围皮肤，用无菌纱布覆盖伤口。

3. 消毒铺巾 更换无菌手套和器械，更换伤口上的纱布，然后用1%～2%碘伏或其他消毒液依次由内向外消毒伤口周围皮肤，注意不要使消毒液流入伤口内。铺无菌手术巾。

4. 清理伤口 为了处理伤口深部，可适当扩大伤口和切开筋膜，切开的范围以获得充分地暴露为度。去除血凝块及异物，切除坏死、半游离及受污染、无活力的软组织，修剪创口边缘皮肤，一般切除2～3mm即可。随时用无菌盐水冲洗，清理直至比较清洁和显露血循环较好的组织，并彻底止血以免形成血肿。对颜面部、手指、关节附近的组织，不宜切除过多，以免影响缝合和功能。尽可能保留和修复重要的血管、神经和肌腱，考虑形态和功能的恢复。

5. 放置引流，缝合伤口 重新消毒，更换手术单、器械及术者手套。生理盐水反复冲洗伤口，进一步止血。依组织层次缝合伤口，可在伤口低位或另戳口放置橡皮管或橡皮片引流，术后48小时左右拔除；或者只缝合深部组织，用长纱条疏松地填塞，延期缝合皮下组织及皮肤，缝合时勿残留无效腔。注意贯通伤的出入口均须做引流，非贯通伤必要时做对口引流。视具体情况局部应用抗生素。

6. 包扎固定 厚纱布垫覆盖伤口，用胶布按与身体纵轴相垂直的方向粘贴，不宜环行粘贴以免组织肿胀发生血液循环障碍。骨折或广泛软组织损伤时，用石膏托或夹板固定、绷带包扎，注意观察末梢血液循环。

链接 伤口分类及伤口愈合等级

通常把缝合的伤口分为清洁伤口、污染伤口和感染伤口。①清洁伤口是指未被细菌污染的伤口（如Ⅰ类手术切口）；②污染伤口是指被细菌污染，但尚未发展为感染的伤口（如Ⅱ类手术切口）；③感染伤口是指已经感染甚至化脓的伤口（如Ⅲ类手术切口）。

伤口愈合分为甲级愈合、乙级愈合和丙级愈合。①甲级愈合是指伤口顺利愈合，过程中没有发生红肿、化脓；②乙级愈合是指愈合过程中曾经发生红肿，但未化脓；③丙级愈合是指伤口愈合过程中感染、化脓。

伤口愈合的记录为切口类型（Ⅰ、Ⅱ、Ⅲ）/愈合等级（甲、乙、丙）。例如，一阑尾炎术后患者，切口在愈合过程中曾经出现过红肿，未化脓，则记录为Ⅲ/乙，如此类推。

（三）清创后的护理

1. 一般护理 有骨、关节损伤或神经、肌腱、血管修补者，术后应局部固定、制动，抬高患肢，减少肿胀。保持有利于引流的体位和关节的功能位置。

2. 密切观察 注意观察伤肢末梢血液循环情况，包扎松紧是否合适。观察伤口引流情况，如出血过多应及时检查伤口并止血。伤口大量渗出敷料潮湿，应及时更换外层敷料，一般不宜频繁地更换内层敷料。

3. 预防感染 伤后24小时内注射破伤风抗毒素，根据情况选用抗生素。局部引流不畅、严重化脓、发生脓毒血症时，应及早扩大伤口，清除坏死组织，充分引流，全身及局部应用广谱抗生素。

4. 功能锻炼 指导患者伤指（趾）的早期活动，促进功能恢复。

（四）注意事项

1. 清创时注意保暖，室温宜保持在28～30℃。一般在镇痛、镇静药物如哌替啶或吗啡（小儿、老年、颅脑损伤或呼吸道烧伤者忌用）使用后进行。

2. 清创术应尽早施行，操作应迅速、轻柔以减少对伤员的刺激。

3. 严格无菌技术，防止交叉感染。

4. 清创时应彻底切除已失活组织，尽量保留存活组织，促进愈合，保存功能。

5. 除大出血外，不应在绑止血带的情况下进行清创，并应彻底止血，以免形成伤口血肿。

二、换 药 术

（一）概述

换药也称更换敷料，是对初期治疗的伤口（包括手术伤口）进行检查、清洁、用药、引流及覆盖敷料等进一步处理的总称。其目的是动态观察伤口变化，保持引流通畅，控制局部感染，使肉芽组织健康生长，有利于伤口愈合或为植皮做好准备。能行动的患者均于换药室内进行换药。换药室应宽敞明亮，通风、照明良好，空气清洁，有紫外线灯并每日定时消毒空间。

（二）换药方法

1. 换药前准备

（1）按无菌操作原则戴口罩、帽子，肥皂及流水洗净双手。

（2）区分所需换药伤口的种类，准备所用物品。无菌换药碗内准备适量碘伏棉球、盐水棉球、纱布、油纱布等。必要时备探针、刮匙和剪刀等。

（3）向患者解释换药的目的、程序，取得患者的配合。帮助患者取舒适体位，充分暴露创面，伤口下垫治疗巾。如腹部伤口取平卧位。

2. 揭除敷料 ①由外向内顺着毛发生长的方向揭除胶布，胶布痕迹可用汽油棉签浸湿后去除。②外层敷料用手揭下。③用无菌镊顺伤口的长轴方向慢慢取下内层敷料；如创面粘紧最内层敷料时，可用生理盐水浸湿软化后揭下，以减轻疼痛及避免损伤新生肉芽组织或引起创面出血。

3. 清洁伤口 根据伤口种类使用不同的换药方法。

（1）无菌切口 对于手术一期缝合的清洁伤口，可用碘伏棉球由内向外依次消毒切口、缝线和周围皮肤。

（2）线结脓肿 切口继发感染时，可见针眼周围暗红、肿胀，针眼处有脓点或见脓液溢出，为线结脓肿。小的脓点可先用无菌干棉球压出脓液，再涂以碘伏。感染较深、切口周围明显红肿时应拆除该处缝线，甚至用镊、钳撑开切口处皮肤和皮下组织，敞开引流脓液。

（3）感染伤口 根据创面大小、深度，分泌物的量、性状，创缘和创底组织变化，肉芽生长情况，结合细菌培养结果、体温变化、血常规改变，明确致病菌种类（表9-4）。

1）清洁方向：处理时先以碘伏棉球由外向内擦拭消毒伤口周围皮肤，再以生理盐水棉球吸除创口内的分泌物及脓液，较深时用镊子伸入脓腔尽量去除脓液。以盐水棉球清洗伤口中央到边缘，反复数次。

表9-4 伤口感染表现

致病菌	脓液特点	创面情况
金黄色葡萄球菌	黄白色，较黏稠，无臭	肉芽上沾有脓液，尚可生长
溶血性链球菌	红褐色，较稀薄，无臭	肉芽少，周围皮肤浸润发红
铜绿假单胞菌	绿色，有甜腥味	肉芽不生长，或生长后溶化
多种菌混合	黄褐色，有或无臭味	肉芽生长慢，可见坏死组织
厌氧菌	棕色，较稀薄有腥臭味可有气泡	可见肌坏死
白色念珠菌	色暗，量少	有霉斑或颗粒，肉芽水肿

2）伤口处理：坏死组织较多时用优琐溶液湿敷或清洗；肉芽水肿时宜用3%～5%高渗氯化钠溶液湿敷；铜绿假单胞菌感染伤口，可用0.5%苯氧乙醇、磺胺嘧啶银软膏等。根据创面伤口情况选用引流物，浅部伤口常选用凡士林或液状石蜡纱布；伤口较小而深时，应将凡士林纱条送达创口底部，但不可堵塞外口，个别小的引流口需再切开扩大。由于肉芽组织有一定的抗感染能力，一般无须在局部使用抗菌药物。

特殊感染的伤口，如气性坏疽时，遵守隔离原则，用3%过氧化氢冲洗和湿敷，剪除已坏死的组织；真菌感染时选用酮康唑等溶液湿敷。

4. 敷料覆盖 取大小和厚度合适的无菌纱布覆盖创面及伤口，用胶布或绷带固定。敷料覆盖的大小以不暴露伤口并达伤口外3cm左右为宜，数量视渗出情况而定，无渗出时覆盖6～8层纱布，分泌物增多，相应增加敷料层数。胶布固定时，粘贴方向应与皮纹平行，粘贴前擦净皮肤的汗液、油腻，干燥后再粘贴。

5. 污物处理 更换下来的各种敷料集中于弯盘，倾倒入污物桶内；所用器械浸泡在消毒液中预处理，再进一步消毒灭菌；特殊感染的敷料应焚烧销毁，器械行特殊灭菌处理。

（三）注意事项

1. 严格遵守无菌操作原则，换药前后须洗手，防止发生院内交叉感染。

2. 若有几个患者需换药时，先换清洁伤口，再换污染伤口，最后换感染伤口；先换分泌物少、创面小的伤口，后换创面大、分泌物多的创口；先换一般细菌感染创面，后换特异性感染的创面；换药时分清伤口和周围皮肤的沾染程度，既不使伤口的感染扩散到周围，也不使周围皮肤上的细菌进入伤口。

3. 严重污染伤口或特异性感染伤口的换药，应在执行其他无菌操作如静脉输液、注射等之后进行，以免交叉感染。铜绿假单胞菌或特异性感染伤口换下的敷料应立即焚毁，换药器械的处理严格遵循消毒、清洗、灭菌的程序。

4. 换药时采用双镊操作法，一把用来夹持无菌棉球、纱布等，另一把夹持接触伤口的敷料，必须分开，不可混用。

5. 换药时间依伤口情况和分泌物多少而定。清洁伤口可在缝合后2～3日换药1次，至伤口愈合或拆线。放置引流的伤口，渗出较多时应及时更换。感染化脓伤口，脓液较多时，每日至少换药1次，保持外层敷料不被分泌物浸湿。分泌液不多、肉芽生长较好的伤口，可2～3日换药1次。

6. 在晨间护理、患者进餐、睡眠时、家属探视时、手术人员上手术前一般不安排换药。注意人文关怀，换药时做好保暖，保护隐私，动作轻稳。如疼痛剧烈，可在换药前使用镇痛剂。

（王靖凯　刘梦清）

自 测 题

A1/A2型题

1. 开放性损伤的局部表现，不同于闭合性损伤的是（　　）
A. 压痛明显　　B. 疼痛剧烈
C. 功能障碍　　D. 肿胀和瘀斑
E. 伤口和出血

2. 清创缝合的最佳时间，是在受伤几个小时内实施（　　）
A. 6～8小时　　B. 8～10小时
C. 10～12小时　　D. 12～14小时
E. 14～16小时

3. 按新九分法计算3岁小儿头、面、颈面积为（　　）
A. 5%　　B. 9%
C. 13%　　D. 18%
E. 21%

4. 烧伤患者最主要的死亡原因是（　　）
A. 低血容量休克　　B. 神经源性休克
C. 脓毒败血症　　D. 消化道出血
E. 急性肾衰竭

5. 关于烧伤患者的护理，以下错误的是（　　）
A. 病房每日进行空气消毒
B. 室温保持在28～32℃
C. 成人尿量应在30ml/h左右
D. 进行冬眠疗法时禁忌使用翻身床
E. 发现创面铜绿假单胞菌感染应及时包扎

6. 某患者由高处跌下，引起骨盆骨折，左肱骨骨折及右股骨开放性骨折，伤口正在大量出血，急救治疗要首选（　　）
A. 抗休克　　B. 加压包扎止血
C. 骨折复位　　D. 清创缝合
E. 骨折临时固定

7. 患者，男，16岁。上体育课时不慎将踝关节扭伤，2小时后来院就诊。处理的方法是（　　）
A. 推拿按摩　　B. 热敷
C. 冷敷　　D. 冷热敷交替
E. 热水足浴

8. 某烧伤患者，Ⅱ～Ⅲ度总面积25%，其中Ⅲ度烧伤面积为19%，严重程度是（　　）
A. 轻度烧伤　　B. 中度烧伤
C. 重度烧伤　　D. 特重烧伤
E. 难以分度

A3/A4型题

（9～11题共用题干）

患者，男，38岁。在拆除旧房子时、不慎被倒塌的泥墙埋住双腿，2小时后，患者被救离现场送往医院就诊。入院查体：患者神志清醒，T为37.2℃，P为70次/分，R为23次/分，BP为92/75mmHg，血清K^+浓度为6.1mmol/L。患者双下肢肿胀明显，皮下广泛出血，双大腿尤其明显。

9. 患者损伤最可能的诊断为（　　）
A. 扭伤　　B. 挫伤
C. 挤压伤　　D. 冲击伤
E. 创伤性窒息

10. 治疗中除严密观察生命体征外，应特别注意（　　）
A. 伤口肿胀情况　　B. 肢端温度
C. 伤口疼痛　　D. 尿量、尿色
E. 神志

11. 对该患者的护理不正确的是（　　）
A. 协助医生切开减压，清除坏死组织
B. 密切观察患肢肿胀、疼痛和感觉情况，禁止患肢按摩和热敷
C. 抬高患肢，有利于静脉血液和淋巴液回流
D. 遵医嘱应用碳酸氢钠及利尿剂，防止肌红蛋白阻塞肾小管
E. 发生肾衰竭，需腹膜透析或血液透析治疗的患者，做好相关准备和护理

第10章 肿瘤患者的护理

第1节 概　　述

肿瘤是机体在各种致瘤因子作用下，细胞遗传物质发生改变、基因表达失常，细胞异常增殖而形成的非正常组织。肿瘤一旦形成，不因病因消除而停止增生，也不受正常机体生理调节，而且破坏正常组织与器官。随着疾病谱的改变，人类平均寿命延长，恶性肿瘤已成为目前人类死亡的常见原因之一。

一、病因及发病机制

肿瘤的病因迄今尚未完全明了。但近年来通过流行病学的调查研究和临床观察，特别是从分子生物水平方面研究癌基因和肿瘤抑制基因，可以初步揭示某些肿瘤的病因与发病机制。目前认为肿瘤的发生是多种外界致癌因素和内在促癌因素长期相互作用所引起的，是多因素协同作用的结果。

（一）外界因素

1. 化学因素　①烷化剂：可致肺癌及造血器官肿瘤，如有机农药、硫芥等。②多环芳香烃类化合物：与皮肤癌、肺癌有关，如煤焦油、沥青等。③氨基偶氮类化合物：易诱发膀胱癌、肝癌，如染料等。④亚硝胺类：与食管癌、胃癌和肝癌的发生有关。⑤真菌毒素和植物毒素：如黄曲霉素污染粮食可致肝癌、胃癌与结肠癌。⑥其他：金属（镍、铬、砷）可致肺癌等。

2. 物理因素　①电离辐射：防护不当可致皮肤癌、白血病。②紫外线：可引起皮肤癌。③其他：吸入放射污染粉尘可致骨肉瘤和甲状腺肿瘤；石棉纤维与肺癌相关。

3. 生物因素　主要为病毒。如EB病毒与鼻咽癌、伯基特淋巴瘤有关；单纯疱疹病毒反复感染与宫颈癌有关；乙型肝炎病毒与肝癌相关。此外，少数细菌和寄生虫也可引起肿瘤，如幽门螺杆菌感染与胃癌相关；华支睾吸虫与肝癌相关；日本血吸虫病对大肠癌也有促癌作用。

4. 不良饮食习惯和生活方式　不良的饮食习惯和大量饮酒与消化系统恶性肿瘤有关；吸烟与肺癌、胰腺癌和膀胱癌有关。

5. 慢性刺激与炎症　经久不愈的窦道和溃疡可因局部长期刺激而发生恶变。如皮肤慢性溃疡可恶变成皮肤癌；慢性胃溃疡、萎缩性胃炎可恶变成胃癌。

（二）内在因素

1. 遗传因素　虽无直接证据表明遗传与人类肿瘤有关，但肿瘤有遗传倾向性，即遗传易感性。如乳腺癌、胃癌、食管癌、肝癌、鼻咽癌等有家族聚集现象，家族性结肠腺瘤病患者几乎全部会发展成结直肠癌。某些患有遗传缺陷疾病的患者易发生肿瘤（如携带缺陷基因*BRCA-1*者易患乳腺癌）。

2. 内分泌因素　如雌激素和催乳素与乳腺癌相关；雌激素与子宫内膜癌相关；生长激素可刺激癌肿发展。

3. 免疫因素　具有先天或后天免疫缺陷者易发生恶性肿瘤，如获得性免疫缺陷综合征患者易患恶性肿瘤，器官移植后长期使用免疫抑制剂者肿瘤发生率较高。

4. 心理-社会因素 人的性格、情绪、工作压力及环境变化等，可通过影响人体内分泌、免疫功能等而诱发恶性肿瘤。流行病学调查发现，曾经历重大精神创伤、情绪波动剧烈或抑郁者较其他人群更易患恶性肿瘤。

二、病 理

（一）肿瘤的分类

根据肿瘤细胞形态特征和对人体的影响，将肿瘤分为良性肿瘤、恶性肿瘤及介于两者之间的交界性肿瘤。

1. 良性肿瘤 一般称为瘤，如脂肪瘤、纤维瘤。良性肿瘤分化程度高，近似正常组织细胞，包膜完整，边界清楚，呈膨胀性生长，生长缓慢，不发生转移。除生长在重要部位（颅内、胸腔内）外，对机体危害小，切除后不易复发。部分良性肿瘤可恶变。

2. 恶性肿瘤 起源于上皮组织者称为癌，起源于间叶组织者称为肉瘤，胚胎性肿瘤常称母细胞瘤。少数恶性肿瘤出于习惯称瘤或病，如恶性淋巴瘤、白血病等。恶性肿瘤通常分化程度低，无包膜，边界不清，呈浸润性生长，生长速度快，可有转移而危害生命，切除后易复发。

3. 交界性肿瘤 形态上属良性，但呈浸润性生长，切除后易复发，甚至出现转移，在生物学行为上介于良性和恶性之间，如腮腺混合瘤。

（二）恶性肿瘤的发生发展

恶性肿瘤的发生发展过程可分为癌前期、原位癌和浸润癌3个阶段。从病理形态上看，癌前期表现为上皮增生明显，伴有不典型增生；原位癌指癌变仅限于上皮层，未突破基底膜的早期癌；浸润癌指原位癌突破基底膜向周围组织浸润、发展，破坏周围组织的正常结构。

（三）恶性肿瘤分期

1. 病理分期 根据肿瘤细胞分化程度，可将恶性肿瘤分为Ⅰ级、Ⅱ级、Ⅲ级，或高分化、中分化、低分化（或未分化）。高分化（Ⅰ级）恶性肿瘤的细胞形态接近正常，恶性程度低；未分化（Ⅲ级）恶性肿瘤的细胞核分裂较多，高度恶性，预后差；中分化（Ⅱ级）恶性肿瘤的恶性程度介于前两者之间。

2. TNM分期 为合理制订治疗方案，评价治疗效果，判断预后，国际抗癌联盟（UICC）提出了TNM分期法。其中，T（tumor）代表原发肿瘤，N（node）代表区域淋巴结，M（metastasis）代表远处转移。根据肿块大小、浸润深度，在字母后标以数字0～4，表示肿瘤发展程度。1代表小，4代表大，0代表无，如有远处转移为M_1，无远处转移为M_0。临床无法判断肿瘤体积时则以Tx表示。根据TNM的不同组合，肿瘤又分为Ⅰ期、Ⅱ期、Ⅲ期、Ⅳ期。

（四）转移方式

恶性肿瘤主要有以下4种转移方式。

1. 直接浸润 肿瘤直接向原发部位附近组织器官浸润生长，如胃癌侵犯横结肠；直肠癌侵犯膀胱等。

2. 淋巴转移 肿瘤细胞侵入淋巴管，沿淋巴管道向邻近区域淋巴结转移，少数也可出现“跳跃式”越级转移。

3. 血行转移 肿瘤细胞侵入血管，随血流转移至远处部位。常见转移部位为肺、肝、骨、脑等。

4. 种植性转移 胸、腹腔原发肿瘤细胞脱落后在体腔或空腔脏器内的转移，如胃癌种植转移至盆腔。

三、临床表现

肿瘤的临床表现因其性质、发生部位和发展程度不同而呈现出不同特点。

（一）局部表现

1. 肿块 常是患者就诊的主要原因，也是肿瘤最常见的局部表现。因肿瘤性质不同而致硬度、活动度及边界不同。良性肿瘤质软，表面光滑，与基底组织无粘连，可活动，边界清楚。而恶性肿瘤质硬，表面凹凸不平，与基底组织粘连而不易推动，边界不清楚。位于深部或内脏的肿块不易触及，但可出现周围组织受压或空腔器官梗阻症状。

2. 疼痛 良性肿瘤和恶性肿瘤早期一般无疼痛。肿瘤的生长、破溃或感染等可使末梢神经或神经干受到刺激或压迫，出现局部刺痛、跳痛、隐痛、烧灼痛或放射痛，尤以夜间疼痛更明显。空腔器官可因梗阻而产生绞痛。

3. 溃疡 可因肿瘤生长过快继发坏死或继发感染所致。恶性肿瘤溃疡常呈火山口状或菜花状，分泌物常呈血性并伴有恶臭。

4. 出血 肿瘤生长过程中破溃或侵犯血管使之破裂可致出血。如消化道肿瘤患者可有呕血、黑便或血便，肺癌患者可有血痰或咯血。

5. 梗阻 空腔器官或邻近器官的肿瘤，随着生长而影响其通畅性。如呼吸道、胃肠道、胆道或泌尿道肿瘤，可引起呼吸困难、腹胀、黄疸或尿潴留等。

6. 转移症状 如肿瘤转移至淋巴结者可引起淋巴结肿大；肺转移者可出现咳嗽、胸痛；骨转移者引起病理性骨折等。

（二）全身表现

早期多无明显全身症状，多为非特异性表现。如消瘦、乏力、食欲缺乏、体重下降、精神萎靡、低热、贫血等。晚期患者出现全身衰竭，呈现恶病质，尤以消化道肿瘤较为明显。有些肿瘤出现相应的功能改变和全身性表现，如颅内肿瘤引起颅内压升高和神经系统定位症状等。

第 2 节　肿瘤患者的护理

案例 10-1

患者，女，47 岁。既往有乳腺增生 3 年，定期复查。本次来院查体：左乳外上象限触及直径 1.5cm 结节，界限清楚，质地韧，活动度小，腋窝未触及淋巴结肿大。乳腺彩色多普勒超声检查提示为低回声结节。入院后行空芯针穿刺活检，病理学诊断：乳腺癌。拟行乳腺癌改良根治术。患者表现出情绪低落、焦虑不安、少言寡语、极度悲观。

问题： 1. 该患者目前主要护理诊断是什么？

2. 该患者的心理变化处于哪一期？主要护理措施有哪些？

一、护理评估

（一）健康史

了解患者一般情况，如年龄、性别、职业、工种；评估有无吸烟、酗酒、不良饮食习惯或与职业有关的接触史、暴露史及感染史；有无经历重大生活事件；有无剧烈情绪波动或抑郁；有无肿瘤家族史；了解有无慢性炎症、溃疡等疾病史；身体其他部位有无肿瘤病史或手术治疗史，有无其他系统伴随疾病等。

（二）身心状况

1. 症状与体征

（1）局部表现　评估局部有无肿块，以及肿块的部位、大小、形状、质地、边界及活动度；有无坏死、溃疡、出血及梗阻等继发症状；评估有无疼痛及其性质、范围与程度，肿块部位皮肤表面温度等；评估颈部、腋窝、锁骨上、腹股沟区等处有无肿大、转移的淋巴结。

（2）全身表现 评估有无消瘦、乏力、体重下降、低热、贫血、精神萎靡、低蛋白血症，甚至全身衰竭等恶病质表现。

2. 心理-社会状况 评估患者的文化背景、性格特征及心理承受能力；对疾病的认识程度，对疾病及各种治疗的情绪反应；家庭经济来源及经济承受力，社会支持系统等。

（三）辅助检查

1. 实验室检查 血常规、尿常规、便常规的阳性结果并非恶性肿瘤的特异性标志，但可提供诊断线索。血清酶学检查因特异性不强，常用于辅助诊断。免疫学检查对于恶性肿瘤的筛查、诊断、判断预后均有重要意义，如甲胎蛋白（AFP）对原发性肝癌、前列腺特异性抗原（PSA）对前列腺癌有较高特异性。近年来基因诊断技术敏感而特异，对肿瘤的诊断和预后判断很有价值。

2. 内镜检查 应用金属或纤维光束的内镜可直接观察空腔器官、胸腹腔及纵隔等部位的病变，并取活体组织行病理学检查。临床常用的有食管镜、胃镜、结肠镜、支气管镜、膀胱镜等。

3. 影像学检查 X线、各种造影、超声波、电子计算机断层扫描（CT）、磁共振成像（MRI）、放射性核素扫描等检查方法，可明确肿瘤的部位、形状、大小等，并有助于判断肿瘤性质。

4. 病理检查 是目前确定肿瘤性质直接而可靠的方法，包括细胞学和组织学两部分。细胞学检查取材方便，如收集痰液、胸腔积液、腹水等进行涂片。组织学检查需根据肿瘤的部位、大小等采取不同的取材方法，如位于深部或体表的较大肿瘤，需在超声或CT引导下穿刺活检或于手术中切取组织，行快速冷冻切片诊断。组织学检查理论上可能导致恶性肿瘤扩散，因此应在术前短期内或术中施行。

二、治疗要点

良性肿瘤应连同包膜完整切除，交界性肿瘤还需切除周围正常组织，以免复发或恶变。恶性肿瘤存在转移的特征，应采取综合治疗。早期或原位癌，可采用手术、放射治疗、电灼或冷冻等方法；肿瘤有区域淋巴结转移时，仍以手术切除为主，辅以放射治疗和化学治疗；肿瘤已有广泛转移时，应以全身治疗为主，必要时可行姑息性手术。

（一）手术治疗

对大多数早期和较早期肿瘤来说，手术仍然是首选的治疗方法。常用手术方式有以下几种。

1. 预防性手术 指切除癌前病变的手术，如切除大肠肿瘤性息肉、黏膜白斑等。

2. 诊断性手术 采用活检或探查术获取肿瘤组织标本，以明确诊断并为治疗提供依据。

3. 根治性手术 手术切除包括癌肿所在器官大部分或全部，并连同肿瘤累及的周围组织和区域淋巴结的一次性整块切除。适用于早、中期肿瘤患者。

4. 姑息性手术 对较晚期的癌肿，病变广泛或有远处转移而不能根治切除者，采取旷置或肿瘤部分切除的手术，以达到缓解症状、延长生命的作用。

5. 减瘤手术 适用于原发肿瘤大部切除后，残余肿瘤能用其他治疗方法有效控制者。当肿瘤无法完整切除时，可行肿瘤大部切除后进行放射治疗、化学治疗、生物等综合治疗，控制残留的肿瘤细胞，争取较好疗效。

6. 复发或转移灶的手术治疗 复发和转移肿瘤的手术治疗比原发肿瘤治疗困难，疗效也差，应根据具体情况及治疗效果而定，凡能手术者应考虑再次手术，以获得相应疗效。

7. 重建和康复手术 指对手术后局部组织缺损的修复和重建，对改善患者术后生活质量有重要意义。

（二）放射治疗

放射治疗简称放疗，是利用α、β、γ射线和X射线、质子束及其他粒子束等破坏或杀灭肿瘤细胞，从而达到治疗目的，是治疗恶性肿瘤的主要手段之一，目前约70%的恶性肿瘤患者需用放射治疗。根据照射源的不同位置，分为外照射和内照射两种方法。

各种肿瘤对放射线敏感度不一，可分为3类。①高度敏感：分化程度越低、代谢越旺盛的癌细胞对放射线越敏感，如淋巴造血系统肿瘤、性腺肿瘤、多发性骨髓瘤等。②中度敏感：如鼻咽癌、乳腺癌、肺癌、食管癌、皮肤癌等。③低度敏感：如恶性黑色素瘤、骨软骨肉瘤、消化道高分化腺癌等。

（三）化学治疗

化学治疗简称化疗，是中晚期肿瘤患者综合治疗的重要手段之一。临床上对于恶性滋养细胞肿瘤（绒毛膜上皮癌、侵蚀性葡萄胎）、急性淋巴细胞白血病、睾丸精原细胞瘤、伯基特淋巴瘤、大细胞淋巴瘤、中枢神经系统淋巴瘤、小细胞肺癌、胚胎性横纹肌肉瘤等肿瘤，化疗已作为首选治疗方法；对于其他恶性肿瘤，化疗可辅助手术或放疗提高疗效。

1. 药物分类 根据药物的化学结构、来源及作用机制分为7类：①细胞毒素类药物，如烷化剂类的氮芥、环磷酰胺、塞替派等。②抗代谢类药物，如甲氨蝶呤、氟尿嘧啶、阿糖胞苷等。③抗生素类，如放线菌素D、丝裂霉素、多柔比星等。④生物碱类，如长春新碱、三尖杉酯碱、喜树碱等。⑤激素类，如甲睾酮、己烯雌酚、他莫昔芬等。⑥分子靶向药物，如赫赛汀、美罗华、格列卫等。⑦其他，如顺铂、羟基脲等。

2. 给药途径 一般采用静脉、口服、肌内注射等途径全身用药。也可采用肿瘤内注射、动脉内注入或局部灌注等局部用药，来提高药物在肿瘤局部的浓度。近年来采用导向治疗及化疗泵持续灌注等方法，既提高了肿瘤组织的药物浓度，又可减轻全身的不良反应。

（四）生物治疗

应用生物学方法改善宿主个体对肿瘤的应答反应及直接效应，包括免疫治疗和基因治疗。免疫治疗是通过刺激宿主的免疫机制，促使肿瘤消散，如接种卡介苗、注射干扰素等。基因治疗是应用基因工程技术，干预存在于靶细胞的相关基因表达水平以达到治疗目的。目前，大部分基因治疗方法仍处于研究阶段。

（五）中医药治疗

应用中医祛邪、扶正、化瘀、软坚、散结、清热解毒、通经活络及以毒攻毒等原理，以补益气血、调理脏腑，配合手术及放疗、化疗，促进患者的康复。

三、主要护理诊断/问题

1. 焦虑/恐惧 与担忧疾病预后、手术治疗、疼痛、环境不熟悉等有关。

2. 营养失调：低于机体需要量 与恶性肿瘤消耗过多、放化疗后食欲缺乏、恶心呕吐等有关。

3. 疼痛 与肿瘤压迫组织器官或侵犯神经、手术等有关。

4. 体象紊乱 与放疗、化疗后形象改变，手术引起器官缺失等有关。

5. 潜在并发症：出血、感染、骨髓抑制、皮肤和黏膜受损、静脉炎、器官功能障碍等。

四、护理措施

链接 是否将患癌症的实情告诉患者?

是否应将癌症实情告诉患者呢？这有两种截然不同的意见。一种认为应该隐瞒实况，因为患者一旦知道自己得了绝症，会承受不了打击；另一种则主张告知实情，患者和医生会更加配合，有利于癌症的治疗，这也是近年来的新主张。WHO专家曾指出，任何隐瞒癌症真相的做法都是有害无益的。其实，大多数患者想知道自己的病情真相和治疗过程中的病情变化，这样有利于和医生配合，对工作、生活和家庭各方面的安排更有帮助。但对于一个心理承受能力差或濒临死亡、病情严重的患者，隐瞒实情或许可以减少悲伤与绝望。

（一）心理护理

肿瘤患者因各自的文化背景、心理特征、病情性质及对疾病的认识程度不同，会产生不同的心理反应。归纳起来有以下5期。

1. 震惊否认期 明确诊断后，患者眼神呆滞，不言不语，知觉淡漠甚至晕厥，继之极力否认，怀疑诊断有误，甚至辗转多家医院就诊。此为患者面对疾病应激产生的防御性心理反应，应鼓励患者家属给予支持和关心，使患者有安全感。此外，因人而异地逐步使患者了解病情真相。

2. 愤怒期 当癌症成为不可否认的事实时，患者认为生活极不公平，产生恐慌、哭泣、烦躁、不满情绪，常迁怒于家人和医护人员，百般挑剔、无理取闹，甚至出现冲动行为。此时护士应通过沟通，尽量诱导患者表达自身的感受和想法，请其他病友介绍成功治疗的经验，教育和引导患者接受现实。

3. 磋商期 又称“讨价还价期”。患者常心存幻想，祈求生命的延长，并愿意主动配合治疗。此期患者易接受他人的劝慰，有良好的遵医行为。因此，护士应加强健康教育，解释各种治疗程序、效果及副作用，使患者能够努力配合医疗，积极应对治疗带来的副作用。

4. 抑郁期 当治疗效果不理想、病情恶化、肿瘤复发、疼痛难忍时，患者情绪转为悲伤抑郁、沉默寡言、黯然泣下，不遵医嘱，甚至有自杀倾向。此时应给予患者更多关爱和抚慰，诱导其发泄不满，帮助其树立生活的信心，同时加强防范措施，鼓励家人陪伴，防止意外发生。

5. 接受期 患者经过激烈的内心挣扎，接受事实，心境变得平和。晚期患者常处于平静、无望的心理状态。护士应加强与患者交流，尊重其意愿，主动发现并满足其身心需要，尽可能提高生活质量。

以上心理变化可同时或反复发生，且不同心理特征者在心理反应分期方面存在较大差异，各期的持续时间、出现顺序也不尽相同。因此，护士应随时观察患者的心理反应，给予恰当的护理。

（二）加强营养

术前对患者的体质、全身营养状况和进食情况进行全面了解。能经口进食者，给予高蛋白、高热量、高维生素、易消化饮食，避免粗糙、辛辣食物。放化疗患者常出现口腔黏膜溃疡，可指导患者进食微凉、无刺激的半流质或流质饮食。严重呕吐、腹泻者，给予静脉输液，防止脱水，必要时遵医嘱给予肠内或肠外营养。

（三）疼痛护理

护士需判断疼痛的部位、程度和规律；还应为患者创造安静舒适的环境，鼓励其适当参与娱乐活动以分散注意力，并与患者共同探索控制疼痛的不同途径，如松弛疗法、音乐疗法等，同时鼓励家属参与实施镇痛计划。晚期肿瘤疼痛难以控制者，可按WHO推荐的三阶梯止痛方案。一阶梯止痛法适用于轻度疼痛，可使用阿司匹林、塞来昔布等非甾体抗炎药；二阶梯止痛法适用于中度疼痛，可使用可待因、曲马多等弱阿片类药物或小剂量的强阿片类药物；三阶梯止痛法适用于重度疼痛，可使用吗啡、芬太尼等强阿片类药物。给药原则为首选口服给药法、按时、按阶梯、个体化给药，药物剂量从小到大，直至患者疼痛消失为止。对于重度难治性疼痛还可使用患者自控镇痛法（PCA）、神经阻滞、神经毁损术等方法。

链 接 患者自控镇痛法

近年来，患者自控镇痛（PCA）方法已在临床普及，PCA技术的原理是采用微电脑控制，由麻醉科医生根据患者情况预先配置好镇痛药液，当患者稍感疼痛时，只需按动镇痛泵的按钮，镇痛药便通过导管缓慢输入到硬膜外隙或静脉。其量小且输入均匀，使药物在体内保持稳定的血药浓度，从而达到镇痛目的。同时，镇痛泵系统可在预先设定的时间内对患者的第二次要求不做出反应，从而防止药物过量。

（四）手术治疗的护理

1. 术前护理 除常规准备外，应加强对肿瘤患者的营养支持，并进行有针对性的健康教育和术前指导，提高患者的手术耐受性，减少术后并发症的发生，促进患者康复。

2. 术后护理 ①严密观察生命体征。②加强营养支持。③鼓励患者多翻身、深呼吸、有效咳嗽排痰。④加强口腔、皮肤、伤口、引流管护理。⑤指导患者早期下床活动。⑥指导患者进行功能锻炼。⑦预防或减少并发症，促进康复。

（五）放射治疗的护理

1. 照射野护理 放疗前做好定位标志，保持照射区皮肤清洁干燥，防止破损；对照射野内的组织器官进行必要的辅助治疗和护理。

2. 局部反应护理

（1）皮肤反应 ①选择柔软、宽松、棉质内衣。②保持照射部位皮肤的清洁、干燥，尤其是腹股沟、腋窝、会阴等皱褶和潮湿处。③忌用肥皂和粗毛巾擦洗。④避免粘贴胶布或涂抹酒精、碘酊及刺激性油膏。⑤避免各种冷、热刺激，防止日光照射。⑥脱屑者切忌撕皮，使用电剃须刀，不得用刮刀，以防加重皮肤损伤。

（2）黏膜反应 眼部长时间照射可发生白内障，故照射时应遮盖保护；照射后予以鱼肝油滴眼或用氢化可的松眼膏保护角膜。口腔照射易出现黏膜充血水肿、疼痛、口干，甚至出现假膜及味觉丧失。故头颈部照射前要洁齿、拔除坏牙，刷牙用软毛刷，漱口液含漱4次/日，保持口腔清洁；避免食用过冷过热食物；口干用1%甘草水含漱，或用麦冬、金银花泡茶饮用；出现假膜时，用1.5%过氧化氢溶液含漱。

（3）照射器官反应 肺、食管、胃肠道、膀胱、脊髓等照射后均会出现放射性炎症，如气急、干咳，吞咽困难，腹痛、腹泻，血尿，感觉减退、四肢无力、瘫痪等。如发现上述症状，应及时报告医生，并协助处理。

3. 全身反应护理 放疗后患者可出现虚弱、乏力、头晕、恶心、呕吐等。嘱患者每次照射后静卧30分钟；进食宜清淡，多饮水，促进毒素排出；加强营养，大量补充B族维生素；监测体温及血常规等。一旦发现骨髓抑制，应遵医嘱给予升血药物、成分输血等，必要时暂停放疗，若白细胞计数$<1\times10^9$/L应给予保护性隔离，限制探视，紫外线空气消毒2次/日，以预防感染。

（六）化学治疗的护理

护士应了解化疗方案，熟悉化疗药物剂量、作用途径、给药方法及毒副作用，做到按时、准确给药，并严密观察患者的不良反应，预防和减少并发症的发生。化疗常见的并发症主要有以下几种。

1. 组织坏死 为强刺激性药液漏入皮下所致。应妥善固定针头以防滑脱，药物输注完毕用少量生理盐水冲洗后拔针，以减轻其刺激；注射时随时观察穿刺部位有无肿胀，告诉患者如有不适或疼痛，立即报告；拔针后轻压血管数分钟，防止药液外渗或发生血肿。一旦药液外漏，立即停止注射用药，尽量向外抽吸药液，根据药物特性，相应选择冰袋冷敷、热敷、局部封闭治疗等措施。

2. 栓塞性静脉炎 化疗药物注射方法不当可致血管硬化、血流不畅，甚至闭塞。预防措施：①根据药性选用适宜的溶媒稀释，并在规定时间内用完。②合理安排给药顺序，掌握正确的给药方法，减少对血管壁的刺激。③需长期静脉化疗，应左右臂交替，由远及近，也可行中心静脉置管（PICC）化疗。④一旦出现浅静脉发红、硬、肿、痛等静脉炎表现，立即停止使用相关静脉，肢体制动、抬高，局部热敷、硫酸镁湿敷或理疗等，促进炎症消散。

3. 骨髓抑制 骨髓抑制是化疗最严重的毒性反应。化疗期间着重观察有无出血和感染征象，如鼻和牙龈出血、皮肤瘀斑等；定期监测血常规，一般1～2次/周，若白细胞计数＜3×10^9/L，血小板计数＜80×10^9/L，应暂停化疗，遵医嘱使用升血细胞类药，必要时给予成分输血；若白细胞计数＜1×10^9/L，行保护性隔离，必要时安置于有层流空气过滤的无菌室。

4. 胃肠道反应 化疗常导致患者不欲饮食、恶心、呕吐等，应耐心向患者解释，鼓励配合治疗。进食前用温盐水漱口，反应严重者可在晚饭后或睡前化疗，化疗前后使用镇静镇吐剂，如维生素B_6等减轻胃肠道反应。鼓励患者大量饮水以利于毒素排出，进食易消化的清淡食物。对于呕吐、腹泻严重者，予以静脉补液，防止脱水。

5. 肝、肾毒性反应 化疗引起肿瘤组织崩解，产生高尿酸血症，甚至形成尿酸结晶堵塞肾小管，导致肾衰竭。因此，鼓励患者多饮水，降低尿液的酸性程度。出现肾损害征象时，即应停止化疗，使用碳酸氢钠碱化尿液。肝功能损害时患者常出现黄疸、肝大、氨基转移酶升高，除暂停化疗外，须同时采取保肝措施，并给予高蛋白、高糖、高维生素、低脂饮食。

6. 黏膜、皮肤反应 化疗期间嘱患者多饮水以减轻药物对黏膜的毒性刺激。出现口腔炎或溃疡时，遵医嘱给予2%利多卡因喷雾镇痛，用吸管吸食流质；如合并真菌感染，用3%苏打水或制霉菌素液含漱，溃疡面涂0.5%金霉素甘油；出现皮肤干燥、瘙痒或斑丘疹时，可用炉甘石洗剂止痒，防止皮肤破损；严重患者出现剥脱性皮炎者，用无菌单保护隔离。

7. 脱发 化疗后1～2周常引起脱发，影响患者形象。化疗时可用冰帽局部降温预防脱发；脱发严重者，鼓励患者选择发套或帽子掩饰。告诉患者脱发是可逆的，化疗停止后3～6个月头发可再生。

（七）健康指导

1. 保持心情舒畅 各种精神刺激、情绪波动均可促进肿瘤的发生和发展。肿瘤患者应保持良好的心态，避免情绪刺激和波动。患者家属应提供更多的关心和照顾，增强患者自尊感，提高其生活质量。

2. 加强营养支持 肿瘤患者在治疗的各个阶段均应均衡饮食，摄入高热量、高蛋白、富含膳食纤维的各类营养素。多吃新鲜蔬菜水果，饮食应清淡，易消化，忌油腻、辛辣等刺激性食物。

3. 加强功能锻炼 适时、适量的运动，有利于机体增强抗病能力，减少并发症。对于手术所致器官、肢体残缺而引起的生活不便者，应鼓励患者早期进行功能锻炼，如截肢术后义肢锻炼，全喉切除术后的食管发音训练等，提高自理能力和劳动能力，减少对他人的依赖。

4. 坚持继续治疗 肿瘤治疗以手术为主，辅以放疗、化疗。应督促患者按时用药和接受各项后续治疗，克服治疗中带来的不适，以利于缓解症状，减少并发症，降低复发率。

5. 加强临床随访 肿瘤的治疗不能仅以患者近期恢复即告结束，还需定期对患者进行随访和复查，以便早期发现复发或转移病灶，使患者能够得到及时治疗。因此在恶性肿瘤治疗后最初3年内至少每3个月随访1次，以后每半年1次，5年后每年复查1次，直至终生。

6. 加强肿瘤三级预防的宣教

（1）一级预防 即病因预防，消除或减少可能致癌的因素，降低发病率。包括保护环境，控制大气、水源、土壤等污染；改变不良的饮食、生活习惯，如戒烟酒，多食新鲜蔬菜水果，忌食高盐、霉变食物；减少职业暴露。

（2）二级预防 即早期发现、早期诊断、早期治疗，降低癌症的死亡率。如对高发区和高危人群定期检查，及时治疗等。

（3）三级预防　即康复预防，针对治疗中的恶性肿瘤患者进行监护，减少并发症，提高生存质量，延长生命。

（潘　燕）

自测题

A1/A2型题

1. 确定肿瘤性质最可靠的检查是（　　）
   A. 实验室检查　B. 超检查
   C. CT检查　D. 内镜检查
   E. 病理学检查
2. 肿瘤最常见的局部表现是（　　）
   A. 肿块　B. 溃疡
   C. 出血　D. 梗阻
   E. 疼痛
3. 肿瘤患者三阶梯止痛方案的原则，以下错误的是（　　）
   A. 按时给药
   B. 小剂量开始
   C. 根据镇痛效果逐渐增加药量
   D. 先口服给药
   E. 首选静脉给药
4. 肿瘤的一级预防是指（　　）
   A. 康复预防　B. 早诊断
   C. 病因预防　D. 早治疗
   E. 高危人群体检
5. 患者，男，54岁。体检B超发现肝右叶3cm实质性占位，甲胎蛋白（AFP）明显升高，肝功能正常，8年前有肝炎病史。目前最佳处理方案是（　　）
   A. 观察随访　B. 手术治疗
   C. 肝动脉栓塞　D. 放射治疗
   E. 化学治疗
6. 患者，女，58岁。胃部不适，上腹隐痛十余年。患者消瘦，贫血。进行X线钡餐检查，发现胃壁上有一个较大龛影，为了进一步明确诊断，目前最佳的检查是（　　）
   A. 胃超声检查　B. 胃螺旋CT检查
   C. 胃镜取活检检查　D. 胃液脱落细胞检查
   E. 胃气钡双重造影检查
7. 患者，女，40岁。正在接受化疗，其实验室检查结果为：血红蛋白为110g/L，血小板计数为70×10^9/L，白细胞计数为2×10^9/L。针对这种情况，护士所采取的护理措施错误的是（　　）
   A. 让患者住单人房间
   B. 进入及离开房间时洗手
   C. 禁止上呼吸道感染的人员访视患者
   D. 不让患者进食未煮熟的蔬菜
   E. 建议患者使用促进红细胞生成药物

A3/A4型题

（8～11题共用题干）

患者，男，65岁。咳嗽，痰中带血丝2月余，胸痛半个月。患者消瘦，锁骨上淋巴结未扪及。胸部X线片显示右上肺叶肿块影像，形态不规则，边缘有毛刺。痰细胞学检查为阴性。该患者有吸烟史35年，目前仍吸烟10～20支/日。

8. 该患者为确定诊断，最好采用（　　）
   A. CT　B. 血清学检查
   C. B超　D. 纤维支气管镜
   E. 放射性核素扫描
9. 若确诊为“肺癌”，应首选的治疗方法是（　　）
   A. 手术治疗　B. 放射治疗
   C. 化学治疗　D. 中医治疗
   E. 内分泌治疗
10. 患者在治疗过程中，下列护理不妥的是（　　）
    A. 手术治疗前须戒烟
    B. 手术治疗前需给予营养支持
    C. 放疗前需检查血常规
    D. 化疗中需监测血常规
    E. 静脉化疗药漏入皮下即行热敷
11. 患者出现愤怒、烦躁、不满，迁怒于亲属和医务人员，说明其心理反应为（　　）
    A. 震惊否认期　B. 愤怒期
    C. 磋商期　D. 抑郁期
    E. 接受期

第11章 器官移植患者的护理

第1节 概　　述

移植是指通过手术或其他途径将某一个体的某一组织、细胞或器官等移植到自体或另一个体内，使其继续存活并发挥其原有功能的技术。移植物是指被移植的组织、细胞或器官。供体是指献出移植物的个体，又称供者。受体是指接受移植物的个体，又称受者或宿主。进行移植的外科手术称为移植术。

一、分　　类

（一）按解剖学分类

1. 器官移植　某一个体有活力的器官移植到自身其他部位或另一个体的体内，如肾移植、肝移植等。

2. 组织移植　某一个体的部分组织，如角膜、皮肤、神经、血管、淋巴管、肌腱、肌肉和骨骼等的移植。

3. 细胞移植　将某一有活力的组织制备成细胞悬液，输注到受体的血管、体腔和组织器官内，如输血、骨髓移植等。

（二）按供体与受体的遗传免疫学观点分类

1. 自体移植　供体与受体属于同一个体，移植后不会引起排斥反应。

2. 同质移植　虽然供体与受体不是同一个体，但供体和受体双方有着完全相同的遗传基因，如同卵双生间的异体移植，也称为同基因移植，移植后不会引起排斥反应。

3. 同种异体移植　供体与受体属于同一种族，如人与人之间的移植。由于基因不同，移植后会发生不同程度的排斥反应。本法也是目前应用最为广泛的移植方法。

4. 异种移植　不同种族之间的移植，如人与动物之间移植，移植后常可引起强烈的排斥反应。

（三）按移植物植入的解剖部位分类

1. 原位移植　将移植物重新移植到原来受体所在的解剖位置，如断肢（指）再植术。

2. 异位移植　将移植物移植到与原来不同的解剖位置，如肾移植术、胰腺移植术。

3. 原位旁移植　将移植物移植到受体原解剖位置的旁边。

（四）按移植物是否保持活力分类

1. 活体移植　如果移植物在移植过程中始终保持着活力，移植后即能恢复其原有生理功能。

2. 结构移植或支架移植　又称为非活体移植。移植物在移植过程中已丧失其活力或经过人工处理灭活，手术目的是为受体提供机械性解剖结构，保留其外形，使受体的同类细胞得以长久存活等。

（五）按移植物供体来源分类

1. 活体供体移植　移植物来源于活体的移植。活体供体包括活体亲属（如父母、子女、兄弟姐妹等）和活体非亲属（配偶或其他人）。

2. 尸体供体移植　移植物来源于尸体的移植。

（六）按移植器官的数量分类

1. 单一或单独移植　仅移植一个器官到受体，如肝移植、肾移植等。

2. 联合移植　一次同时移植2个器官到受体，如心肺联合移植、肝肾联合移植等。

3. 多器官移植　一次同时移植3个或以上器官到受体，如肝、肾、胃、肠联合移植。

二、移植前准备

（一）供体的选择

1. 免疫学要求　为了提高移植效果，降低移植后免疫排斥反应，在移植前必须进行免疫学检查。

（1）血型相容试验　红细胞血型抗原必须相同，如果供体、受体ABO血型不合会引起超急性排斥反应，导致移植失败。

（2）淋巴细胞毒交叉配合试验　即受体的血清与供体淋巴细胞之间的配合试验。一般淋巴毒交叉配合试验＞10%，则提示有超极速排异反应或血管排异反应的风险。心肾移植要求淋巴细胞毒交叉配合试验必须小于10%或阴性；肝移植可相对放宽，但仍以小于10%为宜。

（3）人类白细胞抗原（HLA抗原）配型　按照6抗原相配的原则进行配型，临床主要检测HLA的A、B、DR 3个位点，HLA6抗原配型相容程度越好，移植器官存活率就越高。

（4）混合淋巴细胞培养　将供体、受体的淋巴细胞放在一起培养，监测其转化率，若转化率低于10%，可以移植。

2. 非免疫学要求　要求供体年龄的选择以小于50岁为宜，但是临床上年龄界限也可稍作放宽，如供肺、胰者不超过55岁，供心、肾、肝者分别不超过60岁、65岁、70岁。要求移植器官功能正常，供体无恶性肿瘤、血液病、结核病、严重全身性感染、人类免疫缺陷病毒（HIV）感染等。

（二）器官的保存

器官移植要求器官保存安全有活力，这是器官移植成功的先决条件。为了让移植的器官保持最大活力，必须遵循低温、避免生化损伤及预防细胞肿胀的原则。在器官切取时就保持低温状态，用0～4℃器官灌洗液经供体血管系统灌洗，使其中心温度降至0～4℃，随后保存于低温保存液中直至移植。目前临床常用单纯低温保存法，使用0～4℃器官灌洗液快速灌入，使器官温度迅速下降，方法简便，保存效果较好，便于器官运送。

（三）受体的准备

1. 心理准备　让患者了解移植的相关知识，增强对抗疾病的信心，积极配合手术。解除患者焦虑、恐惧心理。

2. 完善相关检查　除一般术前常规检查外，还要检查心、肝、肺、肾、神经系统功能是否正常；有无肝炎病毒、HIV等疾病；电解质水平、尿及咽拭子细菌培养等。

3. 预防感染　遵医嘱预防性应用抗生素，及时治疗身体上潜伏病灶。

4. 免疫抑制药物应用　为了降低排斥反应，术前即开始用药，根据受者情况和移植器官的种类选择合适的药物、用法、剂量及用药时间。

5. 其他准备　保持皮肤清洁；加强营养，纠正水、电解质及酸碱平衡；注意休息；做好肠道准备，手术前晚灌肠1次。

（四）病室准备

1. 病室设施　通风良好，光线充足。室内配备空调、中心供氧及负压吸引、空气层流设备或其他空气消毒设施。

2. 物品准备

（1）灭菌物品　被套、枕套、大单、中单、患者衣裤和腹带等。

（2）仪器　体温计、血压计、听诊器、吸引器、输液泵、微量泵和监护仪等。

（3）其他　精密度尿袋、引流袋、量杯、便器等。在隔离病房的外间准备隔离衣、帽、鞋等，医护人员进入隔离病房时更换。

3. 专用药柜　根据患者情况和移植器官的种类准备相应的药品，如止血药、抗生素、免疫抑制剂、维生素、降压药、利尿药、白蛋白及急救药等。

4. 消毒与隔离

（1）消毒　病房要求术前一日对病室内一切物品和门窗擦拭消毒，常用0.5%过氧乙酸或其他消毒液；然后用乳酸熏蒸或其他方法进行空气消毒。手术日再次以消毒液擦拭病室地板及室内的其他物品，并进行室内空气消毒。有条件的医院术后可将患者安置在有空气层流设备的洁净病室。

（2）隔离　医护人员或患者家属进入隔离病房前应注意洗手、穿戴隔离衣、帽、口罩和鞋等。

三、免疫抑制治疗

（一）免疫抑制治疗的基本原则

器官移植的免疫治疗可分为基础治疗和挽救治疗。基础治疗是指为了预防排斥反应的发生，常规使用免疫抑制剂；挽救治疗指在发生排斥反应时，加大免疫抑制剂的应用剂量或调整免疫抑制剂的治疗方案，以逆转排斥反应。治疗方案因人而异，其基本原则是联合用药，以增加药物的协同作用。临床一般以环孢素A或他克莫司加皮质类固醇，或者环孢素A或他克莫司加硫唑嘌呤或麦考酚吗乙酯作为免疫抑制的基本药物，在此基础上可根据不同的个体同时使用其他免疫抑制药物。

（二）常用免疫抑制剂

1. 皮质类固醇　常用于同种异体移植所致排斥反应的预防和治疗，与其他免疫抑制剂联合应用，主要抑制T淋巴细胞的活性。常用药有泼尼松、泼尼松龙、甲泼尼龙、氢化可的松等。不良反应有骨质疏松、应激性溃疡、促进感染扩散等。

2. 环孢素A（cyclosporine A，CsA）　其主要作用是抑制T淋巴细胞的活化与增殖。主要的不良反应有肝肾毒性、高血压、神经毒性、高尿酸血症、牙龈增生、多毛症及糖尿病等。临床应用期间要严格检测血药浓度，防止血药浓度过高而出现不良反应。

3. 他克莫司（tacrolimus，FK506）　又名普乐可复。作用原理类似于CsA。其对肝、肾毒性的不良反应与CsA相似，但很少发生高血压、牙龈增生及多毛症。

4. 硫唑嘌呤　主要作用是抑制DNA、RNA和蛋白质的合成，进而抑制T淋巴细胞和B淋巴细胞的分化和增殖。常会引起骨髓抑制、肝功能损害、胆汁淤积、肝静脉血栓形成、感染及脱发等毒性反应。

5. 霉酚酸酯（mycophcnolatc mofctil，MMF）　特异性地抑制T淋巴细胞、B淋巴细胞的增殖及抗体生成，抑制细胞毒性T淋巴细胞的繁殖。不良反应有腹泻、关节痛、白细胞计数减少和胃肠道出血等。

6. 抗淋巴细胞球蛋白（ALG）**或抗胸腺细胞球蛋白**（ATG）　是一些免疫球蛋白制剂，为多克隆血清，有清除T淋巴细胞和B淋巴细胞的作用。临床多应用于免疫抑制的诱导阶段。主要不良反应有过敏反应、发热、寒战及白细胞计数减少等。

四、排斥反应与抗排斥治疗

排斥反应是指受体在接受移植后，如供者和受者的组织相容性抗原不一致，受者体内免疫系统对供体器官抗原产生的特异性免疫反应，使已愈合的组织或器官逐渐脱落或坏死。排斥反应可分为宿主抗移植物反应（HVGR）和移植物抗宿主反应（GVHR）两大类。其中，HVGR多见于器官移植，GVHR主要发生在骨髓移植或其他免疫细胞移植。临床上又根据时间、免疫机制等不同，将HVGR分为以下4类。

1. 超急性排斥反应 是一种以抗体介导为主的体液免疫反应，多发生在移植器官恢复灌注后数分钟至数小时。目前尚无特别有效的治疗方法，关键是术前完善各种筛查，但大多可以预防。一旦发生超急性排斥反应，唯一的治疗措施就是再次移植。

2. 加速性排斥反应 常发生在术后3～5日，病程发展快，又称为血管排斥反应或延迟性超急速排斥反应。表现为移植器官功能逐渐恶化并最终衰竭。

3. 急性排斥反应 急性排斥反应是器官移植中最常见的排斥反应，多发生在移植后7日以后，6个月以内较为常见。主要由T淋巴细胞和B淋巴细胞介导，由特异性细胞免疫为主并有体液免疫参与的免疫应答所致。受体会出现寒战、高热、全身不适、移植物肿大而引起局部胀痛等，并出现移植器官功能减退，如肾移植患者出现少尿或无尿、血肌酐及尿素氮增高等。一旦发生，尽早治疗，90%～95%可逆转。

4. 慢性排斥反应 常发生在手术后数月，甚至有些数年后才出现，是由体液免疫和细胞免疫共同介导和参与的慢性进行性免疫损伤过程。临床上主要表现为移植器官逐渐丧失其功能，目前认为慢性排斥反应除免疫学因素外，与缺血再灌注、病毒感染等非免疫因素也明显相关，唯一有效的治疗方法是再次移植。

第2节 肾移植患者的护理

肾移植（图11-1）是治疗终末期肾脏疾病最主要的方法。在器官移植领域中，肾移植开展较早，疗效也比较显著，成功率较高。我国每年进行肾移植术的患者已超过5000例，居亚洲首位。有记载的活体供肾存活最长时间已超过40年，肾移植后大部分患者能恢复正常的生活和工作能力。

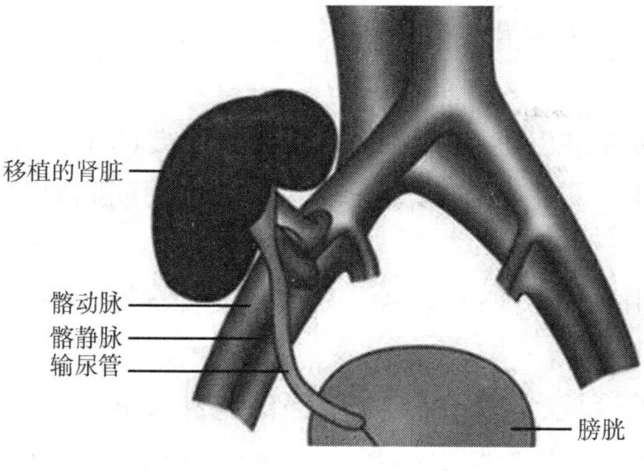

图11-1 肾移植

一、护理评估

（一）术前评估

1. 健康史 了解患者的病因、病程、诊疗、治疗情况；了解心、肝、肺、脑等其他器官功能是否良好；了解患者既往病史、手术史及过敏史等。

2. 身心状况

（1）症状和体征 了解患者的生命体征、营养状况、有无贫血、高血压、水肿等情况。了解患者局部肾脏情况，有无肾区疼痛及局部感染灶；了解患者有无其他并发症或伴随症状。

（2）心理-社会状况 了解患者心理特征，对肾移植手术的了解程度、风险评估、术后并发症的了解程度及心理承受能力；家属及社会支持系统对手术所需的高额费用的承受能力。

（二）术后评估

1. 监测患者的生命体征及各项检查结果，了解患者手术情况、营养状况、消化功能、移植肾的功能及并发症发生情况。

2. 了解患者及家属对肾移植手术的认同及移植术后治疗、康复、保健等知识的掌握情况。

二、主要护理诊断/问题

1. 恐惧/焦虑 与担心手术效果、昂贵的移植费用、移植后康复等有关。

2. 组织灌注量改变 与血管离断、血管痉挛、血管吻合栓塞等有关。

3. 营养失调：低于机体需要量 与胃肠道吸收不良、食欲减退及长期低蛋白饮食等有关。

4. 有体液失衡的危险 与透析治疗、术后多尿期尿液过多等有关。

5. 潜在并发症：感染、出血、尿瘘、排斥反应及移植肾衰竭等。

三、护理措施

（一）术前护理

1. 常规术前准备 做好外科手术术前的常规准备工作，如皮肤准备、血液准备、胃肠道准备、管道准备等。

2. 营养支持 加强营养，增强抵抗力，指导患者进食优质低蛋白、低盐、高热量、高维生素饮食，水的摄入量一般由尿量的多少来决定。必要时可通过肠内、肠外途径补充营养，提高患者对手术的耐受力。

3. 透析治疗 ①可以缓解氮质血症。②可以迅速纠正水、电解质失衡，减少体内水钠潴留，降低血压。③纠正低蛋白血症。若能维持较长的透析时间再做移植，则移植肾的存活率会大大提高。在移植术前24小时应常规透析1次。

4. 心理护理 术前向患者及家属介绍有关肾移植的相关知识、手术方法、治疗方案及可能出现的并发症，缓解患者及家属的恐惧和焦虑心理，加强信心，使患者以积极的心态接受手术。

（二）术后护理

1. 病情观察

（1）生命体征监测 术后每小时监测生命体征1次，对体温、血压异常者，应通知医生，查找原因。连续监测3日，若病情平稳可改为每4小时监测1次。

（2）尿量监测 尿量是反映肾功能及灌注情况的简单而重要的指标，术后早期尿量维持在200～500ml/h。多数患者会在早期尿量较多，达到1000ml/h以上，应注意电解质的变化。保持导尿管的通畅并记录患者尿量、颜色变化，术后3～5日常有一定程度的血尿。术后3日内每1～2小时测尿pH及尿比重1次。

2. 一般护理

（1）严格消毒隔离 每日定时紫外线消毒病室。患者的衣物、床单应经高压灭菌后再使用，患者不宜随意外出，以免交叉感染。工作人员进入病室前戴帽子、口罩，穿好隔离衣。禁止非工作人员进入病室。

（2）体位 术后患者取平卧位，禁止突然变换体位，移植侧髋、膝关节屈曲15°～25°，下垫软枕，以减少吻合口处张力，缓解切口疼痛。

（3）饮食 若肠道功能恢复即可进食，以低盐、优质低蛋白、营养丰富食物为主，若患者出现多尿、腹泻，为防止低钠血症可以给予正常食盐量的饮食。保持大便通畅，若出现便秘可给予少量缓泻剂，避免排便时腹压增高不利于切口愈合。

（4）合理补液 应遵循“量出为入、宁少勿多”的原则，根据排出多少来决定补液的量。根据尿量和中心静脉压来调整补液的量和速度。液体种类一般以糖和盐交替输入，术后早期不补钾，出现低钙血症适当补钙。

3. 对症护理

（1）切口的护理 观察切口情况，有无红、肿、热、痛、出血及分泌物增多，根据伤口渗出情况及时更换敷料。

（2）引流管的护理　术后要妥善固定引流管，保持引流管的通畅，经常挤压引流管并保证其处于负压状态，防止扭曲、打折、脱落、受压、堵塞等现象。密切观察引流液颜色、量和性状。重点观察髂窝引流管的引流情况，若引流液为血液，且大于100ml/h，则提示活动性出血可能，需要及时处理；若引流出的液体为尿液，且超过100ml，则提示有尿瘘可能。

（3）多尿的护理　患者因术前有不同程度的水钠潴留和早期移植肾功能不全，所以多数患者会在术后3～4日出现多尿，尿量可达1000ml/h，每日尿量可达5000～10000ml。若处理不当，会引起严重脱水和电解质紊乱等并发症，甚至危及患者生命。因此要严格记录出入量，及时处理，保证水、电解质的平衡。

（4）少尿或无尿的护理　部分患者因术前过度透析而导致脱水、术中出血较多又未及时补足，术后常表现为少尿或无尿。可以遵医嘱加快输液速度、补充血容量等处理，如经上述处理尿量仍不增加，血压反而出现上升趋势，则应减慢输液速度，及时报告医生，协助处理。

4. 用药护理　免疫抑制剂的应用是移植术后非常重要的内容。术后常用环孢素A+麦考酚吗乙酯/西罗莫司+激素的三联治疗方案。用药期间遵医嘱定期监测血药浓度，以防血药浓度过高或过低而引起排斥反应。血药浓度应在服药前30分钟进行检测，抽血完毕，取下针头，沿试管壁缓慢注入，轻轻摇匀，及时送检，抽血剂量要准确。

5. 并发症的护理

（1）感染　是肾移植术后常见的死亡原因之一，常多见于伤口、肺、尿道、口腔、皮肤等。患者主要表现为体温持续升高、血肌酐上升、尿量未减少。护理应注意：①严格无菌操作，做好消毒隔离工作，医护人员进入病房前洗手、穿戴隔离衣帽、口罩，患者术后早期不宜外出，预防交叉感染。②做好各项基础护理，包括口腔护理、切口护理、皮肤护理、会阴护理及引流管护理。③卧床期间协助患者定时翻身、拍背、雾化吸入，鼓励患者有效咳嗽、咳痰，预防肺部感染。④定期对患者血、尿、痰、便、咽拭子、引流液进行细菌培养和药敏实验，早期发现感染灶。⑤遵医嘱合理使用抗生素。

（2）出血　主要发生在创面和移植肾血管的出血。一般在术后72小时内发生，表现为心率增快、脉搏细速、血压下降、中心静脉压降低，同时伴有血尿、敷料渗血增多或引流管引流出大量鲜红色血液等。护理时应注意：①密切观察患者神志、生命体征、伤口敷料及引流情况，观察记录每日出入量，特别是尿量及颜色的变化。②术后早期采取适宜体位，移植侧髋、膝关节各屈曲15°～25°，逐渐增加活动量；保持大便通畅避免腹压增高，防止出血。③一旦发生出血，立即加快输液速度，及时维持血容量，给予止血药物，必要时立即进行手术止血。

（3）排斥反应　急性排斥反应最常见，主要表现为体温突然升高并持续高热，伴有血压升高、尿量减少、体重增加、血肌酐上升、患侧肾区闷胀、压痛及情绪改变等。护理时应注意：①做好患者心理护理，安慰疏导患者，消除其紧张恐惧的心理；②密切观察患者的生命体征、尿量、肾功能及移植肾区局部情况；③遵医嘱应用抗排斥的冲击治疗，并观察用药效果，同时要警惕患者消化性溃疡的发生；④经抗排斥治疗后，若患者出现体温下降、尿量增多、体重稳定、移植肾区肿胀消退、压痛消失、血肌酐下降，全身症状缓解或消失，则提示排斥逆转。

（4）尿瘘和尿路梗阻　观察患者尿液有无从切口引流管流出、尿量突然减少、肌酐上升、发热、移植肾区局部压痛、周围大量液体渗出等情况。若有以上症状考虑患者出现尿瘘，应留置尿管，保持局部干燥，同时行负压吸引，必要时再次手术。对疑有尿路梗阻的患者，需报告医生及时处理。

（三）健康指导

1. 预防感染　患者长期服用免疫抑制剂，身体抵抗力较差，所以外出尽量戴口罩，少去公共场所；气温变化，及时加减衣物，防止受凉；外出回来后要洗手，保持个人卫生，勤换洗衣裤。

2. 用药指导　加强依从性教育，教会患者服用药物的方法、剂量、注意事项及如何观察不良反应，不得随意添减药物剂量。

3. 休息与活动　合理安排作息时间，保证充足睡眠，适当运动，劳逸结合，并帮助患者制订康复锻炼计划，注意保护移植肾。

4. 自我保健　每日监测体温、体重、血压、尿量并记录，如有异常变化及时就诊；指导患者掌握自我检查移植肾的方法，包括大小、软硬度及有无触痛，如有异常及时就诊。

5. 定期复诊　一般术后3个月内每周复诊1次，4～6个月每2周复诊1次，6个月至1年每月复诊1次。如病情变化随时复诊。

第3节　肝移植患者的护理

肝移植是指将一个健康的肝植入患者体内的手术。是治疗终末期肝病的唯一有效的方法。自1963年首例原位肝移植完成后，肝移植被认为是国际公认的治疗各种终末期肝病的最有效手段。我国的肝移植临床研究起步于1977年，近年来发展较快，已有多所医院成功开展了此项手术。中国肝移植注册中心数据显示，2018～2020年我国肝移植数量为每年6000例左右。在移植的数量和质量上都已达到发达国家水平。

一、护理评估

肝移植患者的护理评估参见肾移植患者的护理评估相关内容。

二、主要护理诊断/问题

1. 恐惧/焦虑　与担心手术效果、昂贵的移植费用、移植后康复等有关。

2. 知识缺乏：缺乏肝移植相关治疗和护理知识。

3. 营养失调：低于机体需要量　与胃肠道吸收不良、食欲缺乏等有关。

4. 有体液不足的危险　与摄入不足或大量放腹水、利尿等有关。

5. 潜在并发症：感染、出血、排斥反应及移植肝衰竭等。

三、护理措施

（一）术前护理

除与肾移植类似术前护理外，还有以下特殊准备。

1. 肠道准备　术前3日服用抗生素，如庆大霉素+甲硝唑等，术前晚清洁灌肠；术日常规禁饮禁食，留置胃管。

2. 备血　因肝移植手术创面较大，且患者多为凝血功能较差、门静脉高压患者，所以术中出血会较多，因此除常规配血4000ml、血浆3000～4000ml外，还应配备血小板、凝血因子等。

3. 合理补液　纠正患者凝血异常、贫血、低蛋白血症等，维持血红蛋白＞90g/L，白蛋白＞30g/L。

（二）术后护理

1. 病情观察

（1）呼吸监测　术后早期需要呼吸机辅助呼吸，根据患者具体情况调整呼吸机的各项参数；保持呼吸道通畅，定时湿化，痰液较多者及时吸痰；动态监测动脉血气分析各项指标。拔管后注意监测患者呼吸情况及血氧饱和度等，对患者呼吸功能锻炼进行指导。

（2）血流动力学检测　术后给予患者心电监护，监测心率、血压、肺动脉压、CVP及尿量等变化。

（3）体液平衡监测　为了解患者水、电解质和酸碱平衡情况，每小时监测尿量、引流量、补液量及输注液量并做好记录，定时监测动脉血气分析及血电解质等。

（4）肝、肾功能监测　为了解患者移植肝和肾功能，密切监测患者生化指标、凝血功能、意识及胆汁、尿量、血肌酐、尿素氮等指标。肝移植术后易并发肾功能不全，避免应用肾毒性药物，保护肾功能。

2. 一般护理

（1）严格消毒隔离　每日定时紫外线消毒病室。患者的衣物、床单应高压灭菌合格后再使用，患者不宜随意外出，以免交叉感染。工作人员进入病室前戴帽子、口罩，穿好隔离衣。禁止非工作人员进入病室。

（2）饮食护理　肝移植后患者抵抗力低、机体消耗大，对肝功能恢复较好的患者，要保证营养支持，提高机体抵抗力，可给予高蛋白、高热量、高维生素、清淡易消化、低脂饮食。

（3）合理补液　保持静脉输液通畅，合理安排各类液体的输注速度和顺序，及时补充晶体液和胶体液，保证体液平衡。

3. 管道的护理　肝移植术后一般放置气管插管、胃管、腹腔引流管、T形管、尿管、漂浮导管及动脉测压管等。

（1）胃管　除常规胃管护理外，要特别注意胃管内引流液的性质和颜色，观察有无胆汁排出，了解移植肝功能恢复情况；若1小时内血性引流液＞100ml，则提示有活动性出血的可能，应及时通知医生。

（2）T形管　除T形管的常规护理外，重点观察胆汁排放的量、颜色和性状。正常胆汁是较清的金棕色液体，每日300～500ml，如果胆汁量减少、颜色淡而稀薄提示可能出现肝移植的排斥反应；如出现深褐色胆汁提示可能移植肝出现缺血性损伤或坏死；若术后T形管内无胆汁排出或排出突然减少则提示T形管阻塞、肝动脉血栓或原发性肝无功能；因多数患者有低蛋白血症，T形管造影一般在术后7日内，造影前后预防性应用抗生素；T形管的窦道愈合时间较长，往往在术后3～6个月拔除T形管。

（3）腹腔引流管　如果1小时内血性引流液＞100ml，则提示有活动性出血的可能；若引流出胆汁样液体，则提示胆瘘的可能。

4. 用药护理　免疫抑制剂是术后排斥反应预防和治疗的必要手段，需要终身服用。但药物毒副反应较大，应在医生指导下合理用药。常用药物有他克莫司（饭前1小时或饭后2小时空腹口服）、皮质类固醇（静脉注射或口服均可）。服药期间自行监测血药浓度，定期测血压、血糖、尿糖，服用胃黏膜保护剂，观察患者生命体征、体重皮肤的变化、粪便颜色和性状等。

5. 并发症的护理

（1）出血　患者术中经历了术中“无肝期”，移植肝经受低温灌注和保存的损伤，加上手术创伤大，凝血功能紊乱，术后易发生不同程度的出血。腹腔出血常发生在术后72小时内，表现为血压下降、心率增快、脉搏细速、尿量减少、腹胀、胃管及腹腔引流管引流出大量血性液体等。因此术后应密切监测患者生命体征变化、各引流液的颜色及量、血常规及凝血功能等。如有异常，及时通知医生。

（2）感染　是肝移植术后常见的死亡主要原因之一，与手术时间长、长期留置引流管、免疫抑制剂的应用、身体抵抗力下降等有关。术后感染的护理措施同肾移植。

（3）排斥反应　急性排斥反应常发生在术后1个月内，首次排斥反应多发生在移植术后的5～10日，主要表现为寒战、发热、肝区胀痛、全身不适、乏力、食欲缺乏、黄疸及血胆红素和肝酶急剧上升、胆汁量锐减、稀薄而色淡等。一旦发生急性排斥反应，应立即遵医嘱配合进行抗排斥反应治疗。慢性排斥反应常在术后数月或数年后发生，表现为易疲乏、胆红素增高、谷草转氨酶升至200～300U/L等。护理时需密切观察患者生命体征、肝功能、凝血功能、生化指标、胆汁颜色及量、透明度及引流袋内有无絮状物等。

（三）健康指导

肝移植患者的健康指导基本同肾移植，带T形管出院患者注意T形管护理。

（王靖凯）

自 测 题

A1/A2型题

1. 供体、受体非同一个体，但移植后不发生排斥反应的是（ ）
   A. 自体移植术 B. 异体移植术
   C. 同种移植术 D. 同质移植术
   E. 以上都不对
2. 肾移植术后，患者的饮食护理应注意（ ）
   A. 优质低蛋白、高热量、高维生素饮食
   B. 高胆固醇食物
   C. 禁忌用提高免疫功能的食物
   D. 为减轻肾脏负担，应限制患者饮水
   E. 建议食用红肉类，少食用白肉类
3. 肝移植术后的护理，正确的是（ ）
   A. 禁止家属随意进出隔离病房
   B. 术后早期下床活动
   C. 术后死亡的主要原因是出血
   D. 免疫抑制剂宜单用，以减少其毒副作用
   E. 艾滋病感染者，可作为供体
4. 患者，女，37岁。肾移植术后1日，尿量在800ml/h以上，最可能的原因是（ ）
   A. 急性肾小管坏死
   B. 术前尿毒症致水钠潴留
   C. 超急性排斥反应
   D. 术前输液过量
   E. 术后输液过量
5. 患者，男，50岁。肾移植术后6日，诊断为急性排斥反应，首选药物是（ ）
   A. 羟基泼尼松龙
   B. 硫唑嘌呤
   C. 环孢素A
   D. 甲泼尼龙
   E. 霉酚酸酯

A3/A4型题

（6～8题共用题干）

患者，男，50岁。同种异体肾移植术后第2日，尿量为650ml/h，体温为36.9℃，脉搏为82次/分，血压为128/88mmHg，CVP为8cmH_2O。

6. 此时患者应考虑为肾移植术后（ ）
   A. 多尿期 B. 肾动脉血栓形成或栓塞
   C. 急性排斥反应 D. 急性肾衰竭
   E. 急性肾小管坏死
7. 该患者的补液原则是（ ）
   A. 入量大于出量 B. 入量小于出量
   C. 量入为出 D. 量出为入
   E. 入量等于尿量
8. 该患者目前最主要的护理措施为（ ）
   A. 监测尿量与维持体液平衡
   B. 营养支持
   C. 监测尿量
   D. 快速补液
   E. 防治出血与感染

第12章 微创外科患者的护理

第1节 概　　述

微创外科是以最小的创伤获得不低于甚至高于传统治疗效果，患者得到心理和生理上最大程度地康复的一种外科技术。微创手术更注重患者的心理、社会、生理、精神风貌、生活质量的改善与康复，最大程度地体贴患者，减轻患者的痛苦。

微创外科是由腹腔镜外科的创建而衍生出来的，是通过微小创伤或微小入路，将特殊器械、物理能量或化学药剂送达人体内部，完成体内病变切除、修复重建等外科手术操作，以达到治疗或治愈的目的。早在公元前4世纪，古希腊医学家就提出了尽可能小的创伤的观点。历代医学家也反复告诫医生手术结扎大块组织时不用粗线；在满足手术视野的前提下，切口宜选择在最接近病变的部位；采用小切口，禁忌任意扩大伤口；能用简单的手术达到治愈的目的绝不采用复杂的手术方式。所以“微创”的概念并非单指外科手术本身，而更是一种外科的哲学与思维方式，充满了人文关怀与关爱。

一般认为微创外科技术包括一切微小切口与微小创伤在内的腔镜外科技术、内镜外科技术、介入治疗技术等外科治疗技术。微创技术已广泛应用于临床各科，其发展主要得益于能够窥视体内腔道的器械的发展。早期硬式内镜灵活度差，后来出现了半可曲式胃镜，由目测部硬管和可曲部软管构成。1957年纤维胃-十二指肠镜的出现迎来了纤维内镜的发展阶段。1983年出现的电子胃镜借助图像传感器将图像传至电视屏上，具有图像清晰、避免视觉疲劳、可保存、可供多人同时观看等优点。

内镜种类很多，广义的内镜可分为经自然通道进入体腔的内镜（如胃镜、肠镜）和经打孔进入体腔或潜在腔隙的腔镜（如腹腔镜、关节镜）。内镜根据性能和质地可分为硬质内镜和软质内镜。内镜的配置主要包括内镜系统、手术设备和手术器械3部分。内镜系统是内镜的主体部分，包括内镜、主机-光源和内镜监视器；手术设备包括高频电发生器、氩气刀等；手术器械包括活检钳、注射针、息肉圈套器、抓钳、多连发曲张静脉结扎器、狭窄扩张器、止血夹、内镜穿刺针、机械碎石器等。内镜镜体有多个腔道，在直视下通过相关腔道采用各种附件进行活检及切除等操作。内镜下的诊疗技术包括染色、放大、活检、造影、射频、激光、微波、高频电刀及超声刀、氩氦刀的应用等。

近年来应用于临床的经自然腔道内镜手术（nature orifice translumenal endoscopic surgery，NOTES）是一种微创外科治疗方法，是通过人体与外界自然相通的腔道如胃、结肠、阴道、膀胱及脐等，使内镜穿过器官管壁或脐开口进入体腔完成手术操作，术后体表无瘢痕，减轻患者的术后疼痛。NOTES包括混合NOTES及完全NOTES两类。

介入治疗技术（interventional therapy）是以放射影像学为基础，根据临床治疗需求，将操作探头或细径导管经皮穿刺至病变或接近病变的部位，对病变进行诊断与处理的一种技术方法。具有创伤小，定位准确，操作简便，并发症少的优点，是治疗外科疾病的辅助治疗方法。

我国微创外科的发展无论是在腔镜手术数量上，还是在质量上均已接近国际先进水平。

1. 普外科　对于腹腔和盆腔的手术，腹腔镜技术已经全面开展。腹腔镜作为胆囊结石的首选治疗方法，具有疼痛轻，住院时间短，遗留瘢痕小，创伤小等优点。随着腹腔镜操作技术的发展和手术器械的改善，腹腔镜在胆道系统手术、胃肠外科疾病手术、脾脏手术、部分肝脏手术、乳腺、甲状腺疾病和甲状旁腺手术中已被广泛应用。

2. 泌尿外科　是微创技术应用最为广泛的临床科室。泌尿系结石主要通过经皮肾镜、经输尿管肾镜、膀胱镜或腹腔镜，清除绝大多数肾、输尿管或膀胱结石。经尿道前列腺等离子电切术目前已经成为治疗良性前列腺增生的常规手术。肾上腺肿瘤切除术、肾癌根治术、膀胱癌根治术、前列腺癌根治术等都可以在腹腔镜下完成，手术后排尿及性功能恢复好。

3. 胸心外科　胸外科内镜技术包括胸腔镜、纵隔镜和支气管镜等，应用范围包括食管、肺、纵隔以及心脏等。可应用于胸部疾病的诊断、活检；可进行食管肿瘤的切除和食管重建、纵隔淋巴结清扫、食管破裂修补、肺楔形切除、肺叶及全肺切除、膈疝修补、心包手术和冠心病的治疗等。

4. 骨外科　关节镜不仅是关节疾病的诊断手段，也是关节外科的重要治疗手段。在关节镜下可进行各种骨、软骨、韧带、关节囊的刨削、修整、修补或重建手术，适用于膝、肘、肩、踝等关节的关节内骨折及急、慢性关节创伤等的处理。在脊柱疾病治疗方面，采用内镜技术行前路或后路的脊柱手术具有组织损伤小、出血少、脊柱稳定性能破坏小、手术后疼痛轻、住院时间短和功能恢复快等优点，但同时也增加了手术的难度和风险。目前，经椎间盘镜行腰椎间盘切除术已进入临床应用。

5. 神经外科　将脑内镜置入脑内，在显微外科手术器械、激光装置和超声引导、CT和MRI三维重建图像定位等的配合下，完成颅内疾病的手术治疗，弥补了单纯显微外科手术的不足，使术者在较小的显露范围内看清病变与周围组织的结构，减少了对脑组织的损伤，克服了以往开颅手术的弊端，患者痛苦小，后遗症少。神经内镜还可用于脑室内病变、脑囊肿、脑脓肿、脑肿瘤、脑内异物、脑内血肿的手术处理及立体定向放射治疗等。

总之，微创外科是21世纪医学界最活跃、最令人瞩目的发展方向之一。随着科学技术的逐步发展和完善，更多的先进设备和材料整合到内镜和腔镜技术中，新的培训模式的推广，对内镜和腔镜操作技巧的熟悉掌握，微创外科技术将更好地应用外科临床工作中。

第2节　腹腔镜基本技术与护理

案例 12-1

患者，女，42岁，因进食油腻饮食后突发右上腹部胀痛，逐渐加重，伴有恶心、呕吐，呕吐物为胃内容物。查体：T 38.5℃，P 102次/分，R 22次/分，BP 110/70mmHg。神志清楚，皮肤及巩膜无黄染，右上腹压痛、反跳痛伴轻度肌紧张，墨菲征（+）。辅助检查：白细胞计数8×10^9/L，B超示胆囊壁增厚、胆囊结石。拟诊为急性胆囊炎、胆囊结石。入院后拟行腹腔镜胆囊切除术。

问题：此类患者的术前护理要点有哪些？

一、概　　述

与常规的开腹手术相比，腹腔镜技术的外科原则及手术目的没有改变，所改变的仅仅是技术手段和手术方式、方法，两者的辩证关系应是相辅相成，相得益彰，即传统腹部外科是基础，腹腔镜外科是发展方向。

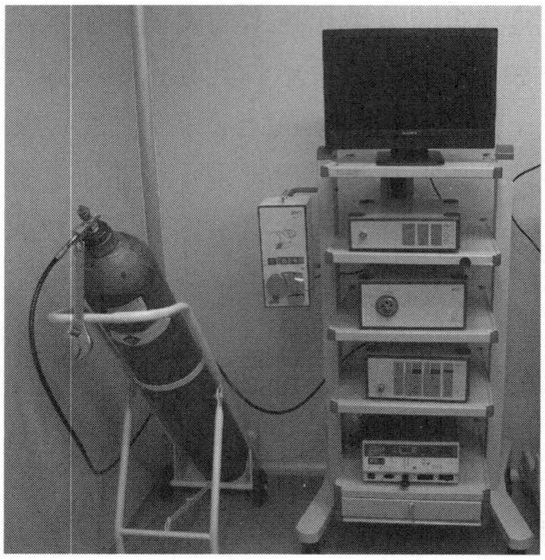

图 12-1 腹腔镜设备

（一）腹腔镜手术设备及器械

1. 腹腔镜摄像系统 由不同视角的腹腔镜、冷光源、摄像头、信号转换器、监视器等组成（图 12-1）。

2. CO_2气腹系统 由自动气腹机、弹簧安全气腹针、CO_2钢瓶和穿刺套管鞘组成，通过气腹机向腹腔内充气，建立和维持气腹，为手术提供足够的空间和视野，同时避免意外损伤其他脏器，手术中压力下降时，能自动向腹腔内补充气体达到预设的压力。

3. 腹腔镜手术器械 主要器械有套管针与转换帽、电凝钩、电凝棒、抓钳、剪刀、分离钳、施夹器与金属钛夹、持针器、牵开器与腹腔镜拉钩、腹腔镜线性切割吻合器、缝合器、标本袋等。

4. 切割止血及冲洗引流系统 目前最常用的切割止血设备为高频电刀及超声刀。超声刀比高频电刀具有切割精确，视野清晰，手术时间短，减少了术后并发症的发生，使其在临床得到了广泛的普及和应用。冲洗引流设备主要包括冲洗引流装置和冲洗引流管，为腹腔镜手术的顺利进行提供了必要的保证。

5. 手术图像记录系统 通过专门的图像采集系统，将监视器所观察到的图像，采用数码技术直接存储于电脑中，可以直接刻录光盘，便于教学交流，以及观察复习手术过程中的操作，方便技术的提高。

6. 一体化手术室 由于手术特殊设备和信息采集的需要，同时避免因搬运损坏仪器，临床出现了一体化手术室，或称一体化腔镜手术室，这种设计整合了腔镜、内镜视频设备及安装在顶棚上的吊臂系统，增加了手术室环境的安全性，提高了手术室的效率。同时要求房间光线保持暗淡，尽量避免强光直射，避免灰尘、蒸汽、酸碱及各种震动对仪器造成不同程度的损伤。

（二）腹腔镜基本技术

腹腔镜基本技术包括建立气腹、腹腔镜下止血、组织切开与分离、缝合及标本的取出等（图 12-2，图 12-3）。

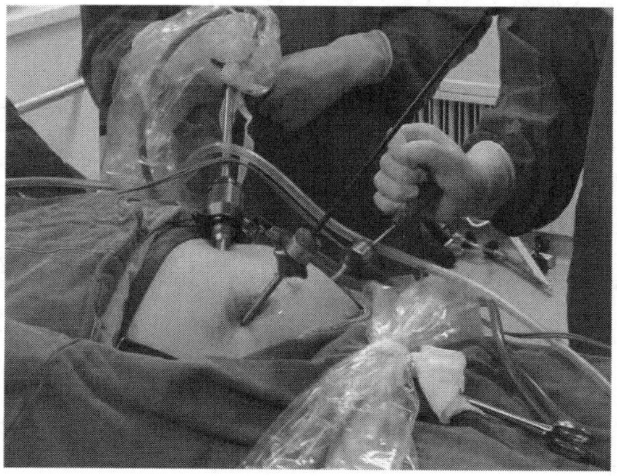

图 12-2 腹腔镜胆囊切除术中

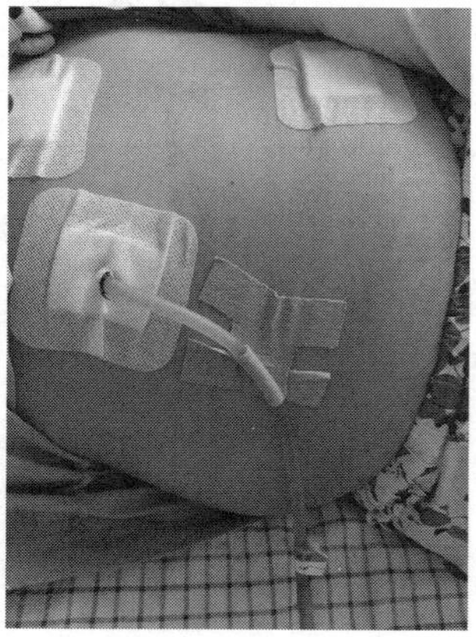

图 12-3 腹腔镜胆囊切除术后

1. 建立气腹 可在脐下缘纵向切口，将气腹针刺入腹腔，采用抽吸试验或负压试验证实气腹针已进入腹腔，即可注入二氧化碳气体，至压力达到 13mmHg 即完成。

2. 腹腔镜下止血 主要是电凝止血，有单级和双级两种电凝方式。

3. 组织切开与分离 腹腔镜术中组织分离是关键步骤，如分离恰当，解剖结构清晰，术中出血就少。方法有电凝切割、超声刀凝固切割、剪刀锐性剪开、分离钳钝性分离等。

4. 缝合 腹腔镜下缝合是需要体外训练和手术实践的，是术者必须掌握的手术技巧，也是术中难度较大的操作技术。

5. 标本的取出 不大于套管鞘的标本可以直接从套管鞘内取出；如标本较大，可将操作孔扩大后取出；如标本巨大，又是良性病变，可将其弄碎后从套管鞘取出，也可作一小切口取出；如标本为恶性，需将标本置于标本袋中再用上述方法取出。

（三）腹腔镜清洗消毒与维护

1. 清洗 术后应立即用水持续彻底清洗，除去血液、污渍等，管内腔用高压水枪彻底冲洗，注意清洗各类钳子的轴节，擦干、上油。遵循内镜使用说明，将其擦干后放入多酶洗液中浸泡到规定时间后，及时安装。

2. 消毒 主要是用2%碱性戊二醛溶液浸泡灭菌，如套管针、转换套管、施夹器与金属钛夹、气腹针、分离钳、各种抓钳、剪刀、电凝棒等，一般浸泡45分钟可达高效消毒作用，灭菌时间为10小时。不能用高压高温或溶液浸泡灭菌的器械，如光缆、超声刀手柄、电刀线、腹腔镜等，可采用环氧乙烷或过氧化氢等离子体灭菌法进行灭菌。

3. 维护 使用腔镜时注意保护目镜镜面，避免摩擦、碰撞、划伤镜面，术后擦净仪器上的灰尘，罩好机罩；所有器械在使用、清洗、维护过程中，严禁硬扳，尖端避免碰及硬物，管状器械禁止敲打，各种连接导线用后擦净，待干后盘旋，以防成角致导线折断；注意仪器关闭前应将各输出强度调到“0”点，再关闭电源，开机则相反，以防止仪器及光源灯泡的损坏；腹腔镜的设备与器械应做到定人保管，定位放置，定期检查，定时登记。

（四）腹腔镜手术适应证和禁忌证

1. 适应证 早年腹腔镜用于腹腔探查以诊断疾病，近年腹腔镜技术在外科手术中已广泛应用，常见手术有腹外疝修补术、单纯性阑尾切除术、结肠切除术、小肠切除术、胃食管反流手术、脾切除术、甲状腺手术、肾上腺切除术、胃切除术、胃空肠吻合术、胆囊空肠吻合术、胃十二指肠溃疡手术、淋巴清扫术、胰腺尾部切除术、直肠脱垂、腹部创伤的探查、急腹症探查等。随着腹腔镜器械的改善以及腹腔镜技术的熟练，血管动脉瘤切除或转流术、胰十二指肠切除术、标准肝叶切除术等手术亦已逐步开展。

2. 禁忌证 主要有循环、呼吸衰竭；腹腔内严重感染、粘连；肝、肾功能损害严重；重度出血倾向等。

（五）腹腔镜手术的并发症

腹腔镜手术虽属于微创，但并不意味着手术无风险或仅有微小危险，除了可能发生与传统手术同样的并发症外，还可发生腹腔镜技术特有的并发症。

1. 与CO_2气腹相关的并发症 腹腔镜术中需要建立气腹，这样会对患者的心肺功能有一定的影响，如膈肌上升、心排血量减少、有效通气减少、下肢静脉淤血等，由此会产生一系列并发症，主要有皮下气肿、心包积液、气胸、心律失常、高碳酸血症、气体栓塞、下肢静脉淤血和血栓形成、腹腔内缺血及体温下降等。

2. 与手术操作相关的并发症

（1）血管损伤 如腹膜后大血管（包括腹主动脉、下腔静脉、门静脉、髂动脉及髂静脉等），肠系膜、腹壁和网膜血管，手术区血管（包括肝动脉、门静脉、胆囊动脉及其分支）损伤等。

（2）内脏损伤 包括空腔脏器损伤（如肝外胆管、结肠、小肠、输尿管及膀胱等）和实质脏器损伤（如肝、脾、肾等）。

（3）腹壁并发症　与腹壁打孔有关的打孔出血、腹壁血肿、感染、腹壁坏死性筋膜炎等。

二、护理评估

（一）健康史

了解患者的年龄、性别、体重、营养状况；既往是否有腹腔感染、手术史，有无高血压、心脏病、糖尿病等。

（二）身心状况

了解疾病发作诱因，腹痛程度、性质、伴随症状，既往病史及治疗情况，注意患者心肺功能、凝血功能等。了解患者对疾病和治疗的认知水平，患者是否存在紧张、焦虑等情绪。

（三）辅助检查

了解实验室检查结果，了解B超、X线胸片、心电图、肺功能检查结果等。

三、主要护理诊断/问题

1. 焦虑　与不了解腔镜手术、担心治疗费用及对手术室环境陌生有关。

2. 疼痛　与手术创伤有关。

3. 知识缺乏：缺乏腔镜治疗的相关知识。

4. 潜在并发症：出血、脏器损伤及感染等。

四、护理措施

（一）术前护理

1. 心理护理　关心安慰患者，针对不同情况向患者及家属介绍手术的基本流程，取得患者的理解和配合。

2. 皮肤准备　手术前一日备皮，范围同开腹手术，重点是患者脐部的清洁消毒，可用肥皂水清洗脐孔后，再用棉签蘸少许松节油去除污垢，手术前用碘伏及乙醇消毒一次。

3. 胃肠道准备　手术前2日禁食豆类、牛奶等易产气食物，手术前禁食、禁饮，手术前晚常规行灌肠，腹腔镜术前一般不常规留置胃管，其他上腹部及胃肠道手术多于术晨置胃管，排空胃肠内容物，便于手术野暴露和减少穿刺中发生胃肠穿孔的危险。

4. 呼吸道准备　腹腔镜术中需将CO_2打入腹腔形成气腹，CO_2弥散入血可致呼吸抑制及高碳酸血症，所以术前对患者进行呼吸功能锻炼，避免发生上呼吸道感染，戒烟，以减少呼吸道分泌物。

5. 膀胱准备　嘱患者进手术室前排空膀胱，如腹腔镜手术时间短，手术后排尿功能恢复快，无须留置导尿管。如手术时间长或盆腔手术，应留置导尿管，使膀胱呈空虚状态，以免穿刺时刺伤膀胱。

6. 设备仪器准备　术前应认真检查所有仪器设备及器械，确保性能完好。

（二）术中配合

腹腔镜手术因手术视野的需要和术中操作的方便，往往采用一些较为特殊的体位，一般上腹部手术取头高脚低位，下腹部手术取头低脚高位。术中要注意保暖和防止皮肤压力性损伤，同时避免患者双腿受到挤压，以防术后下肢深静脉血栓形成。手术过程中需要认真调节冷光源亮度、保持冲洗引流管通畅、维持气腹内CO_2流量、注意超声刀的强度，同时需要密切观察患者病情的变化，注意有无胸闷、呼吸困难、皮下积气等不良反应。准备好开腹器械，根据术中需要随时中转开腹。手术完毕关闭器械电源前需将各种仪器旋钮降到最低点，关闭CO_2气体钢瓶。内镜清洗烘干后禁止上油，放于盒内并保护好镜面。

（三）术后护理

1. 一般护理

（1）卧位及活动 术后早期应按麻醉要求取适合体位，待患者清醒及血压平稳后改为半卧位，手术次日可下床活动（大部分患者术后当日可在他人帮助下下床活动）。

（2）饮食 胃肠道手术及全麻患者待肛门排气后逐渐恢复饮食，有呕吐者应暂停进食并对症处理。

（3）吸氧 因气腹使大量CO_2弥散吸收入血，导致高碳酸血症，影响呼吸功能，因此术后常规给予低流量吸氧，4～6小时后改为间歇性吸氧，并注意观察患者的呼吸节律及深度，保持呼吸道的通畅。

（4）引流管护理 妥善固定，保持通畅，防止引流管扭曲、受压、堵塞、滑脱。保持引流口清洁干燥，防止感染。

2. 病情观察 注意观察患者的意识、尿量，每15～30分钟测脉搏、呼吸、血压1次，直至生命体征平稳。密切观察穿刺部位有无渗血、渗液及引流液的颜色、量、性质，有无内出血的发生。

3. 对症护理

（1）疼痛 腹腔镜手术创伤小、痛苦轻，24小时以后可逐渐缓解，无须特殊处理。对痛阈较低的患者，可口服盐酸曲马多片或肌内注射哌替啶。

（2）恶心、呕吐 术后少数患者可出现恶心、呕吐，应给予甲氧氯普胺（胃复安）10～20mg肌内注射或静脉滴注，症状较重者给予禁食，静脉补液。

（3）肩、背部酸胀 多因残留于腹腔的CO_2刺激双膈神经所致，术后常规低流量吸氧，鼓励患者深呼吸，有效咳嗽，促进体内CO_2的排出。

（4）发热 是术后早期最常见的表现，多于3日内逐渐恢复正常，无须特殊处理。若3日后体温仍高且呈上升趋势，应向医生汇报，给予相应处理。

4. 并发症的护理 注意观察患者是否出现出血、皮下气肿、气胸、心律失常、高碳酸血症等，术后3～5日，如突然出现剧烈腹痛、恶心、呕吐、高热，白细胞增高等表现，应警惕内脏损伤。

5. 心理护理 针对患者的具体情况，讲解疾病相关知识，遵循循序渐进的原则，促进功能恢复。

（四）健康指导

1. 合理饮食，保持心情舒畅，劳逸结合，合理安排作息时间。
2. 避免过度劳累及高度精神紧张。
3. 定期复查，如出现不良情况时，须及时就诊。

（王 波）

自 测 题

A1/A2型题

1. 腹腔镜术后腹腔引流液呈黄绿色，常提示发生的并发症可能为（ ）
   A. 胆道出血
   B. 急性弥漫性腹膜炎
   C. 胆瘘
   D. 吻合口糜烂
   E. 感染

2. 患者行腹腔镜胆囊切除术，脐部消毒方法为（ ）
   A. 清水清洗脐部即可
   B. 肥皂水清洗脐部即可
   C. 术前1日用肥皂水清洗脐部，脐部污垢可用松节油清洁，术前再用碘伏及乙醇消毒
   D. 2%戊二醛清洗即可
   E. 清水清洗脐部，用棉签蘸碘伏及乙醇消毒

3. 腹腔镜主要采用的消毒方式为（ ）

A. 酒精擦拭
B. 用2%碱性戊二醛溶液浸泡灭菌
C. 苯扎氯铵溶液浸泡
D. 高温消毒
E. 紫外线照射消毒

4. 患者，女，48岁。在全麻下行腹腔镜胆囊切除术后护理错误的是（　　）
A. 患者出现恶心、呕吐，可给予甲氧氯普胺10～20mg肌内注射或静脉滴注
B. 低流量吸氧，鼓励患者深呼吸，有效咳嗽，促进体内CO_2的排出
C. 术后早期发热给予退热药肌内注射
D. 伤口如无渗血、渗液无须特殊处理
E. 如果患者出现腹痛、腹胀应及时报告医生处理

A3/A4型题

（5～8题共用题干）

患者，女，52岁，小学文化，诊断为胆囊结石，拟在腹腔镜下行胆囊切除术，当患者得知手术方式后，反复向病友和医务人员打听腹腔镜手术的相关情况。经过积极的术前准备，顺利地完成了手术，术后出现腰背部、肩部疼痛。

5. 患者术前主要的护理问题是（　　）
A. 急性疼痛　　B. 体温过高
C. 焦虑　　D. 恐惧
E. 知识缺乏

6. 针对上述护理问题的主要护理措施是（　　）
A. 减轻或控制疼痛　　B. 降低体温
C. 减轻焦虑　　D. 消除恐惧
E. 提供相关知识

7. 术后腰背及肩部疼痛的原因是（　　）
A. 手术体位不良所致　　B. 腹腔镜损伤
C. 麻醉后反应　　D. CO_2产生的碳酸刺激
E. 组织缺氧

8. 腰背及肩部疼痛的处理措施是（　　）
A. 解痉　　B. 镇痛
C. 消炎利胆　　D. 微波治疗
E. 无须特殊处理

第13章 颅脑疾病患者的护理

第1节　颅内压升高患者的护理

案例 13-1

患者，男，56岁，门诊以“颅内肿瘤”收治入院。入院待手术治疗，患者今晨解大便后突然出现烦躁不安、头痛加剧、呕吐等症状。

问题：1. 患者可能发生了什么情况？

2. 应对患者采取哪些护理措施？

一、概　　述

颅内压（intracranial pressure，ICP）是指颅腔内容物对颅腔壁所产生的压力，一般以脑脊液静水压来表示，通过侧卧位腰椎穿刺或直接脑室穿刺来测定颅内压。成人正常值为0.7～2.0kPa（70～200mmH_2O），儿童为0.5～1.0kPa（50～100mmH_2O）。颅腔内容物包括脑组织、脑脊液和血液，三者与颅腔容积相适应，使颅内保持一定的压力。当颅腔内容物的体积增加或颅腔容积缩小超过颅腔可代偿的范围，使颅内压持续高于2.0kPa（200mmH_2O），并出现头痛、呕吐和视盘水肿三大症状时，即称为颅内压升高。颅内压升高是许多颅脑疾病都可以出现的临床综合征，如不及时解除引起颅内压升高的病因，或采取降低颅内压力的措施，往往导致脑疝而危及患者生命。

（一）病因及发病机制

颅腔是由颅骨形成的半封闭的体腔，成年后颅腔容积固定不变，为1400～1500ml。任何能使颅腔内容物体积增大、颅腔容积缩小的因素，均可引起颅内压升高。

1. 颅腔内容物体积增大　是导致颅内压升高的常见原因。包括：①脑体积增大，其中脑水肿（多由创伤、炎症、缺血缺氧、中毒等引起）最为常见。②脑脊液增多，如脑积水。③脑血流量增加，如高碳酸血症、颅内静脉回流受阻或过度灌注等使脑血流量增多。④颅内占位性病变，如颅内肿瘤、血肿、脑脓肿和寄生虫等。

2. 颅腔容积缩小　如狭颅症、颅底凹陷症等先天性畸形，使颅腔容积缩小。

（二）病理生理

颅内压的调节主要依靠脑脊液及脑血流量的增减来完成，小儿颅缝未闭前还可通过增大颅缝来降低颅内压。

1. 影响颅内压升高的因素

（1）年龄　婴幼儿及小儿颅缝未完全闭合，老人脑组织萎缩，均可使颅腔的代偿能力增加，延缓病情的进展。

（2）病变进展速度　病变进展速度越快，颅内压的调节能力越小，调节功能存在一个临界点，超过该点后，细微的容量增加即可引起颅内压骤然上升。

（3）病变部位　位于颅中线和颅后窝的病变，容易阻塞脑脊液循环通路；位于颅内大静脉附近的病变，容易阻塞颅内静脉的回流和脑脊液的吸收，两者均可导致颅内压升高。

（4）脑水肿程度　脑组织损伤、炎症、缺血缺氧、中毒、尿毒症及肝性脑病等可导致脑水肿，使脑组织体积增加，导致颅内压升高，并形成恶性循环。

（5）全身性疾病　尿毒症、肝性脑病、毒血症、肺部感染、酸碱平衡失调等都可继发脑水肿而出现颅内压升高，而高热会加重颅内压升高的程度。

2. 颅内压升高的后果

（1）脑组织灌注不足　颅内压升高时，可使脑灌注压下降，机体通过扩张脑血管及减小脑血管阻力来维持脑血流量的稳定。但当颅内压急剧增高，使脑灌注压＜5.3kPa（40mmHg）时，脑血管的自动调节功能失效，可致脑血流量急剧下降，引起脑缺血。当颅内压接近平均动脉压时，颅内血流几乎完全停止，患者出现严重脑缺血状态，甚至脑死亡。

（2）脑水肿　颅内压升高可以影响脑的代谢和血流量从而产生脑水肿，进而加重颅内压升高症状。

（3）脑疝　颅内压升高达到一定程度时，可推移脑组织从高压区向低压区移位，使部分脑组织被挤入颅内生理性空间或裂隙，形成脑疝。临床常见的脑疝主要有小脑幕切迹疝和枕骨大孔疝（图13-1）。脑疝是颅内压升高的恶性结果，是颅内压升高患者的主要死因。

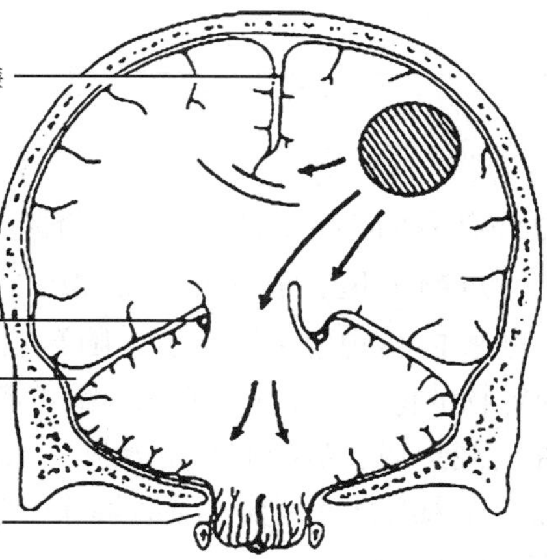

图13-1　脑疝形成机制

（4）血管加压反应　颅内压升高导致脑血流量减少，此时机体通过自主神经调节使外周血管收缩，以提高脑灌注压，同时伴有血压升高、心排血量增加、呼吸节律减慢和呼吸深度增加。该反应被称为全身性血管加压反应或库欣（Cushing）反应。

（5）胃肠功能紊乱及消化道出血　部分颅内压升高的患者可首先出现胃肠道功能紊乱，表现为呕吐、胃及十二指肠出血及溃疡和穿孔等。

（6）神经源性肺水肿　部分急性颅内压升高的患者，可出现呼吸急促，并有大量泡沫状血性痰液。

链接　库欣反应和库欣综合征的区别

库欣反应和库欣综合征是美国医生首先发现的。库欣反应是其用等渗盐水灌注狗的蛛网膜下腔以造成颅内压升高，发现的病理症状；库欣综合征是肾上腺皮质激素治疗过度或分泌亢进所致的以糖、脂肪、蛋白质代谢紊乱和高血压为主的皮质醇增多症。

二、护理评估

（一）健康史

向患者或家属详细了解有无头部外伤、颅内感染、脑肿瘤、高血压及脑动脉硬化的病史，有助于判断颅内压升高的原因；注意有无全身性严重疾病，如尿毒症、肝性脑病、脓毒症、酸碱平衡失调等均可引起继发性脑水肿；了解有无便秘、剧烈咳嗽、呼吸道梗阻、癫痫发作等导致颅内压急骤增高的因素。还应询问颅内压升高症状出现的时间和病情进展情况，以及发病以来曾做过何种检查和治疗，结果如何。

（二）身心状况

1. 症状与体征

（1）颅内压升高“三主征”　即头痛、呕吐和视盘水肿等，是颅内压升高的典型表现。头痛是最早和最主要的症状，多位于前额及颞部，以清晨和夜间为重，头痛程度随颅内压升高而进行性加重，咳嗽、打喷嚏、用力、弯腰、低头时可加重；呕吐呈喷射状，常出现在剧烈头痛时，与饮食无关，可伴恶心；视盘水肿是颅内压升高的重要客观体征，因视神经受压、眼底静脉回流受阻所致。早期视力无明显改变或仅视野缩小，持续时间较长时，可引起视神经萎缩和失明。

（2）意识障碍　急性颅内压升高者，常有进行性意识障碍，甚至昏迷；慢性颅内压升高患者，可表现为神志淡漠，反应迟钝和呆滞。

（3）生命体征的改变　早期代偿阶段，患者可出现典型的库欣反应，表现为血压升高，尤其是收缩压增高，脉压增大，脉搏缓慢而有力，呼吸深慢（两慢一高）；晚期失代偿时，表现为血压下降，脉搏细快，呼吸浅快、不规则，严重者可因呼吸、循环衰竭而死亡。

（4）其他表现　如复视、头晕、猝倒等；婴幼儿可见头皮静脉怒张、囟门饱满、骨缝分离等。

（5）脑疝表现　常见的脑疝有小脑幕切迹疝和枕骨大孔疝。①小脑幕切迹疝（颞叶钩回疝）：是一侧幕上占位性病变不断增大引起颅内压升高时，颞叶的海马旁回、钩回通过小脑幕裂孔向幕下移位而形成。除颅内压升高表现加重外，患者还可出现瞳孔变化（患侧瞳孔先小后大，对光反射迟钝或消失）和锥体束征（对侧肢体出现上神经元瘫痪），持续发展可出现深度昏迷，双侧眼球固定及瞳孔散大，对光反射消失，去大脑强直及生命体征严重紊乱，最后导致患者死亡。②枕骨大孔疝（小脑扁桃体疝）：是小脑扁桃体及延髓经枕骨大孔向椎管移位而形成。多发生于颅后窝占位病变或小脑幕切迹疝晚期患者。临床缺乏特征性表现，常有剧烈头痛，颈项强直，生命体征紊乱明显，瞳孔忽大忽小，但意识障碍出现较晚，一旦呼吸中枢受压可引起呼吸骤停。

两种脑疝的不同之处在于：小脑幕切迹疝患者意识障碍与瞳孔变化出现较早，而生命体征恶化较晚；枕骨大孔疝呼吸和循环变化早，而意识障碍变化晚。

2. 心理-社会状况　急性颅内压升高患者可因头痛、呕吐、注意力不集中等引起患者情绪低落、紧张或焦虑等心理改变。了解患者对疾病的认识程度，了解患者家属对疾病的认知和心理反应，以及对患者的关心和支持程度。

（三）辅助检查

1. 实验室检查　了解血细胞计数、电解质的测定、血气分析结果等，了解患者是否合并体液平衡失调。

2. 腰椎穿刺　可测定颅内压，并可取脑脊液检查生化指标，但对颅内压升高的患者有一定的危险性，必须腰穿时一定注意选择的穿刺针要细，放出脑脊液的速度要慢、量要少，以防诱发脑疝的形成。颅内压升高明显的患者禁忌腰椎穿刺。

3. 影像学检查　CT和MRI、颅脑X线摄片及数字减影血管造影（DSA）等检查有助于颅内压升高患者的定位和定性诊断。

三、治疗要点

临床上应首先处理原发疾病；颅内压升高造成急性脑疝时需紧急手术处理。

1. 非手术治疗　包括脱水治疗、激素治疗、冬眠低温治疗、辅助过度换气等减轻脑水肿，降低颅内压。

2. 手术治疗　手术去除病因是治疗颅内压升高最根本和最有效的方法。如切除颅内肿瘤、清除颅内血肿、处理大片的凹陷性骨折等，对脑积水者，可行脑脊液分流术或侧脑室体外引流术等。

四、主要护理诊断/问题

1. 急性疼痛　与颅内压升高有关。

2. 有脑组织灌注无效的危险　与颅内压升高、脑疝有关。

3. 有体液不足的危险 与频繁呕吐及应用脱水剂有关。

4. 潜在并发症： 脑疝、心搏骤停等。

五、护理措施

（一）一般护理

1. 体位 绝对卧床休息，抬高床头15°～30°，有利于颅内静脉回流，减轻脑水肿。昏迷患者采取侧卧位，有利于呼吸道分泌物排出，防止误吸引起吸入性肺炎或窒息。

2. 饮食与补液 神志清醒者给予低盐饮食；不能进食者，应补液治疗，成人每日输液量在1500～2000ml，其中等渗盐水不超过500ml，保持每日尿量不少于600ml，并且应控制输液速度，以防加重脑水肿。

3. 吸氧 持续或间断吸氧，可以降低$PaCO_2$，使脑血管收缩，减少脑血流量，降低颅内压。

4. 加强生活护理 适当保护患者，避免意外损伤。昏迷躁动不安者切忌强制约束，以免患者挣扎导致颅内压升高。

（二）病情观察

1. 意识状态 意识状态反映大脑皮质和脑干的功能状态，评估意识障碍的程度、持续时间和演变过程，是分析病情进展的重要指标。对意识障碍程度的分级有以下两种方法。

（1）传统分级方法 可将意识障碍分为清醒、模糊、浅昏迷、昏迷和深昏迷5级（表13-1）。

表13-1 传统意识障碍分级法

分级	语言刺激反应	痛刺激反应	生理反应	大小便自理	配合检查
意识清醒	灵敏	灵敏	正常	能	能
意识模糊	迟钝	不灵敏	正常	有时不能	尚能
浅昏迷	无	迟钝	正常	不能	不能
昏迷	无	无防御	减弱	不能	不能
深昏迷	无	无	无	不能	不能

（2）格拉斯哥昏迷评分法 目前通用的是格拉斯哥昏迷评分（Glasgow coma scale，GCS），它分别对患者的睁眼、言语和运动三方面的能力进行评分，再累计得分，用量化方法来表示意识障碍的程度，最高为15分，最低为3分，总分低于8分即表示昏迷状态，分数越低意识障碍越严重（表13-2）。

表13-2 格拉斯哥昏迷评分

睁眼能力	计分（分）	言语能力	计分（分）	运动能力	计分（分）
自动睁眼	4	回答正确	5	遵嘱活动	6
呼唤睁眼	3	回答错误	4	刺痛定位	5
刺痛睁眼	2	语无伦次	3	躲避刺痛	4
不能睁眼	1	只能发声	2	刺痛肢屈	3
		不能发声	1	刺痛肢伸	2
				不能活动	1

2. 瞳孔改变 对比双侧瞳孔是否等大、等圆（在自然光线下直径为3～4mm）及对光反射的灵敏度。颅内压升高患者出现患侧瞳孔先小后大，对光反射迟钝或消失，应警惕小脑幕切迹疝的发生。

3. 生命体征改变 包括脉搏的频率、节律、强度，血压及脉压，以及呼吸的频率和幅度等。颅内压升高代偿期患者可出现“两慢一高”典型库欣反应。

4. 肢体活动改变 小脑幕切迹疝可出现对侧肢体上神经元瘫痪，但有时因脑干被推向对侧时，对侧大脑脚受压，可引起同侧肢体瘫痪，应结合瞳孔变化及其他检查资料进行综合判断。

5. 脑疝征兆 注意观察有无脑疝发生的征象。小脑幕切迹疝先有意识、瞳孔改变和肢体运动障碍，后期出现呼吸、循环功能障碍；枕骨大孔疝的特点是突然出现呼吸、循环功能障碍，瞳孔变化和意识障碍出现得晚。

（三）防止颅内压骤然升高的护理

1. 休息 保持病室安静，使患者安心静养；清醒患者不要用力坐起或提重物；稳定患者情绪，避免情绪激烈波动。

2. 保持呼吸道畅通 及时清理呼吸道分泌物和呕吐物，防止吸入气道；有舌后坠而影响呼吸者，应及时安置口（鼻）咽通气管；昏迷患者或排痰困难者，应配合医生及早行气管切开手术。

3. 避免剧烈咳嗽和用力排便 预防和及时治疗感冒，避免咳嗽；鼓励能进食者多吃富含维生素食物，促进肠蠕动，必要时给缓泻剂以防止便秘，禁止高压灌肠。

4. 控制癫痫发作 癫痫发作可加重脑缺氧和脑水肿，使颅内压骤然增高。应遵医嘱按时给予抗癫痫药物，并注意患者有无癫痫症状出现。

5. 及时处理躁动 引起躁动的原因很多，如颅内压升高，呼吸不畅，尿潴留及冷、热、饥饿等，均可引起躁动而导致颅内压骤然升高。所以当患者出现躁动时应积极找寻并处理引起躁动的原因，不盲目使用镇静剂或强制约束，适当加以保护，防止意外伤害。

（四）脱水治疗的护理

首选20%甘露醇溶液250ml，30分钟内快速静脉滴注，每日2～4次，静脉滴注后10～20分钟颅内压开始下降，维持4～6小时，可重复使用；若同时使用利尿剂，降低颅内压效果更好，如呋塞米20～40ml，静脉注射，每日2～4次；脱水治疗期间，应准确记录出入量，并注意纠正利尿剂引起的电解质紊乱；停止使用脱水剂时，应逐渐减量或延长给药间隔，以防止颅内压反跳现象。

（五）激素治疗的护理

糖皮质激素主要通过改善血-脑屏障通透性，预防和治疗脑水肿，并能减少脑脊液生成，使颅内压下降。常用地塞米松5～10mg，每日1～2次静脉注射。在治疗中应注意防止并发高血糖、感染和应激性溃疡。

（六）脑疝的急救与护理

立即遵医嘱快速静脉滴注20%甘露醇溶液250ml，加用地塞米松10ml；保持呼吸道通畅并吸氧，呼吸功能障碍者，应气管插管进行辅助呼吸；密切观察患者呼吸、心搏、意识和瞳孔的变化；做好紧急手术的准备。

（七）脑室引流的护理

严格无菌操作，妥善固定引流管并确保引流通畅，引流管口需高于侧脑室平面10～15cm，以维持正常颅内压；每日引流量以不超过500ml为宜，观察并记录脑脊液性状和量；引流时间，开颅手术后一般放置3～4日，不宜超过5～7日，以免引起感染；拔管前应抬高或夹管24小时，观察有无颅内压升高现象；拔管时应先夹闭引流管，以免管内液体反流引起颅内感染。

（八）冬眠低温疗法的护理

1. 环境准备 患者安置于单人病房，光线宜暗，室温在18～20℃。室内备吸引器，吸氧设备，导尿、吸痰设备，冬眠药物，降温设备，监护设备，急救药物和器械等，并由专人护理。

2. 降温方法 用药前先观察患者生命体征、意识、瞳孔情况并做记录，作为治疗前后对比依据；遵医嘱给予冬眠药物，待患者进入冬眠状态后，方可进行物理降温，以免出现寒战等不良反应，减少耗氧量；降温速度以每小时下降1℃为宜，体温下降至肛温32～34℃，腋温31～33℃较为理想。体温过低可导致心律失常、低血压及凝血功能障碍等并发症。

3. 冬眠期间病情观察及护理 密切观察患者的意识、瞳孔、生命体征和神经系统征象；若患者收缩压＜100mmHg，或脉搏＞100次/分，呼吸次数减少或不规则时应及时通知医生终止冬眠疗法或更换冬眠药物；冬眠期间不宜翻身或移动体位，防止直立性低血压；液体输入量每日不超过1500ml，鼻饲饮食温度应与当时体温相同，以免影响冬眠低温效果；预防肺部及泌尿系感染，防止冻疮和压力性损伤。

4. 终止冬眠疗法 冬眠低温治疗时间一般为3～5日，停用冬眠低温治疗时应先停止物理降温，然后再逐步停用冬眠药物，注意保暖，让体温自然回升。

（九）心理护理

及时发现患者的心理异常和行为异常，查找并去除原因，协助患者对人物、时间、地点、定向力的辨识，用爱心、细心、同情心、责任心照顾患者，帮助改善患者的心理状况。

（十）健康指导

1. 对疑有颅脑外伤等疾病者，如患者出现原因不明的头痛症状并进行性加重时，或头部外伤后有剧烈头痛并伴有呕吐者，应及时到医院进行相关检查以明确诊断。

2. 颅内压升高的患者要预防剧烈咳嗽、便秘、提重物等使颅内压骤然升高的因素，调动他们心理和躯体的潜在代偿能力，鼓励其积极参与各项治疗和功能训练，最大程度的恢复其生活能力。

第2节　颅脑损伤患者的护理

颅脑损伤占全身损伤的15%～20%，仅次于四肢损伤，但致残率及病死率均居首位。颅脑损伤可分为头皮损伤、颅骨损伤、脑损伤，三者可单独发生，也可合并存在。

一、头皮损伤患者的护理

头皮损伤是最常见的颅脑损伤，根据致伤原因和临床表现不同可分为头皮血肿、头皮裂伤和头皮撕脱伤。

（一）概述

头皮（图13-2）分为皮肤、皮下组织、帽状腱膜、帽状腱膜下层和颅骨外骨膜5层，其中皮肤、皮下组织和帽状腱膜3层紧密结合在一起，帽状腱膜下层为疏松结缔组织。头皮血供丰富，抗感染及愈合能力较强。

1. 头皮血肿 多由钝器伤所致，常在外力作用后立即发生。按血肿出现于头皮的解剖层次不同分为以下几类。

（1）皮下血肿　常见于产伤或碰伤。血肿位于皮肤层与帽状腱膜之间，因皮肤借纤维隔与帽状腱膜紧密连接，血肿不易扩散，范围较局限，体积小、张力高。

（2）帽状腱膜下血肿　是由于头部受到斜向暴力，头皮发生剧烈滑动，撕裂该层的小血管所致。该处组织疏松，出血易扩散，严重者血肿边界可与帽状腱膜附着缘一致，延及全头，似戴一顶有波动的帽子，失血量多。

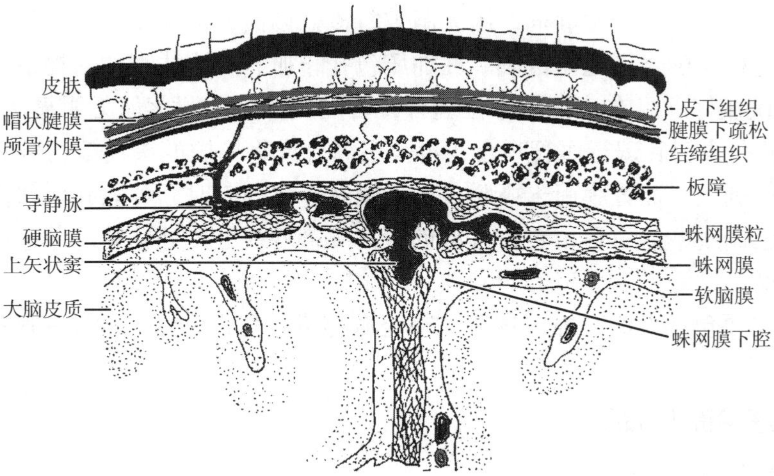

图13-2 头皮解剖结构图

（3）骨膜下血肿 常由于颅骨骨折引起或产伤所致。位于骨膜和颅骨外板之间，血肿多局限于某一颅骨范围内，以骨缝为界。

2. 头皮裂伤 多为锐器或钝器作用于头皮所致。按致伤物的性质不同，所致伤口的大小、深度不一，创缘多不规则，严重者可有头皮缺损。

3. 头皮撕脱裂伤 多因发辫受机械力牵拉所致，使大块头皮自帽状腱膜下层或连同骨膜一并撕脱。因创面广泛出血，疼痛剧烈，可引起休克，部分患者可合并颈椎损伤。

（二）护理评估

1. 健康史 了解患者头部有无外伤史，外力作用时间、部位、方向；评估患者受伤时当时情况、处理经过及效果等。

2. 身心状况

（1）症状与体征

1）头皮血肿：头皮下血肿较小，但张力较大，有时因血肿周边组织肿胀隆起，中央部似有凹陷，易误诊为凹陷性骨折；帽状腱膜下血肿张力低，波动明显，疼痛较轻，婴幼儿巨大帽状腱膜下血肿有引起休克的可能；骨膜下血肿局限在某一颅骨范围内，张力介于头皮下血肿和帽状腱膜下血肿之间。

2）头皮裂伤：头皮伤口大小，深度不一，伤及帽状腱膜层时，伤口可裂开，部分患者可有头皮缺损；由于头皮血管丰富，血管破裂后不易自行闭合，故出血量大，有引起失血性休克的可能。

3）头皮撕脱伤：创面头皮缺失，颅骨外露，出血量大，常伴有休克。

（2）心理-社会状况 由于头皮损伤出血多，患者常表现出对伤情的紧张、恐惧和焦虑等。

3. 辅助检查 X线、CT、MRI等检查可了解是否合并颅骨骨折和颅脑损伤。

（三）治疗要点

1. 局部治疗

（1）头皮血肿 较小的血肿无须特殊处理，1～2周可自行吸收，伤后给予冷敷以减少出血和疼痛，24小时后改为热敷，以促进血肿吸收，切忌用力揉搓；若血肿较大，待出血停止后，在无菌的条件下穿刺抽吸后加压包扎；经上述治疗无效且继续增大的帽状腱膜下血肿，可切开头皮止血并清除血肿。对合并颅骨骨折的骨膜下血肿，应警惕颅内血肿的可能。继发感染者，需切开引流，换药处理。

（2）头皮裂伤 立即加压包扎止血，争取在伤后24小时内清创缝合，尽早去除伤口中的异物，术后加压包扎。因头皮血供丰富，抗感染能力强，对无明显感染的伤口，在伤后2～3日内也可试行清创缝合，但多需引流，或只清创不缝合。

（3）头皮撕脱伤　首先给予镇静剂，用无菌敷料覆盖创面，再加压包扎，并将撕脱的头皮用无菌敷料或干净的衣物包好，随患者送至医院。在加压包扎止血、防止休克的前提下，尽早行清创术。若皮瓣未完全脱离且供血好，可在清创后原位缝合；若皮瓣已完全脱落但无明显污染，血管断端整齐，且未超过6小时，可在清创后试行血管吻合，再全层缝合或将撕脱的头皮瓣切薄成类似的中厚皮片原位移植；如皮瓣不能利用，而骨膜尚未撕脱，又不能做转移皮瓣时，可取其他部位中厚皮片作自体游离植皮；对于骨膜已撕脱不能再移植者，可清创后在颅骨外板上多处钻孔，深达板障，待骨孔内肉芽组织生成后再行植皮。

2. 全身治疗　主要包括及时止血，镇痛，补充血容量，防止休克；常规使用抗生素、TAT等预防感染。

（四）主要护理诊断/问题

1. 急性疼痛　与头皮损伤有关。

2. 组织完整性受损　与头皮损伤有关。

3. 体象紊乱　与头皮撕脱伤导致头发缺失有关。

4. 潜在并发症：感染、失血性休克。

（五）护理措施

1. 头皮血肿　伤后早期给予冷敷，以减轻出血和疼痛，24～48小时后改用热敷，以促进血肿吸收。血肿较大时，协助医生行穿刺抽血和加压包扎。

2. 头皮裂伤　现场应使用无菌敷料或清洁的布单或衣物包扎伤口。患者来院后，应配合清创缝合；遵医嘱给予抗生素、破伤风抗毒素（TAT）等预防感染，给予镇痛药物镇痛。注意有无颅骨骨折及脑损伤等合并伤的症状和体征。

3. 头皮撕脱伤

（1）现场救护　现场除包扎伤口外，还应妥善保护撕脱下来的头皮，将其用无菌敷料或清洁布单包裹，装入塑料袋内，再放置于有冰块的容器中，干燥冷藏，随伤员一起送往医院。有休克者，应立即输液、镇痛、给氧，运送途中应保持平稳。

（2）配合抗休克和清创　建立两条静脉通路，快速输液，补充血容量，同时做好交叉配血、备皮、药物过敏试验等各项术前准备。现场带来的撕脱下来的头皮置于4℃冰箱内存放。在纠正休克的同时，遵医嘱给予术前用药，将撕脱下来的头皮随患者一同送往手术室，争取清创后再植。

（3）预防感染　遵医嘱使用抗生素和TAT，预防感染。

（4）观察病情　观察有无颅骨骨折、脑损伤、局部感染等征象，发现异常及时向医生汇报并配合处理。

4. 健康指导　一般清创患者回家后嘱安置合适卧位，定时来医院换药，遵医嘱使用抗生素；注意观察有无剧烈头痛、呕吐等，出现异常情况应及时前往医院就诊；指导头皮缺失的患者佩戴假发，改善容貌。

二、颅骨骨折患者的护理

（一）概述

颅骨骨折是指颅骨受暴力作用后出现的颅骨结构改变，多由暴力作用于头部的瞬间，使颅骨变形超过其弹性限度，而发生颅骨骨折。颅骨骨折的严重性并不在于骨折本身，而在于可能同时存在颅内血肿和脑损伤危及生命。

按骨折部位不同，可分为颅盖骨折及颅底骨折；按骨折形态不同，可分为线形骨折、凹陷性骨折、粉碎性骨折、洞形骨折；按骨折部位是否与外界相通，可分为闭合性骨折和开放性骨折。

1. 颅盖骨折　线形骨折发生率最高，可单发，也可多发，以顶骨和额骨多见，颞骨和枕骨次之。凹陷性骨折以额、顶部多见。因发生部位、凹陷范围和深度不同，可伴有不同程度的脑膜、血管和脑组织损伤。

2. 颅底骨折　常为线形骨折，多因强烈的间接暴力所致。硬脑膜在颅底与颅骨贴附紧密，故在颅底骨折时易撕破硬脑膜产生脑脊液外漏而形成开放性骨折。根据发生的部位，可分为颅前窝骨折、颅中窝骨折和颅后窝骨折。

（二）护理评估

1. 健康史　了解患者受伤过程，如暴力性质、大小、方向和着力点；受伤当时有无意识障碍及口鼻流血和流液等情况；评估患者有无脑损伤及其他并发症。

2. 身心状况

（1）颅盖骨折　单纯线形骨折局部表现有疼痛、肿胀，可伴有头皮血肿、头皮裂伤，若骨折线跨越脑膜中动脉或静脉窦，则可继发硬膜外血肿并出现相应临床症状。凹陷性骨折患者着力处往往有擦伤、挫伤或挫裂伤，局部可扪及颅骨凹陷，成人多为粉碎性骨折，婴幼儿可呈乒乓球样凹陷骨折。陷入的骨片有时刺破静脉窦，造成致命性出血。有时可压迫或刺伤脑组织，如位于功能区可发生局限性癫痫、肢体瘫痪、失语等神经定位症状。

（2）颅底骨折　根据骨折部位不同，可出现相应临床表现（表13-3）。

表13-3　颅底骨折的临床表现

骨折部位	瘀斑部位	脑脊液漏	颅神经损伤
颅前窝	眼周、球结膜下（熊猫眼征、眼镜征）	鼻漏	嗅神经、视神经
颅中窝	乳突部	鼻漏或耳漏	面神经、听神经
颅后窝	乳突后、枕下区	无	少见

1）颅前窝骨折：累及眶顶和筛骨，可有鼻出血、眶周广泛淤血斑及广泛球结膜下淤血斑（“熊猫眼”或“眼镜”征）等表现；若脑膜、骨膜均破裂，脑脊液经额窦或筛窦由鼻孔流出而出现脑脊液鼻漏；气体经额窦或筛窦进入颅内引起颅内积气；若筛板或是神经管骨折，可合并嗅神经或视神经损伤。

2）颅中窝骨折：若累及蝶骨和颞骨，脑脊液经蝶窦由鼻孔流出，可有鼻出血或合并脑脊液鼻漏。若累及颞骨岩部，可伴有脑脊液耳漏（鼓膜破裂）；若鼓膜完好，脑脊液则经咽鼓管流往鼻咽部出现脑脊液鼻漏。颅中窝骨折患者常合并面神经或听神经损伤。

3）颅后窝骨折：累及颞骨岩部后外侧和枕骨基底部，多在伤后2～3日有乳突和枕下部皮下瘀斑，或在咽后壁发现黏膜下淤血。偶有舌咽神经、迷走神经、副神经及舌下神经损伤。

（3）心理-社会状况　患者常因头部损伤而表现焦虑、恐惧等心理反应，对伤后的恢复缺乏信心。了解家属对疾病的认识和对患者的关心及支持程度。

3. 辅助检查

（1）颅骨X线检查　为颅盖骨骨折主要诊断方法。

（2）CT检查　可了解骨折类型，有无气颅征及合并脑损伤等。

颅盖骨骨折的诊断主要靠颅骨X线检查；颅底骨折X线检查阳性率不高，主要依靠临床表现及CT检查做出诊断。

（三）治疗要点

1. 颅盖骨折

（1）单纯线形骨折　无须特殊处理。患者卧床休息，对症治疗，密切观察是否有继发性病变的出现。

（2）凹陷性骨折　对凹陷不深、范围不大者，可考虑择期手术；如合并脑损伤，或大面积的骨折片陷入颅腔，有颅内压升高导致脑疝可能者，应行急诊手术；若骨折位于脑重要功能区表面，有脑受压症状或颅内压升高的表现，或为开放性粉碎性骨折时，应手术复位或全部摘除碎骨片；若位于大静脉窦处的凹陷性骨折，如未引起神经症状或颅内压升高，即使陷入较深，也不宜手术。

2. 颅底骨折 本身无须特殊治疗，注意观察有无脑损伤。合并脑脊液漏时，需给予抗生素，预防颅内感染。脑脊液漏多在1～2周自行愈合，但超过1个月仍有漏液者，可考虑行手术治疗。

（四）主要护理诊断/问题

1. 急性疼痛 与损伤和颅内压升高有关。

2. 有感染的危险 与脑脊液外漏有关。

3. 知识缺乏：缺乏有关颅骨骨折护理和康复知识。

4. 潜在并发症：颅内出血、颅内感染、颅内压升高等。

（五）护理措施

1. 病情观察 当骨折线越过脑膜中动脉沟或静脉窦，引起硬脑膜外血肿时，患者有头痛、呕吐、生命体征改变、意识障碍等颅内压升高症状；凹陷性骨折压迫脑组织有局灶症状和体征，如偏瘫、失语、视野缺损等；颅底骨折伴有脑脊液漏者，应注意有无颅内感染迹象。

2. 脑脊液漏的护理 脑脊液漏的护理重点是预防逆行性颅内感染，具体措施有：①平卧位将床头抬高15°～30°，目的是借助重力作用将脑组织移向颅底，使脑膜逐渐与硬脑膜形成粘连而封闭破口，维持头高位至脑脊液漏停止3～5日。②每日2次清洁、消毒鼻前庭或外耳道，避免棉球过湿导致液体逆流颅内；在外耳道口或鼻前庭疏松放置干棉球，棉球渗湿及时更换，并记录24小时浸湿的棉球数，以此估计漏出的脑脊液量。③禁忌鼻腔及耳道的堵塞、冲洗和滴药；脑脊液鼻漏者，严禁经鼻腔置胃管、吸痰及鼻导管给氧。④禁忌做腰椎穿刺。

3. 预防感染 开放性颅骨骨折应遵医嘱应用抗生素和破伤风抗毒素，预防感染。

4. 心理护理 向患者介绍病情、治疗方法及注意的事项，取得患者的配合；指导患者正确对待损伤，消除紧张情绪。

5. 健康指导 颅底骨折患者要避免用力咳嗽、用力打喷嚏和擤鼻涕，勿挖耳、抠鼻或屏气排便，以免鼻窦或乳突气房内的空气被压入颅内，引起气颅或颅内感染。告诉门诊患者和家属若出现剧烈头痛、频繁呕吐、发热、意识模糊应及时到医院就诊。

三、脑损伤患者的护理

案例 13-2

患者男性，35岁，头部外伤后昏迷2小时，曾呕吐数次。入院测BP 160/90mmHg，P 60次/分，R 12次/分。考虑为脑挫裂伤。

问题：1. 该患者目前需要做哪些辅助检查？

2. 该患者的主要护理问题有哪些？

（一）概述

脑损伤是指脑膜、脑组织、脑血管以及脑神经的损伤。

1. 病因与分类 根据伤后病理改变的先后，分为原发性脑损伤（指暴力作用于头部后立即发生的脑损伤，主要有脑震荡、脑挫裂伤等）和继发性脑损伤（指头部受伤一段时间后出现的脑损害，主要有脑水肿和颅内血肿等）；根据伤后脑组织是否与外界相通，分为开放性脑损伤（多为锐器或火器直接造成，常伴有头皮裂伤、颅骨骨折和硬脑膜破裂，有脑脊液漏）和闭合性脑损伤（多为头部接触钝性暴力或间接暴力所致，脑膜完整，无脑脊液漏）。

2. 损伤机制　脑损伤常是多种应力作用于头部的共同结果。一般认为基本因素有：①外力作用于头部，导致颅骨内陷和迅速回弹或骨折引起的脑损伤，该损伤常发生在着力部位；②头部遭受外力作用后的瞬间，脑与颅骨之间的相对运动造成的损伤，该损伤既可发生在着力部位，也可发生在着力部位的对侧，即对冲伤（图13-3）。这两种因素在加速性损伤（即运动的物体撞击静止的头部，使头部呈加速运动时产生的脑损伤）和减速性损伤（即运动的头部撞击静止的物体，使头部运动突然停止时产生的脑损伤）中所起的作用不尽相同。加速性损伤多是第一种因素起作用；而减速性损伤则是两种因素均起重要作用。而且因脑与颅骨之间的相对运动所造成的脑损伤可能更常见，也更严重。

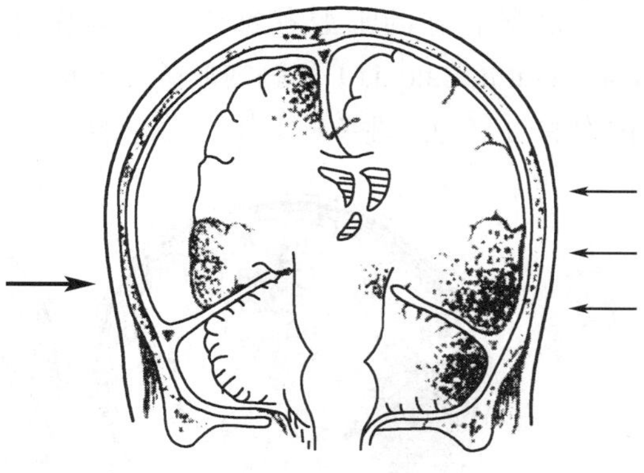
图13-3　对冲伤

（二）护理评估

1. 健康史　详细了解受伤原因、外力作用部位、方向、暴力大小、性质等；注意受伤后有无意识障碍及程度和持续时间，有无中间清醒期、逆行性遗忘，有无头痛、呕吐、抽搐、排尿排便失禁、口鼻耳流血和脑脊液外漏、肢体瘫痪等情况，以及现场急救过程和曾经用过何种药物。

2. 身心状况　根据临床特点，结合X线、CT、MRI等检查结果判断损伤的类型和严重程度。

（1）脑震荡　是指头部受到暴力作用后，出现的一过性脑功能障碍，无肉眼可见的神经病理改变，只在显微镜下可见神经组织结构紊乱，是最常见的轻度原发性脑损伤。

患者在伤后立即出现短暂的意识障碍，持续数秒或数分钟，一般不超过30分钟，同时出现皮肤苍白、出汗、血压下降、心动徐缓、呼吸微弱、肌张力减低、生理反射迟钝或消失等症状。清醒后大多不能回忆受伤前近期及受伤当时的情况，称为逆行性遗忘。常有头痛、头晕、恶心、呕吐等症状，一般情况下可持续数日或数周。神经系统检查无阳性体征、脑脊液检查无明显改变及CT检查无阳性发现。

（2）脑挫裂伤　是常见的原发性脑损伤。脑挫裂伤后，继发性改变为脑水肿和血肿形成，它们比脑挫裂伤本身更具有重要的临床意义。

1）意识障碍：是脑挫裂伤最突出的症状之一。患者受伤后立即出现昏迷，其程度和持续时间与损伤程度、范围直接相关。绝大多数超过30分钟，严重者长期持续昏迷。

2）局灶症状和体征：受伤当时立即出现与伤灶相对应的神经功能障碍的症状和体征，如运动区损伤出现锥体束征、肢体抽搐、偏瘫等，语言中枢损伤出现失语。但是损伤发生于“哑区”如额、颞叶前端等，可无局灶症状和体征。

3）头痛、呕吐：与颅内压升高、自主神经功能紊乱及外伤性蛛网膜下腔出血等有关，后者还可出现脑膜刺激征，脑脊液检查有红细胞。

4）颅内压升高与脑疝：因继发脑水肿或颅内出血所致。表现为早期的意识障碍程度加重，或意识障碍好转后又加重，同时伴有二慢一高表现、瞳孔改变及意识障碍等。

5）原发性脑干损伤症状：原发性脑干损伤是脑挫裂伤中最严重的特殊类型，常与弥散性脑损伤并存。表现为伤后即出现昏迷，且程度深、持续时间长；伴有严重生命体征紊乱；两侧瞳孔不等大、极度缩小或大小多变，对光反射无常；眼球位置不正或同向凝视；四肢肌张力增高、中枢性瘫痪、病理反射阳性等锥体束征及“去大脑强直”等；常有中枢性高热和消化道出血。

（3）颅内血肿　是最多见的、最危险的、可逆性的继发性脑损伤。由于血肿直接压迫脑组织，常引起局灶性脑功能障碍及颅内压升高等病理改变，若未及时处理，可导致脑疝而危及生命。

根据血肿的来源和部位，颅内血肿可分为硬脑膜外血肿（epidural hematoma）、硬脑膜下血肿（subdural hematoma）和脑内血肿（intracerebral hematoma）（图13-4）。根据血肿引起症状所需时间，颅内血肿可分为急性（3日内）、亚急性（3日至3周）和慢性（3周以上）。

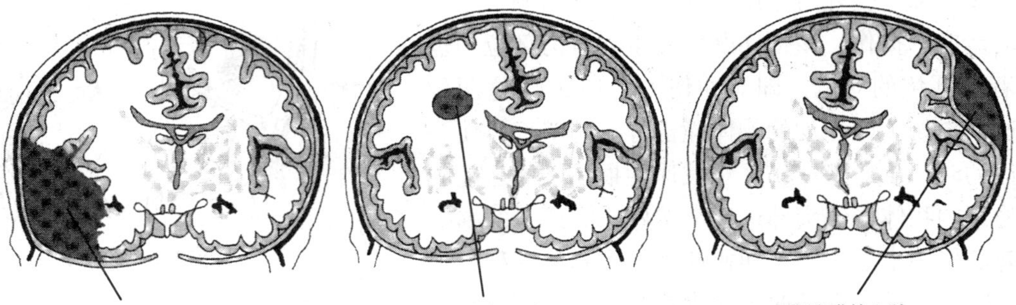

图13-4 颅内血肿的部位

1）硬脑膜外血肿：发生在颅骨内板和硬脑膜之间，常因颅骨骨折致脑膜中动脉或静脉窦破裂所引起，大多属于急性型。

患者的意识障碍有以下3种类型：①原发性脑损伤较轻，伤后无原发性昏迷，至血肿形成后时出现继发性昏迷（清醒→昏迷）。②伤后立即出现原发性昏迷，之后意识清醒，但一段时间后，由于颅内血肿形成，颅内压升高，再度出现昏迷（昏迷→中间清醒或好转→昏迷），这就是典型的“中间清醒期”。③原发性脑损伤较为严重，伤后昏迷时间较长，在患者还未清醒时，颅内血肿就出现，引起昏迷再度加重。由于硬脑膜外血肿患者的原发性损伤一般较轻，临床多为前两种情况。患者在昏迷前常有头痛、恶心、呕吐等颅内压升高症状，幕上血肿大多有典型的小脑幕切迹疝表现。

2）硬脑膜下血肿：指出血积聚在硬脑膜下隙，多为急性或亚急性型，最常见。主要有脑挫裂伤引起皮层血管破裂所致，由于多伴有脑挫裂伤和脑水肿，故多有脑挫裂伤的表现，意识障碍为伤后持续昏迷或昏迷进行性加重，少有中间清醒期，较早出现颅内压升高和脑疝症状。

慢性硬脑膜下血肿少见，好发于老年人，病程较长。临床表现差异很大，多有轻微头部外伤史，主要表现为慢性颅内压升高症状，也可有偏瘫、失语、局限性癫痫等局灶症状或头晕、记忆力减退、精神失常等智力和精神症状。

3）脑内血肿：指出血积聚在脑实质内，多因脑挫裂伤导致脑实质内血管破裂引起，比较少见，常与硬脑膜下血肿同时存在。临床表现与脑挫裂伤很相似。

（4）心理-社会状况　了解患者及家属对颅脑损伤及其功能恢复的心理反应，了解家属对患者的关心程度和支持能力。

3. 辅助检查

（1）头部X线检查　可了解有无颅骨骨折。

（2）CT检查　不仅明确血肿的存在，还能明确血肿的位置、大小、数量、脑室受压及中线移位情况，以及是否伴有脑挫裂伤、脑水肿等。

（3）MRI检查　适用于亚急性和慢性颅脑损伤，在某些特殊情况下可与CT互补。

（4）脑脊液检查　脑挫裂伤患者合并蛛网膜下腔出血时，脑脊液检查可查到红细胞。

（5）脑血管造影　对颅内血肿有定位意义，典型征象为无血管区。

（三）治疗要点

1. 脑震荡　一般不需要特殊处理，卧床休息1～2周，可完全恢复。少数患者在较长时间内存在头晕、头痛等症状，可适当给予镇静、镇痛、营养支持等处理，同时加强心理护理。严密观察病情变化，及时发现和处理颅内压升高和脑疝等并发症。

2. 脑挫裂伤 以非手术治疗为主，减轻脑损伤后的病理生理反应和预防并发症的发生。

（1）非手术治疗

1）一般处理：①绝对卧床休息，床头抬高15°～30°，宜取侧卧位。②保持呼吸道畅通，必要时做气管切开或气管内插管辅助呼吸。③营养支持，维持水、电解质及酸碱平衡。④应用抗生素预防感染。⑤对症处理，如镇静、镇痛、抗癫痫等。

2）防治脑水肿：是治疗脑挫裂伤的关键。包括应用脱水剂和激素、过度换气、给氧、限制液体入量、冬眠低温疗法等。

3）促进脑功能恢复：应用三磷酸腺苷（ATP）、辅酶A、细胞色素c等，以供应能量，改善细胞代谢，促进脑细胞功能恢复。

（2）手术治疗 适用于重度脑挫裂伤、经非手术治疗无效、颅内压升高明显甚至出现脑疝迹象者。手术方式主要有脑减压术或局部病灶清除术。

3. 颅内血肿 较小血肿或位于非功能区时，患者无意识障碍和颅内压升高症状，或症状已明显好转者，可在严密观察病情下，采用脱水等非手术治疗。较大血肿或有明显局灶性症状和体征时，应尽早实施手术清除血肿；合并脑疝时应去骨瓣减压。慢性硬脑膜下血肿多需要行颅骨钻孔引流术。

（四）主要护理诊断/问题

1. 急性意识障碍 与脑损伤、颅内压升高有关。

2. 清理呼吸道无效 与意识障碍不能有效排痰有关。

3. 有受伤的危险 与患者躁动不安、癫痫发作有关。

4. 潜在并发症：颅内压升高、脑疝、感染等。

（五）护理措施

1. 现场急救 因颅脑损伤多为严重损伤，常伴有其他损伤，急救处理时首先应判断有无存在危及患者生命的伤情并给予积极处理。颅脑损伤救护时应注意以下几点。

（1）保持呼吸道通畅 应尽快清除口咽部血块、呕吐物和分泌物，将患者侧卧，昏迷者置口咽通气管，必要时行气管切开或人工辅助呼吸。

（2）妥善处理伤口 开放性颅脑损伤应剪短伤口周围的头发，并消毒，伤口局部不冲洗，不用药，用消毒纱布保护外露脑组织，架空包扎，避免脑组织受压。尽早应用抗生素和破伤风抗毒素。

（3）防止休克 有休克征象出现时，应查明有无其他损伤，补充血容量。

（4）做好护理记录 准确记录受伤经过，急救处理经过及生命体征、意识、瞳孔、肢体活动等病情变化。

2. 一般护理

（1）保持正确体位 清醒及血压平稳者采取斜坡卧位，抬高床头15°～30°，以利于脑静脉回流和减轻脑水肿，亦可防止呼吸道梗阻；昏迷患者或吞咽困难者应采取侧卧位或侧俯卧位，防止误吸。

（2）维持体液平衡 每日输液量控制在1500～2000ml，其中含钠溶液500ml，输液速度不宜过快，维持体液平衡。

（3）加强营养支持 营养补充以高维生素和高蛋白质的混合食物为佳。早期可用胃肠外营养，肠蠕动恢复后改用肠内营养，定期评估患者营养状况，及时调整营养供应。

（4）控制体温 高热可加重脑缺氧，应及时向医生汇报，积极查找原因，并根据不同原因妥善处理原发病变，并给予物理或药物降温，必要时冬眠低温疗法。

（5）躁动护理 出现躁动应积极寻找并解除引起躁动的因素，如呼吸不畅、膀胱充盈、冷热刺激或便秘等，慎用镇静剂，不可强行约束，防止坠床等意外伤害。

（6）耳、鼻、口腔及皮肤护理 去除口、鼻腔分泌物和血痂，用消毒棉球清洁；定期清除眼分泌物，并滴抗生素眼药水，防止发生角膜炎和角膜溃疡。定时翻身，保持皮肤清洁干燥，防止压力性损伤发生。

（7）心理护理　意识清醒者应稳定患者情绪，取得患者理解和配合；由于颅脑损伤后恢复缓慢，应帮助患者树立信心，坚持锻炼；同时还应取得患者家属理解和配合。

3. 病情观察　严密观察病情是颅脑损伤患者护理的重点内容，目的是观察治疗效果和及早发现脑疝，不错失抢救时机。

（1）意识　意识状态反映大脑皮质功能和脑干功能状态，应采用GCS判断意识障碍程度，观察时采用相同程度的语言和痛刺激，对患者的反应做动态的分析，判断意识状态的变化。伤后立即出现意识障碍是原发性脑损伤；伤后清醒转为昏迷或意识障碍不断加深，是颅内压升高或形成脑疝等继发性脑损伤的表现；躁动患者突然昏睡应怀疑病情恶化。

（2）生命体征观察　观察生命体征时，为了避免患者躁动影响准确性，应先测呼吸，再测脉搏，最后测血压。伤后出现“二慢一高”，同时有进行性意识障碍，是颅内压升高的表现；下丘脑或脑干损伤常出现中枢性高热；伤后数日出现高热常提示有继发感染。

（3）瞳孔　观察两侧睑裂大小是否相等，眼球的位置和运动情况，注意对比两侧瞳孔的形状、大小和对光反射。伤后立即出现一侧瞳孔散大，是原发性动眼神经损伤所致；伤后瞳孔正常，以后一侧瞳孔先缩小继之进行性散大，并且对光反射减弱或消失，是小脑幕切迹疝的表现；双侧瞳孔时大时小，变化不定，对光反射消失，伴眼球分离或同向凝视，常是脑干损伤的表现；双侧瞳孔散大，光反应消失、眼球固定伴深昏迷或去大脑强直，多为临终前的表现。另外，要注意伤后使用某些药会影响瞳孔的观察，如使用阿托品、麻黄碱可使瞳孔散大；吗啡、氯丙嗪可引起瞳孔缩小。

（4）神经系统体征　原发性脑损伤引起的偏瘫等局灶性表现，在受伤当时已出现，且不再继续加重；伤后一段时间出现或继续加重的肢体偏瘫，同时伴有意识障碍和瞳孔变化，多是小脑幕切迹疝使中脑受压、锥体束受损所致。

（5）其他　观察有无脑脊液漏，有无剧烈头痛、频繁呕吐等颅内压升高的表现，尤其是躁动时无脉搏增快，应警惕脑疝的形成。

4. 降低颅内压　避免呼吸道梗阻、高热、咳嗽、癫痫发作等引起颅内压升高的因素；应用20%的甘露醇溶液、呋塞米、激素等药物控制脑水肿和降低颅内压，必要时手术引流减压或清除血块。

5. 预防并发症　昏迷患者全身抵抗力下降，容易发生多种并发症，应采取积极的预防措施。要加强皮肤护理，定时翻身预防压力性损伤；四肢关节保持功能位，每日3次做四肢被动活动和肌肉按摩，以防关节僵硬和肌肉挛缩；保持室内适宜的温度和湿度，保持口腔清洁，定时翻身、拍背和吸痰，保持呼吸道通畅，预防呼吸道感染；患者常有排尿功能紊乱需要留置导尿，应严格遵守无菌操作，每日定时消毒尿道口，并冲洗膀胱，减少泌尿系感染；若患者发生便秘，可用轻泻剂，必要时戴手套抠出干硬粪便，勿用大量高压灌肠以免加重颅内压升高而诱发脑疝；对脑外伤后癫痫反复发作的患者，可先用地西泮静脉注射和口服苯妥英钠，3日后停用地西泮，继续服用苯妥英钠1～2年，逐渐减药，突然减药可使癫痫再发。

6. 手术前后的护理　按急诊手术前常规准备，手术前两小时内剔净头发，洗净头皮，涂擦70%乙醇溶液并用无菌巾包扎。手术后返回病室，搬运患者时动作轻稳，防止头部转动或震荡，搬动患者前后应观察呼吸、脉搏和血压的变化。小脑幕上开颅手术后，取健侧或仰卧位，避免切口受压；小脑幕下开颅手术后，应取侧卧或侧俯卧位。手术中常放置引流管，如脑室引流、创腔引流、硬脑膜下引流等，护理时严格注意无菌操作，预防颅内逆行感染；妥善固定；保持引流通畅；观察并记录引流量和性质。严密观察意识、生命体征、瞳孔、肢体活动等情况，以便及时发现和处理手术后颅内出血、感染、癫痫以及应激性溃疡等并发症。

7. 健康教育

（1）对于存在失语、肢体功能障碍或生活不能自理的患者，帮助患者制订康复计划，指导其及家属进行康复训练，鼓励患者树立正确的人生观，尽可能恢复生活自理能力和社会适应能力。

（2）对于有外伤性癫痫的患者，应按时服药控制症状发作。在医生指导下逐渐减量直至停药。尽量不单独外出，以防发生意外。

第3节 颅内肿瘤患者的护理

颅内肿瘤是神经系统中常见的疾病之一，约1/2为恶性，可发生在任何年龄，以20～50岁多见。无论是良性还是恶性，随着肿瘤体积增大而破坏或压迫脑组织，并使颅内压升高，甚至造成脑疝而危及患者生命。

一、概　　述

颅内肿瘤的病因尚不完全清楚。唯一明确可诱发胶质瘤和脑膜瘤的危险因素是电离辐射。某些相关的因素如病毒感染、致癌物质、遗传、胚胎残余等，可能与脑瘤发生有关。颅内肿瘤可分为来源于脑组织、脑膜、脑血管、脑垂体、脑神经等组织的原发性肿瘤，以及来自颅外其他部位恶性肿瘤转移到颅内的继发性肿瘤。原发性肿瘤以神经胶质瘤最为常见，发病部位以大脑半球多见。

二、护理评估

（一）健康史

了解患者一般情况，如年龄、职业、特殊嗜好等；评估患者有无脑肿瘤家族史；了解有无长期接触化学、物理、生物致癌因素；既往身体状况，有无脑外肿瘤病灶等。

（二）身心状况

1. 症状与体征

（1）颅内压升高　约90%的颅内肿瘤患者出现颅内压升高。表现为头痛慢性进行性加重，以清晨醒来或晚间出现较多；常有喷射性呕吐；视盘水肿为颅内压升高的客观体征，晚期患者视力减退，视野向心性缩小，最终失明。瘤内出血可发生急性颅内压升高，若未得到及时治疗，重者可引起脑疝。此外部分患者尚可引起精神障碍、癫痫、头晕与晕眩、复视或斜视及生命体征的变化。

（2）局灶症状与体征　是肿瘤所在部位的脑、神经、血管受损害的表现。这一类症状与体征可反映脑瘤的部位所在，因此称为定位症状，各部位脑瘤的定位症状，具有以下特点。

1）额叶肿瘤：常见的症状为精神障碍与运动障碍。表现为淡漠、迟钝、漠不关心自己和周围事物，理解力和记忆力减退或表现为欣快感，多言多语。

2）顶叶肿瘤：常出现感觉性癫痫，对侧肢体、躯干感觉（包括皮层觉）减退，失用等。

3）颞叶肿瘤：可有轻微的对侧肢体肌力减弱，颞叶钩回发作性癫痫，表现为幻嗅幻味，继之嘴唇出现吸吮动作，对侧肢体抽搐以及幻听。

4）枕叶肿瘤：可出现幻视与病变对侧同向偏盲，而顶叶与颞叶后部病变，只出现对侧下1/4或上1/4视野缺损。

5）蝶鞍区肿瘤：以垂体腺内分泌障碍、视觉障碍较常见。还可出现丘脑下部症状与海绵窦受累的表现，如第Ⅲ～Ⅵ对脑神经损害的症状。

6）小脑肿瘤：小脑半球受累表现为水平性眼球震颤，同侧上下肢共济失调，向病变侧倾倒。蚓体病变出现下肢与躯干运动失调、暴发性语言。

7）小脑脑桥角肿瘤：以听神经瘤多见，肿瘤依次累及第Ⅴ及第Ⅶ～Ⅺ对脑神经，表现为耳鸣、耳聋、同侧面部感觉减退与周围性面瘫，饮水呛咳、吞咽困难与声音嘶哑。而后出现一侧或两侧锥体束征，晚期引起梗阻性脑积水，颅内压升高。

8）脑干肿瘤：典型体征为病变侧颅神经与对侧肢体交叉性麻痹，其临床表现因肿瘤累及中脑、脑桥或延髓有所不同。

2. 心理社会-状况 了解患者及家属对颅脑肿瘤及其功能恢复的心理反应，了解家属对患者的关心程度和支持能力。

（三）辅助检查

查看颅骨X线、颅脑CT及MRI、脑血管造影或DSA等检查结果，对颅内肿瘤的判断有重要意义。

1. 颅脑X线检查 颅内肿瘤可以对颅骨产生一些影响，能够从X线平片表现出来。20%～30%的病例可据此诊断。

2. 颅脑CT扫描与MRI扫描 是当前对脑瘤诊断最有价值的诊断方法。阳性率达95%以上。能够显示出直径1cm以上的脑瘤影像，明确肿瘤的部位、大小、范围。凡临床疑有颅内肿瘤者，宜作为首选。

3. 正电子发射断层扫描（PET） 可了解肿瘤的恶性程度，评估治疗效果，动态监测肿瘤的复发及转移。

4. 内分泌系统检查 对诊断垂体腺瘤很有价值，此外酶的改变、免疫学诊断亦有一定参考价值，但多属非特异性的。

三、治疗要点

早期诊断、早期治疗是脑瘤的诊治原则。治疗方法包括手术治疗、放射治疗、化学治疗、激素治疗、中医中药治疗和免疫治疗等。

1. 降低颅内压 目的是缓解症状以争取治疗时间，包括脱水治疗、激素治疗、冬眠低温疗法和脑脊液外引流等。降低颅内压最有效的方法是切除肿瘤。

2. 手术治疗 为最直接、最有效的方法，包括肿瘤切除、内减压、外减压和脑脊液分流术。

3. 放射治疗 适用于肿瘤位于重要功能区或部位深而不宜手术者，或患者全身情况不允许手术切除且对放射治疗较敏感。根据照射源放置位置，分为内照射法和外照射法，当前应用最为广泛的是γ刀，其次还有X刀、粒子束刀等。

4. 化学疗法 已经成为重要的综合治疗手段之一。应选择易通过血-脑脊液屏障、无中枢神经毒性的药物，注意防止颅内压升高、肿瘤坏死出血和骨髓抑制等不良反应的发生。

5. 其他 如免疫治疗、中医药治疗、基因药物治疗等。

四、主要护理诊断/问题

1. 慢性疼痛 如头痛。与颅内压升高有关。

2. 有脑组织灌注无效的危险 与颅内压升高有关。

3. 有体液不足的危险 与频繁呕吐及应用脱水剂有关。

4. 潜在并发症： 颅内压升高、脑疝等。

五、护理措施

（一）术前护理

1. 一般护理 ①体位以头高足低为佳，有利于静脉回流，减轻脑水肿。②加强生活护理，为患者提供安静、舒适的环境，保证足够的休息和睡眠；下床活动时，注意安全，防止意外伤害发生；加强皮肤护理，防止压力性损伤出现；语言、听力、视力障碍的患者应注意加强交流，了解患者的意图，满足患者的生理需要。③加强营养支持，指导患者均衡饮食，保证足够蛋白质和维生素的摄入；无法进食者，可采用鼻饲或胃肠外营养，维持水、电解质和酸碱平衡。

2. 病情观察　严密观察脑瘤患者意识、瞳孔、生命体征及局灶体征的变化，及早发现脑疝，不错失抢救时机。

3. 癫痫发作的护理　癫痫发作时，易造成意外损伤，应限制患者活动范围，保护患者安全，及时应用抗癫痫药物。

4. 术前准备　①协助患者做好各项检查。②及时实施降低颅内压的措施。③将患者的头发剃除并消毒，做好皮肤准备。④留置导尿管，保持大便通畅，忌大量不保留灌肠，保持口腔清洁。⑤向患者家属解释手术过程及术中、术后可能出现的异常情况。

5. 心理护理　给予心理支持，使患者和其家属面对现实，耐心倾听患者诉说，减轻患者心理负担，告知患者可能采用的治疗计划及如何配合，指导家属掌握照顾患者的方法和技巧。

（二）术后护理

1. 一般护理

（1）术后体位　全麻未清醒患者取侧卧位；意识清楚、血压平稳者取头高足低位；幕上开颅术后取健侧卧位，否则可引起脑、脑干移位而危及生命；体积较大的肿瘤切除术后，24小时内手术区应保持高位；搬动患者或为患者翻身时，应有人扶持头部使头颈部成一直线，防止头颈部过度扭曲。

（2）营养支持　一般颅脑手术后第1日即可进流食，第2～3日给半流质饮食，以后逐渐过渡到普通饮食。较大的颅脑手术或全麻术后伴恶心、呕吐或消化道功能紊乱者，应禁食1～2日。颅后窝手术或听神经瘤手术后应禁饮食，采用鼻饲补给营养，待吞咽功能恢复后逐渐练习进食，鼻饲后勿立即搬动患者以免诱发呕吐和误吸。昏迷患者经鼻饲供给营养，必要时应用全胃肠外营养。颅脑手术后均有脑水肿反应，应适当控制输液量，每日以1500～2000ml为宜，定期监测电解质、血气分析，记录24小时液体出入量，维持水、电解质和酸碱平衡。

2. 病情观察　观察生命体征、意识状态、瞳孔、肢体活动状况，尤其注意颅内压升高症状的评估。术后3～7日是脑水肿高峰期，应遵医嘱准确使用脱水治疗。观察切口敷料有无脱落，被渗液湿透的敷料需及时更换，保持敷料及切口周围干燥，避免切口感染。观察有无脑脊液漏出，一旦发现异常情况，应及时通知医生。

3. 保持呼吸道通畅　及时清除呼吸道分泌物和口腔呕吐物，必要时进行气管插管或气管切开。

4. 疼痛护理　应了解头痛的原因、性质和程度。切口疼痛多发生在24小时之内，一般镇痛剂可奏效。颅内压升高性头痛，多发生在术后3～4日脑水肿高峰期，应给予脱水剂和激素等降低颅内压；保证术后患者安静，可适当应用氯丙嗪、异丙嗪或水合氯醛等镇静剂。

5. 引流管的护理　观察引流管是否牢固和有效，记录引流液量、颜色及性状，不可随意降低或抬高引流袋，术后3～4日血性脑脊液转清后，可考虑拔除引流管。

6. 并发症的预防和护理　颅内肿瘤术后常出现颅内血肿、切口感染、中枢性高热等并发症，需加强护理。

（1）颅内出血　是颅脑手术后最危险的并发症，多发生在术后1～2日，常表现为意识障碍和颅内压升高或脑疝征象。若术后患者迅速出现颅内压升高征象，应及时报告医生并做好再次手术准备。

（2）术后感染　切口感染常发生于术后3～5日，表现为切口疼痛、红肿、压痛及皮下积液。肺部感染常发生于术后1周左右。防治措施为严格无菌操作，加强营养和基础护理及使用抗生素等。

（3）中枢性高热　脑干或下丘脑病变可引起中枢性高热，多出现于术后12～48小时内，体温高达40℃以上，一般物理降温效果较差，需采用冬眠疗法。

（4）尿崩症　垂体瘤手术累及下丘脑而影响血管升压素分泌，患者出现多尿、多饮、口渴，每日尿量＞4000ml，尿比重＜1.005。在应用垂体后叶激素治疗时，需及时观察和准确记录每小时尿量，根据尿量调节用药的剂量。尿量增多期间，需注意补钾，定期监测血电解质。

（5）其他　如消化道出血、顽固性呃逆、癫痫发作等，应注意观察，及时发现和处理。

（三）健康指导

1. 向患者及其家属介绍肿瘤知识、治疗方案等，增强其战胜肿瘤的信心。

2. 讲解放疗和化疗可能出现的不良反应，提高患者心理承受能力，并坚持治疗。指导癫痫患者坚持长期用药，并定期复查血常规和肝功能。

3. 指导患者功能锻炼，包括肢体训练、语言训练及记忆力恢复。康复训练应在病情稳定后早期进行；瘫痪的患者应教会其家属护理方法，以恢复生活自理和工作能力，尽早回归社会。

4. 告知患者定期复查。

5. 去骨瓣的患者，外出时需戴安全帽，以防意外事故发生。

第4节　脑脓肿患者的护理

一、概　　述

化脓性细菌侵入脑组织引起化脓性炎症，形成局限性积脓，称为脑脓肿。常见致病菌为葡萄球菌、链球菌、肺炎球菌、大肠埃希菌和变形杆菌，有时为混合感染。根据感染途径可分为以下几种。①耳源性脑脓肿：比较多见，几乎都是由慢性中耳炎或乳突炎引起的。其中2/3发生在颞叶，1/3发生在小脑，多为单发，但可为多房性。②血源性脑脓肿：为脓毒症或远处感染灶的感染栓子经血流进入脑组织所形成，以额、顶叶为好发部位。③外伤性脑脓肿：战时火器伤或平时开放性颅脑损伤，清创不彻底或感染得不到控制所形成；或颅底骨折处理不当，骨折线波及鼻窦，鼓室盖，细菌入侵脑组织而发生。④鼻源性脑脓肿：较少见，一般由鼻窦炎引起，好发于额叶。

二、护理评估

（一）健康史

了解患者外伤及伤后处理经过；既往有无中耳炎或鼻窦炎病史；有无脓毒血症及身体其他部位的感染。

（二）身心状况

1. 症状与体征

（1）病变早期　表现为脑炎、脑膜炎及全身中毒症状，包括发热、畏寒、头痛、呕吐、颈项强直等症状和体征。

（2）脓肿形成后　脑脓肿则构成占位性病变，可表现为颅内压升高，甚至出现脑疝症状，同时可出现局灶体征。如额叶脓肿常有精神和性格的改变、记忆力减退，或有局限性或全身性癫痫发作、对侧肢体瘫痪、运动性失语等。颞叶脓肿可出现中枢性面瘫或感觉性失语。若脓肿接近脑表面（脑室壁），亦可破溃导致化脓性脑膜炎或脑室炎，表现为突然高热、昏迷、抽搐、有颈项强直和凯尔尼格征阳性。

2. 心理-社会状况　患者常表现出精神紧张、恐惧或焦虑等。

（三）辅助检查

1. 腰椎穿刺和脑脊液检查　腰椎穿刺检测示脑压升高，脑脊液检查见白细胞计数轻度或中度升高，蛋白含量高而氯化物低。

2. X线检查 可发现乳突、鼻窦和颞骨岩部炎性病变、颅内压升高和松果体钙化、侧移等。

3. 颅脑超声波检查 大脑半球脓肿可显示中线向对侧移位或出现脓肿波。

4. CT和MRI检查 是诊断的主要手段，在强化CT和MRI上脑脓肿往往是典型环状强化，壁光滑，周边水肿明显，与颅内肿瘤易区别。

三、治疗要点

1. 抗感染治疗 从脑炎急性期即开始使用足量的抗生素，直到感染症状完全消失。

2. 脱水疗法 脓肿形成、颅内压升高时，应实施有计划的脱水疗法，以缓解颅内压升高和预防脑疝的发生。

3. 手术治疗

（1）穿刺抽吸 脓腔穿刺抽吸方法简单、安全，既可诊断，又可治疗。或作为应急、不能耐受手术切除时的治疗手段。

（2）导管持续引流术。

（3）脓肿切除术 用于脓肿包膜完整，且在非功能区、病情稳定的患者，或穿刺抽脓未愈者。对脑水肿严重者，可考虑做减压术，术后继续抗感染和脱水治疗。

四、主要护理诊断/问题

1. 急性疼痛 与颅内压升高有关，如头痛。

2. 体温过高 与颅内感染有关。

3. 潜在并发症：颅内压升高、脑疝等。

五、护理措施

1. 术前护理

（1）一般护理 指导患者休息和加强营养。

（2）密切观察病情 了解颅内压升高的程度，及时与医生沟通病情的变化，对症护理。

（3）心理护理 了解患者对疾病的认识程度和心理状态，减轻其心理负担，使其树立战胜疾病的信心，积极配合治疗和护理。

2. 术后护理 术后患者采用头高足低位，以减轻脑水肿；遵医嘱应用抗生素治疗，预防术后感染；密切观察病情变化，减少术后并发症。

3. 健康指导 指导患者及时治疗中耳炎、鼻窦炎等，术后指导患者加强康复锻炼，定期复查。

第5节 脑血管疾病患者的护理

脑血管疾病发病率和病死率都很高，严重威胁着人类的健康，与恶性肿瘤、冠心病构成人类死亡的三大疾病。有些脑血管疾病如颅内动脉瘤、脑血管畸形、脑卒中需要手术治疗。

一、概　　述

（一）脑卒中

脑卒中又称脑血管意外，是指有潜在脑血管疾病的患者，因各种诱发因素引起脑内动脉狭窄、闭塞或破裂，而造成急性脑血液循环障碍，临床上表现一过性或永久性脑功能障碍的症状和体征。脑卒中分为缺血性脑卒中和出血性脑卒中。

1. 缺血性脑卒中 发生率较高，占脑卒中病例的60%～70%。根据缺血程度分为3种类型。①短暂性脑缺血发作（TIA）：发生在颈内动脉系统者，表现为突发的肢体运动和感觉障碍、失语，单眼短暂失明，少有意识障碍；发生在椎动脉系统者，可表现为眩晕、复视、步态不稳、耳鸣、听力障碍、吞咽困难等。一般持续数分钟或数小时，24小时内症状完全消失，不遗留后遗症，但可反复发作。②可逆性缺血性神经功能障碍（RIND）：基本上同短暂性脑缺血发作，但时间较长，一般要超过24小时，最后逐渐恢复。③完全性脑卒中（CS）：神经功能损害症状明显，有不同程度昏迷，神经功能障碍不能恢复。

缺血性脑卒中非手术治疗包括卧床休息、消除脑水肿、扩张血管、抗凝及扩容治疗等，而合并采用活血化瘀类中药治疗具有独特的疗效。外科通过手术重新建立脑部血供，如常用的颈动脉内膜切除术，颅内-颅外动脉吻合术。

2. 出血性脑卒中 占脑卒中病例的20%～30%，好发于50岁以上原发性高血压动脉硬化患者，男性多于女性，是原发性高血压患者死亡的主要原因。出血部位多在内囊外侧（大脑皮质内，皮质下及壳核）、内囊内侧（丘脑区、中脑、脑桥）、小脑半球及各核附近。出血性脑卒中的临床表现为剧烈头痛、呕吐、意识障碍、脑膜刺激征和血性脑脊液等。脑室出血者可在短时间内陷入深昏迷、生命体征紊乱、去大脑僵直等。根据严重程度分为3级。①Ⅰ级（轻型）：患者意识尚清或只有浅昏迷、轻度偏瘫。②Ⅱ级（中型）：昏迷，完全性偏瘫，两侧瞳孔等大或轻度不等。③Ⅲ级（重型）：深昏迷，完全偏瘫或去皮质强直，双侧瞳孔散大，生命体征明显紊乱。

出血性脑卒中急性期应绝对卧床休息，并给予止血、脱水、降低血压及颅内压等治疗。病情仍继续加重者，应及时手术治疗，目的在于清除血肿，解除脑疝，降低病死率和病残率。常用手术方法有开颅血肿清除并行减压术和颅骨钻孔血肿穿刺吸除术。

（二）颅内动脉瘤

颅内动脉瘤多因脑动脉管壁局部的先天性缺陷和腔内压力增高引起。高血压、脑动脉硬化、血管炎与动脉瘤的发生与发展有关。自发性蛛网膜下腔出血中80%是由动脉瘤破裂引起的。脑动脉瘤多见于脑底动脉分叉处。

动脉瘤破裂时，常有前驱症状如头痛，继之发生出血症状，表现为剧烈头痛、烦躁、恶心、呕吐等脑膜刺激征，随之出现颅内压升高。可伴有意识障碍和相应部位的神经定位症状。动脉瘤出血形成较大血肿者，病情多急剧恶化，出现脑疝危象。动脉瘤第一次破裂后，死亡率高达30%～40%，其中1/2在发病后48小时内死亡，存活的病例，1/3可发生再次出血。脑血管造影是最确切的辅助诊断方法，应行全脑血管造影，了解动脉瘤是否多发；CT扫描有时可以显示出动脉瘤病灶；MRI检查不仅可显示出动脉瘤，有时尚可见到附壁血栓。一旦诊断为脑动脉瘤，应采取手术治疗，以求根治，避免大出血危险。目前多采用开颅直接处理动脉瘤的手术方法，用特制的动脉瘤夹，夹闭动脉瘤颈部。

（三）脑动静脉畸形

脑动静脉畸形是脑血管畸形中最多见的一种，位于脑的浅表或深部。畸形血管是由动脉与静脉构成，有的包含动脉瘤与静脉瘤，脑动静脉畸形有供血动脉与引流静脉，其大小与形态多种多样，多见于额叶与顶叶。

患者主要表现为癫痫与自发性脑出血，可有肢体不全瘫痪，部分病例有颅内压升高，类似脑瘤，较大的脑动静脉畸形，有时可引起颅内淤血的症状，颅眶部听诊有时可听到血管性杂音。一般部位的脑动静脉畸形，可采用手术切除病灶或微导管血管内栓塞治疗。位于重要功能区、位置特别深的脑内或巨大病灶，可采取在数字减影下动脉内栓塞的方法，以减少畸形血管病灶的血液供应，使病变减小或有利于进一步的手术切除或γ刀放射治疗。

（四）颈内动脉海绵窦瘘

海绵窦段颈内动脉或其分支有裂口与海绵窦之间发生短路沟通，颈内动脉血灌注入海绵窦，形成海绵窦动静脉瘘。病因有外伤性者，系并发于颅底骨折伤及颈内动脉，也有因海绵窦段颈内动脉壁软弱或因该处动脉瘤破裂所致。

动脉血灌注入海绵窦，窦内严重淤血，静脉压升高，引起该侧眼球突出，出现海绵窦与眶上裂综合征。眼球活动受限，球结膜充血，久之视力减退甚至失明。于额眶部可以听诊到心脏收缩期血流杂音。脑血管造影可显示出海绵窦动静脉瘘。目前较好的治疗方法是在数字减影下经血管内送入可脱性球囊微导管，将充盈的球囊闭塞瘘口，并保持颈内动脉的通畅。还可经微导管注入黏合胶或固体栓塞材料。

二、护理评估

（一）健康史

详细询问病史，重点评估患者有无以下危险因素：①高血压；②心脏病；③脑动脉硬化；④糖尿病；⑤高血脂；⑥凝血机制异常；⑦家族遗传史；⑧脑卒中史。了解胎儿期其母有无特殊感染和放射线辐射接触及用药情况，有无异常分娩。了解其生活方式及有无特殊不良嗜好，如运动量、饮食及吸烟、嗜酒。了解患者既往诊断及治疗情况等。

（二）身心状况

1. 症状与体征 脑血管疾病的发生往往会出现头痛、恶心、呕吐等颅内压升高的表现，同时还伴随抽搐、脑神经损害功能缺失等多种临床表现。

2. 心理-社会状况 了解患者及家属有无焦虑、恐惧不安等情绪，评估患者及家属对手术治疗有无思想准备，对手术治疗方法、目的和预后有无充分了解。了解家属对患者的关心程度和支持能力。

（三）辅助检查

1. 头部CT和MRI 能显示脑出血和脑缺血的部位和范围，是安全、可靠的检查方法。CT是确诊蛛网膜下腔出血的首选检查方法，对于急性期患者诊断率接近100%，常显示脑沟与脑池密度增高，在第1周内显示最清晰，但对于较小且未发生出血的病灶不易查出。

2. 脑血管造影（DSA） 能确定阻塞血管的具体位置，并可显示动脉管壁病变，是确定动脉瘤的重要手段，可判断动脉瘤的位置、大小、形态、数目，也是介入放射治疗的必要准备。

3. 腰椎穿刺 可抽出血性脑脊液。对于CT确诊的病例不再需要做腰椎穿刺检查，颅内压升高者禁忌做腰椎穿刺。

4. 脑电图 有助于癫痫的诊断。

三、主要护理诊断/问题

1. 急性疼痛 与颅内压升高、手术等有关。

2. 躯体移动障碍 与脑血管意外发生后肢体功能障碍有关。

3. 知识缺乏：缺乏疾病的防治知识。

4. 潜在并发症：脑疝、颅内压升高、癫痫发作等。

四、护理措施

1. 一般护理 绝对卧床休息，保持病房安静。头痛症状明显者，应遵医嘱使用镇痛药物缓解疼痛。饮食应摄入富含膳食纤维的食物。防止便秘。

2. 密切观察 观察病情并记录患者的生命体征、意识状态、肢体感觉和运动等，及时发现颅内压升高症状并给予相应处理，应用甘露醇脱水治疗时，应注意观察和记录尿量。

3. 用药护理 根据病情指导患者用药，遵医嘱正确使用钙通道阻滞剂、抗癫痫药物、抗生素、镇静剂等。

4. 心理护理 关心、爱护患者，减轻患者的烦躁、焦虑等心理负担；向患者及家属介绍有关疾病知识，帮助患者树立战胜疾病的信心、积极配合治疗和护理。

5. 手术治疗的护理

（1）术前护理 ①患者应取头高足低位，有利于静脉回流减轻脑水肿；②及时采取降低颅内压的有关措施；③将患者的头发剔除并消毒，做好皮肤准备；④留置导尿管，保持排便通畅，禁忌大量不保留灌肠，保持口腔清洁；⑤协助患者做好各项检查；⑥向患者及其家属解说手术过程及手术后可能出现的情况，告知患者如何配合治疗计划，帮助其家属学会照顾患者的方法。

（2）术后护理 主要包括以下内容。①体位：全麻未醒患者取侧卧位，或仰卧位头偏向一侧；意识清楚、血压平稳后取头高足低位；搬动患者或翻身时，应有人扶头部使头部颈部呈一直线。②营养支持：一般颅脑手术后第1日即可进流食，第2～3日给半流质饮食，以后逐渐过渡到普通饮食，病情严重者或有恶心呕吐或消化道功能紊乱者，应延长禁食时间。③生活护理：注意口腔卫生；协助患者排便、排尿，训练定时排便功能，保持会阴部清洁。④病情观察：生命体征、意识、瞳孔、肢体活动状况，尤其注意颅内压升高症状的评估。⑤疼痛护理：患者出现头痛应及时查找原因、了解头痛的性质和程度。切口疼痛多发生在24小时内，一般镇痛剂可奏效。颅内压升高性头痛多发生在术后3～7日脑水肿高峰期，应给予脱水剂和激素等降低颅内压。⑥呼吸道管理：术后常规吸氧，及时清除呼吸道分泌物，并保持通畅，注意患者有无呼吸困难、烦躁不安等呼吸道梗阻症状，根据呼吸情况必要时给予气管内插管或气管切开术。⑦防止意外发生：对意识障碍、偏瘫和吞咽障碍者应专人护理，防止坠床、跌伤和进食时误吸等。

6. 健康指导

（1）向患者及其家属介绍脑血管疾病的防治知识，避免紧张、激动、便秘、疲劳等诱因，高血压患者应遵医嘱按时按量服降压药，密切监测血压变化，如血压异常应及时就诊。

（2）指导患者保持心态平和，鼓励患者进食低盐、低脂、低糖、富含纤维素的饮食，戒烟酒。

（3）指导患者进行功能训练帮助其恢复生活自理能力，尽早回归社会。

（王 波）

自测题

A1/A2型题

1. 引起颅内压升高的主要原因是（ ）
   A. 脑脊液增加 B. 脑血流量增加
   C. 脑组织体积增加 D. 脑内生理功能调节无效
   E. 各种颅内病变
2. 颅内压升高“三主征”为（ ）
   A. 头痛、偏瘫、视野缺损
   B. 头痛、呕吐、视盘水肿
   C. 血压升高、脉搏减慢、呼吸变慢
   D. 头痛、复视、呕吐
   E. 头痛、呕吐、失眠
3. 诊断颅底骨折最有价值的临床表现是（ ）
   A. 眼睛青紫 B. 球结膜下出血
   C. 鼻孔流血 D. 脑脊液漏
   E. 耳后皮下淤血斑
4. 急性硬膜外血肿，意识障碍的典型表现是（ ）
   A. 昏睡 B. 昏迷程度时深时浅
   C. 中间清醒期 D. 持续昏迷
   E. 昏迷后清醒
5. 最常见的颅内肿瘤是（ ）

A. 脑膜瘤　　B. 垂体腺瘤
C. 神经胶质瘤　　D. 神经鞘瘤
E. 血管瘤

6. 临床上用20%甘露醇降低颅内压正确的使用方法是(　　)
A. 快速静脉注射
B. 缓慢静脉滴注，防止高渗溶液产生静脉炎
C. 1～2小时静脉滴注250ml
D. 15～30分钟静脉滴注250ml
E. 输液速度控制在60～80滴/分

7. 脑卒中最重要和独立的危险因素是(　　)
A. 高血压　　B. 心脏病
C. 脑卒中史　　D. 高脂血症
E. 糖尿病

8. 颅脑损伤患者处理便秘的方法不妥的是(　　)
A. 口服酚酞　　B. 口服液体石蜡
C. 开塞露塞肛　　D. 甘油低压灌肠
E. 用肥皂水灌肠

9. 颅脑损伤患者采用冬眠低温疗法治疗，降温标准是(　　)
A. 以维持直肠内体温34～36℃为宜
B. 以维持直肠内体温32～34℃为宜
C. 以维持腋温34～36℃为宜
D. 以维持腋温32～34℃为宜
E. 以维持直肠内体温30～32℃为宜

10. 对颅脑损伤患者，减轻脑水肿、降低颅内压，显效最快的是(　　)
A. 脱水疗法
B. 限制液体及钠盐入量
C. 冬眠低温疗法
D. 应用大量肾上腺皮质激素
E. 应用能量合剂

11. 患者，女，15岁，骑车摔倒，左额部着地，当时昏迷，20分钟后清醒，自觉轻微头痛，四肢活动正常，次日头痛加重，呕吐一次，来院就诊，首先应行(　　)
A. 颅脑CT　　B. 脑电图
C. 脑血管造影　　D. 腰穿
E. 颅脑MRI

12. 患者，男，55岁。既往高血压病史，今日晨起突发昏迷，呕吐出咖啡样胃内容物。检查：一侧肢体瘫痪，最可能的是(　　)
A. 蛛网膜下腔出血　　B. 脑出血
C. 脑血栓形成　　D. 脑梗死
E. 高血压脑病

A3/A4型题

(13、14题共用题干)

患者，男，因高空作业时不慎从5米多高处坠落，当即昏迷，约20分钟后清醒，主诉头痛、恶心、呕吐2次，右侧外耳道有血性液体流出，双侧瞳孔等大，对光反射存在，除右上肢因骨折制动外，其他肢体活动尚可，约2小时后，头痛、恶心、呕吐加重，进而昏迷，右侧瞳孔散大，对光反射差，左侧肢体瘫痪、腱反射亢进，巴宾斯基征阳性。

13. 该患者最可能的病变是(　　)
A. 脑震荡及颅底骨折、脑脊液耳漏
B. 颅底骨折及硬脑膜外血肿
C. 脑挫裂伤
D. 颅内高压并发脑疝
E. 脑干损伤及颅内压升高

14. 应采取的主要护理措施的是(　　)
A. 保持呼吸道通畅　　B. 紧急手术
C. 脱水疗法　　D. 正确处理脑脊液漏
E. 严密观察生命体征及瞳孔变化

第14章
颈部疾病患者的护理

案例 14-1

患者，女，42岁，因失眠、怕热、心悸半年就诊，入院后经进一步检查诊断为甲状腺功能亢进，经充分术前准备后，行甲状腺大部切除术，术后出现面部、唇部及手足部的针刺样麻木感。

问题： 1. 该患者术后发生了何种并发症？

2. 如何指导该患者的饮食？

第1节　甲状腺功能亢进症患者的护理

一、概　　述

甲状腺功能亢进症简称甲亢，是甲状腺激素分泌过多导致机体兴奋性增高和代谢亢进为主要表现的一组临床综合征。该病多见于成年女性，男女比例为1：（4～6）。甲亢的病因迄今尚未完全阐明，但可确定本病的发生与自身免疫有关，属于器官特异性自身免疫性疾病。根据发病部位和病因分为原发性甲亢和中枢性甲亢。原发性甲亢属于甲状腺体本身病变，包括自身免疫性甲亢，如Graves病（毒性弥漫性甲状腺肿）、多结节性毒性甲状腺肿、甲状腺自主高功能腺瘤、碘甲亢。中枢性甲亢又称为垂体性甲亢，是由于垂体促甲状腺激素腺瘤分泌过多的促甲状腺激素所致。

二、护理评估

（一）健康史

术前了解发病的过程及治疗经过、既往健康状况、有无家族史、有无手术史等。术后了解麻醉方式、手术方法、术中出血量、补液量和性质、麻醉及手术经过是否顺利；了解术后生命体征、切口及引流等情况、是否出现并发症等。

（二）身心状况

1. 症状与体征

（1）甲状腺肿大　呈弥漫性、对称性，质地不等，无压痛，多无局部压迫症状。甲状腺扪诊可触及震颤，听诊时可闻及血管杂音。

（2）交感神经功能亢进　多语、急躁、易激动、失眠、怕热、多汗，双手向前平伸时有细震颤等症状。

（3）基础代谢率增高　食欲亢进但消瘦，体重减轻，易疲乏。

（4）心血管功能改变　心悸、脉快，脉率常在100次/分以上，休息和睡眠时不减慢；收缩压升高，舒张压降低，脉压增大。脉率增快及脉压增大常是判断病情程度和治疗效果的重要标志，严重者可出现甲亢性心脏病。

（5）突眼征　双侧眼球突出、眼裂增宽，严重者上、下眼睑难以闭合。向上看时无额纹出现，向下看时上眼睑不随眼球下闭。凝视时瞬目减少，两眼内聚能力差（图14-1）。

（6）其他 部分患者出现停经、阳痿等内分泌功能紊乱或肠蠕动亢进、腹泻等症状。极个别患者伴有局限性胫前黏液性水肿，常与严重突眼同时或先后发生。

2. 心理-社会状况 了解患者有无情绪急躁；评估患者及亲属对甲状腺疾病相关知识及手术治疗的了解程度；了解家庭经济承受能力。

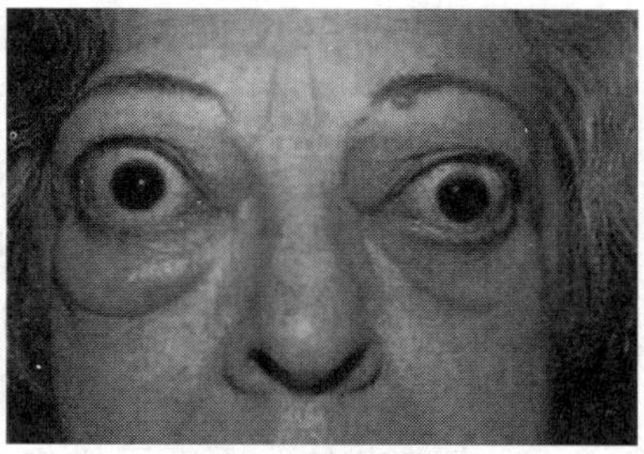
图14-1 突眼征

（三）辅助检查

1. 血清甲状腺激素测定 是诊断甲状腺功能的最基本指标，甲亢时总甲状腺素（TT_4）、游离三碘甲状腺原氨酸（FT_3）、游离甲状腺素（FT_4）水平均明显增高；甲亢时促甲状腺激素（TSH）降低，通常小于0.1mU/L。

2. 甲状腺自身抗体 Graves病患者的促甲状腺激素受体刺激性抗体（TSAb）阳性率达80%以上，甲状腺过氧化物酶抗体和甲状腺球蛋白抗体测定阳性。

3. 基础代谢率测定 可根据脉压和脉率计算，或用基础代谢率测定器测定。后者较可靠，但前者更简便。测定基础代谢率要在完全安静、空腹时进行。常用计算公式：基础代谢率=（脉率+脉压）−111。正常值为±10%；+20%～+30%为轻度甲亢，+30%～+60%为中度甲亢，+60%以上为重度甲亢。

4. 甲状腺摄^{131}I率测定 Graves病患者摄^{131}I率升高或正常，碘甲亢和非甲亢性甲状腺毒症患者的摄^{131}I率正常或降低。

三、治疗要点

手术、抗甲状腺药物、放射性^{131}I是治疗甲亢的主要方法。手术通常切除腺体的80%～90%。手术治疗的适应证和禁忌证如下。

1. 适应证 ①甲状腺肿大显著（＞80g），有压迫症状者。②中重度甲亢，长期服药无效或停药复发，或不能坚持服药者。③胸骨后甲状腺肿者。④细针穿刺细胞学证实甲状腺癌或者怀疑恶变者。⑤抗甲状腺药物治疗无效或过敏的妊娠期甲亢患者，手术需在妊娠中期实施。

2. 禁忌证 ①青少年患者。②症状较轻者。③老年患者或具有严重器质性疾病不能耐受手术治疗者。

四、主要护理诊断/问题

1. 焦虑 与交感神经功能亢进、担心手术及预后有关。

2. 营养失调：低于机体需要量 与基础代谢率增高有关。

3. 急性疼痛 与手术创伤有关。

4. 清理呼吸道无效 与切口疼痛及分泌物增多、咽喉部气管受刺激有关。

5. 潜在并发症：呼吸困难和窒息、喉返神经损伤、喉上神经损伤、手足抽搐、甲状腺危象等。

五、护理措施

（一）术前护理

1. 一般护理

（1）饮食护理 给予高蛋白质、高热量、富含维生素的食物；保证足够液体摄入以补充因出汗等丢失的水分。禁止饮用浓茶、咖啡等对中枢神经有兴奋作用的饮品，戒烟、酒。

（2）休息与体位训练 指导患者减少活动，适当卧床以减少体力消耗。保持病房安静，利于患者休息。术前教会患者头低肩高体位。每日练习用软枕垫高肩部数次，以适应术中颈过伸位。

2. 用药护理 术前用药的目的是控制患者病情，降低手术风险和术中、术后并发症。用药期间要注意药物不良反应，发现问题及时处理。

（1）碘剂　①抑制蛋白水解酶，减少甲状腺球蛋白的分解，从而抑制甲状腺素的释放，预防术后甲状腺危象的发生。②减轻腺体充血，使腺体缩小变硬，利于手术。

（2）硫氧嘧啶类药物　用于控制甲亢症状。

（3）普萘洛尔　适用于常规应用碘剂或合并应用硫脲类药物不能耐受或无反应的患者。

3. 对症护理　对突眼患者注意保护眼睛，经常使用滴眼剂，睡前用抗生素眼膏敷眼。外出戴墨镜或使用眼罩，以避免强光、灰尘的刺激。

4. 术前准备　协助甲亢患者完善术前常规检查及专项检查，教会患者正确深呼吸、有效咳嗽及咳痰的方法。床旁备引流装置、无菌手套、拆线包及气管切开包等急救物品。术前不可用阿托品，以免引起心动过速。

5. 心理护理　多与患者交谈，消除患者的顾虑和恐惧心理，避免情绪激动。精神过度紧张或失眠者，适当应用镇静剂或安眠药物。

（二）术后护理

1. 体位和引流　术后取平卧位，待麻醉清醒、血压平稳后取半卧位，以利呼吸和引流。

2. 饮食护理　全麻清醒后先试饮温水，若无呛咳、误咽等不适，可进温凉流质饮食，不可过热，以免手术部位血管扩张，加重渗血，形成血肿，影响呼吸；少量慢咽，以减轻吞咽引起的疼痛。手术后第2日给予半流质，根据情况逐渐过渡到高热量、高蛋白质和富含维生素的软食和普食，促进切口早期愈合。饮食不足期间，遵医嘱给予静脉补充营养。

3. 病情观察　测体温、脉搏、呼吸、血压，每15～30分钟测1次，直至平稳。注意观察并发症，尤其是窒息和甲状腺危象。观察切口敷料有无渗血，有无颈部肿胀，如引流出血多而快，立即通知医生，积极做好术前准备。

4. 保持呼吸道通畅，预防肺部并发症。

5. 特殊药物的应用　甲亢患者术后继续服用复方碘化钾溶液，由3次/日，16滴/次开始，逐日每次减少1滴，直至病情平稳。遵医嘱术后口服甲状腺素，每日30～60mg，连服6～12个月，以抑制促甲状腺素的分泌并预防复发。

6. 并发症的护理

（1）术后呼吸困难和窒息　是最危急的并发症，多发生于术后48小时内。

1）原因：①切口内出血压迫气管，多因术中止血不完善或因血管结扎线滑脱而致。②喉头水肿，常因手术创伤或气管插管而致。③气管塌陷，气管壁长期受肿大的甲状腺压迫会发生软化，若切除大部分甲状腺体后，软化的气管壁因失去支撑而发生塌陷。④声带麻痹，由双侧喉返神经损伤导致。

2）表现：患者出现呼吸频率增快，呼吸费力，出现三凹征，甚至窒息死亡。

3）护理：①对于血肿压迫所致的呼吸困难，处理方法是立即拆除缝线，清除血肿，严密止血，必要时行气管切开。②轻度喉头水肿者无须治疗，中度者应嘱其不说话，可采用皮质激素作雾化吸入，静脉滴注氢化可的松300mg/d。严重者应紧急行环甲膜穿刺或气管切开。气管软化者一般不宜行气管切开。

（2）喉返神经损伤

1）原因：多数系手术直接损伤，如神经被切断、结扎、挤压或牵拉等，少数为术后血肿压迫或瘢痕组织牵拉所致。

2）表现：单侧喉返神经损伤可由健侧向患侧过度内收而代偿，但不能恢复原音色；双侧喉返神经损伤可导致失声或严重的呼吸困难，甚至窒息。

3）护理：①钳夹、牵拉或血肿压迫所致损伤多为暂时性，及时处理后，多在3～6个月逐渐恢复。②严重呼吸困难时应立即行气管切开。

（3）喉上神经损伤

1）原因：多在术中损伤喉上神经内支（感觉）或外支（运动）所致。

2）表现：外支损伤可使环甲肌瘫痪，引起声带松弛、声调降低；内支损伤可使喉部黏膜感觉丧失，患者进食、饮水时，容易发生误咽、呛咳。

3）护理：一般经过理疗后可自行恢复。

（4）甲状旁腺功能减退

1）原因：多为术中甲状旁腺被误切、挫伤或其血液供应受累，导致甲状旁腺功能低下、血钙浓度下降、神经肌肉应激性显著提高，引起手足抽搐。

2）表现：多数患者只有口周或手足部的针刺样麻木；严重者可出现面肌和手、足痉挛，甚至发生喉和膈肌痉挛，引起窒息。

3）护理：限制肉类、乳品和蛋类等食品的摄入（因含磷较高，影响钙的吸收）。若抽搐发作，应立即遵医嘱静脉注射10%葡萄糖酸钙10ml，可重复使用；轻者可口服钙剂；症状重或长期不恢复者，可加服维生素D_3，每日5万～10万U，以促进钙在肠道内的吸收。

（5）甲状腺危象

1）原因：多与术前准备不充分、甲亢症状未得到控制及手术应激有关。

2）表现：术后12～36小时内出现高热（＞39℃）、心率增快（＞120次/分），烦躁不安、谵妄，甚至昏迷，也可表现为神志淡漠、嗜睡、呕吐、腹泻，低血压等。

3）护理：术后早期加强巡视和病情观察，一旦发现患者出现甲状腺危象，立即通知医生予以处理。①碘剂：口服复方碘化钾溶液3～5ml，紧急时将10%碘化钠5～10ml加入10%葡萄糖500ml中静脉滴注，以降低血液中甲状腺素水平。②氢化可的松：每日200～400mg，分次静脉滴注，以拮抗应激反应。③肾上腺素能阻滞剂：普萘洛尔5mg加入葡萄糖溶液100ml中静脉滴注，或利血平1～2mg肌内注射，以降低周围组织对肾上腺素的反应。④镇静剂：常用苯巴比妥钠或冬眠合剂。⑤心力衰竭者可应用洋地黄制剂。⑥其他：物理降温或药物降温，维持水、电解质、酸碱平衡，补充能量，吸氧。

（三）健康教育

1. 康复锻炼　鼓励患者早期下床活动，教会患者练习颈部活动，促进功能恢复。

2. 饮食指导　应给予高热量、高蛋白、高维生素饮食。忌食含碘多的食物，如海藻类。不饮咖啡、茶等兴奋性饮料。

3. 用药指导　讲解术后继续口服甲状腺素片的重要性。教会患者正确服用碘剂的方法，如将碘剂滴在面包等固体食物上。

4. 复诊指导　患者出院后应定期至门诊复查，以了解甲状腺的功能。若出现心悸、手足震颤等情况及时就诊。

第2节　甲状腺肿瘤患者的护理

一、概　　述

甲状腺腺瘤是最常见的甲状腺良性肿瘤，多见于40岁以下的女性。甲状腺腺瘤具有完整的包膜，按形态学可分为滤泡状和乳头状囊性腺瘤两种，临床上以滤泡状腺瘤常见。

甲状腺癌约占全身恶性肿瘤的1%，近年来呈上升趋势。除髓样癌外，绝大部分甲状腺癌起源于滤泡上皮细胞。甲状腺癌的病理类型如下。

1. 乳头状癌　是成人甲状腺癌的最主要类型，儿童甲状腺癌全部为此类型。成人中常见于中青年女性，恶性程度较低，较早出现颈部淋巴结转移，但预后较好。

2. 滤泡状癌 常见于50岁左右的中年人，肿瘤生长较快属中度恶性，且有侵犯血管倾向，可经血运转移到肺、肝和骨及中枢神经系统，预后不如乳头状癌。

乳头状癌和滤泡状腺癌统称为分化型甲状腺癌，占成人甲状腺癌的90%以上。

3. 髓样癌 来源于滤泡旁降钙素分泌细胞，可分泌降钙素。常有家族史，中度恶性，预后不如乳头状癌，但较未分化癌好。

4. 未分化癌 占甲状腺癌的5%～15%，常见于老年人。发展迅速，高度恶性，约50%肿瘤早期发生颈部淋巴结转移。常经血运转移至肺、骨等处，预后很差。

二、护理评估

（一）健康史

了解发病过程及治疗经过，了解颈部结节的性质、大小、活动度，是否有压迫症状及有无手术史等。

（二）身心状况

1. 症状与体征

（1）甲状腺腺瘤 多为单发，圆形或椭圆形结节。表面光滑，稍硬，无压痛，边界清楚，可随吞咽上下移动。腺瘤生长缓慢，多数患者无不适症状。腺瘤发生囊内出血时，肿瘤可在短期内迅速增大，局部出现胀痛。

（2）甲状腺癌 ①甲状腺肿大或结节：乳头状癌和滤泡状癌初期多无明显症状，前者有时可因颈部淋巴结肿大而就诊。随病程进展，肿块逐渐增大、质硬，可随吞咽上下移动，吞咽时肿块移动度变小。髓样癌除有颈部肿块外，因癌肿产生5-羟色胺和降钙素，患者可出现腹泻、心悸、颜面潮红和血钙降低等症状。②压迫：晚期癌肿增大，压迫喉返神经、气管或食管而引起声音嘶哑、呼吸困难或吞咽困难。癌肿压迫交感神经引起霍纳综合征。侵犯颈丛浅支，患者可出现耳、枕、肩等处疼痛。未分化癌病情发展迅速。③远处转移：乳头状癌颈部淋巴结转移灶发生率高、出现早、范围广、发展慢、可有囊性变，滤泡状癌易发生远处转移，以血行转移为主，常转移至肺和骨；未分化癌较早出现颈部淋巴结转移。远处转移多见于扁骨（颅骨、椎骨、胸骨、盆骨等）和肺。

2. 心理-社会状况 了解患者对身体外形改变的认识；评估患者及亲属对甲状腺肿瘤相关知识及手术治疗的了解程度；了解家庭经济承受能力。

（三）辅助检查

1. 影像学检查 ①超声检查：是分化型甲状腺癌的首选诊断方法，可区分结节的良性、恶性。若结节呈实质性，并不规则反射，则恶性可能较大。②X线检查：颈部正侧位X线片，可了解有无气管受压、移位及肿瘤内钙化灶。胸部及骨骼X线摄片可了解有无肺及骨转移。若甲状腺部位出现细小的絮状钙化影，可能为癌。

2. 实验室检查 ①细胞学检查：适用于直径超过1cm的所有甲状腺结节，是术前诊断甲状腺癌灵敏度和特异性较高的方法。②血清降钙素测定：有助于诊断髓样癌。

3. 放射性^{131}I或^{99m}Tc扫描 甲状腺腺瘤多呈温结节，如有囊内出血时则为冷结节或凉结节，一般边缘较清晰。甲状腺癌呈冷结节，一般边缘较模糊。

三、治疗要点

1. 甲状腺腺瘤 由于有恶变的可能，故应早期行包括腺瘤的患侧甲状腺部分（腺瘤小）切除术。切除标本必须立即行冰冻切片检查，以判定有无恶变。

2. 甲状腺癌 手术治疗是除未分化癌以外各型甲状腺癌的基本治疗方法，并辅以核素、甲状腺激素和外放射等治疗。甲状腺癌的手术治疗包括甲状腺切除及颈淋巴结清扫。对于甲状腺未分化癌，术前尽快判定肿瘤能否切除及切除的范围，一般不推荐进行根治性切除（包括喉切除、气管切除、食管切除等）。

四、主要护理诊断/问题

1. 慢性疼痛 与肿块压迫和手术创伤有关。

2. 焦虑 与环境改变，担心肿瘤的性质、手术及预后有关。

3. 清理呼吸道无效 与手术刺激、分泌物增多及切口疼痛有关。

4. 潜在并发症：窒息、呼吸困难、神经损伤及手足抽搐等。

五、护理措施

（一）术前护理

1. 心理护理 说明手术的目的、方法、注意事项，稳定患者情绪。

2. 术前适应性训练 术前教患者练习头颈过伸位，每日数次，以适应术中体位变化。指导患者学会深呼吸、有效咳嗽的方法，以保持呼吸道通畅。

3. 术前准备 术前按手术范围备皮。手术前晚遵医嘱给予镇静安眠类药物，保证患者充分休息。

（二）术后护理

1. 一般护理 ①饮食：病情平稳后，可少量饮水。若患者无不适感，鼓励其进食或经吸管吸入流质饮食，逐步过渡为半流质饮食及软食。②体位：患者血压平稳后，给予半卧位，鼓励床上活动。保证充足的休息和睡眠。

2. 病情观察 ①监测患者的生命体征，尤其是呼吸、脉搏变化。一旦出现呼吸困难、窒息，立即配合医生进行床旁抢救。②了解患者有无声音嘶哑或音调降低、误咽及呛咳等症状。③保持创面敷料清洁干燥，并估计渗血量。④保持引流通畅，观察并记录引流液的颜色、量及性状。

3. 心理护理 根据患者术后病理结果，指导患者调整心态，配合后续治疗。

4. 并发症的护理 参照本章甲状腺功能亢进术后并发症的护理相关内容。

（三）健康教育

1. 甲状腺腺瘤有引发甲亢和恶变可能，应尽早手术切除。

2. 甲状腺全部切除术的患者需要终身服用甲状腺制剂，以满足对甲状腺素的需求。

3. 指导术后患者逐步练习头颈部活动，促进颈部的功能恢复。颈淋巴结清扫术者，切口愈合后开始进行肩关节和颈部的功能锻炼，持续至出院后3个月。

4. 甲状腺癌的患者出院后应定期复查，术后第3、6、12个月及以后每年随访1次，共3年。教会患者自行检查颈部的方法，若出现颈部肿块或淋巴结肿大等及时就诊。

（杜晓菲）

自 测 题

A1/A2型题

1. 下列属于甲亢患者高代谢综合征表现的是（　　）
   A. 神经兴奋性增高　B. 甲状腺肿大
   C. 怕热多汗　D. 突眼
   E. 心动过速
2. 某甲状腺功能亢进症患者，行基础代谢率测定的时间宜在（　　）
   A. 下午6点、餐后和静卧

B. 清晨、空腹和静卧
C. 下午4点、静卧
D. 午间12点、餐后和静卧
E. 下午2点、静卧

3. 甲亢患者行甲状腺次全切除术后最危急的并发症是（　　）
A. 呼吸困难和窒息　　B. 手足抽搐
C. 甲状腺危象　　D. 失音
E. 误咽

4. 甲状腺手术患者术前应练习的体位是（　　）
A. 去枕平卧位　　B. 仰卧位
C. 半卧位　　D. 侧卧位
E. 头颈过伸位

5. 某患者甲状腺功能亢进症术后出血，使颈部迅速肿大，呼吸困难。此时应（　　）
A. 吸氧，立即拆线止血
B. 立即拆线，消除血肿，止血
C. 立即颈部置冰袋，止血
D .立即口服复方碘剂1～2ml
E. 立即应用呼吸兴奋剂，止血

A3/A4型题

（6～8题共用题干）

患者，女，40岁。患者因心悸不适，怕热，易饥饿，多汗而就诊。检查：甲状腺肿大，双手震颤，突眼，心率120次/分，基础代谢率为+45%，诊断为甲状腺功能亢进。

6. 患者基础代谢率属于（　　）
A. 偏低
B. 正常
C. 轻度甲状腺功能亢进
D. 中度甲状腺功能亢进
E. 重度甲状腺功能亢进

7. 术前准备，不符合手术条件的指标是（　　）
A. 情绪安定、睡眠好转
B. 体重增加
C. BMR＜+20%
D. 脉率在100次/分
E. 甲状腺变硬缩小

8. 术后最危急的并发症是（　　）
A. 呼吸困难和窒息　　B. 声音嘶哑
C. 误咽　　D. 音调低钝
E. 手足抽搐

（9、10题共用题干）

患者，女，31岁，行甲状腺大部切除术后5小时，出现进行性呼吸困难，颈部肿胀明显，切口敷料上有少许血液浸透。

9. 该患者出现此情况，应首先考虑（　　）
A. 喉头水肿　　B. 气管塌陷
C. 痰液阻塞气道　　D. 切口内血肿形成
E. 双侧喉返神经损伤

10. 应立即采取的措施是（　　）
A. 吸氧　　B. 吸痰
C. 气管切开　　D. 雾化吸入
E. 拆除缝线，清除血肿

第15章 胸部疾病患者的护理

胸部上接颈部，下连腹部，由胸壁、胸膜及胸腔内脏器组成。乳房是女性胸壁表面的重要器官。胸椎、胸骨和肋骨构成的骨性支架为胸廓。纵隔为两肺之间的胸内间隙，前有胸骨，后为胸椎，两侧为左右纵隔胸膜。胸廓内面附着的壁胸膜和覆盖在肺表面的脏胸膜共同围成左右两个互不相通的胸膜腔，胸膜腔为一密闭腔隙，腔内为负压，内含少量浆液，起润滑作用。稳定的负压有利于肺的扩张，从而维持正常呼吸，防止肺的萎缩。两侧胸膜腔压力均衡能保证纵隔居中，有利于静脉血与淋巴液回流。胸部常见疾病较多，本章将分别讲述外科常见胸部疾病的护理。

链 接 乳房解剖特点

1. 乳房的结构　成年乳房为2个半球形的性征器官，一侧乳腺有15～20个腺叶，每一腺叶均有各自汇总的大乳管，呈放射状向乳晕集中，开口于乳头。腺叶间有许多与皮肤垂直的纤维束，上连皮肤与浅筋膜浅层，下连浅筋膜深层，称Cooper韧带。

2. 乳房的血液供应和淋巴液引流　乳房的动脉主要来自胸廓内动脉的胸支和胸外侧动脉的分支。静脉分浅、深两组，主要汇入腋静脉和胸廓内静脉。乳房淋巴液主要沿4条途径输出：①大部分乳房淋巴液至腋窝淋巴结、锁骨下淋巴结，再至锁骨上淋巴结。②乳房中央区和内侧淋巴液至胸骨旁淋巴结，再至锁骨上淋巴结。③乳房深部淋巴液，可进入肝。④两侧乳房间有皮下淋巴网，一侧乳房淋巴液可流向对侧乳房。

第1节　急性乳腺炎患者的护理

案例15-1

患者，女，25岁，哺乳期。左乳房红肿、疼痛2日，体温为39.6℃。体格检查：左乳房外上象限可见2.5cm×3cm红肿区，表皮温度高，有明显压痛。临床诊断为急性乳腺炎。

问题： 1. 如何对急性乳腺炎患者进行护理？

2. 预防本病发生的关键是什么？

一、概　　述

急性乳腺炎是指乳腺的急性化脓性感染，是产后女性哺乳期常见疾病，好发于产后3～4周，以初产妇多见。

1. 病因　除产妇生产后全身抗感染能力下降外，还与以下因素有关。

（1）乳汁淤积　乳汁是理想的培养基，乳汁淤积有利于入侵细菌的生长繁殖。引起乳汁淤积的原因有乳头发育不良（过小或凹陷），妨碍正常哺乳；乳汁过多或婴儿吸乳过少，以致乳汁排空不完全；乳管不通畅，影响乳汁排出。

（2）细菌入侵　乳头破损或皲裂使细菌沿淋巴管入侵，为感染的主要途径。细菌也可直接侵入乳管，上行至腺小叶而致感染，多由婴儿患口腔炎或口含乳头睡眠所致。致病细菌以金黄色葡萄球菌为主，少数为化脓性链球菌。

2. 转归 不及时治疗可形成乳房脓肿。

二、护理评估

（一）健康史

评估有无乳头凹陷、过小或乳管不通等引起乳汁淤积的原因；了解有无乳头破损或皲裂等。

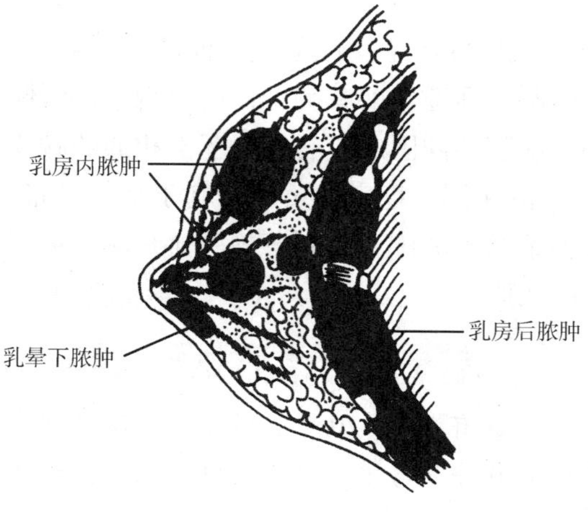

图15-1 乳房脓肿的不同位置

（二）身心状况

1. 局部表现 患侧乳房胀痛，在哺乳时胀痛加剧；局部皮肤红、肿、发热，并有压痛性肿块；炎症肿块常在数日内软化形成脓肿（图15-1），浅部脓肿可有波动感。常伴患侧腋窝淋巴结肿大和触痛。

2. 全身表现 随着炎症的发展，可出现畏寒、高热、脉率加快等感染中毒症状，严重感染者可并发脓毒症。

3. 心理-社会状况 因多见于初产妇，患者常因不能哺乳而担心婴儿喂养问题，出现精神紧张或焦虑等心理改变，甚至出现失眠、食欲缺乏等表现。了解亲属对患者的关心程度，心理支持是否有力等。

（三）辅助检查

1. 实验室检查 血白细胞计数及中性粒细胞比例均升高。

2. B超检查 可确定有无脓肿及脓肿的大小、位置等。

3. 诊断性穿刺 深部脓肿可行穿刺诊断，若抽出脓液，表示脓肿已形成。脓液应做细菌培养及药物敏感试验。

三、治疗要点

（一）局部治疗

早期停止患乳哺乳，排空乳汁；局部热敷、理疗或外敷药物等，以促进炎症的消散；脓肿形成后及时切开引流。

（二）全身治疗

早期给予足量、有效的抗菌药物，首选青霉素类或根据脓液的细菌培养和药物敏感试验结果选用。避免使用可被分泌至乳汁的四环素类、氨基糖苷类、磺胺类和甲硝唑等，以防对婴儿造成不良影响。也可服用清热解毒类中药。

对感染严重、脓肿切开引流后并发乳瘘者，应采取措施终止乳汁分泌。

四、主要护理诊断/问题

1. 急性疼痛 与乳汁淤积、乳房急性炎症、手术切开引流等有关。

2. 体温过高 与细菌侵入、急性炎症反应毒素吸收有关。

3. 知识缺乏： 缺乏急性乳腺炎的预防知识。

4. 潜在并发症： 脓毒症、乳瘘等。

五、护理措施

（一）一般护理

指导患者注意休息，适当活动。多饮水，进食易消化和富含营养的饮食。对进食不足者，遵医嘱行静脉输液。用宽松的胸罩托起两侧乳房，以减轻疼痛、促进血液循环。患乳暂停哺乳，定时用吸乳器吸净或挤净乳汁；局部热敷、药物外敷或理疗。

（二）病情观察

观察局部红、肿、热、压痛情况，若有加重应注意有无脓肿形成，必要时行诊断性穿刺；观察脓肿切开伤口的引流情况和愈合情况，若发现伤口内有乳汁漏出，表明发生了乳瘘，应通知医生应用退乳药物。监测生命体征变化，若有脓毒症表现，应及时通知医生，并协助处理。

（三）配合治疗护理

1. 用药护理 局部给予50%硫酸镁湿热敷、外敷鱼石脂软膏或红外线灯照射等，并观察炎症消散情况。遵医嘱给予抗菌药物和清热解毒类中药，注意观察药物疗效和不良反应。

2. 对症护理 高热者行物理降温或给予解热镇痛药等降温；疼痛严重者给予镇静镇痛药物。

3. 脓肿切开引流后护理 形成脓肿者，配合医生行切开引流，根据脓肿部位不同采取不同的切口（图15-2）。为避免损伤乳管而形成乳瘘，乳房内脓肿应做放射状切口；乳晕下脓肿应沿乳晕边缘做弧形切口；深部脓肿或乳房后脓肿可沿乳房下缘做弧形切口，经乳房后间隙引流。术后定时更换切口敷料，保持引流通畅。注意观察伤口情况及脓液的量、颜色、气味、性状等。

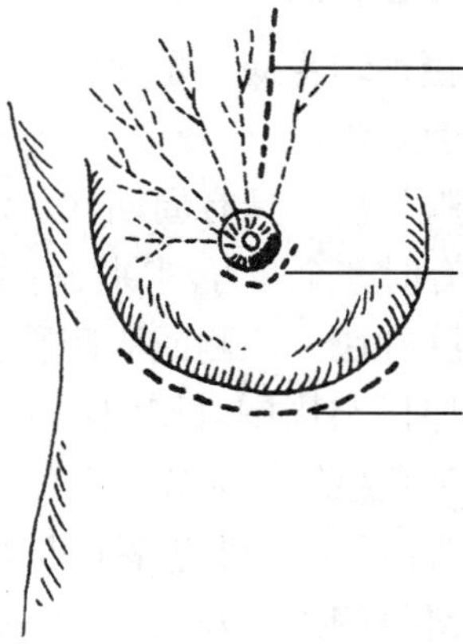

图15-2 乳房脓肿的切口

（四）心理护理

向患者介绍乳腺炎防治的相关知识。指导患者及家属合理喂养婴儿，消除其思想顾虑，保持心情舒畅。

（五）健康教育

1. 乳头内陷者，应于分娩前3～4个月开始每日挤握、提拉乳头，也可用吸乳器吸引，使其外突。但有习惯性流产病史的患者应慎用。

2. 妊娠后期应经常用温水清洗乳头；每次哺乳前、后均需清洁乳头。

3. 应定时哺乳，双侧乳房轮流哺乳，一侧乳房吸尽后再吸对侧乳房，必要时用吸乳器或手法按摩排空乳汁；避免婴儿养成睡觉时含乳头的习惯。

4. 乳头破损或皲裂可暂停哺乳，将乳汁挤出或用吸乳器吸出后哺喂婴儿。症状严重者，可涂抹红霉素眼膏治疗，待愈合后再行哺乳。

5. 保持婴儿口腔卫生，预防或及时治疗婴儿口腔炎症。

第2节 乳腺良性肿瘤患者的护理

案例15-2

患者，女，30岁。近3个月以来左侧乳腺出现周期性胀痛，月经来潮前加重，月经过后疼痛减轻。为明确诊断入院。体格检查：T 36.8℃，BP 120/70mmHg，左乳腺扪及3个结节性肿块，质韧，无压痛，可推动，与周围组织边界不清。腋窝未扪及淋巴结肿大。

问题：该患者临床诊断为乳腺囊性增生病，如何与其他乳腺肿块进行鉴别？

一、概　　述

引起乳腺肿块的常见疾病有乳腺囊性增生病、乳腺纤维腺瘤、乳管内乳头状瘤等，这些均是女性的常见病、多发病，其发病年龄、伴随症状各不相同，但均有恶变的可能性，故应对其保持高度的警惕性。本节主要讲以乳腺良性肿块为主要表现的乳腺囊性增生病、乳腺纤维腺瘤和乳管内乳头状瘤患者的护理。

二、护理评估

（一）健康史

评估患者的年龄、月经史、乳头分泌物情况等。

（二）身心状况

1. 乳腺囊性增生病　是女性多发病，常见于25～40岁女性。既非炎症，也非肿瘤，而是乳腺组织的良性增生性病变。

（1）乳腺胀痛　具有周期性，疼痛与月经周期有关，表现为月经前疼痛加重，月经来潮后疼痛减轻或消失，有时整个月经周期均有疼痛。

（2）乳腺肿块　一侧或双侧乳腺有弥漫性增厚，肿块呈颗粒状、结节状或片状，大小不一，质韧而不硬，增厚区与周围乳腺组织分界不甚清楚，与皮肤和胸肌筋膜无粘连，可被推动，有轻度触痛；肿块可局限于乳腺的一部分，也可分散于整个乳腺。

（3）乳头溢乳　少数患者可从乳头流出少量黄绿色、棕色或血性液体。

2. 乳腺纤维腺瘤　好发于20～25岁青年女性。多为单发无痛性肿块。肿块增大速度较慢，质韧有弹性，边界清楚，表面光滑，易于推动。常无明显的自觉症状。

3. 乳管内乳头状瘤　好发于40～50岁中年女性。主要表现为乳头溢液。一般无自觉症状，常因乳头溢液沾染内衣而被发现。溢液可为血性、暗棕色或黄色液体。肿瘤小常不能扪及，偶可在乳晕区扪及直径数毫米的小结节，多呈圆形、质软、可推动，挤压结节常见乳头溢出血性液。

4. 心理-社会状况　患者常因乳腺肿块出现过度紧张、焦虑等心理，评估患者对疾病的认知程度，亲属对患者的关心程度等。

（三）辅助检查

钼靶X线片、红外线热像图、超声检查、乳头分泌物细胞学检查或活组织检查等有助诊断。

三、治疗要点

1. 乳腺囊性增生病　初期以药物治疗为主。可服用中药，如逍遥散、乳癖消等；对胀痛严重，影响工作或生活者，可服用他莫昔芬抗雌激素治疗。本病有无恶变可能尚有争论，但重要的是乳腺癌有与本病同时存在的可能，有对侧乳腺癌或乳腺癌家族史者应密切随访。对非手术治疗肿块无明显消退，或怀疑肿块恶变者，应切除肿块并做快速病理检查。

2. 乳腺纤维腺瘤　手术切除是治疗乳腺纤维腺瘤的唯一方法。乳腺纤维腺瘤虽属良性，癌变可能性小，但有肉瘤变可能，故一旦确诊，应手术切除。妊娠可使乳腺纤维腺瘤迅速增大，故妊娠前或妊娠后发现的乳腺纤维腺瘤一般均应手术切除，手术标本必须常规做病理检查。

3. 乳管内乳头状瘤　手术治疗是唯一方法。乳管内乳头状瘤恶变率为6%～8%，应提高警惕，及时手术，并常规行病理检查。对年龄较大，乳管上皮增生活跃或间变者，可做单纯乳腺切除术。

四、主要护理诊断/问题

1. 慢性疼痛　与内分泌失调致乳腺实质过度增生有关。

2. 知识缺乏：缺乏乳腺良性肿瘤诊治的有关知识。

3. 焦虑　与担心发生乳腺癌有关。

五、护理措施

1. 心理护理　告知患者乳腺肿块的病因及治疗方法，解除患者的顾虑，保持心情舒畅。

2. 对症护理　乳腺纤维腺瘤和乳管内乳头状瘤患者多无自觉症状，乳腺囊性增生病者可因乳腺胀痛而影响生活、工作或休息，应指导患者用宽松乳罩，并按医嘱口服中药或抗雌激素药物等。

3. 手术前后护理　于术前按常规做好手术前准备。手术后保持敷料清洁，预防感染。

4. 健康教育　教育女性关爱乳腺健康，定期进行自我检查，若发现乳腺包块、胀痛不适或乳头溢液等，应及时就医。一旦被诊断为乳腺肿块，也不要慌张，应按照医生的嘱咐口服药物、定期复查、进行有关检查或接受手术治疗。

第3节　乳腺癌患者的护理

案例 15-3

患者，女，49岁，农民。因右侧乳房发现一肿块2个月就诊。自述2个月前无意中发现右侧乳房有一小肿块，无疼痛，故没有在意。近来发现乳房皮肤肿胀来院就诊。查体：T 36.5℃，P 70次/分。右侧乳房肿胀，皮肤出现橘皮样改变，触诊可触到一个3cm×5cm大小肿块，质地硬，表面不光滑，与周围组织分界不清楚，活动性差，无压痛。右腋窝可触诊1～2个较硬的淋巴结，无触痛。取活检病理检查报告为乳腺癌。

问题：1. 根据患者表现，评估患者乳腺癌的TNM分期。

2. 患者出现橘皮样改变的原因是什么？

一、概　述

乳腺癌（breast cancer）是女性常见的恶性肿瘤，其发病率和死亡率分别位列我国女性恶性肿瘤的第1位和第4位。发病年龄以40～60岁居多。男性乳腺癌的发病率极低。

（一）病因

乳腺癌的病因迄今尚未阐明，目前认为与以下因素有关。

1. 内分泌因素　雌酮和雌二醇与乳腺癌的发生直接相关。20岁以后发病率上升，45～50岁较高，绝经后发病率继续上升，可能与年老者体内雌酮含量升高有关。

2. 遗传因素　一级亲属中有乳腺癌病史者，发病率是普通人群的2～3倍。

3. 月经及生育史　月经初潮早、绝经晚、不孕、过于晚育或分娩后未哺乳的女性，乳腺癌的发病率较高。

4. 癌前病变　部分乳房良性疾病，如乳腺小叶上皮高度增生或不典型增生等与乳腺癌的发生也有一定关系。

5. 生活方式　营养过剩、肥胖、高脂肪饮食，可加强或延长雌激素对乳腺上皮细胞的刺激，从而增加发病率。

（二）病理类型

乳腺癌分类方法较多，目前国内多采用以下病理分型。

1. 非浸润性癌　包括导管内癌、小叶原位癌及乳头湿疹样乳腺癌。此型属早期，预后较好。

2. 早期浸润性癌 包括早期浸润性导管癌及早期浸润性小叶癌。此型仍属早期，预后较好。

3. 浸润性特殊癌 包括乳头状癌、髓样癌（伴大量淋巴细胞浸润）、小管癌（高分化腺癌）、腺样囊性癌、黏液腺癌、大汗腺样癌、鳞状细胞癌等。此型分化程度较高，预后尚好。

4.浸润性非特殊癌 包括浸润性小叶癌、浸润性导管癌、硬癌、髓样癌（无大量淋巴细胞浸润）、单纯癌、腺癌等。此型是乳腺癌中最常见类型，占70%～80%，一般分化低，预后较差。

（三）转移途径

1. 局部扩散 癌细胞沿导管或筋膜间隙蔓延，继而侵入Cooper韧带和皮肤。

2. 淋巴转移 是最主要的转移途径。癌细胞经淋巴管侵入同侧腋窝淋巴结、然后侵入锁骨下淋巴结、锁骨上淋巴结、胸导管或右淋巴导管。癌灶位于内侧，可向胸骨旁淋巴结转移。

3. 血运转移 癌细胞可经淋巴途径进入静脉，也可直接侵入血循环而发生远处转移。最常见的远处转移部位依次为肺、骨和肝。

（四）乳腺癌的临床分期

乳腺癌分期方法较多，目前多采用国际抗癌协会建议的T（原发癌瘤）、N（区域淋巴结）、M（远处转移）分期法（表15-1）。

表15-1 乳腺癌的临床分期

分期	表现
0期	TisN0M0，即原位癌
Ⅰ期	T1N0M0，癌瘤最大直径≤2cm，同侧腋窝无肿大淋巴结，无远处转移
Ⅱ期	T0～1N1M0，即原发癌瘤未查出或癌瘤最大直径≤2cm，同侧腋窝有肿大淋巴结，尚可活动，无远处转移；T2N0～1M0，即癌瘤最大直径＞2cm、≤5cm，同侧腋窝无肿大淋巴结或有肿大淋巴结、尚可活动，无远处转移；T3N0M0，即癌瘤最大直径＞5cm，同侧腋窝无肿大淋巴结，无远处转移
Ⅲ期	T0～2N2M0，即原发癌瘤未查出或癌瘤最大直径≤5cm，同侧腋窝肿大淋巴结互相融合或与周围组织粘连，无远处转移；T3N0～1M0，即癌瘤最大直径＞5cm，同侧腋窝有肿大淋巴结，无远处转移；T4任何NM0，即肿瘤大小不计，但侵犯胸壁或皮肤，同侧腋窝有或无肿大淋巴结，无远处转移；任何TN3M0，即无论有无原发癌瘤，有同侧胸骨旁和锁骨上淋巴结转移，无远处转移
Ⅳ期	包括M1的任何TN，即有远处转移，而无论有无原发癌瘤和同侧腋窝肿大淋巴结

二、护理评估

（一）健康史

了解患者的年龄、月经史、婚育史、饮食习惯、生活方式、家族史，既往身体状况，有无乳房良性病变等。

（二）身心状况

1. 早期表现 主要表现为乳房肿块、酒窝征、乳头异常及橘皮样改变等。

（1）乳房肿块 早期为无痛性单发的乳房小肿块，是最常见也往往是最早的表现。好发于乳房外上象限，其次为乳晕区和内上象限。质地较硬，表面不光滑，与周围组织分界不清，不易被推动。肿块增大后，乳房局部可见隆起。

（2）乳房外形改变 若癌肿累及乳房悬韧带（Cooper韧带），可使其缩短并向内牵拉表面皮肤，致使局部形成凹陷，俗称酒窝征。若癌肿邻近乳头或乳晕，可侵及乳管并使之收缩，因而可出现乳头偏向癌肿侧或乳头扁平、回缩、内陷等体征。若癌细胞堵塞皮下淋巴管，可致淋巴回流障碍，毛囊所在部位与深部组织连接紧密而呈现出点状凹陷，俗称橘皮样改变（图15-3）。

2. 晚期表现　主要为癌肿局部浸润症状和全身表现。

（1）局部浸润症状　晚期癌肿可侵入胸肌筋膜、胸肌，肿块固定于胸壁而不易推动。若癌细胞侵入大片乳房皮肤，可出现多个坚硬小结或条索，呈卫星样围绕原发病灶，俗称卫星结节。卫星结节可彼此融合成片，并可延伸至背部及对侧胸壁，使胸壁紧缩呈铠甲状，呼吸动度受限，俗称铠甲胸。

（2）全身表现　可出现消瘦、乏力、贫血、发热等恶病质表现。

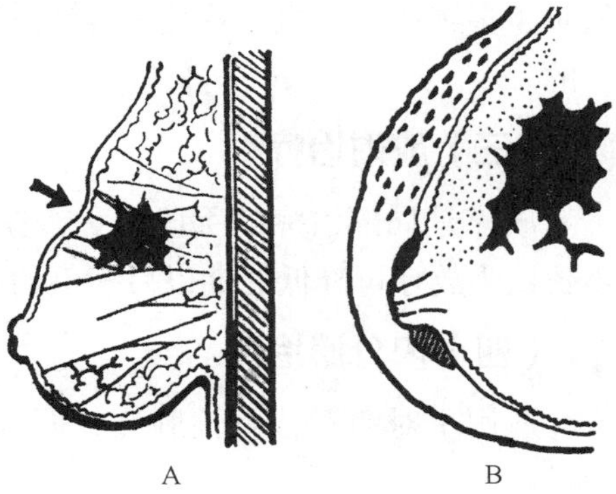

图15-3　乳房外形改变

A. 酒窝征；B. 橘皮样改变

3. 特殊类型乳腺癌的表现

（1）炎性乳腺癌　少见。特点是发展迅速，预后差。多发于年轻妇女，尤其是妊娠或哺乳期妇女。患乳明显增大、发硬，局部皮肤水肿、发红、发热，犹如急性炎症，但无明显肿块。恶性程度高，早期即发生转移，患者常在发病后数月内死亡。

（2）乳头湿疹样乳腺癌　又称Paget病，少见。乳头刺痒、灼痛，乳头和乳晕皮肤发红、粗糙、潮湿、糜烂如湿疹样，可形成溃疡。恶性程度低，发展慢，晚期发生腋窝淋巴转移。

4. 心理-社会状况　评估患者面对恶性肿瘤对生命的威胁、不确定的疾病预后、乳房缺失所致的外形受损、复杂而痛苦的治疗（手术、放疗、化疗、内分泌治疗等）所产生的心理反应；家属尤其是配偶对本病的认知程度及心理承受能力；一定要注意评估患者对疾病及自身形象变化的认识和反应。

（三）辅助检查

1. X线检查　常用钼靶X线检查，可表现为乳房内密度增高的肿块影，边界不规则或呈毛刺征。钼靶X线检查可作为乳腺癌的普查方法，是早期发现乳腺癌的最有效方法。

2. B超检查　可显示肿瘤的部位、大小，还可探查有无腋窝淋巴结转移。

3. 病理学检查　乳头溢液涂片、细针穿刺细胞学检查、活体组织切片检查等，均能提供诊断依据。确诊依靠组织病理切片检查。

三、治疗要点

乳腺癌采用以手术治疗为主，以放疗、化疗、内分泌治疗及生物治疗等为辅的综合性治疗。

（一）手术治疗

对病灶仍局限于局部及区域淋巴结的患者，手术治疗是首选。

1. 全乳腺切除术　切除整个乳房，包括腋尾部及胸大肌筋膜。适用于原位癌、微小癌及年老体弱者不宜做根治术者。

2. 保留乳房的乳腺癌切除术　完整切除肿块及清扫腋淋巴结。适用于Ⅰ、Ⅱ期病例。术后必须辅以放疗、化疗等。

3. 乳腺癌根治术　切除整个乳房、胸大肌、胸小肌、腋窝及锁骨下淋巴结。适用于Ⅱ期及部分Ⅲ期病例。

4. 乳腺癌扩大根治术　在根治术的基础上，同时切除胸廓内动、静脉及其周围淋巴结。适用于癌肿位于乳房内侧象限、无远处转移者。

5. 乳腺癌改良根治术　切除整个乳腺，保留胸大肌和胸小肌或保留胸大肌切除胸小肌，清除淋巴结，适用于Ⅱ期及部分Ⅲ期病例。

（二）化学药物治疗

一般主张术后早期、联合用药，常用方案有CMF（环磷酰胺、甲氨蝶呤、氟尿嘧啶）、CAF（环磷酰胺、多柔比星、氟尿嘧啶）。治疗期不宜过长，以6个月左右为宜，以能达到杀灭亚临床型转移灶为目的。

（三）放射治疗

放疗是局部治疗的手段之一，在保留乳房的乳腺癌根治术后，放疗是必不可少的辅助治疗措施。多数认为放疗可降低Ⅱ期以后病例的局部复发率，对Ⅰ期病例无益。

（四）内分泌治疗

适用于对激素依赖性肿瘤，即癌细胞中雌激素受体（ER）含量高的乳腺癌。常用的药物有以下两类。

1. 抗雌激素药物 最常用的是他莫昔芬（三苯氧胺），其结构式与雌激素相似，一般主张每日口服20mg，持续3～5年。

2. 芳香化酶抑制剂 常用第三代芳香化酶抑制剂如来曲唑、阿那曲唑。芳香化酶是雌激素合成中的限速酶，能催化雄激素转化为雌激素。

四、主要护理诊断/问题

1. 焦虑、恐惧 与担心预后、手术后乳房缺失致形体改变有关。

2. 自我认同紊乱 与乳房切除后失去女性第二性征、放疗或化疗后引起的脱发等有关。

3. 躯体移动障碍 与手术切除胸肌、术侧上肢淋巴水肿、手术瘢痕挛缩等有关。

4. 知识缺乏：缺乏手术后术侧上肢功能锻炼和乳房自我检查等知识。

5. 潜在并发症：切口皮瓣下积液、皮瓣坏死、切口感染、术侧上肢水肿、气胸等。

五、护理措施

（一）心理护理

应关心、尊重和体谅患者，细心观察患者的心理反应，鼓励其表达自己的想法、感受和担心的问题，根据患者的需求进行有关解释和说明，以减轻其心理压力，增强战胜疾病的信心，能以积极的态度配合治疗和护理。已婚妇女，需对其丈夫进行心理辅导，使其能从语言、行为、感情等方面给妻子以鼓励和支持，并积极接受妻子术后身体形象的变化，帮助妻子以良好的心态面对疾病，积极配合治疗和护理。

（二）术前护理

1. 饮食护理 术前加强营养，给予高热量、高蛋白、高维生素及易消化饮食，以提高患者对手术的耐受能力和减少手术后并发症。术前8～12小时禁食，4～6小时禁饮。

2. 皮肤准备 按手术要求认真备皮，应上至锁骨上部，下至脐水平，两侧至腋后线，包括同侧上臂和腋窝部，需植皮者同时做好供皮区的准备。备皮时注意仔细操作，避免刮伤（尤其是腋窝）。

3. 终止妊娠与哺乳 妊娠期及哺乳期发生乳腺癌的患者应立即停止妊娠或哺乳，以免激素作用加快乳腺癌的发展。

4. 其他 按常规做好各项术前准备，如交叉配血、禁饮食、药物过敏试验等，有感染的患者应控制感染。

（三）术后护理

1. 体位 血压平稳后可取半卧位，有利于引流和改善呼吸。

2. 饮食 术后6小时，患者意识清醒，无恶心、呕吐等麻醉反应，即可给予正常饮食。

3. 病情观察 观察生命体征变化和切口敷料渗血、渗液情况；若出现胸闷、呼吸困难，应检查是否切口包扎过紧或术中损伤胸膜导致的气胸，及时报告医生，并协助处理；观察术侧上肢远端的感觉和血液循环情况，若出现皮肤发绀、感觉异常、皮温降低、脉搏摸不清等，提示包扎过紧，腋部血管受压，应及时通知医生调整绷带松紧度。

4. 伤口护理　乳腺癌切除术后伤口用厚敷料加压包扎，使胸壁与皮瓣贴紧，防止皮瓣下积血、积液；一般术后第3～4日更换敷料，若有皮瓣下积血、积液，可行穿刺后加压包扎；保持皮瓣血供良好，观察皮瓣颜色及创面愈合情况，正常皮瓣的温度较健侧略低，颜色红润，并与胸壁紧贴，若皮瓣颜色暗红，提示血循环欠佳，若有皮瓣坏死，应剪除坏死的痂皮、定时换药，待其自行愈合，不能愈合者予以植皮。

5. 引流管护理　乳腺癌切除术后，皮瓣下常规放置引流管并接负压吸引，以及时引流皮瓣下的渗液和积气，使皮瓣紧贴创面，避免坏死、感染，促进愈合。定时挤捏引流管，防止管道受压、折曲，保持引流通畅，观察引流液的性质和量，定时更换引流袋。一般术后4～5日，引流液量24小时＜10～15ml，皮瓣下无积血、积液，可拔除引流管。

6. 预防术侧上肢水肿　是术侧大范围的腋窝淋巴结清扫、腋部积液或感染、腋静脉栓塞等因素导致上肢淋巴或静脉回流障碍有关。护理措施如下。

（1）抬高术侧上肢　平卧时术侧上肢用垫枕抬高10°～15°，肘关节轻度屈曲。坐位或立位时术侧手臂用吊带悬吊或用健侧手托扶于胸前。

（2）保护术侧上肢　禁止在术侧上肢测血压、静脉采血、静脉注射或皮下注射等。穿着宽松衣袖上衣。休息或睡眠时，需避免术侧上肢受压，侧卧时应侧向健侧。

（3）术侧上肢按摩和运动　对术侧上肢进行由远端向近端的按摩，并指导患者进行握拳、屈伸腕和肘关节运动，以促进淋巴回流。

（4）对症处理　一旦术侧上肢出现水肿，可用弹力绷带包扎或佩戴弹力袖。对局部存在感染者，应及时给予抗生素治疗。

7. 指导功能锻炼　为减少或避免术后残疾，鼓励和协助患者早期开始患侧上肢的功能锻炼。术后3日患肩制动，鼓励患者进行手指、腕部的屈、伸动作；术后第4日开始活动肘关节；术后1周皮瓣基本愈合后开始活动肩关节；伤口愈合后，指导患者循序渐进地增加肩部功能锻炼，如做手指爬墙运动、自行刷牙、梳头、洗脸等活动；10～12日后皮瓣与胸壁黏附已较牢固，可增加活动幅度，如抬高上臂举杠运动和滑绳运动、术侧手越过头顶梳对侧头发或扪对侧耳朵等。2周后可增加抗阻力活动和器械活动，进行全范围的肩关节功能锻炼。

（四）健康教育

1. 控制危险因素　教育女性适龄结婚（23岁以后）、适龄生育（24～30岁）、母乳喂养；控制体重、改变高脂饮食习惯；积极治疗乳腺良性疾病。

2. 普及乳房自检知识　30岁以上女性应每月对乳房进行自我检查，时间最好选择在月经周期的第7～10日或月经结束后2～3日，此时乳房最松弛，病变最容易被检出。已绝经者应每月固定同一时间检查；乳房切除术后患者，应每月行对侧乳房检查，并注意手术侧局部有无复发征象。

链 接　自我检查乳房方法

1. 两臂上举，观察两侧乳房是否对称，有无局部隆起；两侧乳头是否同高，有无回缩、凹陷、偏斜等；乳头、乳晕有无糜烂、结痂、溃疡等；乳房皮肤有无异常改变。

2. 两手叉腰，再次观察上述情况。

3. 一侧手置于枕后，另一只手用手指掌面按照外上（包括尾部）、外下、内下、内上、中央（乳头、乳晕）的顺序触摸乳房，不要用手指抓捏，若触及肿块，应注意其大小、质地、活动度，有无压痛，表面是否光滑等。同样方法检查对侧。

4. 仰卧，肩胛下垫薄枕，一侧手臂置于枕骨下，再次按照上述方法触摸乳房。两侧交替检查。
5. 用拇指和示指捏挤乳头，观察有无异常溢液或分泌物。
6. 最后，置于枕骨后的手臂放回身体侧方，用对侧手触摸腋窝淋巴结有无肿大。两侧交替检查。

---

3. 功能锻炼 近期避免用患侧上肢搬、提、拉过重物体；继续肩关节功能锻炼。

4. 预防复发 因妊娠常促使乳腺癌复发，术后5年内绝对避免妊娠。指导患者按医嘱接受规范的放疗、化疗、激素治疗等；定期到医院复诊。

5. 重塑信心 指导患者重塑自信心，为矫正胸部形体的改变，可佩戴塑料泡沫乳罩或行乳房再造术。

第4节 胸部损伤患者的护理

一、肋骨骨折患者的护理

（一）概述

肋骨骨折是指肋骨的完整性和连续性中断，是最常见的胸部损伤。第1～3肋骨粗而短，且有锁骨、肩胛骨保护，不易发生骨折；第4～7肋骨长而薄，最容易发生骨折；第8～10肋骨前端肋软骨形成肋弓与胸骨相连，第11～12肋骨前端游离，弹性都较大，均不易发生骨折。老年、甲状旁腺功能亢进及有肋骨恶性肿瘤转移灶的患者，容易发生病理性骨折。根据损伤程度，肋骨骨折也分单根单处肋骨骨折、单根多处肋骨骨折、多根单处肋骨骨折和多根多处肋骨骨折。

1. 病因 导致肋骨骨折的病因可分为两类。①直接暴力：是主要病因，暴力直接作用于肋骨，使肋骨向内弯曲折断，容易造成胸膜损伤，引起气胸。②间接暴力：胸部前后挤压暴力作用于肋骨，使肋骨腋段向外弯曲折断，可刺破皮肤，形成开放性骨折（图15-4）。

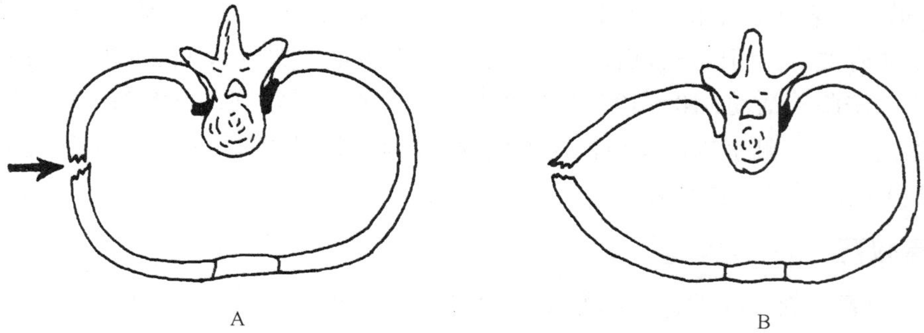

图15-4 肋骨骨折

2. 病理生理 ①单根或多根单处肋骨骨折：骨折部位上、下仍有完整肋骨支持，对呼吸影响不大；但骨折断端内移刺破壁胸膜、肺组织或肋间血管，可引起气胸、血胸、血痰、咯血等。②多根多处肋骨骨折：骨折部位的胸壁因失去了肋骨的支撑而软化，可出现反常呼吸运动，即吸气时软化的胸壁向内凹陷，呼气时软化的胸壁向外突出（图15-5），又称为连枷胸，若软化区范围大，呼吸时双侧胸膜腔内压力不均衡，则可致纵隔扑动，引起心脏和大血管扭曲，导致循环功能障碍，体内缺氧和二氧化碳潴留，严重者可发生呼吸和循环衰竭。

（二）护理评估

1. 健康史

（1）外伤 了解患者有无外伤史，多数肋骨骨折是外伤所致。

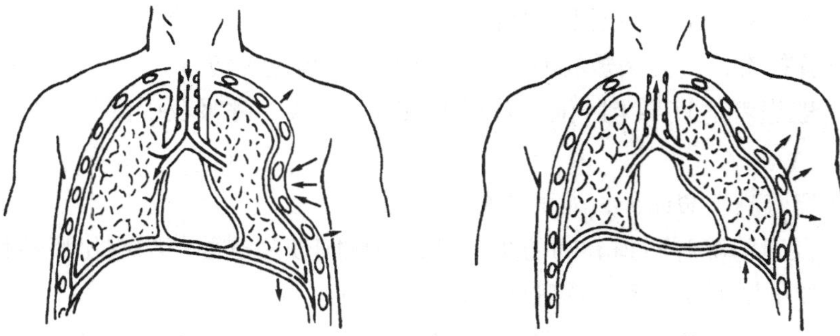

图15-5 胸壁软化区的反常呼吸运动

A. 吸气；B. 呼气

（2）肋骨病变 如肋骨受到恶性肿瘤、感染等病理因素的影响或严重骨质疏松者，耐受外力的能力减弱，很轻的外力就易发生骨折，如咳嗽、打喷嚏等。

2. 身心状况

（1）症状 骨折部位疼痛，深呼吸、咳嗽或变换体位时疼痛加重；部分患者刺破胸膜或者肺组织有咯血；多根多处肋骨骨折时，常伴气促、呼吸困难、发绀或休克等症状。

（2）体征 伤处胸壁肿胀，可有畸形，局部压痛，可触及骨折断端或摩擦感，有间接挤压痛。多根多处肋骨骨折时，可见反常呼吸运动，部分患者出现皮下气肿。开放性肋骨骨折时，可有伤口和出血，甚至合并开放性气胸。

（3）心理-社会状况 由于突发损伤再加上呼吸循环的影响，甚至反常呼吸引起纵隔扑动而危及生命，患者常担心预后，出现恐惧或焦虑。

3. 辅助检查

（1）胸部X线检查 可显示肋骨骨折的部位和断端错位情况，并可判别有无气胸、血胸或血气胸等，但对前胸肋软骨骨折显示不清。

（2）血常规检查 肋骨骨折伴血管损伤时，可显示血红蛋白和红细胞压积下降。

（三）治疗要点

1. 闭合性肋骨骨折

（1）单处肋骨骨折 治疗原则是固定胸壁、镇痛和防治并发症。可用多头胸带或宽胶布条叠瓦式固定胸廓2～3周，可使患者有效呼吸和咳嗽，防止肺不张和吸入性肺炎等并发症的发生；疼痛可用布洛芬或可待因等药物，也可局部用1%普鲁卡因封闭。

（2）多根多处肋骨骨折 纠正反常呼吸运动，抗休克、防治感染和处理合并损伤。若胸壁软化范围小，反常呼吸运动可不明显或不严重，可采用局部夹垫加压包扎。但是，当浮动幅度达3cm以上时可引起严重的呼吸与循环功能紊乱，必须进行紧急处理，可行气管插管或气管切开，呼吸机辅助呼吸。

2. 开放性肋骨骨折 尽早在伤后8小时内彻底清创，钢丝或钢板内固定，防治感染，合并血气胸者，需要胸腔闭式引流。

（四）主要护理诊断/问题

1. 低效性呼吸型态 与肋骨骨折疼痛所致的胸廓活动受限、反常呼吸有关。

2. 急性疼痛 与肋骨骨折和胸壁软组织挫伤有关。

3. 潜在并发症：肺部感染、胸膜腔感染等。

（五）护理措施

1. 急救护理 对多根多处骨折患者需要迅速控制反常呼吸，可用厚敷料覆盖软化区的胸壁，再用绷带加压包扎固定。大面积的胸壁软化区常需做骨折牵引固定术。有严重呼吸困难者，要立即行气管切开术。开放性肋骨骨折者，用无菌敷料或干净的布单、衣物包裹伤口。

2. 一般护理 一般患者适宜半坐卧位，有利于咳嗽、排痰、呼吸及引流。如合并有休克、昏迷者应取平卧位。

3. 病情观察 密切监测生命体征，尤其注意复合伤。

4. 呼吸道护理 及时清除呼吸道异物防止窒息，遵医嘱使用抗菌药物或化痰药物。吸氧、鼓励或协助患者有效排痰，如早期下床活动、深呼吸等。

5. 疼痛护理 指导患者变换体位、咳嗽时，用手按压患侧胸壁，以减轻疼痛。协助医生用弹性肋骨固定带固定。疼痛较重者可口服镇痛药，也可用1%普鲁卡因行肋间神经阻滞或骨折部位封闭。

6. 心理护理 鼓励患者积极配合治疗，正确解答患者的疑问，给患者以安全和信任感，消除紧张情绪。

二、损伤性气胸患者的护理

案例 15-4

李某，男，36 岁。2 小时前车祸中被钢棒刺伤左腋下，出现烦躁不安，呼吸困难，口唇发绀，左腋下胸壁有伤口，呼吸时能听到空气出入伤口的“嘶嘶”响声，气管向健侧移位，患侧胸部叩诊鼓音。

问题： 1. 患者临床诊断为气胸，请评估属于什么类型气胸？

2. 目前首要的护理措施是什么？

（一）概述

胸膜腔内积气即称为气胸。多由于肺组织、气管、支气管、食管破裂，或因胸壁伤口穿破胸膜，外界空气进入胸膜腔所致。根据气胸的性质分为闭合性气胸、开放性气胸和张力性气胸3类。

1. 闭合性气胸 多见于肋骨骨折，因肋骨断端刺破肺表面空气逸入胸膜腔所致。此类气胸，伤道很快闭合，不再有气体进入，胸膜腔内压仍低于大气压，伤侧肺部分萎陷使呼吸面积减少，影响通气和换气功能。

2. 开放性气胸 多由锐器、弹片或火器伤等引起。胸壁有开放性伤口，胸膜腔经该伤口与外界大气相通，空气可随呼吸自由出入胸膜腔，胸膜腔内压几乎等于大气压。由于呼气与吸气时两侧胸膜腔压力交替变化，可出现纵隔扑动，影响静脉回流，导致循环功能障碍（图15-6）。此外，吸气时健侧肺扩张，吸入的气体不仅来自从气管进入的空气，也来自伤侧肺排出的含氧量低的气体；呼气时健侧的气体不仅排出体外，亦排至伤侧的支气管及肺内，含氧低的气体在两侧肺内重复交换，可造成严重缺氧。

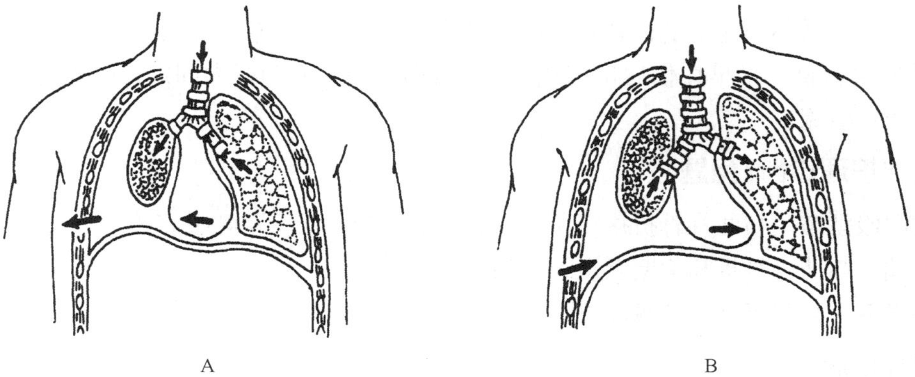

图15-6 开放性气胸的纵隔扑动

A. 呼气时；B. 吸气时

3. 张力性气胸 常见于较大的肺泡破裂或较大较深的肺裂伤或支气管破裂，其裂口与胸膜腔相通，且形成活瓣，吸气时空气从裂口进入胸膜腔内，呼气时活瓣关闭，空气只能进入而不能排出，使胸膜腔内积气不断增多，压力超过大气压，故又称高压性气胸。伤侧肺严重萎缩，纵隔显著向健侧移位，使健侧肺受压，腔静脉回流障碍，引起呼吸和循环功能障碍。此外，高于大气压的胸膜腔内压可驱使气体经支气管、气管周围疏松结缔组织或壁胸膜裂伤处，进入纵隔或胸壁软组织，形成纵隔气肿及面、颈、胸等部位的皮下气肿。

（二）护理评估

1. 健康史 了解受伤经过，包括外力性质、大小、作用部位和外伤后诊治经过等。

2. 身心状况

（1）闭合性气胸 胸腔积气量小，肺萎陷在30%以下时，多无明显症状。积气量大时，可出现胸闷、气促、胸痛等症状。查体可见患侧肋间隙饱满，气管向健侧移位，伤侧胸部叩诊呈鼓音，听诊呼吸音减弱或消失。

（2）开放性气胸 表现出明显呼吸困难、鼻翼扇动、口唇发绀、颈静脉怒张，严重者有休克表现。胸壁可见开放性伤口，随气体进出胸膜腔可发出吸吮样声音。气管向健侧移位，伤侧胸部叩诊呈鼓音，呼吸音减弱或消失。

（3）张力性气胸 出现极度呼吸困难、大汗、发绀、烦躁不安、昏迷、休克。患侧胸部饱满，肋间隙增宽，呼吸运动减弱，气管移向健侧，颈静脉怒张，可触及皮下气肿。叩诊呈鼓音，听诊呼吸音消失，胸膜腔穿刺有高压气体冲出。

（4）心理-社会状况 突发呼吸困难甚至休克，患者及家属对损伤及其预后的认知缺乏，患者可能会出现恐惧或焦虑。

3. 辅助检查

（1）胸部X线检查 闭合性气胸显示肺萎陷和胸膜腔内积气；开放性气胸显示肺萎陷、纵隔移向健侧；张力性气胸显示肺完全萎陷，纵隔、气管移位，并有纵隔和皮下气肿征象。此外还可显示有无肋骨骨折、胸膜腔出血等影像。

（2）胸膜腔穿刺 胸膜腔穿刺既能明确有无气胸的存在，又能抽出气体减轻胸膜腔内压，缓解症状。若抽出高压气体应考虑张力性气胸。

（三）治疗要点

1. 闭合性气胸 肺压缩在30%以下者，不需要特殊治疗，一般1～2周内气体可自行吸收。肺压缩超过30%者，应行胸膜腔穿刺抽气，必要时做胸腔闭式引流，促使肺复张。

2. 开放性气胸 应迅速封闭伤口，尽早行清创缝合，做胸腔闭式引流。对疑有胸内脏器损伤或进行性出血者，应行胸腔探查手术。

3. 张力性气胸 是可迅速致死的危急重症，应立即行胸膜腔穿刺排气减压，并做胸腔闭式引流。排气减压可用大号针头在锁骨中线第2肋间刺入胸膜腔，并外接单向活瓣装置（图15-7）。疑有严重的肺裂伤或支气管断裂，或诊断出食管破裂，应考虑行剖胸探查手术或行胸腔镜手术探查。

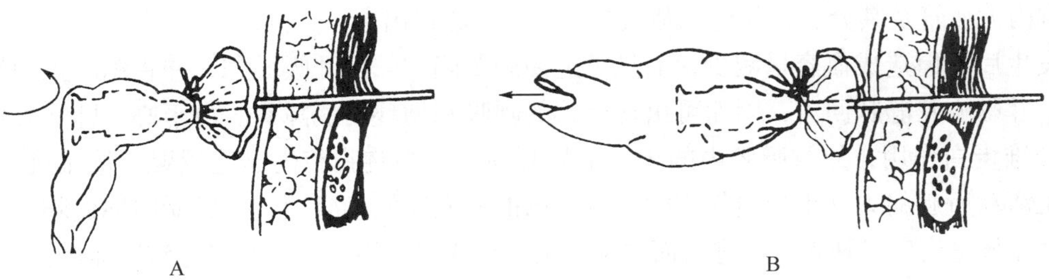

图15-7 张力性气胸穿刺排气

A. 吸气时；B. 呼气时

（四）主要护理诊断/问题

1. 低效性呼吸型态　与呼吸道梗阻、肺萎陷、肺损伤、胸廓活动受限等有关。

2. 急性疼痛　与胸部组织损伤有关。

3. 焦虑、恐惧　与突如其来的意外伤害、害怕手术、担心生命危险等有关。

4. 潜在并发症：肺不张和肺炎、胸膜腔感染。

（五）护理措施

1. 紧急救护　首先抢救生命，如发现窒息、心搏呼吸停止等应立即进行处理。“变张力为开放，变开放为闭合，尽快行胸腔闭式引流”是急救的原则。如为开放性气胸，应立即用敷料或毛巾等物品在患者呼气末封闭伤口并加压包扎，以待进一步处理；如发现患者有胸壁浮动，立即用大棉垫固定患处胸壁，以减轻反常呼吸运动；发现有张力性气胸时，应立即用粗针头从患侧锁骨中线第2肋间隙刺入排气减压。

2. 一般护理　如果合并有休克、昏迷者应取平卧位。血压平稳者适宜半坐卧位，有利于呼吸及引流。在排除食管或腹部脏器损伤之前，禁忌给患者饮水。

3. 病情观察　应注意严重胸部外伤常合并颅脑、腹部主要脏器或肢体的损伤；严密细致观察呼吸、血压、脉搏、体温、神志、瞳孔变化，有血压下降、脉率增快、呼吸困难者，应及时通知医生。

4. 维持呼吸功能　及时清除呼吸道异物防止窒息，吸入氧气；指导患者有效咳嗽、排痰、做深呼吸运动；协助翻身、拍背、变换体位，痰液黏稠不易咳出时，应用祛痰药、雾化吸入；必要时行鼻导管吸痰、气管插管或气管切开，应用呼吸机辅助呼吸等。

5. 维持循环功能　对伤情严重、有休克危险或已经发生休克者，应建立两条静脉通路，遵医嘱补充液体、使用药物，维持循环系统功能。

6. 预防肺部和胸膜腔感染　遵医嘱给予抗菌药物，开放性气胸注射TAT，以预防肺不张、肺炎及胸膜腔感染。

7. 做好胸腔闭式引流护理　参见胸腔闭式引流护理。

8. 心理护理　鼓励患者积极配合治疗，正确解答患者的疑问，向患者解释胸腔闭式引流的相关问题。给患者以安全和信任感，消除紧张情绪。

9. 健康教育

（1）鼓励患者早期活动；加强营养，注意休息；适量体育锻炼提高肺活量。

（2）注意劳动安全，避免造成胸部损伤。一旦胸部受到损伤要及时到医院进行正规治疗，以防延误病情。

（3）嘱患者戒烟并减少或避免刺激性气体的吸入，定期到医院复查。

三、损伤性血胸患者的护理

（一）概述

胸膜腔内积血称为血胸。若胸膜腔内血液与气体同时存在，称为血气胸。胸膜腔内积血主要来源于心脏、胸内大血管及其分支，胸壁、肺组织、膈肌和心包出血。

血胸发生后不但造成血容量减少，而且可迫使肺萎陷，减少呼吸面积，并将纵隔推向健侧，使健侧肺受压，并影响腔静脉回流，因而可出现严重的呼吸和循环功能障碍。由于心、肺、心包和膈肌的运动有去纤维蛋白作用，故胸膜腔内的积血不易凝固。但当胸膜腔内迅速积聚大量血液，超过了肺、心包和膈肌活动所起的去纤维蛋白作用时，胸腔内的积血即发生凝固，形成凝固性血胸。胸膜腔内积血可因细菌经胸壁伤口或肺破裂口进入而并发感染，形成感染性脓胸，最终导致脓血胸。

（二）护理评估

1. 健康史　血胸多因肋骨骨折断端或利器损伤胸部，刺破肋间血管、胸廓内动脉，肺组织裂伤、心脏及胸腔内大血管破裂出血等。应了解患者受伤经过，包括外力性质、大小和作用部位以及伤后诊治经过。

2. 身心状况

（1）症状与体征　血胸的临床表现与出血量、速度和个人体质有关。小量血胸（成人500ml以下），可无明显症状。中量血胸（500～1000ml）和大量血胸（1000ml以上），尤其是急性失血时，可出现面色苍白、脉搏增快、血压下降等低血容量性休克症状，以及呼吸急促、气管向健侧移位、肋间隙饱满、伤侧胸部叩诊浊音、呼吸音减弱等胸膜腔积液体征。心脏、大血管损伤，出血量多而急，往往于短时间内因失血性休克而死亡。

（2）心理-社会状况　病情严重患者，可出现烦躁不安，甚至有濒死感。

3. 辅助检查

（1）血常规检查　红细胞计数、血红蛋白量、红细胞压积降低。

（2）胸部X线检查　可显示肋膈角消失，显示胸膜腔内大片密度增高阴影，纵隔向健侧移位等影像；血气胸时可见气液平面。

（3）B超检查　可见液性暗区，可明确出血位置和量。

（4）胸膜腔穿刺　可抽出不凝固血液，但进行性血胸抽出的血液可迅速凝固。

（三）治疗要点

1. 非进行性血胸　小量积血可自行吸收，无须特殊治疗；大量积血应早期即行胸膜腔穿刺抽出积血，必要时放置胸腔闭式引流，以促进肺膨胀，改善呼吸功能。

2. 进行性血胸　应立即剖胸止血，并同时补充血容量，防治低血容量性休克。

3. 凝固性血胸　应待伤员情况稳定后尽早（伤后2～3日）行剖胸手术，清除血块，并剥除胸膜表面凝血块机化形成的包膜。

4. 感染性血胸　应及时行胸腔闭式引流，尽快排尽感染性积血和脓液。若效果不佳或肺复张不良，应及时手术清除感染性积血、剥离脓性纤维膜。近年胸腔镜已用于凝固性血胸、感染性血胸的治疗，具有创伤小、疗效好、住院时间短、费用低等特点。

（四）主要护理诊断/问题

1. 外周组织灌注无效　与失血引起的血容量不足有关。

2. 低效性呼吸型态　与胸膜腔积血使肺组织受压有关。

3. 潜在并发症：休克、脓胸等。

（五）护理措施

1. 急救护理　有休克症状应立即建立静脉通路，快速补液、输血，扩充血容量。

2. 一般护理　如果合并有休克、昏迷者应取平卧位，保暖。血压平稳者适宜半坐卧位，有利于呼吸及引流。

3. 病情观察　重点观察生命体征、胸膜腔引流液的性质和量、实验室检查指标、胸部X线检查结果等，以判断是否为进行性血胸、感染性血胸或凝固性血胸。观察中发现以下征象，提示存在进行性血胸，应做好剖胸手术准备：①持续脉搏加快、血压降低，或虽经补充血容量，但血压仍不稳定。②胸膜腔引流量每小时超过200ml，持续3小时。③血红蛋白、红细胞计数和红细胞压积进行性下降，引流出的血液很快凝固，其血红蛋白含量和红细胞计数与周围血相近。当胸腔闭式引流减少，而体格检查和X线检查发现血胸持续存在的证据时，应考虑凝固性血胸，做好剖胸手术准备。

4. 维持呼吸功能　及时清除呼吸道异物，保持呼吸道通畅；吸氧，监测血氧饱和度；指导深呼吸和有效咳嗽；疼痛严重影响呼吸者，给予镇痛药物。

5. 胸腔闭式引流护理 详见胸腔闭式引流护理。

6. 配合治疗 协助医生做好术前准备（备皮、配血等），遵医嘱给予抗菌药物，以预防感染。

7. 心理护理 患者焦虑恐惧，我们应多加安慰、体贴、照顾，使其安心住院配合治疗。正确解答患者及家属的疑问，解释胸腔闭式引流及手术的必要性和安全性等相关问题。

附：胸腔闭式引流的护理

（一）目的与适应证

胸腔闭式引流的目的是引流胸膜腔内渗液、血液及气体；重建胸膜腔内负压，维持纵隔的正常位置；促进肺的膨胀。适用于外伤性气胸、外伤性血胸、非手术治疗无效的脓胸，尤其是伴有支气管胸膜瘘或食管胸膜瘘者、开胸术后等。

（二）置管位置

置管位置要求，见表15-2。

表15-2 胸腔引流管的位置

目的	位置	引流管径
排气	患侧锁骨中线第2肋间	管径为1cm左右的塑胶管
排液	患侧腋中线或腋后线第6～8肋间	1.5～2cm的橡皮管
排脓	胸腔最低点	1.5～2cm的橡皮管

（三）引流装置

传统的胸腔闭式引流装置种类较多，目前已被各种一次性使用的塑料胸膜腔引流装置所取代。

1. 传统式引流装置 传统引流装置有以下3种（图15-8）。①单瓶引流：一个无菌橡皮塞广口瓶，使用前瓶内装入适量生理盐水，瓶塞上有两个孔，一个孔插入短玻璃管，作为空气通路，另一个孔插入长玻璃管，其下端插至水平面以下3～4cm，上端与患者的胸膜腔导管连接。②双瓶引流：一个广口瓶作为收集瓶，另一个广口瓶装入生理盐水作为水封瓶；收集瓶介于患者和水封瓶之间，其橡皮塞上插入两根短玻璃管，一根与患者胸膜腔引流管连接，另一根用一短橡皮管连接到水封瓶的长玻璃管上。③三瓶引流：即在双瓶的基础上增加一个施加抽吸力的控制瓶。

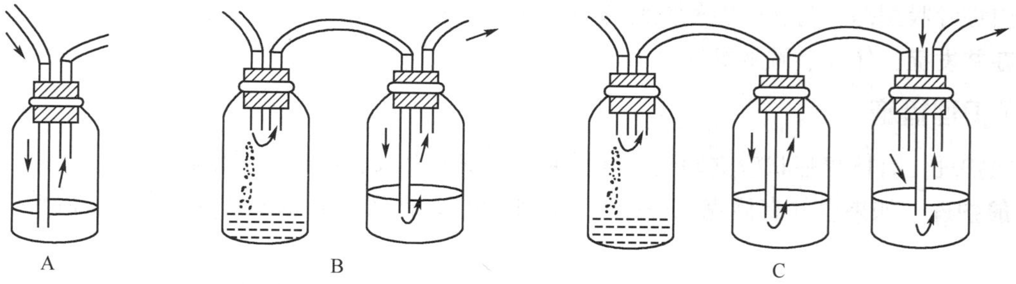

图15-8 胸腔闭式引流装置

A. 单瓶引流；B. 双瓶引流；C. 三瓶引流

2. 一次性使用引流装置 结构与传统的单瓶水封闭式引流装置一致，为塑料材质，瓶盖为可旋式，且与长、短管成为一体，使用时需将瓶盖旋紧（图15-9）。

（四）护理措施

1. 保持管道密闭 引流装置的管道接头应衔接牢靠；水封瓶内长管应没入水面以下3～4cm，并始终保持直立；搬动患者或更换引流瓶时，需双重夹闭引流管，以防空气进入；若引流管连接处脱开或引流瓶破损，应用双钳夹闭胸膜腔引流导管，并更换引流装置；若引流管自胸膜腔脱出，应立即用手捏紧引流管口处皮肤，并协助医生进一步处理。

2. 严格无菌操作　防止逆行感染，定时更换引流管口处的敷料；保持引流瓶低于胸壁引流口平面60～100cm（图15-10）；按无菌原则定时更换引流瓶。

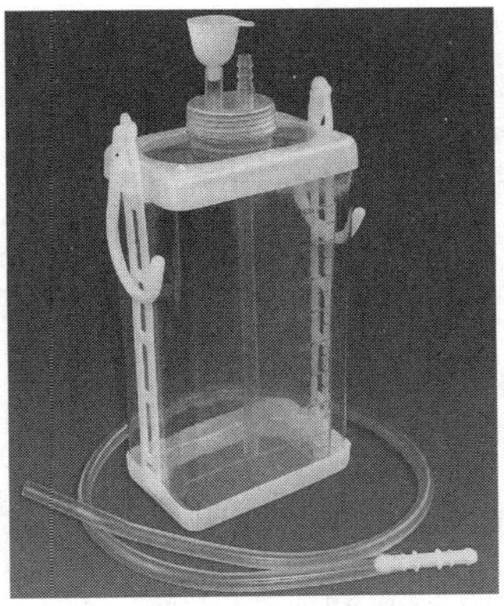

图15-9　一次性实用水封瓶引流装置

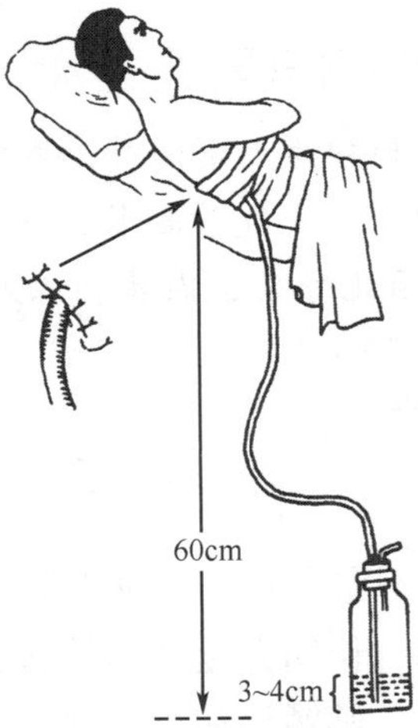

图15-10　胸腔闭式引流

3. 保持引流管通畅　安置患者于半卧位；定时挤捏胸膜腔引流管，防止管道阻塞、扭曲、受压，必要时用生理盐水冲洗；指导患者用力咳嗽、深呼吸及变换体位，以利于胸膜腔内液体和气体的排出，促进肺扩张。

4. 观察和记录　观察水封瓶长管中水柱波动情况，一般水柱上下波动4～6cm，若水柱波动过高可能存在肺不张；若无波动则示引流管不畅或肺已完全扩张；但若有胸闷、气促、气管向健侧偏移，提示肺受压，应疑为引流管阻塞，可通过捏挤、负压间断抽吸或生理盐水冲洗等促其通畅；观察引流液体的性质和量，并准确记录。

5. 拔管指征、方法和注意事项　引流48～72小时后，患者无呼吸困难，肺呼吸音恢复，X线检查肺膨胀良好，无气体和体液排出，即可拔管。拔管时嘱患者先深吸一口气后屏气，在吸气末将导管拔出，立即用凡士林纱布和厚敷料封闭和包扎引流管口。拔管后需注意有无胸闷、呼吸困难、引流管漏气、渗液、出血、皮下气肿等，如发现异常应及时通知医生。

第5节　肺癌患者的护理

案例15-5

患者，男，55岁，3个月前无诱因而发生刺激性呛咳，有少量痰液，伴有右侧胸闷不适感，无发热。自服“镇咳药”未有明显效果。1个月前开始咳嗽加重，痰量增加，发现痰中间断带少量鲜红色血丝。伴有胸闷、气急、发热，体温在38℃左右。病程中，无夜间盗汗、声音嘶哑及阵发性呼吸困难等症状，发病后体重略有下降，食欲、睡眠及大小便如常。吸烟史30年，每日10支左右。为进一步诊治住院。胸部X线示右肺门处阴影，纵隔增宽，右肺上叶不张。

问题：1. 该患者最可能的临床诊断是什么？

2. 该患者发病的主要原因是什么？

一、概　　述

肺癌是临床常见的呼吸系统恶性肿瘤，大多数起源于支气管黏膜上皮，因此也称支气管肺癌。近50年来，全世界肺癌的发病率明显升高。据统计，在欧美一些发达国家和我国大城市中，肺癌的发病率已居男性各种恶性肿瘤的首位。肺癌的发病年龄大多在40岁以上，以男性多见，男女之比为（3～5）：1，但近年来女性肺癌的发病率也明显增加。肺癌的分布以右肺多于左肺，上叶多于下叶。

链 接　肺的解剖生理概要

肺左右各一，左肺分为上下两叶，右肺分为上、中、下三叶。气管在主动脉弓下缘约平胸骨角的部位分为左右支气管。左支气管较长，管腔较右支气管稍小，与中线呈45°，而右支气管几乎与气管呈直线（约25°），因此呼吸道内异物以右侧为多，支气管镜和支气管内插管也易进入右支气管。肺的主要生理功能是通气和换气。

（一）病因

肺癌的病因至今不完全明确，现认为与下列因素有关。

1. 长期大量吸烟　长期大量吸烟是肺癌的一个重要致病因素。烟草燃烧时释放致癌物质，多年每日吸烟达40支以上者，肺鳞癌和小细胞癌的发病率比不吸烟者高4～10倍。

2. 长期接触致癌物质　某些工业部门和矿区的工人肺癌的发病率较高，可能与长期接触石棉、铬、镍、铜、锡、砷及放射性物质等致癌物质有关。

3. 大气污染　城市居民肺癌的发病率比农村高，这可能与工业废气、汽车废气、厨房内的油烟和煤烟污染环境，导致大气污染和烟尘中的致癌物质含量较高有关。

4. 人体内在因素　如免疫状态、代谢活动、遗传因素、肺部慢性疾病（如肺尘埃沉着病、肺结核）等，也对肺癌的发生产生影响。

5. 其他　近年来，在肺癌分子生物学方面的研究表明，如*P53*基因、*nm23-H1*基因等表达的变化及基因突变与肺癌的发病有密切的关系。

（二）分类

1. 按解剖学部位分类

（1）中央型肺癌　是指发生在肺段支气管以上的癌肿，位置靠近肺门。

（2）周围型肺癌　是指发生在肺段支气管以下的癌肿，位置在肺的周围部分。

2. 按组织细胞学分类

（1）鳞状细胞癌（鳞癌）　患者多为50岁以上的男性。大多数起源于较大的支气管，常为中央型。生长速度较缓慢，病程较长，先有淋巴转移，血行转移发生较晚。

（2）小细胞癌（未分化小细胞癌）　细胞形态形如燕麦穗粒，故又称为燕麦细胞癌。发病率低于鳞癌，发病年龄较轻，多见于男性。一般起源于较大支气管，恶性程度高，生长快，较早出现淋巴和血行转移，在各型肺癌中预后最差。

（3）腺癌　发病年龄较小，女性多见。多起源于较小的支气管上皮，多为周围型。生长较缓慢，淋巴转移较晚，有的在癌灶较小时即有血行转移。

（4）大细胞癌　较少见，约50%起源于大支气管，分化程度低，易发生血行转移，常在脑转移后才被发现，预后差。

（三）转移途径

1. 直接扩散　癌肿沿支气管壁向支气管腔内生长，可以造成支气管腔部分或全部阻塞。可直接侵入邻近肺组织，并穿越肺叶间裂侵入相邻的其他肺叶。

2. 淋巴转移 是最常见的转移途径。癌细胞经支气管和肺血管周围的淋巴管，先侵入邻近的肺段或肺叶支气管周围的淋巴结，继而累及纵隔和气管旁淋巴结，最后累及锁骨上和颈部淋巴结。

3. 血行转移 多发生在肺癌晚期，通常癌细胞直接侵入肺静脉，然后经左心随体循环血流转移到全身其他器官和组织，常见有肝、骨、脑、肾上腺等。

二、护理评估

（一）健康史

了解患者的生活及工作环境，有无吸烟与被动吸烟史、吸烟的时间与数量；了解患者的家族史以及既往是否罹患过结核等病史。

（二）身心状况

肺癌的临床表现与癌肿的部位、大小、是否压迫或侵犯邻近器官及有无转移等情况密切相关。

1. 早期 早期肺癌特别是周围型肺癌多无症状，大多数在X线检查时发现。癌肿在较大的支气管内长大后，可引起刺激性咳嗽，痰中带血点、血丝或少量咯血，极易误诊为普通感冒。癌肿继续长大引起支气管狭窄或阻塞时，可继发肺部感染，出现咳脓性痰、胸闷、哮鸣、气促、发热和胸痛等症状。

2. 晚期 可出现邻近器官、组织或侵及远处转移症状和全身症状。

（1）上腔静脉综合征 为压迫上腔静脉所致，表现为面颈、上肢、上胸部静脉怒张，皮下水肿，上肢静脉压升高。

（2）霍纳综合征 由于交感神经受侵引起，表现为同侧上眼睑下垂、瞳孔缩小、眼球内陷、面部无汗等。

（3）Pancoast综合征 见于上叶顶部肺癌，因肿瘤侵入纵隔和压迫位于胸廓上口的器官或组织所致，表现为同侧上胸部、肩部和上肢疼痛，同侧上肢静脉怒张、水肿和运动障碍，伴同侧霍纳综合征等。

（4）同侧膈肌麻痹 膈神经受到压迫或侵犯可引起同侧膈神经麻痹。

（5）声音嘶哑 压迫或侵犯喉返神经可引起声带麻痹、声音嘶哑。

（6）胸膜腔积液和胸痛 癌肿侵犯脏胸膜时可引起大量血性胸腔积液，引起气管和纵隔移位，侵犯壁胸膜和肋间神经时可引起持续剧烈的胸痛。

（7）吞咽困难 癌肿侵入纵隔压迫食管可引起吞咽困难。

（8）支气管-食管瘘 癌肿侵入纵隔亦可引起支气管-食管瘘，导致肺部感染。

（9）全身症状 常见食欲减退、体重减轻、倦怠及乏力等，还可出现肝、骨、脑、肾上腺等转移症状。

此外，少数患者可出现肺外症状，是由于肺癌组织产生内分泌物质引起的非转移性全身症状如骨关节综合征（杵状指、骨关节痛、骨膜增生等）、库欣综合征、重症肌无力、男性乳腺增大、多发性肌肉神经痛等。这些症状在切除癌肿后可能消失。

3. 心理-社会状况 了解患者对疾病、术前检查、治疗、护理、手术方式和术后康复知识的知晓程度，注意有无焦虑、恐惧等心理反应；观察患者亲属对疾病的认识，对患者的支持力度及家庭经济承受能力等。

（三）辅助检查

1. 胸部X线检查 是诊断肺癌的一个重要手段。大多数肺癌患者经胸部X线和CT检查可获得明确诊断。其阳性检出率可达90%以上。早期胸部X线片可无异常征象。当癌肿阻塞支气管后，可出现肺不张、肺炎征象。周围型肺癌常见的X线表现为肺野周围孤立性圆形或椭圆形块影，轮廓不规则，呈现小的分叶或切迹，边缘模糊毛糙，显示细短的毛刺影。

2. CT检查 可显示肺叶内1cm以上的肿块，能发现一般胸部X线检查容易遗漏的较早期病变。

3. 磁共振成像（MRI） 较CT分辨率更高，能清晰地显示癌肿与周围脏器、血管的关系，有利于肺癌的诊断和分期，对选择手术方案也有重要意义。

4. 痰细胞学检查 肺癌表面脱落的癌细胞可随痰液咳出，若痰液中找到癌细胞，可以明确诊断。

5. 支气管镜检查 诊断中心型肺癌阳性率较高。可切取病变组织、刷取肿瘤表面细胞或吸取支气管内分泌物进行病理学检查。

6. 其他检查 纵隔镜检查、正电子发射断层扫描、胸壁穿刺活组织检查、转移病灶活组织检查、胸腔积液检查等。

三、治疗要点

肺癌的治疗方法有手术治疗、放射治疗、化学治疗、中医中药治疗及免疫治疗等多种方法，尽管80%的肺癌病例在明确诊断时已失去手术机会，但手术治疗仍是肺癌最重要和最有效的治疗手段。

1. 手术治疗 手术治疗是彻底切除肺部原发癌肿病灶和局部淋巴组织，尽可能保留最大量健康的肺组织。肺切除术的范围取决于病变的部位和大小、转移范围、癌肿的组织学类型及患者的全身情况等。

2. 放射治疗 放射治疗是从局部消除肺癌病灶的一种手段。未分化小细胞癌对放射治疗敏感；鳞癌次之，腺癌和支气管肺泡癌敏感度较低。

3. 化学治疗 抗癌药物有抑制癌细胞的生长繁殖和杀灭癌细胞的作用。未分化小细胞癌对化疗药物最为敏感，疗效最好；鳞状上皮细胞癌次之，腺癌敏感度最低。

4. 中医中药治疗 中医中药对肺癌有一定的辅助治疗效果。可使部分患者的症状改善，减轻痛苦，延长寿命。

5. 免疫治疗 用卡介苗作非特异性免疫治疗；用癌细胞作特异性免疫，可增强人体免疫能力，抵抗肿瘤生长。

四、主要护理诊断/问题

1. 焦虑、恐惧 与对疾病的发展及预后缺乏了解、难以忍受的疼痛、对治疗缺乏信心等有关。

2. 急性/慢性疼痛 与肺癌侵犯胸壁、手术创伤等有关。

3. 气体交换受损 与肿瘤阻塞较大支气管、胸腔积液、肺切除等有关。

4. 清理呼吸道无效 与术后疼痛、痰液黏稠不易咳出有关。

5. 潜在并发症：术后出血、胸膜腔感染、肺不张和肺炎、支气管胸膜瘘等。

五、护理措施

放射治疗和化学治疗的护理参见第十章肿瘤患者的护理，本部分仅讨论手术治疗患者的护理。

（一）术前护理

1. 一般护理 纠正营养和水分的不足。做好术前检查，如心电图、肺功能检查，肝、肾功能和血糖等生化检查。遵医嘱常规术前准备如普鲁卡因皮试、青霉素皮试、手术区域皮肤准备等。

2. 戒烟 指导并劝告患者立即戒烟。因为抽烟会刺激肺、气管及支气管，使气管支气管分泌物增加，妨碍纤毛的清洁功能，使支气管上皮活动减少或丧失活力而致肺部感染。

3. 保持呼吸道通畅 若有大量支气管分泌物，应先行体位引流。痰液黏稠不易咳出者，可行超声雾化，必要时吸痰。同时注意观察痰液的量、颜色、黏稠度及气味。遵医嘱给予支气管扩张剂、祛痰剂等药物，以控制感染，促进痰液排出。对急性上呼吸道感染、龋齿等，也需彻底治疗。

4. 心理护理 对有紧张、焦虑情绪，甚至丧失治疗信心的患者，需耐心地给予心理疏导，用成功的病例鼓励和增强其治疗疾病的信心。认真耐心地回答患者所提出的任何问题，以减轻其焦虑不安或害怕的程度。给予情绪支持，关心、同情、体贴患者，动员亲属给予患者心理等各方面的全力支持。

5. 术前训练 为预防术后并发症，应术前对患者进行有关训练。如训练腹式呼吸和有效咳嗽，可清除呼吸道分泌物，改善呼吸功能，预防肺部并发症；训练小腿肌肉的收缩与舒张功能，可促进静脉回流，预防深静脉血栓形成；训练术侧肩臂运动方法，可预防局部组织粘连而导致的活动障碍；告诉患者在手术后安放引流管（或胸管）的目的及注意事项，指导患者在留置胸腔引流管时翻身的方法；术后2～3日不能下床，术前应进行训练床上大小便等。

（二）术后护理

1. 体位与活动 患者麻醉未清醒时，取仰卧位头偏向一侧，以免呕吐物，分泌物吸入而致窒息或并发吸入性肺炎。麻醉清醒、血压平稳后改为半卧位。肺段切除或肺楔形切除术后取健侧卧，以促进患侧肺组织扩张；肺叶切除术后取平卧位或侧卧位；一侧全肺切除术后，应取平卧位或1/4侧卧位，避免完全侧卧导致纵隔移位和健肺受压，引起呼吸和循环功能障碍。病情许可后，应鼓励并扶持患者下床活动。

2. 观察病情 密切观察生命体征，手术后2～3小时，每15分钟测量1次；脉搏和血压稳定后改为30分钟测量1次；进行心电与血氧饱和度监测；注意意识、面色、尿量变化，记录液体出入量。观察有无胸膜腔内出血、感染及咳嗽、咳痰等情况，发现异常，应通知医生并协助处理。

3. 呼吸道的护理 为手术后的护理重点。

（1）持续低流量氧气吸入。

（2）观察呼吸频率、幅度及节奏，听诊双肺呼吸音；有无气促、发绀等缺氧征象及动脉血氧饱和度等情况，若有异常及时通知医生给予处理。

（3）患者清醒后，鼓励深呼吸及咳嗽排痰。定时给患者叩背，叩背时由下向上，由外向内轻叩振荡，使存在肺叶、肺段处的分泌物松动流至支气管并咳出。患者咳嗽时，固定胸部伤口，减轻疼痛。手术后最初几日由护士完成，以后可指导患者自己完成。固定胸部时，手掌张开，手指并拢。指导患者先慢慢轻咳，再将痰咳出。

（4）若患者呼吸道分泌物黏稠，可用糜蛋白酶、地塞米松、氨茶碱、抗菌药物行药物超声雾化，以达到稀释痰液、解痉、抗感染的目的。必要时行鼻导管吸痰或纤维支气管镜吸痰、气管切开吸痰，以防肺不张。

（5）对带气管插管返回病房者，按常规做好气管插管护理。对呼吸功能不全、动脉血氧饱和度过低者，应行人工呼吸机辅助呼吸，并做好机械通气的护理。

4. 输液与饮食 严格掌握输液的量和速度，防止前负荷过重而导致肺水肿。一侧肺全切术后，应限制钠盐输入，补液量应控制在2000ml/d以内，滴速20～30滴/分；输血量不能超过丢失的血量；记录出入水量，维持体液平衡。拔除气管插管后4～6小时，若无禁忌可饮水，逐渐进食流质、半流质，直至普通饮食，应选择高蛋白、高热量、富含维生素、易消化的食物，以保证营养摄入，提高机体抵抗力，促进切口愈合。

5. 胸腔闭式引流护理 按胸腔闭式引流常规进行护理。但一侧全肺切除术后，胸膜腔引流管一般呈钳闭状态，以保持患侧胸膜腔内有一定的气体和液体，防止纵隔移位。

6. 并发症的护理

（1）出血 是胸外科手术后最常见的并发症。多数是因为关胸时未能够彻底、牢靠地止血所致。术后应密切观察生命体征和胸膜腔引流量，一旦发生出血征象，立即安置患者平卧位、给予氧气吸入、建立静脉通道、应用止血药物、观察病情变化，做好手术止血准备。

（2）肺不张和肺炎 多数发生在术后48小时内。术后应安置半卧位，早期协助患者深呼吸、咳嗽、咳痰及床上运动，避免限制呼吸的胸廓固定和绑扎，及早应用支气管扩张剂、给予雾化吸入、合理应用抗生素等。

（3）急性肺水肿 一侧全肺切除术后特别是伴有心、肾功能不全的患者，应避免补液过快、过多，以防急性肺水肿的发生。一旦出现急性肺水肿，应立即减慢输液速度，遵医嘱给予利尿药物和强心剂等。

（4）心律失常 高龄、冠心病的患者胸部手术后心律失常的发生率较高，对这类患者术后要及时去除并发心律失常的诱因。一旦发生严重心律失常，遵医嘱给予抗心律失常药物，并观察药物的疗效和不良反应。

（5）支气管胸膜瘘 是肺癌手术后较严重的并发症。主要原因是切除肺叶后的支气管末端处理不当或有胸膜腔感染，导致支气管与胸膜腔相通。主要表现为胸腔感染、肺不张及张力性气胸。向胸膜腔内注入亚甲蓝溶液1～2ml，若患者咳出蓝色痰液即可确诊。应配合医生行胸腔闭式引流，应用抗菌药物，进行营养支持治疗等。

（三）健康教育

1. 控制吸烟，加强职业防范措施，积极治理“三废”，保护环境。
2. 争取早发现、早诊断。40岁以上者应定期进行胸部X线普查；尤其是久咳不愈或者出现血痰者，应提高警惕，及时到医院检查。
3. 对高发区、高危人群（每日吸烟20支以上、职业接触致癌物者），定期筛查。
4. 加强营养，适当活动，避免与烟雾化学刺激物的接触，若发生呼吸道感染，应及早返院治疗。
5. 定期随访，坚持后续治疗。

第6节 食管癌患者的护理

案例 15-6

患者，男，55岁，以“进行性吞咽困难5个月”为主诉步行入院。查体：T 36.5℃，P 84次/分，R 21次/分，BP 139/90mmHg，患者精神可，食欲缺乏，皮肤无黄染等。胃镜提示食管鳞状癌、CT检查提示食管中上段管壁增厚并异常强化。

问题： 1. 患者现在首要的护理问题是什么？

2. 如果手术治疗，术后最严重的并发症是什么？怎么观察？

一、概 述

食管癌是发生于食管上皮组织的恶性肿瘤，在我国，其发病率及死亡率分别列全部恶性肿瘤的第6和第4位，是威胁我国居民健康的主要恶性肿瘤。本病发病年龄多在40岁以上，男性多于女性。

链接 食管的解剖生理概要

1. 食管的分段 成人食管长25～28cm，临床上将其分为颈、胸、腹3段。

2. 食管生理性狭窄 食管有3处生理性狭窄。第一处在环状软骨下缘平面，即食管入口处；第二处在主动脉弓水平位，有主动脉和左支气管横跨食管；最后一处在食管下端，即食管穿过膈肌裂孔处。

3. 食管的结构与血运 食管由黏膜、黏膜下层、肌层和外膜构成。食管无浆膜层，是术后易发生吻合口瘘的因素之一。血液供应：上端由甲状腺下动脉的降支、气管分叉处由支气管动脉的分支供应，这些动脉间有交通支，但不丰富，故食管手术后愈合能力较差。

（一）病因

食管癌的病因目前还不完全清楚，可能与以下因素有关。

1. 化学性因素　长期进食亚硝胺含量较高的食物，亚硝胺是一种致癌物质，在高发区的膳食、饮水、酸菜甚至人唾液中测得亚硝酸盐含量，均明显高于低发地区。

2. 生物性因素　长期进食发霉、变质含有真菌的食物，某些真菌本身具有致癌作用。

3. 多种营养素缺乏　包括摄入动物蛋白、新鲜蔬菜、水果不足，维生素A、维生素B_2、维生素C缺乏，微量元素如钼、铁、锌、氟、硒等在粮食、蔬菜、饮水中含量偏低等。

4. 慢性刺激或口腔卫生不良　如长期饮烈性酒、吸烟，过烫、过硬或过快进食习惯、口腔不洁、龋齿及食管慢性疾病等均与食管癌的发生有关。

5. 遗传易感因素　食管癌的发病常表现家庭性聚集现象。

（二）分布与组织类型

食管癌的分布以胸中段较多见，下段次之，上段较少。组织学分型多为鳞癌。贲门部腺癌也可向上延伸累及食管下段。根据病理形态可为4种类型。

1. 髓质型　管壁明显增厚并向腔内外扩展，使癌瘤的上下端边缘呈坡状隆起。多数累及食管周径的全部或大部分，恶性程度高。

2. 蕈伞型　瘤体呈卵圆形扁平肿块状，向腔内呈蘑菇样突起。隆起的边缘与周围的黏膜境界清楚，瘤体表面有浅表溃疡，底部凹凸不平。

3. 溃疡型　瘤体的黏膜面呈深陷而边缘清楚的溃疡，溃疡大小、形状不一，深入肌层，易发生穿孔。

4. 缩窄型（硬化型）　瘤体形成明显的环形狭窄，累及食管全部周径，较早出现阻塞症状。

（三）转移途径

转移途径主要有直接扩散、淋巴转移及血行转移。

1. 直接扩散　癌肿首先向黏膜下层扩散，继而向上、下及全层浸润，很容易穿过疏松的外膜侵入邻近器官。

2. 淋巴转移　癌细胞首先进入黏膜下淋巴管，通过肌层到达与肿瘤部位相关的区域淋巴结。

3. 血行转移　通过血液循环向肝、骨、脑、肾上腺等远处转移，发生较晚。

二、护理评估

（一）健康史

了解患者的家族遗传史、饮食习惯、居住地、生活习惯及是否生活在食管癌高发区；有无长期酗酒、吸烟、进食过快、食物过硬、过热等不良习惯；询问患者是否有食管白斑、瘢痕狭窄、贲门失弛缓症等食管疾病。

（二）身心状况

1. 早期　症状不典型，仅在吞咽粗硬食物时出现不同程度的不适感，如哽噎感、胸骨后烧灼样、针刺样或牵拉摩擦样疼痛，食物通过缓慢或停滞感、异物感等，哽噎或停滞感饮水后缓解消失。症状时轻时重，进展缓慢。

2. 进展期　典型症状为进行性吞咽困难。先是难咽干硬食物，继而只能进半流质、流质，最后水和唾液也不能咽下，患者逐渐消瘦、贫血、无力及营养不良。

3. 晚期　患者出现明显消瘦、乏力、脱水、贫血、低蛋白血症，呈现恶病质。癌肿侵犯食管邻近器官或组织，可出现声音嘶哑、霍纳综合征、持续胸背痛、呛咳及大量呕血等。并可见锁骨上淋巴结肿大、肝大、胸腔积液、腹水等体征。

4. 心理-社会状况 当患者被确诊为食管癌时，因对恶性肿瘤及不能进食的恐惧，对治疗经济承受能力及治疗的预后担忧等因素，可使患者产生焦虑、恐惧，甚至绝望。评估患者对诊断、预后、术前检查、手术方式和术后康复的知晓程度，了解患者亲属对疾病的认识，对患者的支持力度及家庭经济承受能力等。

（三）辅助检查

（1）气钡双重对比造影（图15-11）是目前诊断食管癌的最直接、最简便、最经济且较为可靠的影像学方法，食管气钡双重对比造影可发现早期黏膜表浅病变，对中晚期食管癌的诊断价值更大，对食管癌的位置和长度判断较直观。

（2）上消化道内镜检查（图15-12）是食管癌诊断中最重要的手段之一，对食管癌的定性、定位诊断和治疗方案选择有重要价值，内镜下活检是诊断食管癌的金标准。其包括普通白光纤维胃镜、色素内镜、超声胃镜。

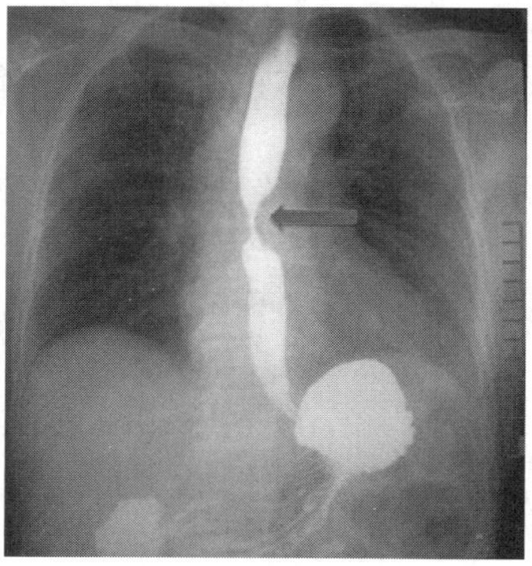

图15-11 气钡双重对比造影示食管中段管腔狭窄

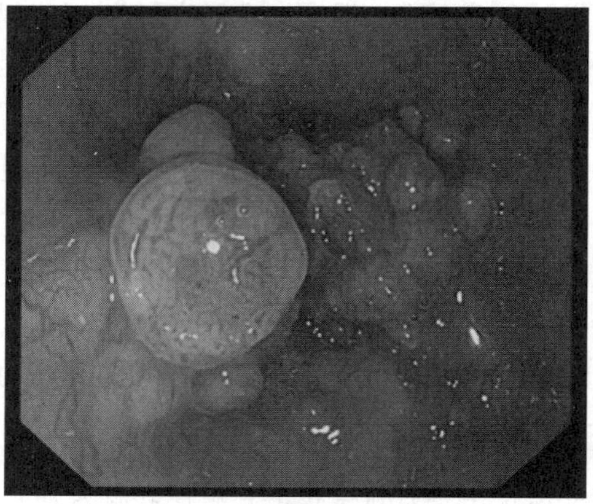

图15-12 内镜检查示食管癌

（3）CT检查 是对食管癌分期及预后判断较好的方法之一，在了解食管癌外侵程度，是否有纵隔淋巴结转移及判断肿瘤可切除性等方面具有重要意义。

（4）MRI检查 比CT检查能更有效评估肿瘤分期；不足之处在于扫描时间较长，受呼吸及心搏伪影干扰较多，一般不用于疗效评价。

（5）正电子发射计算机体层显像检查 可用于确定食管癌原发灶的范围，了解淋巴结是否转移及转移的范围，准确判断肿瘤分期，可发现约10%的转移病灶，避免不必要的手术。还可作为术前治疗、根治性放化疗后评估疗效的补充手段。

（6）超声检查 主要应用于颈部淋巴结、肝、肾等部位及脏器转移瘤的观察，为肿瘤分期提供信息。

三、治疗要点

食管癌应采用以手术为主的综合性治疗。

1. 手术治疗 食管癌切除术是治疗早中期食管癌的首选方法。若患者全身情况良好，心肺功能基本正常，无明显远处转移征象时，可考虑手术治疗。

2. 放射治疗 放射治疗可与手术联合应用，也可单独应用。

3. 化学治疗 可与手术联合应用，或与放疗、中医中药联合应用进行综合治疗，对提高手术切除率，控制微小转移灶，防止术后复发和播散，减轻患者症状，延长生存期有一定的效果。一般多采用联合化疗，根据患者具体情况制定出适宜的方案。

四、主要护理诊断/问题

1. 焦虑、恐惧　与对癌症的恐惧和担心疾病预后、缺少经济支持等有关。

2. 营养失调：低于机体需要量　与进食减少或不能进食、消耗增加等有关。

3. 体液不足　与吞咽困难、水分摄入不足有关。

4. 潜在并发症：如术后出血、肺不张和肺炎、吻合口瘘、乳糜胸等。

五、护理措施

放射治疗与化学药物治疗患者的护理参见肿瘤患者的护理相关内容，这里仅讲手术治疗患者的护理。

（一）术前护理

1. 心理护理　加强与患者的沟通，了解患者的心理状况。根据患者的具体情况，实施耐心的心理疏导。讲解手术和各种治疗与护理的意义、方法、大致过程、配合与注意事项，尽可能减轻其不良心理反应。

2. 营养支持　对能进食的患者，指导其摄入高热量、高蛋白质和富含维生素的流质或半流质饮食。对不能进食的患者，遵医嘱行静脉输液、空肠造瘘灌注营养液或静脉营养。必要时输血、输入血白蛋白等，全面纠正营养状况，提高对手术的耐受能力。

3. 消化道准备　指导患者每日用淡盐水或漱口液漱口数次，餐后或呕吐后必须清洁口腔，并积极治疗口腔疾病；术前3日改流质饮食，术前1日禁食，食管梗阻严重者用庆大霉素、甲硝唑加生理盐水冲洗食管，以减轻局部炎症和水肿；结肠代食管手术患者，术前3～5日口服抗菌药物如甲硝唑、庆大霉素或新霉素等；术前2日进食无渣流质饮食，术前晚和术日晨行清洁灌肠；也可行全肠道灌洗后禁饮禁食。

4. 呼吸道准备　术前戒烟2周以上，有慢性咳嗽、痰多的患者应做痰细菌培养与药敏试验，应用抗生素控制呼吸道感染。学会有效咳嗽咳痰、腹式深呼吸，预防术后肺不张、肺炎。

（二）术后护理

1. 体位与活动　术后病情稳定后取半卧位，有利于胸腔闭式引流，改善呼吸功能。患者在饭后2小时内不要卧床，取半卧位，睡眠时也应将枕头垫高，以防止反流与呕吐。卧床期间应勤翻身、做深呼吸和有效咳嗽，进行关节和肌肉锻炼；若病情许可，拔除胸腔引流管后应多下床活动。

2. 病情观察　手术后应连接心电监护，加强对血压、脉搏、心律的监测，每30分钟1次，平稳后可1～2小时1次。同时要注意吻合口瘘和乳糜胸等并发症，发现有异常情况，及时通知医生。

3. 饮食与营养　饮食护理是食管癌术后护理重点。由于食管缺乏浆膜层，吻合口愈合较慢，一般术后禁饮食4～6日。

（1）禁食期间持续胃肠减压，遵医嘱行静脉补液，术后3～4日肛门排气、胃肠引流量减少后拔出胃管。

（2）停止胃肠减压24小时后无异常开始经口进食，应先进流质饮食包括水、果汁、米汤、奶类等，一般每2小时1次，每次60～100ml，如无不适，进食量可逐日增加。术后第2周可进半流质饮食，第3周可进普食。

（3）告知患者防止进食过多、过快，避免坚硬、大块食物咽下，以免导致晚期吻合口瘘。

4. 呼吸道护理参见肺癌患者的护理。

5. 胸腔闭式引流的护理参见胸部损伤患者的护理。

6. 并发症的护理

（1）吻合口瘘　是食管癌手术后最为严重的并发症，发生原因包括吻合技术问题、食管本身解剖因素（无浆膜覆盖、肌纤维呈纵向走向易发生撕裂、血液供应呈节段性易造成吻合口缺血）、吻合口张力过大及感染、营养不良、贫血、低蛋白血症等。多发生在术后5～10日。患者表现为呼吸困难，胸腔积液征象，全身中毒症状，甚至休克、脓毒症等。应立即通知患者禁饮食，配合医生行胸腔闭式引流，给予营养支持疗法，使用抗菌药物，严密观察生命体征等。

（2）乳糜胸　主要因手术中伤及胸导管所致，多发生在术后2～10日。患者表现为胸闷、气急、心悸、胸腔积液征象，甚至血压下降。若未及时治疗，患者可在短时期内因大量脂肪、蛋白质、胆固醇、酶、抗体和电解质的丢失而出现全身消耗、衰竭而死亡。一旦发生，应立即配合胸腔闭式引流，给予输液和营养支持，使用抗菌药物等。

（3）肺不张和肺炎　由于胃上提胸腔使肺受压、疼痛限制患者呼吸和咳嗽等原因，手术后易导致肺不张和肺炎。应加强术前和术后呼吸道护理，包括戒烟、协助患者叩背、指导患者有效咳嗽和深呼吸、及早应用支气管扩张剂和有效的抗生素等。

（三）健康教育

1. 加强营养，遵守少食多餐的原则。防止进食过多、过快、过硬，以免导致晚期吻合口瘘。

2. 告知患者术后常见不适症状，如术后进干、硬食物时可能会出现轻微哽噎症状，如进半流质饮食仍有下咽困难，应来院复诊。结肠代食管术的患者可能嗅到粪便气味，一般半年后症状逐渐缓解。

3. 加强口腔卫生。术后反流症状重者睡眠时最好取半卧位，并服用抑制胃酸分泌的药物。

4. 告知患者遵医嘱接受正规放疗、化疗，并定期到医院复诊。

医者仁心

大医至仁

徐克成是我国著名肿瘤研究专家。多年来他视患者为亲人，竭尽全力为患者服务，以精湛的医疗技术和高尚的医德医风先后免费救治了400多名贫困癌症患者。在他罹患癌症后，仍坚持奋战在工作岗位，带领团队开创了肿瘤冷冻治疗“3C”模式，有效治疗了万余名癌症患者，赢得了广大患者的信赖和赞誉，并在2012年荣获白求恩奖章。

（李国芳）

自 测 题

A1/A2型题

1. 急性乳腺炎的主要病因是（　　）
   A. 局部抵抗力下降　B. 乳汁瘀积
   C. 哺乳过多　D. 乳头畸形
   E. 乳头皲裂

2. 乳腺癌常发生于乳腺的（　　）
   A. 乳腺外上象限　B. 乳腺内上象限
   C. 乳腺外下象限　D. 乳晕内
   E. 乳腺内下象限

3. 乳腺癌的治疗原则是（　　）
   A. 以化疗为主，辅以其他疗法
   B. 以放疗为主，辅以其他疗法
   C. 以手术治疗为主，辅以其他疗法
   D. 以免疫治疗为主，辅以其他疗法
   E. 以内分泌治疗为主，辅以其他疗法

4. 乳腺癌局部皮肤出现“酒窝征”，其机制是（　　）
   A. 乳房皮下淋巴管被癌细胞堵塞
   B. 癌肿侵及乳管使其堵塞
   C. 乳腺癌合并周围组织炎性水肿
   D. 癌肿及皮肤浸润
   E. 乳腺癌侵及皮下Cooper韧带，使其收缩

5. 开放性气胸纵隔摆动的主要原因是（　　）

A. 伤侧肺萎缩
B. 纵隔移向健侧
C. 健侧肺膨胀不全
D. 伤侧胸膜腔内压力超过大气压
E. 吸气和呼气时，两侧胸膜腔内压力差改变

6. 成人大量血胸指胸膜腔内积血大于（　　）
A. 300ml　　B. 500ml
C. 1000ml　　D. 1200ml
E. 1500ml

7. 反常呼吸是指伤侧软化区胸壁出现（　　）
A. 吸气时正常，呼气时外凸
B. 吸气和呼气时均外凸
C. 吸气时外凸，呼气时内陷
D. 吸气时内陷，呼气时外凸
E. 吸气和呼气时均内陷

8. 张力性气胸急救时首先应（　　）
A. 胸腔穿刺排气　　B. 迅速封闭胸壁伤口
C. 清创　　D. 气管切开
E. 加压吸氧

9. 气胸患者闭式胸膜腔引流装置错误的是（　　）
A. 锁骨中线第二肋间插管
B. 长玻璃管口在水面下3cm
C. 短玻璃管与大气相通
D. 整个装置均需密闭
E. 水封瓶距离引流口30cm

10. 下列关于胸腔闭式引流的护理，正确的是（　　）
A. 为保持管道密闭，水封瓶的长管应置在液面下7～8cm
B. 引流瓶应低于胸腔引流出口30～50cm
C. 鼓励患者经常深呼吸与咳嗽，促进胸膜腔气体与液体的排出
D. 更换引流瓶时应用一把止血钳夹闭胸腔引流管
E. 24小时引流液少于150ml可拔除引流管

11. 闭式胸腔引流管脱落后首先应（　　）
A. 报告医生
B. 立即用手捏闭伤口处皮肤
C. 钳闭引流管远端
D. 给患者吸氧
E. 急送手术室处理

12. 食管癌多见于（　　）
A. 颈段　　B. 胸中段
C. 胸上段　　D. 胸下段
E. 贲门

13. 患者，女，30岁，因乳腺癌做根治术，并经化疗。出院前进行健康教育，以下哪项对预防复发最重要（　　）
A. 加强营养　　B. 参加体育活动增强体质
C. 5年内避免妊娠　　D. 经常自查乳房
E. 定期来院复查

14. 患者，女，45岁，患乳腺癌。入院后接受乳腺癌改良根治术。术后患侧皮肤出现青紫、温度降低，脉搏不能扪及。提示（　　）
A. 伤口内出血　　B. 伤口感染
C. 胸带包扎过紧　　D. 引流管阻塞
E. 皮瓣坏死

15. 患者，女，52岁，患乳腺癌。入院后接受乳腺癌扩大根治术。术后患者出现胸闷、呼吸困难。首先考虑为（　　）
A. 伤口内出血　　B. 伤口感染
C. 胸带包扎过紧　　D. 引流管阻塞
E. 气胸

16. 患者，男，26岁。右前胸部损伤后，有胸痛、轻度呼吸困难。X线：右第3、4肋骨骨折，无移位，肺压缩20%，治疗应选（　　）
A. 镇静、镇痛、对症治疗
B. 胸膜腔穿刺抽气
C. 输血、输液
D. 胸腔闭式引流
E. 牵引固定

17. 张某，因墙倒塌砸伤右前胸部，胸痛，局部有明显反常呼吸运动。X线检查右前胸部4～8肋均为多处骨折。无血、气胸。急救首选（　　）
A. 镇静、镇痛　　B. 充分给氧
C. 输血、输液　　D. 局部加压包扎固定
E. 应用抗生素

18. 患者，男，52岁，食管癌手术后第4日拔除胃管后口服流食，第5日体温升高至39℃，呼吸困难、胸痛、脉速。胸透发现手术侧胸腔积液，应首先考虑并发（　　）
A. 肺炎　　B. 胸膜炎
C. 切口感染　　D. 食管吻合瘘
E. 乳糜胸

A3/A4型题

（19、20题共用题干）

患者，女，47岁，发现右侧乳房内无痛性肿块2个月，体检：右侧乳房外上象限可扪及直径约4cm肿块边界不清，质地硬，局部乳房皮肤出现“橘皮样”改变，经活组织病理学检查证实乳腺癌。行乳腺癌改良根治术。

19. 该患者乳房皮肤出现橘皮样改变，是由于（　　）
A. 癌细胞堵塞皮下淋巴管
B. 癌肿侵犯乳房
C. 癌肿与胸肌粘连
D. 癌肿与皮肤粘连
E. 癌肿侵犯乳管

20. 术后第2日，对患者采取的护理措施不正确的是（　　）

A. 患侧垫枕以抬高患肢

B. 保持伤口引流管通畅

C. 观察患侧肢端血液循环

D. 指导患侧肩关节的活动

E. 禁止在患侧测血压、输液

（21、22题共用题干）

患者，男，58岁，进行性吞咽困难3月余。入院查体，贫血面貌，消瘦明显。X线透视可见食管3cm长的黏膜皱襞中断，管壁僵硬，钡剂通过缓慢。

21. 此患者目前的主要护理问题为（　　）

A. 有体液不足的危险

B. 清理呼吸道无效

C. 营养失调：低于机体需要量

D. 焦虑或恐惧

E. 潜在并发症

22. 此患者为了确定诊断，应首选的检查为（　　）

A. X线碘剂造影　　B. 胸部CT

C. 胸部MRI　　D. B超

E. 纤维食管镜

（23～26题共用题干）

患者，男，48岁，支气管肺癌，病理报告为“鳞状细胞癌”。

23. 按解剖部位分类，该癌肿最常见的类型是（　　）

A. 周围型　　B. 混合型

C. 边缘型　　D. 中央型

E. 巨块型

24. 该患者行肺癌切除术后需要进行化疗，化疗前需要与患者沟通的最重要的注意事项是（　　）

A. 健康教育　　B. 评估血管

C. 保护血管　　D. 血液检验指标正常

E. 要求患者签署化疗同意书

25. 患者在输注化疗药过程中，突然感觉静脉穿刺处疼痛，紧急的处理是（　　）

A. 安慰患者

B. 检查有无回血，如有回血继续输注

C. 拔掉液体

D. 立即停止输液，做进一步处理

E. 通知医生

26. 患者在治疗过程中，白细胞计数低于（　　）时应暂停化疗

A. $6.5\times10^9/L$　　B. $5.5\times10^9/L$

C. $4.5\times10^9/L$　　D. $3.0\times10^9/L$

E. $2.5\times10^9/L$

第16章 腹部疾病患者的护理

第1节　腹外疝患者的护理

案例16-1

患者，男，49岁，右腹股沟区包块2年，5小时前剧烈咳嗽后感腹股沟区包块增大、疼痛入院。查体：下腹压痛伴轻度肌紧张，右腹股沟区扪及包块约8cm×6cm×4cm大小，达阴囊上半部；包块质韧、压痛明显、不能还纳，透光试验（–）。

问题：1. 该患者的临床诊断是右腹股沟斜疝，请评估是哪一种临床类型？

2. 护士要求患者手术后第一日下床活动合理吗？

一、概　　述

腹腔内的脏器或组织连同腹膜壁层，经腹壁薄弱点或孔隙，向体表突出而形成的包块，称腹外疝。腹外疝根据其发生部位分为腹股沟疝（腹股沟斜疝、腹股沟直疝）、股疝、脐疝、切口疝、白线疝等，其中以腹股沟疝最多见。

（一）病因

腹壁强度降低和腹内压力增高是腹外疝发病的两个主要原因。

1. 腹壁强度降低

（1）先天性因素　在胚胎发育过程中，某些器官或组织穿过腹壁造成局部腹壁强度降低，如精索或子宫圆韧带穿过的腹股沟管，股动、静脉穿过的股环，脐血管穿过的脐环，以及腹股沟三角区均为腹壁薄弱区。

（2）后天性因素　因腹部手术切口愈合不良、腹壁外伤或感染造成的腹壁缺损及年老体弱或过度肥胖造成的腹壁肌肉萎缩，均可导致腹壁强度降低。

2. 腹内压力增高　是腹外疝形成的重要诱因，慢性咳嗽、便秘、排尿困难、腹水、妊娠、举重、婴儿经常啼哭等是引起腹内压力增高的常见原因。

（二）病理解剖

典型腹外疝由疝环、疝囊、疝内容物、疝外被盖4部分组成（图16-1）。

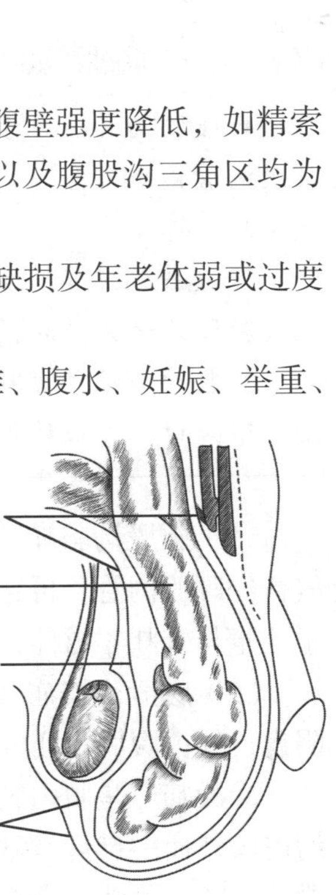

图16-1　典型腹外疝组成

1. 疝环　也称疝门，是疝内容物突向体表的门户，亦是腹壁的薄弱或缺损处，是腹外疝命名的依据，如腹股沟疝、股疝、脐疝、切口疝等。

2. 疝囊　是壁腹膜从疝环向外突出所形成的囊袋状物，分为疝囊颈、疝囊体、疝囊底3部分，一般呈梨形或半球形。其中疝囊颈是疝囊比较狭窄的部位，为疝环所处位置。

3. 疝内容物　是进入疝囊的腹腔脏器或组织，以小肠为最多见，大网膜次之，盲肠、阑尾、乙状结肠、横结肠、膀胱等较少见。

4. 疝外被盖　是覆盖在疝囊以外的腹壁各层组织，通常由筋膜、肌肉、皮下组织和皮肤组成。

（三）病理类型

腹外疝按病理变化和临床表现分为易复性疝、难复性疝、嵌顿性疝和绞窄性疝4种类型。

1. 易复性疝　疝块常在患者站立或活动时出现，平卧休息后或用手推送后可回纳腹腔，临床上最为常见。局部除坠胀感外一般无症状。

2. 难复性疝　疝块不能完全回纳，但疝内容物未发生器质性病理改变。滑动性疝属难复性疝的一种类型，有部分疝囊是由腹腔内脏（如盲肠、膀胱等）所构成。

3. 嵌顿性疝　疝内容物在疝环处受压，不能还纳，可伴有临床症状（如疼痛和消化道梗阻的表现），但疝内容物尚未发生血运障碍。常发生在强体力劳动或用力排便等腹内压骤增时，表现为疝块突然增大，伴有明显胀痛。嵌顿内容物如为大网膜，局部疼痛常较轻微；如为肠襻，不但局部疼痛明显，还可有腹痛、恶心、呕吐、腹胀、停止排便和排气等机械性肠梗阻的表现（图16-2）。

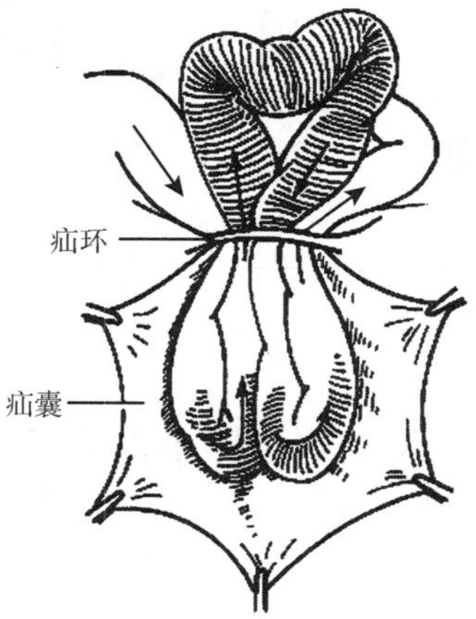

图16-2　嵌顿性疝

4. 绞窄性疝　为嵌顿疝病程的延续，疝内容物出现了血运障碍，如不及时处理可发生严重并发症，可因肠穿孔、腹膜炎而危及生命。

嵌顿性疝和绞窄性疝实际上是同一个病理过程的两个不同阶段，临床上很难截然区分。

（四）常见腹外疝

根据疝所处位置不同，分为腹股沟疝、股疝、脐疝、切口疝、腹白线疝等。

1. 腹股沟疝　根据疝内容物疝出的途径不同，腹股沟疝分为腹股沟斜疝和腹股沟直疝2种。

链 接　腹股沟区的解剖特点

1. 腹股沟管　位于腹前壁，腹股沟韧带内上方，长4～5cm，由外后方向内前方斜行，具有两口四壁。腹股沟管内口即深（内）环，位于腹股沟韧带中点上方2cm处，外口为腹外斜肌腱膜的三角形裂隙即浅（外）环。

2. 腹股沟三角　由腹壁下动脉、腹直肌鞘的外侧缘和腹股沟韧带所构成三角区，又称直疝三角。此处腹壁缺乏完整的腹肌覆盖。

3. 股管　位于腹股沟韧带下内侧、长1.0～1.5cm的狭长漏斗状间隙，内含疏松结缔组织。股管有上、下两口，上口称股环，下口是腹股沟下方的隐静脉裂孔（卵圆窝），大隐静脉经此汇入股静脉。

（1）腹股沟斜疝　指疝囊经过腹壁下动脉外侧的腹股沟管深环（内环）突出，向内、向下、向前斜行经腹股沟管，再穿出腹股沟管浅环（外环），并可进入阴囊。最为常见，占腹股沟疝的95%，多见于儿童与青壮年男性，右侧多于左侧。

（2）腹股沟直疝　疝囊经过腹壁下动脉内侧直疝三角区直接由后向前突出，不经内环，也不进入阴囊，仅占腹股沟疝的5%，老人多见。

2. 股疝　是腹内脏器或组织通过股环、经股管向股部的卵圆窝突出的疝。发生率仅次于腹股沟疝，约占腹外疝的5%，多见于中年以上的经产女性。由于女性骨盆较宽、联合肌腱和腔隙韧带薄弱，以致股管口宽大松弛，当腹内压升高时易发生股疝，易发生嵌顿，多见于多胎妊娠的女性。

3. 脐疝　在脐环没有完全闭锁或脐部瘢痕组织薄弱，在腹内压增加（如经常啼哭、便秘、妊娠、腹水等）的情况下，内脏从脐部突出而形成。临床上分为小儿脐疝和成人脐疝两种。小儿脐疝极少发生嵌顿和绞窄；成人脐疝由于疝环一般较小，周围瘢痕组织较坚韧，常为难复性，较易发生嵌顿和绞窄。

4. 切口疝　是腹腔内器官或组织自腹部手术切口瘢痕突出的疝。切口疝最常发生于腹部纵行切口。切口疝的疝环一般比较宽大，很少发生嵌顿。

二、护理评估

（一）健康史

了解有无腹部外伤或手术史，是否造成腹壁缺损、腹壁神经损伤或腹壁薄弱；是否存在年老体弱、过度肥胖、糖尿病等腹壁肌肉萎缩的因素；详细询问有无导致腹内压升高的病史，如慢性咳嗽、习惯性便秘、前列腺增生等，找出引起腹内压升高的原因。

（二）身心状况

1. 症状与体征

（1）腹股沟斜疝　肿块呈梨形，平卧或用手将肿块向腹腔推送，肿块可还纳而消失。还纳后用手指通过阴囊皮肤伸入浅环，可感浅环松弛扩大，嘱患者咳嗽，指尖有冲击感。用手指经腹壁皮肤压迫深环，让患者站立并咳嗽，肿块不再出现；将手指松开，则肿块又出现。疝内容物如为肠襻，触诊肿块表面光滑、较软，叩诊呈鼓音；如为大网膜则叩诊呈浊音。当发生嵌顿时，表现为突然出现的局部痛性包块或原有的小包块突然增大并伴有剧烈疼痛，平卧或用手推送不能使疝内容物还纳，疝块紧张发硬，有触痛。当出现绞窄时，局部有红、肿、热、痛等急性炎症表现，若疝内容物坏死穿孔可引起局部蜂窝织炎或腹膜炎的表现，甚至感染性休克。阴囊透光试验阴性。

（2）腹股沟直疝　常见于年老体弱者。主要表现为患者站立或腹内压升高时，在腹股沟内侧、耻骨结节外上方出现一半球形肿块，不伴疼痛和其他症状。平卧后疝块多能自行消失，不需用手推送复位，极少发生嵌顿。疝内容物不进入阴囊。疝块还纳后指压腹股沟管深环，不能阻止疝块出现。

腹股沟斜疝和腹股沟直疝的鉴别要点，见表16-1。

表16-1　腹股沟斜疝和直疝的鉴别要点

鉴别要点	腹股沟斜疝	腹股沟直疝
发病年龄	多见于儿童、青少年	多见于老年人
突出途径	经腹股沟管突出，可进入阴囊	经直疝三角突出，不进入阴囊
疝块外形	椭圆或梨形，上部呈蒂柄状	半球形，基底较宽
疝块可纳后压住深环	不再突出	仍可突出
疝囊颈与腹壁下动脉的关系	疝囊颈在腹壁下动脉的外侧	疝囊颈在腹壁下动脉的内侧
嵌顿机会	较多	较少

（3）股疝　疝块一般较小，早期多无明显症状，尤其是肥胖的患者难以察觉。部分患者在站立、行走或腹内压升高时，在股部隐静脉裂孔处出现一半球形肿块，质软，有轻度胀痛感。嵌顿时若为大网膜，表现为局部肿块不能回纳而有触痛；若为肠管，则出现腹部阵发性疼痛或持续性疼痛阵发性加重，伴有恶心呕吐、肛门停止排气等急性肠梗阻表现。一旦发生嵌顿可迅速发展为绞窄性疝。

（4）脐疝　小儿脐疝表现为在哭泣或用力排便、站立时，脐部肿块增大、紧张，平卧后肿块消失，很少发生嵌顿。成人脐环狭小容易发生嵌顿和绞窄，肿块不能完全回纳。如发生嵌顿可出现腹痛、恶心、呕吐等症状。

2. 心理-社会状况 患者常因疝块反复突出影响工作和生活而感到焦虑不安。

（三）辅助检查

了解阴囊透光试验结果。若为鞘膜积液，多为透光（阳性），而疝块不能透光；周围血白细胞计数和中性粒细胞比例是否升高；粪便检查是否显示隐血试验阳性或可见白细胞；X线检查是否有肠梗阻表现。

三、治疗要点

（一）非手术治疗

1岁以下的婴幼儿暂不手术，随其生长发育，脐疝和腹股沟疝有消失的可能，可采用压迫疝环的方法，如腹股沟斜疝可用棉束带压迫包扎，避免疝内容物脱出（图16-3）。年老体弱或伴有严重慢性疾病不能耐受手术者，如无嵌顿或绞窄，可佩戴特制的疝带压迫疝环。脐疝患儿在还纳疝块后，用一枚大于脐环、纱布包裹的硬币或小木片压住脐环，再用弹力绷带加以固定。

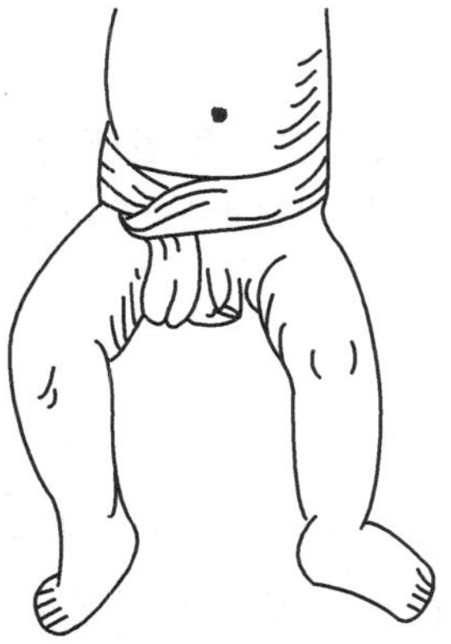

图16-3 棉束带压迫

（二）手术治疗

手术修补是腹股沟疝最有效的治疗方法。如患者有慢性咳嗽、排尿困难、习惯性便秘、腹水、妊娠等腹内压升高的情况，术前应先予以处理，否则将成为术后疝复发的因素。手术方法包括疝囊高位结扎术、疝修补术、疝成形术等。

传统的疝修补术往往存在缝合张力大，术后手术部位有牵扯感、疼痛等明显不适，且修补组织愈合差等缺点。现代疝手术强调在无张力的状况下进行修补，常用的材料是合成纤维网，手术创伤小，术后疼痛较轻、恢复快、可早下床活动。而经腹腔镜疝修补术具有痛苦小、恢复快、美观，同时可发现和处理双侧疝、并发疝的优点，但价格较贵。

（三）嵌顿性疝和绞窄性疝的治疗要点

嵌顿性疝在以下情况时先试行手法复位：嵌顿时间在3～4小时，局部压痛不明显，也无腹部压痛或腹肌紧张等腹膜刺激征者；婴幼儿、年老体弱或伴有其他严重疾病不能耐受手术，而且估计疝内容物尚未绞窄坏死者。手法复位时动作必须轻柔，切忌粗暴；复位后须严密观察腹部情况24小时，如出现腹膜炎或肠梗阻表现，说明手法复位失败或肠破裂，应立即手术治疗。绞窄性疝必须紧急手术治疗。

（四）股疝治疗

股疝容易嵌顿，又可迅速发展为绞窄性疝，所以确诊后应及早手术治疗，修补缺损。

（五）脐疝治疗

经非手术治疗1年后未见效，或2岁后疝环直径＞1.5cm行手术治疗。成人脐疝应尽早进行手术治疗，切除疝囊，缝合疝环。

四、主要护理诊断/问题

1. 急性疼痛 与疝块嵌顿或绞窄及手术创伤有关。

2. 知识缺乏： 缺乏预防腹外疝复发的有关知识。

3. 体液不足 与嵌顿性疝或绞窄性疝引起的机械性肠梗阻有关。

4. 潜在并发症： 如术后阴囊血肿、切口感染等。

五、护理措施

（一）非手术治疗护理及术前护理

1. 一般护理

（1）休息　疝块较大者应多卧床休息以减少活动，离床时应用疝带压住疝环，避免疝内容物脱出而造成嵌顿。

（2）避免腹内压升高　除紧急手术外，术前如有咳嗽、便秘、排尿困难等引起腹内压升高的因素应予相应处理，待症状控制后再择期手术；术前患者戒烟2周；注意保暖，防止着凉；多饮水，多吃粗纤维食物，保持大便通畅。

2. 病情观察　注意观察患者腹部情况，如出现腹痛，伴疝块突然增大、紧张发硬且触痛明显，平卧时不能还纳腹腔应警惕嵌顿性疝发生的可能。

3. 心理护理　稳定患者情绪，向患者讲解手术的目的、方法、注意事项。

4. 术前准备　术前嘱患者沐浴，按规定的范围严格备皮，防止切口感染。手术前一晚应灌肠，清洁肠内粪便，以防止术后腹胀及便秘。患者进入手术室前嘱其排尽尿液，防止术中损伤膀胱。

5. 急诊手术前护理　嵌顿性或绞窄性腹外疝，尤其是合并急性肠梗阻的患者，往往有脱水、酸中毒和全身中毒症状，甚至发生感染性休克，此时应紧急手术治疗。立即嘱患者禁饮食，遵医嘱给予输液、抗感染、胃肠减压，纠正体液平衡紊乱，并做好急诊常规术前准备。

（二）术后护理

1. 一般护理

（1）体位　术后取平卧位3日，膝下垫软枕，使膝、髋关节微屈，以松弛腹股沟区的切口张力，减小腹腔内压力，有利于切口愈合和减轻切口疼痛。

（2）饮食　术后6～12小时如患者无恶心、呕吐等症状可进流质饮食，逐步改为半流质饮食、普通饮食。行肠切除吻合术者术后应禁食，待胃肠道功能恢复后才可进流质饮食，再逐步过渡到半流质饮食。

（3）活动　术后3～6日可离床活动，这样既能保证手术切口愈合的牢固，又可避免腹内压的增高。采用无张力疝修补术的患者可以于术后第2日离床活动，但年老体弱、复发性疝、绞窄性疝、巨大疝的患者应推迟下床活动时间。卧床期间要加强生活护理。

（4）防止腹内压升高　剧烈咳嗽和用力排便均可使腹内压升高。因此术后应注意保暖，以防受凉引起咳嗽。如有咳嗽除遵医嘱应用药物治疗外，还应指导患者在咳嗽时用手掌按压切口，以减小切口张力。保持排便通畅，如有便秘应及时给予通便处理。

2. 并发症的预防与护理

（1）预防阴囊血肿　术后24小时患者平卧时可在切口部位用沙袋（重0.5kg）压迫，以减轻渗血。用“丁”字带托起阴囊或在阴囊下方垫一个小软枕抬高阴囊，利于静脉、淋巴回流，防止阴囊积血积液。如已形成阴囊血肿，应协助医生进行穿刺抽血并加压包扎。

（2）预防感染　应保持切口敷料清洁、干燥，避免大小便污染，尤其是婴儿应加强护理，如发现敷料污染或脱落应及时更换。绞窄性疝手术后易发生腹腔或切口感染，应放置引流管并保持引流通畅，术后常规使用抗生素，注意观察体温、脉搏的变化，引流物的性质和量，腹部情况及切口有无红肿、疼痛等，一旦出现感染征象应尽早处理。

（三）健康教育

1. 患者出院后应适当休息，3个月内不得参加重体力劳动或提举重物。

2. 积极预防和治疗引起腹内压升高的因素，如慢性咳嗽、习惯性便秘、排尿困难、腹水等。

3. 如出现腹外疝复发，应及时诊治。

第 2 节　急性腹膜炎患者的护理

案例 16-2

患者，男，40 岁，司机，反复发作上腹痛 5 年余，突发剧烈腹痛 3 小时入院。患者 5 年来常感上腹痛，寒冷、情绪波动时加重，有时进食后稍能缓解。3 小时前进食并饮少许酒后，突然感到上腹刀割样剧痛，随即波及全腹，呼吸时加重。查体：T 38℃，P 96 次 / 分，R 20 次 / 分，BP 120/80mmHg。急性病容，侧卧屈膝位不断呻吟，全腹压痛、反跳痛阳性，呈板状腹，肠鸣音弱。立位腹部 X 线片见右膈下可见游离气体。

问题： 1. 该患者的临床诊断可能是什么？

2. 考虑什么原因？

一、概　　述

急性腹膜炎是由感染、化学性物质（如胃液、肠液、胆汁、胰液等）或损伤引起的腹膜急性炎症病变。临床所称急性腹膜炎多指继发性的化脓性腹膜炎，其病情急，变化快，是一种常见的外科急腹症。

链 接　腹膜对刺激的反应

1. 腹膜壁层　主要受体神经（肋间神经和腰神经的分支）的支配，对各种刺激敏感，痛觉定位准确。腹前壁腹膜在炎症时，可引起局部疼痛、压痛和反射性的腹肌紧张，是诊断腹膜炎的主要临床依据。

2. 膈肌中心部分的腹膜　受刺激时，通过膈神经的反射可引起肩部放射性痛或呃逆。

3. 腹膜脏层　受自主神经（交感神经和迷走神经末梢）支配，对牵拉、胃肠腔内压力增加或炎症、压迫等刺激较为敏感，其性质常为钝痛而定位较差，多感觉局限于脐周腹中部；强刺激时常引起心率变慢、血压下降和肠麻痹。

（一）病因和分类

按病因可分为细菌性和非细菌性腹膜炎；按临床经过可分为急性、亚急性和慢性；按发病机制可分为原发性和继发性；按累及的范围可分为弥漫性和局限性。

1. 原发性腹膜炎　多发生于10岁以下的女孩，临床少见。病原菌多为溶血性链球菌、肺炎球菌或大肠埃希菌。腹腔内无原发病灶，细菌经由血行、泌尿道、女性生殖道等途径播散至腹腔引起的腹膜炎，在机体抵抗力低下时发生，常并发呼吸道、肠道、泌尿系的感染。

2. 继发性腹膜炎　是急性化脓性腹膜炎中最常见的一种。主要致病菌是胃肠道内的常驻菌群。其中以大肠埃希菌最常见，其次是厌氧拟杆菌、链球菌等，大多为混合性感染（图16-4）。

（1）腹腔内脏器穿孔、损伤　急性阑尾炎坏疽穿孔是最常见的原因；其次是胃十二指肠溃疡急性穿孔、腹部损伤引起内脏破裂，常先引起化学性腹膜炎，继发细菌感染后成为化脓性腹膜炎；胆囊壁的坏死穿孔常造成极为严重的胆汁性腹膜炎。

（2）脏器炎症扩散　急性阑尾炎、急性胆囊炎时含有细菌的渗出液在腹腔内扩散，引起腹膜炎。

（3）腹内脏器缺血　如绞窄性疝、绞窄性肠梗阻。

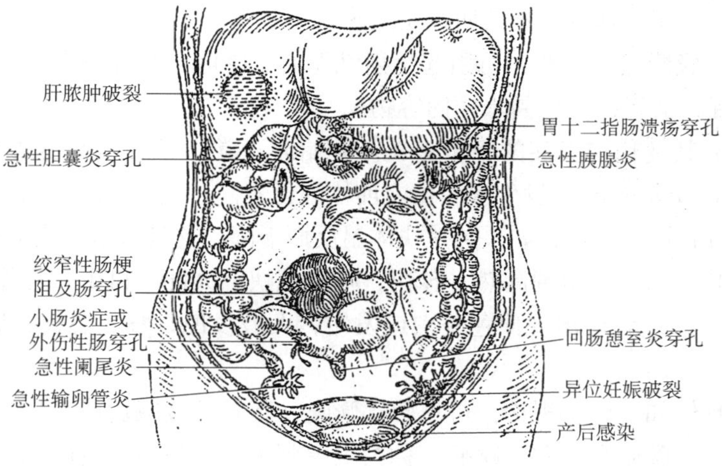

图16-4 继发性腹膜炎的常见原因

（4）其他 如腹部手术时污染腹腔、腹部开放性损伤等。

（二）病理生理

腹膜受细菌或胃肠道内容物的刺激，发生充血、水肿反应，失去原有的光泽，继之产生大量浆液性渗出液以稀释毒素，渗出液中的大量吞噬细胞、中性粒细胞，加之坏死组织、细菌与凝固的纤维蛋白逐渐进入腹膜腔，使渗出液变混浊成为脓液。继发性腹膜炎的脓液多呈黄绿色，稠厚，有粪臭味。

（三）转归

腹膜炎的转归除与患者抵抗力和腹膜局部的防御能力有关外，还取决于污染细菌的性质、数量和病程。

1. 炎症消散 机体抵抗力强、细菌致病力弱或治疗及时者，腹腔内炎症消散、吸收，患者痊愈。腹膜炎治愈后，腹腔内多有不同程度的粘连，部分患者可引起粘连性肠梗阻。

2. 感染局限 机体抵抗力与细菌致病性相当时，炎症局限形成局限性腹膜炎或脓肿。

3. 感染扩散 机体抵抗力低下或细菌致病力较强时，病变趋于恶化，腹膜严重充血水肿，引起脱水和电解质紊乱、血浆蛋白降低、贫血；腹内脏器浸泡在大量脓液中，肠管麻痹，形成麻痹性肠梗阻；肠腔内大量液体潴留，使血容量明显减少；细菌入血、毒素吸收，易致感染性休克；肠管扩张还可使膈肌上移而影响心肺功能加重休克，甚至导致死亡。

二、护理评估

（一）健康史

了解患者既往有无胃、十二指肠溃疡病史，阑尾炎、胆道感染、胰腺炎等发作史，其他腹腔内器官疾病和腹部外伤手术史；了解有无酗酒等不良生活习惯；发病前有无饱食、剧烈运动等诱因；对女性患者还应了解有无生殖器官感染史。

（二）身心状况

根据病因不同，腹膜炎的症状可以是突然发生，也可以是逐渐出现。如空腔脏器损伤破裂或穿孔所引起的腹膜炎发病较突然，而阑尾炎、胆囊炎等引起的，则先有原发疾病的症状，而后才逐渐出现腹膜炎表现。

1. 症状与体征

（1）腹痛 是最主要的临床表现。疼痛的程度与发病的原因、炎症的轻重、年龄及身体素质等有关。疼痛多很剧烈，难以忍受，呈持续性。深呼吸、咳嗽及转动身体时疼痛加剧。患者多呈强迫体位。

疼痛先从原发病变部位开始，随炎症扩散而延及全腹。

（2）恶心、呕吐 腹膜受到刺激，可引起反射性恶心、呕吐，呕吐物多为胃内容物。麻痹性肠梗阻时可吐出黄绿色胆汁，甚至棕褐色粪水样内容物。

（3）体温、脉搏 其变化与炎症的轻重有关。开始时正常，以后体温逐渐升高、脉搏逐渐加快。原发病变若为炎症性（如阑尾炎），发生腹膜炎之前体温已升高，发生腹膜炎后则更高。年老体弱的患者体温可不升高。患者脉搏多加快，如果脉搏快体温反而下降，这是病情恶化的征象。

（4）感染中毒症状 患者多出现高热、脉快、呼吸浅快、大汗、口干，常伴等渗性缺水、电解质紊乱及代谢性酸中毒。严重者可出现面色苍白或发绀，四肢发凉，呼吸急促，脉搏微弱，血压下降，神志不清等休克征象。

（5）腹部体征 具体如下。①视诊：可见腹部膨隆，腹式呼吸减弱或消失，腹胀加重提示病情恶化。②触诊：腹部压痛、腹肌紧张和反跳痛，称为腹膜刺激征，是腹膜炎的标志性体征，尤以原发病灶所在部位最为明显；腹膜刺激征的范围与腹膜炎范围一致，不超过2个象限称为局限性腹膜炎，遍及腹腔大部或整个腹腔称为弥漫性腹膜炎；胃肠或胆囊穿孔可引起强烈的腹肌紧张，甚至呈木板样强直，老年人、幼儿或极度虚弱的患者腹肌紧张不明显，易被忽视。③叩诊：因胃肠胀气而呈鼓音；胃十二指肠穿孔时，肝浊音界缩小或消失；腹腔内积液多时可叩出移动性浊音。④听诊：早期肠鸣音可活跃，晚期肠鸣音减弱，肠麻痹时肠鸣音可完全消失。

（6）直肠指检 直肠前窝饱满及触痛，提示感染已扩散至盆腔或形成盆腔脓肿。

2. 心理-社会状况 因病情常较危重，患者十分痛苦，常表现出对手术的恐惧和对预后的担忧。

（三）辅助检查

1. 实验室检查

（1）血常规 白细胞计数及中性粒细胞比值一般均有显著升高。病情危重或机体反应能力低下者，白细胞计数可不升高，仅中性粒细胞比值升高，甚至有中毒性颗粒出现。

（2）尿常规 尿液因失液而浓缩，可出现蛋白尿与管型尿，尿酮体可呈阳性。

（3）血生化 可提示酸中毒与电解质紊乱。

2. 影像学检查

（1）腹部X线 腹部立位X线检查可见肠胀气或多个液气平面的肠麻痹征象，胃肠穿孔时多可见膈下游离气体。

（2）腹部超声 显示腹腔内积液，但不能鉴别液体的性质。

（3）腹部CT 对腹腔内实质性脏器的病变有诊断价值。

3. 诊断性腹腔穿刺抽液术或腹腔灌洗术 根据叩诊或超声检查进行穿刺点定位。根据抽出液的性状、气味、浑浊度，涂片镜检，细菌培养及淀粉酶测定等判断病因。

三、治疗要点

（一）非手术治疗

对病情较轻，或病程较长超过24小时且腹部体征逐渐减轻者，或伴有严重心肺等脏器疾病不能耐受手术者，可行非手术治疗。

（二）手术治疗

多数继发性腹膜炎患者需手术治疗，以去除引起腹膜炎的病因，改善全身情况及控制感染性休克，清理并引流腹腔积液，促进腹腔炎症尽早局限、吸收、消退。

四、常见腹腔脓肿

脓液在腹腔内积聚，由肠管、内脏、网膜或肠系膜等粘连包围，与腹腔隔离，形成腹腔脓肿。腹腔脓肿可分为膈下脓肿、盆腔脓肿和肠间脓肿。

（一）膈下脓肿

脓液积聚在膈肌以下、横结肠及其系膜以上的间隙内，统称为膈下脓肿。患者平卧时，左膈下间隙处于较低位，腹腔内的脓肿易积聚于此。小的膈下脓肿经非手术治疗可被吸收，较大的脓肿，可因长期感染、自身组织耗竭等造成患者死亡。膈下脓肿还可引起反应性胸腔积液、胸膜炎。穿破膈肌可引起脓胸，穿透消化道管壁可引起消化道出血或内瘘，感染扩散可引起脓毒症。

1. 临床特点

（1）全身表现　较明显，可有持续高热，体温可达39℃，脉率快，逐渐出现乏力、消瘦、厌食。

（2）局部表现　肋缘或剑突下可有持续性钝痛，深呼吸时加重。刺激膈肌可引起呃逆；感染扩散至胸腔可出现胸腔积液、气促、咳嗽、胸痛等表现。

（3）辅助检查　血常规可有白细胞计数及中性粒细胞比例增加；腹部X线可见患侧膈肌升高，肋膈角模糊或有胸腔积液；B超或CT检查对膈下脓肿的诊断价值较大，也可在B超引导下行诊断性穿刺。

2. 治疗要点　感染早期脓肿尚未形成时，采用非手术治疗，以大量抗生素控制感染，加强支持疗法，必要时输新鲜血或血浆；一旦脓肿形成，须进行引流。术后给予抗生素，加强营养、输液、输血或血浆等支持疗法。

（二）盆腔脓肿

盆腔处于腹腔最低部位，腹腔内炎性渗出及脓液易积于此形成盆腔脓肿。因盆腔腹膜面积较小，吸收能力有限，故腹部手术后或腹膜炎等患者宜取半卧位，有利于感染局限、减轻中毒症状，且便于引流。

1. 临床特点　有以下表现者，应考虑盆腔脓肿的可能性：在急性腹膜炎治疗过程中，或阑尾穿孔、结直肠手术后，患者体温升高或下降后又升高，而腹部检查无阳性发现；有典型的直肠或膀胱刺激症状，如里急后重、排便次数增多而量少、黏液便、尿频、排尿困难等。直肠指诊于直肠前壁有触痛或波动感；B超检查可明确脓肿的位置及大小。

2. 治疗要点　盆腔脓肿较小或未形成时，可采用抗生素、温水坐浴、温盐水保留灌肠及物理透热等非手术治疗；脓肿较大者可经直肠前壁切开排脓，已婚女性可经阴道后穹隆切开引流。

（三）肠间脓肿

肠间脓肿是指脓液被包围在肠管、肠系膜与网膜之间的脓肿。脓肿可能是单发的，也可能是多个大小不等的。脓肿周围广泛粘连，可引起不同程度的肠粘连，出现腹胀、腹痛、腹部压痛或扪及包块。腹部立位X线可见肠壁间距增宽、局部肠管积气及小肠气液平面。

治疗应首选非手术治疗，如非手术治疗无效或发生肠梗阻时，则考虑剖腹探查解除梗阻，清除脓液并行引流术。如B超、CT检查提示脓肿较局限且为单房，并与腹壁紧贴，可采用B超引导下经皮穿刺置管引流术。

五、主要护理诊断/问题

1. 急性疼痛　与腹膜炎症刺激或手术创伤有关。

2. 体温过高　与腹腔感染及手术创伤有关。

3. 体液不足　与禁食、呕吐、腹膜渗出有关。

4. 焦虑　与疼痛不易缓解、担心疾病预后及对手术担忧有关。

5. 潜在并发症：感染性休克、腹腔脓肿、粘连性肠梗阻等。

六、护理措施

（一）非手术治疗护理及术前护理

1. 病情观察 定时测量生命体征及尿量，记录液体出入量；加强病房巡视，观察患者腹部变化情况、辅助检查结果和其他病情变化，发现异常应及时报告医生处理；注意观察临床治疗效果。

2. 体位 无休克情况下一般取半卧位。尽量减少搬动和按压腹部。病情稳定时，鼓励患者活动双腿，预防深静脉血栓的形成。休克患者取平卧位或头、躯干和下肢均抬高20°。

3. 禁食、胃肠减压 给予禁食、胃肠减压，以减少胃肠道内的积气和积液、减轻腹胀等不适。禁食期间，做好口腔护理。留置胃管期间应妥善固定并观察引流液的颜色、性质、量。

4. 营养支持 迅速建立静脉输液通道，遵医嘱补液，纠正水、电解质及酸碱失衡，保持患者尿量＞30ml/h，维持液体出入量平衡，必要时输血、血浆，维持有效的循环血量。长时间禁食时，可考虑经肠外途径补给人体所需要的营养素。

5. 控制感染 继发性腹膜炎多为混合感染，根据细菌培养及药敏结果选用抗生素。

6. 对症护理 高热患者，给予物理降温。已确诊的患者，可用哌替啶类镇痛剂。诊断不明或病情观察期间，暂不用镇痛药物，以免掩盖病情。

7. 心理护理 做好患者及其家属的解释安慰工作，稳定患者情绪；介绍有关腹膜炎疾病的知识，使其充分认识患病状况，增强战胜疾病的信心。

8. 术前准备 拟行手术患者应积极做好术前常规准备。

（二）术后护理

1. 病情观察 术后密切监测生命体征变化，定时测量体温、血压、脉搏及尿量。注意腹部体征变化，观察有无膈下或盆腔脓肿的表现，发现异常及时通知医生，并配合处理。

2. 体位 患者术后返回病室先按麻醉要求安置合适体位，完全清醒后改为半卧位。鼓励患者适当翻身，尽早下床活动，以防止肠粘连和下肢静脉血栓形成。

3. 饮食护理 术后继续胃肠减压、禁食，肛门排气、肠蠕动恢复后拔除胃管，逐步恢复经口饮食。禁食期间遵医嘱静脉补液。

4. 补液与营养支持 遵医嘱合理补充水、电解质和维生素、蛋白质，必要时输新鲜血或血浆，维持水、电解质和酸碱平衡；给予肠内、肠外营养支持。

5. 控制感染 继续应用有效抗生素，进一步控制腹腔内感染。

6. 切口护理 观察切口敷料是否干燥，有渗血、渗液及时更换敷料；观察切口愈合情况，及早发现切口感染的征象并给予处理。

7. 引流管护理 正确连接和妥善固定各引流管，有多根腹腔引流管时，贴上标签注明各管的位置及功能，以免混淆。①妥善固定：妥善固定腹腔引流管，防止脱出或受压。②观察记录引流情况：观察、记录引流液的颜色、性状、量。③保持引流通畅：对负压引流者及时调整负压，维持有效引流，经常挤捏引流管以防血块或脓痂堵塞，保持腹腔引流通畅，预防腹腔内残余感染。④适时拔管：当引流液量明显减少、色清，患者体温及白细胞计数恢复正常可考虑拔管。

（三）健康教育

1. 指导患者早期进行适当活动，预防肠粘连。

2. 注意饮食卫生，进食易消化食物，少食多餐，避免进食过凉、过硬及辛辣食物，以防止在肠粘连的基础上诱发肠梗阻。

3. 出现腹痛、腹胀、恶心、呕吐、发热等不适及时来院就诊。

第3节　腹部损伤患者的护理

案例 16-3

患者，男，15 岁，由 3 米高处坠落，心悸、出汗 1 小时入院。患者上树玩耍，失手由 3 米高树上坠下，臀部及左季肋部着地，受伤部位疼痛，感心悸出虚汗。查体：P 120 次 / 分，BP 80/60mmHg，神清、面色苍白，全腹压痛，左上腹为著，伴有轻度肌紧张、反跳痛。移动性浊音（+）。肠鸣音 8 次 / 分。辅助检查：血红蛋白 80g/L。

问题：1. 该患者可能出现了什么状况？主要依据是什么？

2. 如你是接诊护士，在医嘱下达之前你可以为患者做什么？

一、概　　述

腹部损伤在平时和战时较多见，可由多种致伤因素造成，伤情各异。腹部损伤常伴有内脏损伤，可因大出血或腹腔感染而威胁生命。对伴有腹腔内脏器损伤的患者进行及时、正确的诊断与处理，是降低死亡率的关键。

（一）分类

腹部损伤可分为闭合性和开放性两大类。

1. 闭合性损伤　是指伤后腹壁保持完整，腹腔内脏器或组织与外界不相通。损伤可能仅限于腹壁，也可同时兼有内脏损伤，但两者对患者的影响及处理原则截然不同，所以判断有无内脏损害及损害程度特别重要。

2. 开放性损伤　是指伤后腹壁完整性遭到破坏，腹腔内组织或器官与外界相通。腹部开放性损伤根据有无腹膜破损分为穿透伤和非穿透伤两大类，有腹膜破损者称为穿透伤，腹膜没有破损者称为非穿透伤。穿透伤根据伤口特点又分为贯通伤（有出入口）和非贯通伤（有入口而无出口）。

（二）病因病理

闭合性损伤主要因坠落、碰撞、冲击、挤压、拳打脚踢等钝性暴力所致，开放性损伤常由刀刺、枪弹、弹片等引起。无论开放或闭合性损伤，都可导致腹部内脏损伤。根据暴力的强度、速度、着力部位及作用方向等判断腹部损伤的程度、有无内脏损伤及哪个内脏发生损伤等。闭合性损伤中常见受损脏器依次为脾、肾、小肠、肝、肠系膜等；而开放性损伤依次为肝、小肠、胃、结肠、大血管等。因胰、十二指肠、膈、直肠等位置较深，损伤发生率较低。

二、护理评估

（一）健康史

了解患者受伤原因、时间、地点、部位，以及致伤物的性质和暴力的大小；评估患者伤后治疗经过和效果，既往有无肝、脾慢性疾病及不良嗜好等。

（二）身心状况

腹部损伤的主要症状是腹痛。其他临床表现常因伤情不同而有所差别。

1. 单纯腹壁损伤　①局限性疼痛、压痛、肿胀和瘀斑。②全身症状轻，一般情况好。③实验室检查、影像学检查、腹腔穿刺等辅助检查无异常发现。

2. 腹腔内脏器损伤　实质性脏器损伤以内出血为主要表现，而空腔脏器损伤以腹膜炎为主要表现。如果两类脏器同时破裂，则出血性表现和腹膜炎可同时存在。

（1）实质脏器损伤 ①失血表现：肝、脾、胰、肾等实质性脏器或大血管损伤时，以腹腔内（或腹膜后）出血为主要症状，患者表现为面色苍白，脉率加快，严重时脉搏微弱、血压不稳、尿量减少，甚至出现休克。②腹痛：多呈持续性，一般不剧烈，肩部放射痛常提示肝（右）或脾（左）损伤，在头低位数分钟后尤为明显。③腹膜刺激征不严重，但当肝、胰受损导致胆管、胰管断裂，胆汁或胰液漏入腹腔，可出现明显的腹痛和腹膜刺激征。④移动性浊音阳性，是腹腔内出血的晚期体征。

（2）空腔脏器损伤 ①腹痛：弥漫性腹膜炎是胃肠道、胆道、膀胱等空腔脏器破裂的主要表现，患者出现持续性剧烈腹痛。②胃肠道症状：患者出现恶心、呕吐、呕血、便血等。③全身感染症状：患者发生腹膜炎后可出现体温升高、脉率增快、呼吸急促等全身感染症状，严重者可发生感染性休克。④腹膜刺激征：其程度因空腔脏器内容物的不同而异，胃液、胆汁或胰液对腹膜的刺激最强，肠液次之，血液最轻。⑤气腹征：空腔脏器破裂后患者可有气腹征，腹腔内游离气体常致肝浊音界缩小或消失。

腹部空腔脏器与实质脏器破裂的临床特点，见表16-2。

表16-2 腹部空腔脏器与实质脏器破裂的临床特点

	空腔脏器破裂	实质脏器破裂
临床特征	以急性腹膜炎为主	以急性内出血为主
腹部叩诊	肝浊音界缩小或消失	移动性浊音
血常规	白细胞计数增多、中性粒细胞增多	红细胞计数减少、血红蛋白值下降
X线、B超	腹腔内积气	腹腔积液及肝、脾等脏器破裂征象
腹腔穿刺	可见浑浊液体、胃肠内容物等	可见不凝固血液

3. 常见内脏损伤

（1）脾损伤 脾是腹腔内脏器中最易损伤的器官，在各种腹部损伤中占40%～50%。左下胸、左上腹的创伤可造成脾破裂。脾破裂可分为真性脾破裂（脾实质与被膜均破裂）、中央型脾破裂（脾实质深部破裂）、被膜下脾破裂（脾实质周边部分破裂，被膜仍保持完整）3种类型，临床上以真性脾破裂多见，约占85%。临床主要表现为内出血，尤其是破裂邻近脾门者，有撕裂脾蒂的可能，出血量迅猛，患者迅速发生休克甚至死亡；后两种因包膜完整，出血量受限制可形成血肿，常因临床上无明显内出血征象而不易被发现。被膜下血肿在腹部外伤1～2周后由于某些微弱外力作用可突然转为真性破裂，造成大出血导致严重后果，临床上称为延迟性脾破裂。B超检查可帮助诊断。

（2）肝损伤 肝是体内最大的实质性器官，右下胸、右上腹受到暴力作用均可造成肝破裂，在各种腹部损伤中占20%～30%。肝破裂的病理类型与脾破裂相同，临床表现也极为相似。因伤后有胆汁渗漏入腹腔，所以腹痛和腹膜刺激征较脾破裂更为明显。血液有时通过胆管进入十二指肠可有黑便或呕血。X线、B超、CT检查有助于诊断。

（3）胰腺损伤 上腹部强力挤压暴力可引起胰腺损伤，在各种腹部损伤中占1%～2%。胰腺位于腹膜后，损伤不易被发现，常在损伤后发生胰瘘或胰液进入腹腔后，导致弥漫性腹膜炎出现腹膜刺激征时才被发现。胰液侵蚀性强，又影响消化功能，所以胰腺损伤者病死率高达20%左右。

（4）小肠破裂 小肠占据腹部的大部分空间，当中、下腹部受伤后，可致损伤。轻者为单一破裂，重者发生多处破裂，常合并小肠系膜损伤。小肠破裂早期即可产生明显的腹膜炎症状，但小部分患者因裂口不大或破裂后裂口被食物残渣、纤维蛋白等堵塞，可无明显腹膜炎表现而导致误诊。肠腔内气体进入腹膜腔后，患者可出现气腹征。

（5）结肠破裂 结肠损伤发生率远比小肠低，且多为单发穿孔。但因结肠壁薄、血液供应差，肠腔内细菌量大，伤后愈合能力弱，肠内容物漏出后使腹腔污染，造成较严重的全身感染表现，因此感染成为结肠损伤的致命威胁。左半结肠内容物干结不易流入腹腔，腹膜炎症状出现较晚，伤后腹痛不如小肠损伤剧烈而广泛，早期易漏诊。

4. 心理-社会状况 腹部损伤多为突然发生，患者有紧张、痛苦、恐惧等心理变化，尤其腹壁有伤口、出血、内脏脱出需紧急手术时更为明显。

（三）辅助检查

1. 实验室检查 如腹腔内空腔器官破裂，血中白细胞计数及中性粒细胞比例明显增高。实质性器官破裂血中红细胞、血红蛋白、红细胞压积明显下降。胰腺损伤多有血、尿淀粉酶升高。尿常规检查发现红细胞，提示有泌尿系损伤。

2. 影像学检查 空腔脏器破裂者，腹部立位X线透视或平片可显示膈下游离气体。B超检查主要用于肝、脾、胰腺、肾等实质性器官检查，诊断率在95%以上，还可用于探测有无腹腔积液等。CT检查可清晰显示肝、脾、胰腺、肾等脏器的大小、形状、包膜的完整性、出血量多少，对胰腺损伤及腹膜后间隙的异常变化优于B超。

3. 诊断性腹腔穿刺术和腹腔灌洗术 诊断阳性率可达90%以上，对判断有无腹腔脏器损伤和哪类脏器损伤有重要的意义。腹腔穿刺检查：①不凝血，提示为实质性脏器或大血管破裂所致的内出血，因腹膜的去纤维作用使血液不凝固。②血液迅速凝固，多为误入血管所致。③穿刺液中淀粉酶含量增高，提示为胰腺或胃十二指肠损伤。腹腔灌洗术适用于难以明确诊断病因的化脓性腹膜炎而腹腔穿刺无阳性发现者，对灌洗液进行肉眼或显微镜下检查，必要时涂片、培养或检测淀粉酶含量。

4. 腹腔镜检查 经上述检查仍不能确诊且疑有腹腔内脏器损伤时，考虑行腹腔镜检查，可直接观察损伤部位、性质及损伤程度，阳性率达90%以上。

链 接 诊断性腹腔穿刺术

患者向穿刺侧侧卧位5分钟，行局部麻醉后进行穿刺，穿刺点通常选择脐和髂前上棘连线的中、外1/3交界处或经脐水平线与腋前线相交处（图16-5）。注意避开手术瘢痕、肿大的肝或脾、充盈的膀胱和腹直肌；有骨盆骨折者，应在脐平面以上穿刺，以免误入腹膜后血肿而误诊为腹腔内出血。进针要缓慢，刺穿腹膜后有落空感，把有多个侧孔的细塑料管经针管送入腹腔深处进行抽吸（图16-6）。

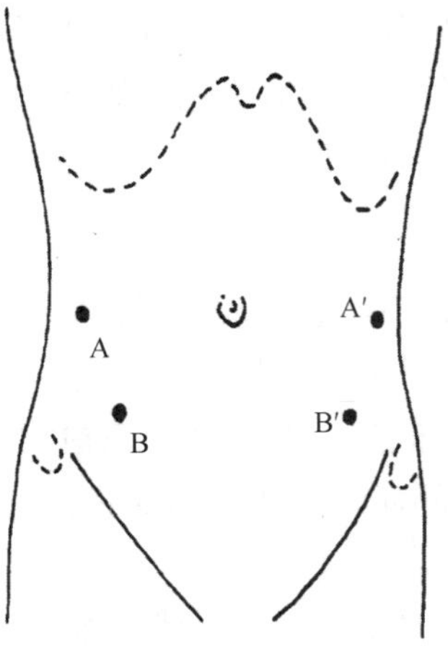

图16-5 腹腔穿刺术的进针点

A、A′. 经脐水平线与腋前线交叉点；
B、B′. 髂前上棘与脐连线中外1/3交点

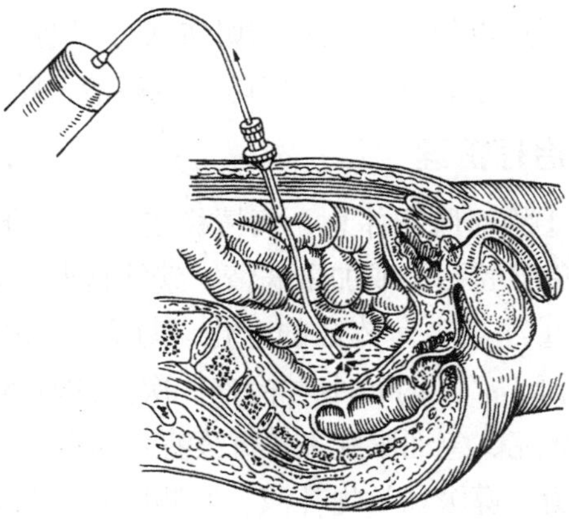

图16-6 诊断性腹腔穿刺法

三、治疗要点

腹部损伤常伴有腹部以外的合并伤，应全面衡量，分清轻重缓急，首先处理对生命威胁最大的损伤。

（一）非手术治疗

非手术治疗适用于暂时不能确定有无内脏损伤或轻度的实质性脏器损伤，生命体征平稳或仅有轻度变化者。也可作为手术前的准备工作。

具体措施包括绝对卧床，无休克者取半卧位，不随意走动；禁饮食，持续胃肠减压；静脉补液，维持水、电解质与酸碱平衡；应用广谱抗生素防治腹腔内感染；补充血容量，防治休克；密切观察病情、禁用镇痛剂等。

（二）手术治疗

1. 清创术 开放性腹部损伤一般需进行清创术；有内脏脱出时，先将内脏清洁、消毒后还纳腹腔再清创。

2. 剖腹探查术 根据术中探查所见，采取相应的手术。空腔器官损伤可行修补术、肠切除术、肠造口术等；实质器官损伤可行修补术、部分切除术或切除术等。手术指征：①开放性、穿透性腹部损伤者。②已确诊或高度疑有内脏损伤者。③腹痛有进行性加重趋势、腹膜炎范围扩大、肠鸣音逐渐减弱或消失、腹胀明显者。④全身情况有恶化趋势，出现口渴、烦躁、体温上升，脉搏加快超过100次/分，白细胞升高、红细胞下降，胃肠道出血不易控制，积极抗休克不见好转或继续恶化者。

四、主要护理诊断/问题

1. 急性疼痛 与腹部损伤、腹腔感染及手术有关。

2. 焦虑或恐惧 与意外创伤刺激、手术及对预后担忧有关。

3. 体液不足 与创伤失血有关。

4. 潜在并发症：失血性休克、急性腹膜炎、腹腔脓肿、MODS等。

五、护理措施

（一）急救护理

首先处理心搏和呼吸骤停、窒息、开放性气胸、大出血等。对已发生休克者应迅速建立通畅的静脉通路，快速补液，必要时输血。对开放性腹部损伤，应妥善处理伤口，如有小肠脱出，可用清洁敷料覆盖并用碗、盆等加以保护后包扎，切勿强行回纳，以免加重腹腔污染。腹部损伤情况诊断未明确前，禁用吗啡、哌替啶等镇痛药物，以防掩盖病情，贻误抢救时机。

（二）非手术治疗护理

1. 一般护理 ①绝对卧床休息，病情稳定后取半卧位，不随意搬动患者，以免加重病情。②禁饮食与胃肠减压，以免腹腔污染或加重病情，禁饮食期间静脉补液，维持体液平衡，必要时输血。

2. 观察病情 ①注意生命体征的变化，每15～30分钟监测一次。②动态检测红细胞计数、红细胞压积和血红蛋白值，必要时每小时检查一次。③观察腹部症状、体征的变化，每30分钟巡视一次。④注意有无失血性休克、急性腹膜炎等并发症的发生。

3. 维持体液平衡 遵医嘱常规补液，监测电解质与酸碱平衡状况，保持体液平衡。

4. 抗感染 腹部损伤后遵医嘱应用广谱抗生素，以防治腹腔感染。

5. 心理护理 及时向患者解释病情变化，介绍辅助检查的目的，消除其焦虑、恐惧感，积极配合各项治疗和护理。

（三）手术治疗的护理

1. 术前护理 原则同非手术治疗护理措施。尽快完成常规准备外，还需要：①交叉配血试验，特别是有实质性脏器损伤的患者，要有充足的配血量。②留置胃管、导尿管。③迅速补充血容量。④对严重血容量不足的患者，在严密监测中心静脉压的前提下，在15分钟内快速补液1000～2000ml。

2. 术后护理 原则上同急性腹膜炎患者的术后护理，对其他部位损伤患者术后的特殊护理参见有关章节。

（四）健康教育

1. 加强安全生产宣传教育，增强劳动保护意识，避免意外损伤发生。无论损伤轻重，都应由专业医务人员检查，以免误诊。
2. 普及急救知识，在意外事故发生时，能进行简单的急救或自救。
3. 病情恢复期间，注意饮食调节，保持排便通畅。
4. 出院后要注意休息，增加营养，适度锻炼，促进康复。如出现不适，应及时到医院就诊。

第4节 胃十二指肠溃疡外科治疗患者的护理

案例16-4

患者，男，43岁，反复上腹部烧灼痛8年，患者8年来常有空腹或夜间上腹部烧灼痛，进食后疼痛减轻，6小时前于晚餐后突发上腹剧痛，迅速波及全腹，伴恶心、呕吐。查体见腹式呼吸消失，全腹有肌紧张、压痛和反跳痛，以上腹明显。叩诊肝浊音界消失，移动性浊音阳性，听诊肠鸣音消失。

问题： 1. 该患者可能发生了什么情况？

2. 患者主要的护理诊断/问题有哪些？

一、概　　述

胃十二指肠溃疡是指发生于胃、十二指肠的局限性圆形或椭圆形的全层黏膜缺损。因溃疡的形成与胃酸-蛋白酶的消化作用有关，故又称消化性溃疡。胃十二指肠溃疡外科治疗主要用于急性穿孔、出血、幽门梗阻、药物治疗无效的溃疡患者及恶变等情况。胃十二指肠溃疡病因比较复杂，是多因素综合作用的结果，主要原因包括幽门螺杆菌感染、胃酸分泌异常、黏膜防御机制破坏和遗传、吸烟、心理压力等因素。

二、护理评估

（一）健康史

了解患者年龄、性别、职业、生活习惯、性格特征等；有无胃十二指肠溃疡病史，大多数患者发病前常有自觉症状加重等溃疡活动期表现的病史。了解患者有无生活饮食不规律、烟酒嗜好等因素；有无精神长期过度紧张、过度劳累、情绪激动等因素；有无暴饮暴食、进食刺激性食物或服用对胃肠黏膜有刺激的药物等因素。

（二）身心状况

1. 胃十二指肠溃疡

（1）胃溃疡 多于进餐后0.5～1小时开始出现腹痛，一般持续1～2小时后消失。进食后疼痛不能缓解，有时反而加重，服用抗酸药物疗效不明显。腹痛的节律性不如十二指肠溃疡明显。压痛点位于剑突与脐间的正中线或略偏左。

（2）十二指肠溃疡 常表现为餐后延迟痛（餐后3～4小时）、饥饿痛或夜间痛，疼痛部位多为上腹部或剑突下，呈烧灼痛或钝痛，服用抗酸药物或进食能使疼痛缓解或停止。腹痛具有周期性发作的特点，秋冬季或冬春季好发。

2. 胃十二指肠溃疡并发症

（1）急性穿孔　十二指肠溃疡穿孔多发生在球部前壁偏小弯侧，胃溃疡穿孔多发生在近幽门的胃前壁，偏胃小弯。主要表现：①腹痛：突发性上腹部刀割样剧痛，并迅速波及全腹，以上腹部为重。常伴恶心、呕吐，以及面色苍白，出冷汗，脉搏细速，血压下降，四肢厥冷等表现。常突然发生于夜间空腹或饱食后。②腹膜刺激征：全腹有明显的压痛和反跳痛，以上腹部明显，腹肌紧张呈“木板样”强直；腹式呼吸减弱或消失，肝浊音界缩小或消失，可有移动性浊音，肠鸣音减弱或消失。患者呈急性痛苦面容、蜷曲姿态。

（2）急性大出血　胃溃疡大出血多发生在胃小弯，十二指肠溃疡大出血通常位于球部后壁。主要表现如下。①急性呕血与柏油样便：多数病发突然，患者大多先感觉恶心、眩晕及上腹部不适，随即呕血或解柏油样便。②休克：当失血量在400ml以内时，出现休克代偿期表现，如面色苍白、口渴、脉搏快速有力，血压正常而脉压变小。当失血量达800ml以上时，可出现明显休克征象，如出冷汗、四肢湿冷、脉搏细快、呼吸浅促、血压下降等。

（3）瘢痕性幽门梗阻　多见于十二指肠溃疡。①呕吐宿食：是最突出的症状，常在下午或晚间发生，呕吐量大，多为宿食，有腐败酸臭味，不含胆汁。呕吐后症状可暂时缓解，患者自觉胃部舒适，故患者常自己诱发呕吐，以缓解症状。②上腹疼痛：一般都有较长的溃疡疼痛史，上腹胀满不适，疼痛，餐后加重，食欲缺乏。③腹部体征：上腹隆起，有时可见胃型及胃蠕动波，振水音。④病程长者因频繁呕吐可引起脱水、低钾、低氯性碱中毒及营养障碍。

3. 心理-社会状况　评估患者的情绪状态，患者和家属对疾病的认知程度、对手术的接受程度、对疾病康复的认知程度，社会支持情况等。

（三）辅助检查

1. 实验室检查　急性穿孔患者可出现血白细胞计数及中性粒细胞比值升高，急性大出血患者红细胞计数、血红蛋白值、红细胞压积呈进行性下降。

2. X线检查　急性穿孔患者立位腹部X线可见膈下新月状游离气体影。幽门梗阻者可见胃扩大，24小时后仍有钡剂存留。

3. 内镜检查　胃镜检查是确诊胃十二指肠溃疡的首选检查方法，可明确溃疡部位，并可在直视下取活组织做幽门螺杆菌检测及病理学检查。

4. 诊断性腹腔穿刺　急性穿孔患者必要时可进行腹腔诊断性穿刺检查以帮助诊断。

三、治疗要点

外科手术仅适用于存在并发症的患者，无严重并发症者一般采用内科药物治疗。

1. 非手术治疗　养成规律的饮食作息习惯，劳逸结合，避免精神高度紧张；胃十二指肠溃疡出现并发症者如不能立即手术，应禁食，胃肠减压。

2. 手术治疗

（1）适应证　①经内科系统治疗3个月以上仍不愈合，或愈合后短期内复发者。②并发急性大出血，瘢痕性幽门梗阻，溃疡穿孔及溃疡穿透至胃壁外者。③溃疡巨大（直径＞2.5cm）或高位溃疡。④胃十二指肠复合性溃疡。⑤胃溃疡癌变或不能排除癌变者。

（2）手术方式　胃大部切除术，是治疗胃十二指肠溃疡及其并发症首选术式。切除范围是胃远端2/3～3/4，包括部分胃体、胃窦部、幽门和十二指肠球部的近胃部分。常用手术方式包括两种。①毕Ⅰ式胃大部切除术：胃大部切除后残胃与十二指肠吻合（图16-7），多适用于胃溃疡。重建后的胃肠道接近正常解剖生理状态，胆汁、胰液反流入残胃较少，并发症亦较少。②毕Ⅱ式胃大部切除术：胃大部切除后残胃与空肠吻合，十二指肠残端关闭（图16-8）。适用于各种胃十二指肠溃疡，特别是十二指肠溃疡者，术后溃疡复发率低。

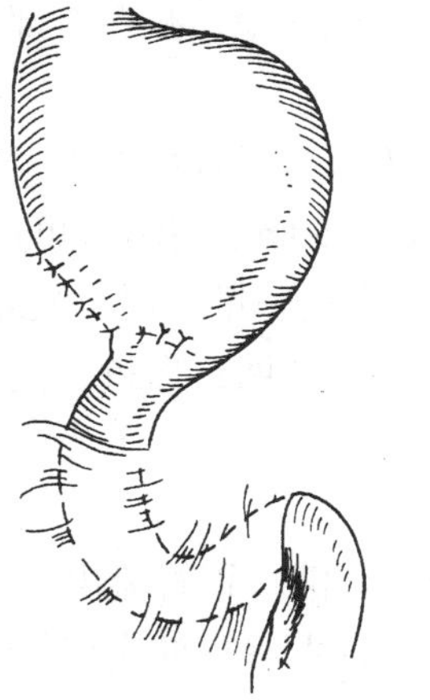

图16-7　毕Ⅰ式胃大部切除术

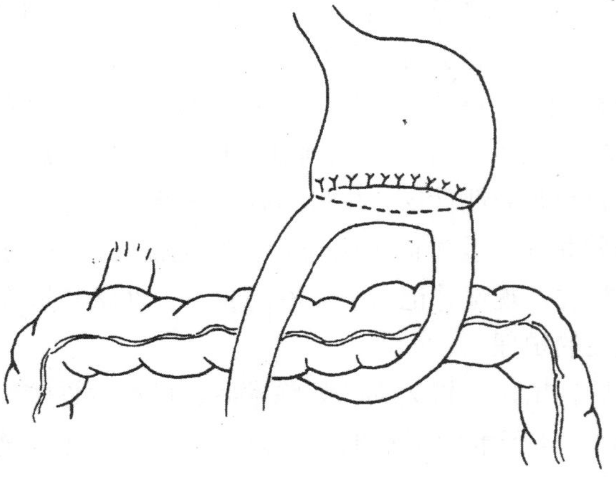

图16-8　毕Ⅱ式胃大部切除术

四、主要护理诊断/问题

1. 焦虑　与溃疡病迁延不愈、反复发作、有恶变可能，或担心手术预后等有关。

2. 急性疼痛　与胃十二指肠黏膜受侵蚀，消化液对腹膜的强烈刺激，以及手术创伤及其并发症有关。

3. 体液不足　与急性穿孔、大出血、幽门梗阻等引起的失血、失液等有关。

4. 营养失调：低于机体需要量　与摄入不足，禁食和手术创伤有关。

5. 潜在并发症：如胃大部切除术后出血、十二指肠残端破裂、手术后梗阻、倾倒综合征、胃肠吻合口破裂或瘘、碱性反流性胃炎、营养障碍等。

五、护理措施

（一）术前护理

1. 一般护理　患者取平卧位或半卧位。有呕血者，头偏向一侧。伴有休克者取休克体位，生命体征平稳后改为半卧位，以利于漏出的消化液积聚于盆腔最低位，减少毒素的吸收，同时也可减轻腹壁张力和疼痛。

2. 饮食护理　少量多餐，给高蛋白、高热量、高维生素、易消化及无刺激性饮食，术前1日进食流质饮食，术前12小时禁饮食。出现并发症者暂禁食。

3. 胃肠减压　保持引流通畅，注意观察和记录引流液的颜色、性状和量。

4. 静脉补液　建立多条静脉通路，合理安排输液种类和速度，维持水、电解质和酸碱平衡。

5. 病情观察　严密观察患者的血压、脉搏、尿量、中心静脉压、周围循环情况及腹部情况。

6. 术前准备　遵医嘱给予输血或其他血制品，以纠正营养不良、贫血和低蛋白血症。遵医嘱合理使用抗生素以预防和控制感染；大出血者遵医嘱应用止血药物或给予冰生理盐水洗胃；完全梗阻者持续胃肠减压排空胃内潴留物，并于术前3日，每晚用300～500ml温生理盐水洗胃，以减轻胃壁水肿和炎症，有利于术后吻合口愈合。术日晨留置胃管。

7. 心理护理　理解、关心患者，告知患者有关疾病和治疗的必要知识，使患者能积极配合治疗和护理。

（二）术后护理

1. 病情观察 严密观察神志、血压、脉搏、呼吸、体温、尿量、切口渗血、渗液和引流液情况等，如有异常，及时告知医生。

2. 体位 术后患者取平卧位，血压平稳后给予半卧位，以保持腹肌松弛，减轻腹部切口张力，减轻疼痛，有利于呼吸和引流。

3. 饮食护理 拔除胃管前禁食禁饮，肛门排气后可拔除胃管，拔管后当日可饮少量水或米汤；第2日进半量流质饮食，每次50～80ml；第3日进全量流质，每次100～150ml；第4日可进半流质饮食。忌生、冷、硬和刺激性食物，少量多餐，逐渐减少进餐次数并增加每次进餐量，逐步恢复正常饮食。

4. 引流管护理 妥善固定引流管，避免脱出，一旦脱出后不可自行插回；保持引流通畅，防止受压、扭曲、折叠；观察并记录引流液的颜色、性状和量等。

5. 并发症的护理

（1）术后胃出血 胃大部分切除术后，可有少许暗红色或咖啡色胃液自胃管流出，一般24小时内不超过300ml，属于术后正常现象，会逐渐减少、变淡至自行停止。若术后短期内胃管不断引流出鲜红色血性液体，持续时间较长，甚至出现呕血和黑便，需及时报告医生。可遵医嘱应用止血药物，使用冰生理盐水洗胃或输新鲜血等，若经非手术治疗不能有效止血或出血量＞500ml/h时，应积极做好术前准备。

（2）十二指肠残端破裂 是毕Ⅱ式胃大部切除术后早期严重并发症。多发生在术后24～48小时，患者表现为突发性上腹部剧烈疼痛、发热和腹膜刺激征；实验室检查可见白细胞计数增加；腹腔穿刺可抽得胆汁样液体。如发生十二指肠残端破裂，需立刻进行手术；术后提供营养支持，持续负压吸引，遵医嘱使用广谱抗生素抗感染，妥善保护引流管周围皮肤。

（3）吻合口破裂或吻合口瘘 是胃大部切除术后的早期严重并发症之一。多发生在术后1周以内，患者表现为高热、脉速等全身中毒症状，部分患者可出现弥漫性腹膜炎表现。出现弥漫性腹膜炎者常需要立即手术治疗；症状较轻者，可给予禁食、胃肠减压，遵医嘱合理应用抗生素，给予肠外营养支持等。

（4）术后梗阻 根据梗阻部位不同，术后梗阻可分为输入袢梗阻、输出袢梗阻和吻合口梗阻，前两者见于毕Ⅱ式胃大部切除术后。

1）输入袢梗阻：急性完全性输入袢梗阻，患者突发上腹部剧烈疼痛，频繁呕吐，量少，多不含胆汁，呕吐后症状不缓解，且上腹有压痛性肿块。病情进展快，应紧急手术治疗。慢性不完全性输入袢梗阻，患者进食后数分钟至30分钟可出现上腹胀痛或绞痛，常伴呕吐，呕吐物主要为胆汁，呕吐后症状缓解，经禁食、胃肠减压、营养支持等非手术疗法可缓解。

2）输出袢梗阻：患者表现为上腹部饱胀，呕吐物多为食物和胆汁的混合物。非手术治疗无效者应手术解除梗阻。

3）吻合口梗阻：患者进食后出现上腹饱胀感和呕吐；呕吐物不含胆汁。一般经禁饮食、胃肠减压、补液等非手术疗法可缓解。

（5）倾倒综合征 由于胃大部切除术后，幽门失去对胃排空的控制，胃排空过快所产生的一系列综合征。根据进食后症状出现的时间可分为早期倾倒综合征和晚期倾倒综合征2种类型。

1）早期倾倒综合征：多因餐后大量高渗性食物快速进入十二指肠或空肠，使细胞外液大量移入肠腔，从而引起一系列血管舒缩功能紊乱和胃肠道症状。多发生在进食后半小时内，患者以心悸、心动过速、出汗、全身无力、面色苍白和头晕等循环系统症状和腹部饱胀不适或绞痛、恶心呕吐和腹泻等胃肠道症状为主要表现。指导患者少食多餐，避免过甜、过咸、过浓的流质饮食；进餐后平卧20分钟。多数患者经调整饮食后，症状可减轻或消失。

2）晚期倾倒综合征：进食后由于胃排空过快，含糖食物迅速进入空肠后被过快吸收使血糖急速升高，刺激胰岛素大量释放，而当血糖下降后，胰岛素并未相应减少，继而发生反应性低血糖，故晚期倾倒综合征又被称为低血糖综合征。患者表现为餐后2～4小时出现心悸、冷汗、面色苍白、手颤、无力甚至虚脱等。少量多餐可预防发生；出现症状时进食糖类食物，可有效缓解症状。

（三）健康教育

1. 告知患者戒烟、戒酒，少量多餐，进食高蛋白、低脂饮食，避免过冷、过烫、过辣等刺激性食物。注意劳逸结合，避免过劳。

2. 指导患者学会自我调节情绪的方法，强调保持乐观的重要性。

3. 指导患者了解药物的服用时间、方式、剂量，说明药物副作用。避免服用对胃黏膜有损害性的药物。

4. 嘱患者定期门诊复查，若有不适及时就诊。

第5节　胃癌患者的护理

案例16-5

患者，男，55岁，1个月前开始出现上腹不适、疼痛、食欲缺乏，有反酸、嗳气，自行服用抗酸药物后无明显好转，1个月来体重下降4kg。患者长期喜食泡菜等腌制食品，有吸烟史近30年。

问题： 1. 如需诊断，还需做哪些辅助检查？

2. 护士应提供哪些护理措施？

一、概　　述

胃癌是我国常见的恶性肿瘤之一，死亡率居恶性肿瘤第2位。好发年龄多在50岁以上，男女发病比例约为2∶1。

（一）病因

胃癌的病因尚未完全清楚，目前认为可能与下列因素有关。

1. 饮食生活习惯　长期食用腌制、熏烤类食品者胃癌的发病率较高，可能与亚硝酸盐、真菌毒素等致癌物含量高有关。食物中缺乏新鲜蔬菜和水果、吸烟也与发病有一定关系。

2. 幽门螺杆菌（Hp）感染　是引发胃癌的主要因素之一。Hp感染率高的国家和地区，胃癌发病率也高。幽门螺杆菌可促使硝酸盐转化成亚硝酸盐及亚硝胺而致癌；幽门螺杆菌感染可引起胃黏膜慢性炎症并通过加速黏膜上皮细胞的过度增殖导致畸变致癌。

3. 癌前疾病和癌前病变　胃癌的癌前疾病是指一些使胃癌发病危险性增高的良性胃疾病，如慢性萎缩性胃炎、胃息肉、胃溃疡、残胃炎等。癌前病变是指容易发生癌变的病理组织学变化，但其本身尚不具备恶性改变。胃黏膜上皮细胞的不典型性增生属于癌前病变。

4. 其他　胃癌发病有明显的地域差别，我国西北与东部沿海地区胃癌的发病率明显高于南方地区。胃癌有明显的家族聚集倾向，研究发现胃癌患者有血缘关系的亲属发病率较对照组高4倍。

（二）病理生理与类型

胃癌好发部位以胃窦部为主，约1/2，其次为胃底贲门部，约占1/3，发生在胃体者较少。

1. 大体分型　根据胃癌发展所处的阶段可分为早期和进展期胃癌。

（1）早期胃癌　胃癌仅局限于黏膜和黏膜下层，无论病灶大小或有无淋巴结转移。

（2）进展期胃癌　包括中、晚期胃癌。癌组织超出黏膜下层侵入胃壁肌层为中期胃癌；病变达浆膜下层或是超出浆膜向外浸润至邻近脏器或有转移者为晚期胃癌。进展期胃癌可分为4型：①Ⅰ型：息肉（肿块）型。②Ⅱ型：无浸润溃疡型。③Ⅲ型：有浸润溃疡型。④Ⅳ型：弥漫浸润型，若全胃受累致胃腔缩窄、胃壁僵硬如革囊状者称皮革胃，恶性程度极高。

2. 组织学分型　腺癌（最常见）、乳头状腺癌、黏液腺癌、印戒细胞癌、腺鳞癌、鳞状细胞癌、小细胞癌、未分化癌等。

3. 转移扩散途径　包括直接浸润、淋巴转移（主要转移途径）、血行转移（发生在晚期，以肝转移为多见）、腹腔种植转移。

二、护理评估

（一）健康史

了解患者的年龄、职业、性别、饮食习惯、有无烟酒嗜好、有无慢性胃病史；了解患者家族中有无胃癌及其他肿瘤患者。

（二）身心状况

1. 症状与体征　胃癌早期多无明显症状，部分患者可出现上腹部隐痛、反酸、嗳气、进食后饱胀、恶心等消化道症状，常不具特异性。进展期胃癌患者多有明显消化道症状，如上腹部疼痛加重、食欲缺乏、呕吐、乏力、消瘦等。不同部位的胃癌可有特殊表现，如贲门胃底癌可有胸骨后疼痛和进行性哽噎感；幽门附近的胃癌可有呕吐宿食的表现；肿瘤溃破血管后可有呕血和黑便。

胃癌早期无明显体征，仅可出现上腹部深压不适或疼痛；晚期可扪及上腹部肿块；存在远处转移时，可出现肝大、腹水、锁骨上淋巴结肿大等。

2. 心理-社会状况　胃癌早期易被忽视，一旦确诊常已至病变晚期。评估患者和家属对疾病的心理承受能力、对治疗的认知和接受程度及家庭经济承受能力。

（三）辅助检查

1. 胃镜检查　是诊断胃癌的最有效方法。可直接观察胃黏膜病变的部位和范围，并可直接取病变组织行病理学检查。

2. X线钡餐　X线气钡双重造影可通过黏膜和充盈情况的观察做出诊断，进展期肿块型胃癌可有不规则充盈缺损，溃疡型胃癌可见胃壁内龛影，黏膜集中、中断、紊乱等。

3. CT检查　可判断胃癌病变范围、局部淋巴结转移和远处转移情况，有助于胃癌的诊断和术前临床分期。

4. 实验室检查　大便隐血试验常呈持续阳性。部分患者癌胚抗原（CEA）可升高，但无助于胃癌的诊断，目前仅作为判断肿瘤预后和治疗效果的指标。

三、治疗要点

早期发现、早期诊断和早期治疗是提高胃癌疗效的关键。外科手术是治疗胃癌的主要手段，也是目前能治愈胃癌的唯一方法。对中晚期胃癌，应积极辅以化学治疗、放射治疗及免疫治疗等综合治疗以提高疗效。

1. 非手术治疗

（1）化学治疗　是最主要的辅助治疗方法。对于无远处转移的进展期胃癌，术前辅助化学治疗，有望降低根治术后的复发率。

（2）其他　包括放射治疗、热疗、免疫治疗、中医中药治疗等。

2. 手术治疗

（1）根治性手术　切除包括癌肿和可能受浸润胃壁在内的胃的全部或大部，以及大、小网膜和局域淋巴结，并重建消化道。

（2）姑息性切除术　用于已发生广泛浸润并转移、不能完全切除癌肿者。通过手术可以解除症状，延长患者生存期。

四、主要护理诊断/问题

1. 焦虑　与对胃癌缺乏了解、担忧手术危险性、并发症等有关。

2. 营养失调：低于机体需要量　与食欲缺乏，摄入减少或肿瘤所致高消耗等有关。

3. 知识缺乏：缺乏疾病的防治知识及手术有关的知识。

4. 潜在并发症：胃癌穿孔、出血、幽门梗阻；化疗副作用及胃大部分切除术后并发症。

五、护理措施

（一）术前护理

1. 心理护理　患者常有消极、悲观等负面情绪，应加强对患者情绪变化的关注并鼓励患者主动表达感受，积极提供对疾病治疗、护理和预后有利的信息，向患者解释胃癌手术治疗的必要性，增强患者战胜疾病的信心。鼓励家属给予患者足够的关心和支持，使其能积极配合治疗和护理。

2. 改善营养状况　胃癌患者常由于食欲缺乏、恶心呕吐、摄入不足、消耗增加等因素导致营养状况欠佳。能进食者可根据患者的饮食和生活习惯，制订合理食谱。给予高蛋白、高热量、高维生素、低脂肪、易消化和少渣的食物；对不能进食者，应遵医嘱予以静脉输液，补充足够的热量，必要时输血浆或全血，以改善患者的营养状况，提高其对手术的耐受性。

3. 胃肠道准备　对有幽门梗阻者，在禁食的基础上，术前3日起每晚用温生理盐水洗胃，以减轻胃黏膜的水肿。术前3日给患者口服肠道不吸收的抗生素，必要时清洁肠道。

（二）术后护理

参见本章胃十二指肠溃疡外科治疗患者的护理相关内容。

（三）健康教育

1. 胃癌的预防　积极治疗幽门螺杆菌感染和胃癌的癌前疾病；调整饮食和生活习惯，减少腌制、熏、烤类食物的摄入，戒烟、酒。高危人群定期检查，如大便隐血试验、X线钡餐检查、内镜检查等。

2. 适当活动　参加一定的活动或锻炼，注意劳逸结合，避免过度劳累。

3. 复诊指导　胃癌患者须定期门诊随访。术后3年内每3～6个月复查1次，3～5年每半年复查1次，5年后每年1次。如有不适，应随时复查。

第6节　肠梗阻患者的护理

案例 16-6

患者，男，55岁，因阵发性腹痛、腹胀、肛门停止排气排便3日住院。查体见：腹部呈不对称性膨隆，可见肠型和蠕动波，存在腹部压痛及反跳痛，移动性浊音（–），肠鸣音亢进，有气过水声及金属音；腹部X线检查示小肠有数个液平面。诊断为急性低位性完全性机械性肠梗阻。患者8年前曾因十二指肠球部溃疡穿孔手术。

问题：1. 导致该患者肠梗阻的可能病因是什么？

2. 对该患者术前病情观察的要点有哪些？

一、概　述

肠梗阻是常见的外科急腹症之一，是指由于多种原因使肠内容物不能正常运行和顺利通过肠道。

（一）病因与分类

1. 按病因分类

（1）机械性肠梗阻　最常见。是各种原因导致的肠腔变窄、肠内容物通过障碍。常见原因如下。①肠腔内堵塞：如粪块、结石、寄生虫、异物等。②肠管外受压：如腹腔内肿瘤压迫、肠扭转、术后肠粘连、嵌顿疝等。③肠壁病变：如肿瘤、肠套叠、先天性肠道闭锁等。

（2）动力性肠梗阻　由于神经反射或毒素刺激引起肠壁肌肉功能紊乱，使肠蠕动消失或肠管痉挛，导致肠内容物无法正常通行，但无器质性肠腔狭窄。①麻痹性肠梗阻：常见于急性弥漫性腹膜炎、低钾血症、细菌感染及某些腹部手术后等。②痉挛性肠梗阻：较少见，可见于尿毒症、慢性铅中毒和肠功能紊乱等。

（3）血运性肠梗阻　肠管血运障碍引起肠蠕动能力丧失，肠内容物运行停止。多见于肠系膜血栓形成、栓塞或血管受压。

2. 按肠壁有无血运障碍分类

（1）单纯性肠梗阻　肠内容物通过受阻，但无肠管血运障碍。

（2）绞窄性肠梗阻　伴有肠管血运障碍。

3. 其他　肠梗阻还可根据梗阻部位分为高位（如空肠上段）和低位肠梗阻（如回肠末段与结肠）；根据梗阻的程度分为完全性和不完全性肠梗阻；根据梗阻的发展快慢分为急性和慢性肠梗阻。

（二）病理生理

1. 局部变化　单纯性机械性肠梗阻，梗阻部位以上肠管为克服肠内容物通过障碍可出现肠蠕动增加，肠腔内因液体和气体的集聚而膨胀；肠梗阻部位越低，时间越长，肠腔膨胀越明显。急性完全性梗阻可致肠腔内压力迅速增加，肠壁血管受压，随后肠壁血运发生障碍，肠壁失去活力，肠管变成紫黑色，最终可缺血坏死而溃破穿孔。

2. 全身变化

（1）水、电解质、酸碱平衡失调　高位肠梗阻时，由于频繁呕吐，更容易出现脱水；大量酸性胃液及氯离子的丢失可引起代谢性碱中毒。低位肠梗阻时，肠管活力丧失，胃肠道分泌的大量液体无法被正常吸收，体液的丢失多为碱性或中性；同时组织灌注不良导致酸性代谢产物增加，尿量减少等均极易引起严重的代谢性酸中毒。

（2）感染和中毒　梗阻部位以上肠腔内细菌数量显著增加，产生大量毒素。肠壁血运障碍导致通透性增加，细菌和毒素穿过肠壁引起腹腔内感染，并经腹膜吸收导致全身性感染。低位肠梗阻表现明显。

（3）休克及多器官功能障碍　体液大量丧失、电解质紊乱、酸碱平衡失调及细菌大量繁殖、毒素的释放等可引起严重低血容量性休克和感染性休克。肠腔积气、积液引起腹内压升高，膈肌上抬，导致肺的通气及换气功能障碍；同时下腔静脉回流受阻，从而导致呼吸、循环功能障碍。最后患者可因多器官功能障碍甚至衰竭而死亡。

二、护理评估

（一）健康史

了解患者年龄、性别、生活习惯及个人卫生状况，发病前有无饮食不当、饱餐后剧烈活动等诱因，了解有无腹部手术及外伤史、各种急慢性肠道疾病史等。

（二）身心状况

不同类型肠梗阻的临床表现有所不同，但大多存在腹痛、呕吐、腹胀及肛门停止排便排气等共同表现。

1. 症状与特征

（1）腹痛　由于单纯性机械性肠梗阻梗阻部位以上肠管剧烈蠕动，患者表现为阵发性腹部绞痛；绞窄性肠梗阻表现为持续性剧烈腹痛伴阵发性加重；麻痹性肠梗阻多为全腹持续性胀痛或不适；蛔虫堵塞多引起不完全性肠梗阻，以阵发性脐周腹痛为主。

（2）呕吐　与肠梗阻发生的部位、类型有关。高位肠梗阻呕吐发生较早且频繁，呕吐物主要为胃及十二指肠内容物等；低位肠梗阻呕吐出现较晚，呕吐物初期为胃内容物，后期可呈粪样；麻痹性肠梗阻时呕吐呈溢出性；绞窄性肠梗阻呕吐物为血性或棕褐色液体。

（3）腹胀　程度与梗阻部位有关，发生时间多较腹痛、呕吐晚。高位肠梗阻呕吐频繁，腹胀程度较轻；低位肠梗阻腹胀程度明显。麻痹性肠梗阻则表现为均匀性全腹胀。绞窄性肠梗阻时腹胀多不对称。

（4）肛门停止排便排气　完全性肠梗阻，多不再排便排气，但早期由于梗阻以下肠腔内仍有粪便及气体残存，可在灌肠后或自行排出，故不应因此而排除肠梗阻。不完全性肠梗阻可有多次少量排便排气；绞窄性肠梗阻可排血性黏液样便。

（5）腹部体征　具体如下。①视诊：机械性肠梗阻可见肠型和蠕动波。②触诊：单纯性肠梗阻可有轻度压痛，但无腹膜刺激征；绞窄性肠梗阻可有腹部固定压痛和腹膜刺激征；蛔虫性肠梗阻，常在腹中部触及条索状团块；肠套叠时可扪及腊肠样肿块。③叩诊：绞窄性肠梗阻导致腹腔有渗液时，移动性浊音可呈阳性。④听诊：机械性肠梗阻肠鸣音亢进，有气过水音；麻痹性肠梗阻肠鸣音减弱或消失。

（6）全身体征　肠梗阻初期，患者可无明显全身表现。梗阻晚期或绞窄性肠梗阻时，患者可出现口唇干燥、眼窝凹陷、皮肤弹性下降、尿少或无尿等明显脱水体征，还可出现脉搏细速、血压下降、面色苍白、四肢发冷等全身中毒和休克征象。

2. 心理-社会状况　了解患者及家属对肠梗阻相关知识的掌握程度，家属对患者心理和经济的支持情况；评估患者的心理情况，是否存在过度焦虑或恐惧，是否了解围术期的相关知识；评估患者的家庭、社会支持情况。

（三）辅助检查

1. 实验室检查　肠梗阻患者脱水、血液浓缩时可引起血红蛋白、红细胞压积、尿比重升高。绞窄性肠梗阻多有白细胞计数、中性粒细胞比值显著升高。呕吐物、粪便检查显示有大量红细胞或隐血试验阳性时，提示肠管有血运障碍。

2. 影像学检查　X线检查对诊断肠梗阻有很大价值。一般发生梗阻4～6小时，腹部立位或侧卧位X线片可见多个气液平面（图16-9）及胀气肠袢；空肠梗阻可显示“鱼肋骨刺”状改变；回肠梗阻可见阶梯状气液平面；蛔虫堵塞者可见肠腔内成团的蛔虫成虫体阴影；肠扭转时可见孤立、突出的胀大肠袢。

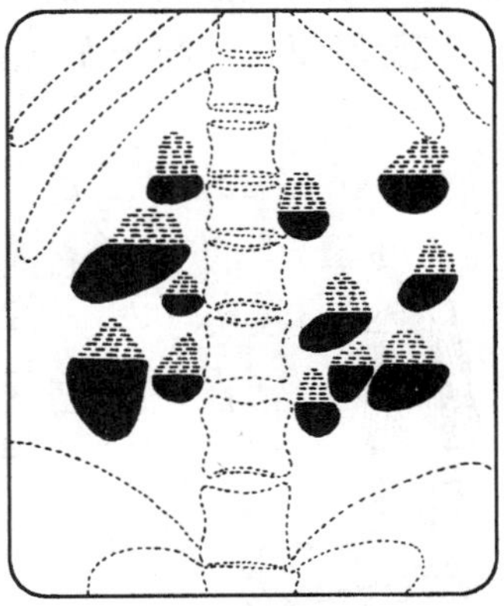

图16-9　气液平面

三、治疗要点

处理原则是纠正肠梗阻引起的全身生理紊乱并解除梗阻。具体治疗方法应根据肠梗阻的病因、性质、类型、部位、程度、有无并发症及患者的全身情况而决定。

1. 非手术治疗 包括禁饮食、胃肠减压，纠正水、电解质及酸碱平衡失调，解痉镇痛，防治感染和中毒等。适用于单纯性粘连性肠梗阻、麻痹性或痉挛性肠梗阻、蛔虫或粪块堵塞引起的肠梗阻等。

2. 手术治疗 适用于各种类型的绞窄性肠梗阻及由肿瘤、先天性肠道畸形引起的肠梗阻，非手术治疗无效者。手术方式如粘连松解术、小肠折叠排列、肠切开取异物、肠套叠复位、肠扭转复位术、肠段切除术、肠短路吻合术等。

四、常见肠梗阻

1. 粘连性肠梗阻 是最常见的肠梗阻类型；多有腹腔手术、创伤、感染、出血、异物史，以腹腔手术最为多见；发生部位多在小肠；有典型的机械性肠梗阻表现；多为单纯性不全性肠梗阻。

2. 肠扭转 ①小肠扭转（图16-10）：较多见，多见于男性青壮年，多有饱餐后剧烈活动史。表现为脐周持续性绞痛、阵发性加剧，常放射至腰背部，呕吐频繁，腹胀不显著或不对称，有时可扪及有压痛的肠袢，严重者有明显的腹膜刺激征，移动性浊音阳性。X线检查结果符合绞窄性肠梗阻的表现。②乙状结肠扭转（图16-11）：多见于有习惯性便秘史的老年男性，或以往有多次腹痛发作经排便、排气后缓解的病史。除腹部绞痛外，呕吐一般不明显，左下腹可见明显膨隆并能触及包块。钡剂灌肠X线检查见扭转部位钡剂受阻，钡影尖端呈锥形或"鸟嘴"形阴影。肠扭转属于绞窄性肠梗阻，应及时手术治疗。

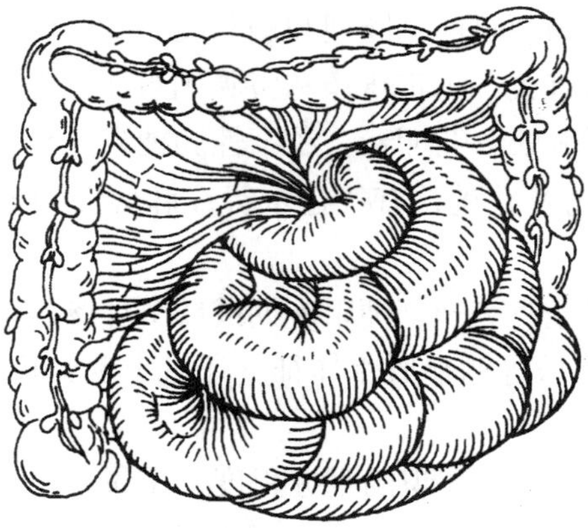

图16-10 小肠扭转

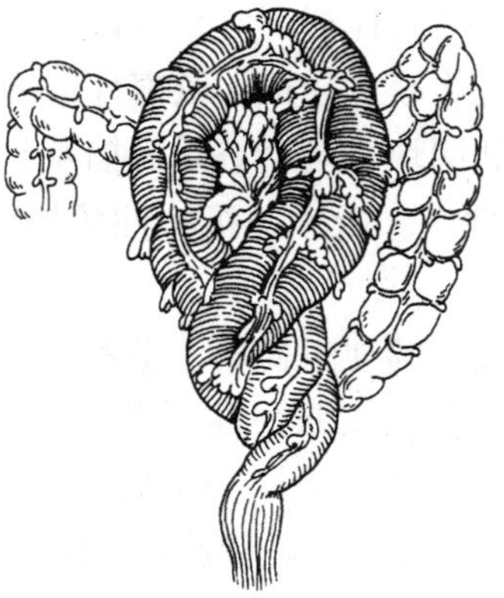

图16-11 乙状结肠扭转

3. 肠套叠 是指一段肠管套入其相邻的肠管内（图16-12）。多见于2岁以下小儿，尤以4～10个月婴儿发病率最高，与饮食性质改变引起的肠功能紊乱有关，以回肠结肠型最为多见。肠套叠的典型表现是阵发性腹痛（哭闹）、果酱样黏液血便、腊肠形腹部肿块，空气或钡剂灌肠X线检查可见空气或钡剂在结肠内逆行受阻，受阻端呈"杯口"状或"弹簧"状阴影。急性肠套叠可危及生命，急救首选空气灌肠复位。灌肠无法复位、肠套叠时间超过48小时或怀疑有肠坏死者，需手术治疗。

五、主要护理诊断/问题

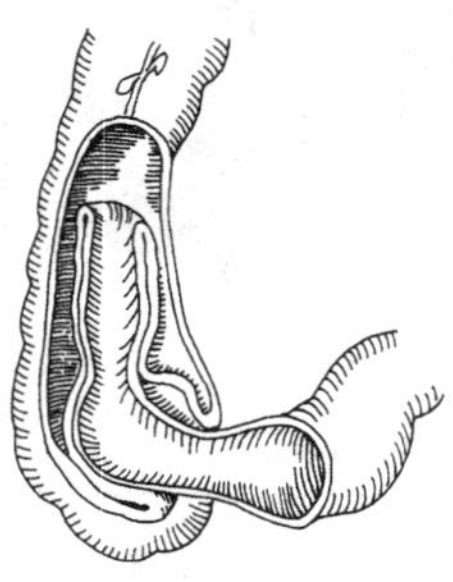

图16-12 肠套叠

1. 急性疼痛 与肠管痉挛、肠壁缺血及手术创伤等有关。

2. 体液不足 与频繁呕吐、肠腔积液、禁饮食、胃肠减压等有关。

3. 低效性呼吸型态 与肠膨胀致膈肌抬高有关。

4. 潜在并发症：如肠坏死、腹膜炎、感染性休克、肠粘连、切口感染等。

六、护理措施

（一）非手术治疗护理/术前护理

1. 病情观察 定时监测患者体温、脉搏、呼吸和血压，密切观察腹痛、腹胀、呕吐、辅助检查结果等变化，若出现以下情况应警惕绞窄性肠梗阻发生的可能：①腹痛发作急骤，表现为持续性剧痛或持续性疼痛伴阵发性加剧。②呕吐出现早、剧烈而频繁。③腹胀不对称，腹部有压痛性肿块。④呕吐物、胃肠减压液、肛门排泄物、腹腔穿刺液为血性。⑤腹膜刺激征明显，存在移动性浊音或气腹征（+）。⑥体温升高、脉率增快、白细胞计数升高。⑦病情进展快，早期出现休克，抗休克治疗无效。⑧经积极非手术治疗但症状体征没有明显改善。⑨腹部X线可见孤立、突出胀大的肠袢，位置固定不变。

2. 一般护理

（1）安置体位　取低半卧位，可减轻腹肌紧张，有利于患者的呼吸。

（2）饮食与营养支持　肠梗阻时需禁饮食，给予肠外营养支持。若梗阻解除，患者开始排气、排便，腹痛、腹胀消失12小时后，可进流质饮食，忌食易产气的甜食和牛奶等；如无不适，24小时后进半流质饮食；3日后进软食。

3. 对症护理

（1）胃肠减压　有效的胃肠减压对单纯性肠梗阻和麻痹性肠梗阻可达到解除梗阻的目的，是治疗肠梗阻的重要措施之一，可减少胃肠道内的积气积液，改善肠壁血液循环。胃肠减压期间应保持减压装置有效的负压和管道通畅，密切观察引流液的颜色、性状和量并正确记录。如发现血性液体，应考虑肠绞窄的可能。

（2）应用解痉剂　在确定无肠绞窄后，可应用阿托品、654-2等抗胆碱类药物，以解除胃肠道平滑肌的痉挛，缓解患者腹痛，但应禁用阿片类镇痛剂，以免掩盖病情。

（3）根据病情遵医嘱补充液体，维持水、电解质及酸碱平衡。

（4）呕吐护理　呕吐时扶患者坐起或将头偏向一侧，及时清除口腔内呕吐物，以免误吸引起吸入性肺炎或窒息。呕吐后尽快漱口，保持口腔清洁。观察和记录呕吐物颜色、性状和量。

4. 做好术前常规准备。

（二）术后护理

1. 一般护理　全麻术后未清醒时予以平卧位，头偏向一侧；麻醉清醒血压平稳后给予半卧位。术后暂禁食，禁食期间给予肠外营养。待肠蠕动恢复、肛门排气后可开始进少量流质；进食后若无不适，逐步过渡至半流质。

2. 术后并发症护理

（1）肠粘连　可由广泛性肠粘连未能分离完全，手术后胃肠道暂时处于麻痹状态，腹腔炎症重新引起粘连而导致。鼓励患者术后早期活动，病情平稳者术后24小时即可开始床上活动，3日后下床活动，以促进机体和胃肠道功能的恢复，防止肠粘连。若出现腹部阵发性腹痛、腹胀、呕吐等，可采用禁食、胃肠减压、防治感染等非手术治疗措施，一般多可缓解。

（2）腹腔内感染及肠瘘　多因术中误伤肠壁、肠道吻合口愈合不良等引起。出现局部或弥漫性腹膜炎表现，腹腔引流管周围流出液体带粪臭味时，应警惕腹腔内感染及肠瘘的可能。遵医嘱进行积极的全身营养支持和抗感染治疗，局部双套管负压引流。引流不畅或感染不能局限者需再次手术处理。妥善固定引流管并保持通畅，观察并记录引流液的颜色、性状和量。更换引流管时注意无菌操作。

（三）健康教育

1. 调整饮食　宜进高蛋白、高维生素、易消化吸收的食物，减少辛辣刺激性食物，避免暴饮暴食，忌饭后剧烈运动。

2. 保持排便通畅　便秘者可通过调整饮食、适当运动、腹部按摩等方法保持大便通畅，无效者酌情给予缓泻剂。

3. 自我监测 指导患者学会自我监测病情，若出现腹痛、腹胀、呕吐、停止排便等不适，应及时就诊。

第7节 急性阑尾炎患者的护理

案例 16-7

患者，男，23岁。主诉：右下腹剧烈疼痛，腹痛开始于脐周，然后转移至右下腹。体检：T 39.3℃，P 115次/分，R 27次/分，BP 120/85mmHg。右下腹压痛、反跳痛、肌紧张，肠鸣音减弱，腰大肌试验阳性。实验室检查：WBC 14.5×10^9/L，中性粒细胞比例0.83。

问题： 该患者的初步诊断是什么？应采取的主要治疗方式是什么？术前术后护理措施有哪些？

一、概 述

急性阑尾炎是指阑尾的急性化脓性感染。该疾病是胃肠外科的常见病，在急腹症中最为多见，多发生于青壮年，男性发病率高于女性。

链 接 阑尾的解剖生理特点

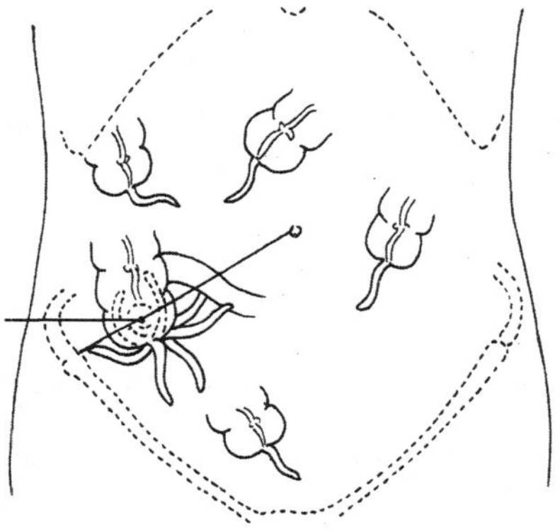

图16-13 阑尾的位置与变异

阑尾是淋巴器官，位于右髂窝部，外形呈蚯蚓状，长5～10cm，直径为0.5～0.7cm。起于盲肠根部，附着于盲肠后内侧壁、3条结肠带的会合点，远端游离于右下腹腔。阑尾的位置随盲肠位置而变化，因此阑尾炎患者的临床症状及压痛部位可有不同。麦氏点是阑尾的体表投影位置，约在脐与右髂前上棘连线中外1/3交界处，是选择阑尾手术切口的标记点（图16-13）。阑尾动脉是无侧支的终末动脉，阑尾急性化脓时，阑尾腔内压力增高使动脉受压，容易导致阑尾缺血、坏死和穿孔。阑尾静脉与阑尾动脉伴行，回流入门静脉，因此阑尾急性化脓时，可引发门静脉炎和肝脓肿。

（一）病因

1. 管腔阻塞 是急性阑尾炎最常见的病因。阑尾管腔细、开口小、系膜短、呈卷曲状，容易引起管腔阻塞。引起管腔阻塞的主要原因是淋巴滤泡明显增生，多见于年轻人；其次是粪石阻塞；少数患者是因异物、食物残渣、炎性狭窄、蛔虫、肿瘤等阻塞。

2. 细菌入侵 阑尾腔阻塞后，肠道内的细菌繁殖并释放毒素，损伤黏膜上皮，形成溃疡，细菌经溃疡处侵入阑尾肌层，阑尾壁间质压力升高，压迫阑尾动脉，影响血液供应，造成阑尾缺血甚至坏疽、穿孔。

（二）病理类型

根据临床发展过程和病理改变情况，可将急性阑尾炎分为以下4种病理类型。

1. 急性单纯性阑尾炎 病变早期，症状和体征较轻。病变多局限于黏膜和黏膜下层。阑尾轻度肿胀，浆膜充血、失去正常光泽且有少量纤维性渗出物，黏膜表面有小溃疡和出血点。

2. 急性化脓性阑尾炎 病变加重，症状和体征较重。常由急性单纯性阑尾炎发展而来。阑尾肿胀明显，浆膜高度充血、表面覆盖脓性渗出液，阑尾腔内有积脓，阑尾周围腹腔内有稀薄脓液，出现局限性腹膜炎。

3. 坏疽性及穿孔性阑尾炎 病变进一步加重，症状和体征严重。由于细菌大量繁殖并释放毒素，阑尾腔内积脓，压力升高，阑尾壁血供受阻，阑尾缺血坏死，外观呈暗紫色或黑色。如阑尾壁全层坏死，则引起阑尾穿孔，可出现急性弥漫性腹膜炎。

4. 阑尾周围脓肿 急性阑尾炎化脓、坏死或穿孔后，大网膜及周围的肠管将阑尾包裹并形成粘连，出现炎性肿块或阑尾周围脓肿。

（三）炎症转归

1. 炎症消退 经及时治疗后，炎症完全消退，恢复正常；或阑尾瘢痕性愈合，阑尾腔狭窄，与周围组织粘连，经常复发；或转为慢性阑尾炎。

2. 炎症局限 化脓性、坏疽性或穿孔性阑尾炎被大网膜及邻近肠管包裹，形成炎性包块或阑尾周围脓肿。

3. 炎症扩散 阑尾坏疽、穿孔出现急性弥漫性腹膜炎；细菌扩散至肝门静脉系统，可引起门静脉炎和肝脓肿；病情严重者可出现感染性休克、多器官衰竭甚至死亡。

二、护理评估

（一）健康史

收集患者的基本资料。了解有无剧烈活动、不洁饮食等因素；了解既往病史，特别注意有无急性阑尾炎发作史等。

（二）身心状况

1. 症状与体征

（1）腹痛与腹膜刺激征　转移性右下腹痛是急性阑尾炎的典型症状，右下腹固定点（通常为麦氏点）压痛是急性阑尾炎的重要体征。发病初期，炎症局限于黏膜及黏膜下层，由内脏神经反射引起上腹或脐周疼痛，范围弥散；数小时后，炎症侵及浆膜，并刺激腹膜壁层，引起躯体神经定位性疼痛，腹痛位置发生转移并固定于右下腹部，出现腹膜刺激征。多数患者具有转移性右下腹痛的特点，少数患者发病初期即出现右下腹痛。阑尾炎类型不同，其腹痛和腹膜刺激征的表现也不同。单纯性阑尾炎仅表现为轻度隐痛，局部压痛；化脓性阑尾炎表现为阵发性胀痛和剧痛，可出现局限性腹膜刺激征；坏疽性阑尾炎表现为持续性剧痛，可出现明显的局限性腹膜刺激征；穿孔性阑尾炎因阑尾腔内压力骤减，腹痛暂时减轻，出现腹膜炎后，腹痛持续加剧且范围扩大，可出现弥漫性腹膜刺激征。

（2）胃肠道表现　发病早期可有反射性恶心、呕吐，部分患者可有便秘或腹泻，伴有弥漫性腹膜炎的患者可出现麻痹性肠梗阻的症状和体征。

（3）右下腹包块　阑尾周围脓肿患者，右下腹可扪及压痛性包块，边界不清且固定。

（4）全身表现　发病早期，多数患者出现乏力、低热。随着炎症加重，可出现全身中毒症状，如寒战、高热、脉速、烦躁不安或反应迟钝等。伴有门静脉炎的患者，可出现寒战、高热、黄疸等。

（5）其他体征

1）结肠充气试验：患者仰卧，检查者用右手压迫患者左下腹，再用左手挤压近侧结肠，结肠内的气体传导至盲肠和阑尾并引起右下腹疼痛为阳性。

2）腰大肌试验：患者向左侧侧卧，检查者协助患者后伸右大腿，引起右下腹疼痛为阳性。该试验阳性提示阑尾位于腰大肌前方，位置比较靠后，为盲肠后位或腹膜后位。

3）闭孔内肌试验：患者仰卧，检查者协助患者屈曲右髋和右大腿，然后被动向内旋转，引起右下腹疼痛为阳性。该试验阳性提示阑尾靠近闭孔内肌。

2. 心理-社会状况 由于该病发病急，腹痛明显，患者及家属容易产生焦虑、紧张甚至恐惧感。

应及时了解患者及家属对疾病的认知情况、心理承受能力、家庭经济状况及社会支持系统等。

（三）辅助检查

1. 实验室检查 行血常规、尿常规检查，多数患者白细胞计数和中性粒细胞比例增加。

2. 影像学检查 应常规行腹部超声检查。必要时行腹部盆腔CT检查排除阑尾周围脓肿。

三、治疗要点

急性阑尾炎的治疗包括手术治疗和非手术治疗。诊断明确者，采取手术治疗；手术风险较大者（高龄、妊娠期、合并较严重内科疾病等），可采取非手术治疗；有明确手术禁忌证者，采取非手术治疗。手术方式包括阑尾切除术和腹腔镜阑尾切除术。阑尾周围脓肿形成者，先采取抗炎治疗，如病情不能控制再行脓肿引流手术或行超声引导下脓肿穿刺置管引流术，必要时行Ⅱ期阑尾切除术（出院3个月后再次住院手术）。术后应注意防治出血、切口感染、肠瘘及粘连性肠梗阻等并发症。

四、特殊类型阑尾炎

1. 小儿急性阑尾炎 病情重，发展快，全腹疼痛，发病早期即出现高热、呕吐等症状。右下腹体征不明显，但有局部压痛和肌紧张。因阑尾壁薄、管腔细、大网膜发育不全，易出现坏疽和穿孔，并继发急性弥漫性腹膜炎。明确诊断后应尽早手术，同时辅以补液、抗炎等治疗。

2. 老年人急性阑尾炎 老年人对疼痛刺激不敏感、腹肌薄弱、大网膜萎缩、防御功能减退，发生急性阑尾炎时，腹痛不剧烈，体征不典型，体温和血白细胞计数升高不明显，呈现出临床表现轻而病理改变重的特点，容易延误诊断和治疗。老人动脉硬化，阑尾动脉随之变化，易出现阑尾缺血坏死。明确诊断应尽早手术，同时辅以补液、抗炎等治疗，并注意内科疾病的治疗。

3. 妊娠期急性阑尾炎 妊娠过程中，子宫逐渐增大，盲肠和阑尾的位置逐渐上移，发生急性阑尾炎时，压痛点随之上移。妊娠后期子宫增大，大网膜不易包裹阑尾，阑尾穿孔后感染不易局限，容易出现急性弥漫性腹膜炎。炎症进一步发展，易致流产或早产，威胁胎儿和孕妇的安全。明确诊断应尽早手术，并根据胎儿和孕妇情况，采取其他诊疗措施，保障胎儿和孕妇的安全。

4. 慢性阑尾炎 多数由急性阑尾炎迁延而成。主要病理改变为阑尾壁不同程度的纤维化和慢性炎症细胞浸润。慢性阑尾炎患者，既往通常有急性阑尾炎发作史，经常出现右下腹疼痛和局限性固定压痛，X线钡灌肠检查可见阑尾不充盈或充盈不全。

五、主要护理诊断/问题

1. 急性疼痛 与阑尾炎症、手术创伤有关。

2. 体温过高 与感染有关。

3. 焦虑/恐惧 与起病急、疼痛、担心疾病预后等有关。

4. 知识缺乏： 缺乏疾病相关知识。

5. 潜在并发症： 如门静脉炎、腹腔脓肿、出血、切口感染、粘连性肠梗阻、肠瘘等。

六、护理措施

（一）术前护理

1. 病情观察 及时观察患者的意识状态、生命体征、腹痛、腹膜刺激征等情况，发现异常及时通知医生、配合处理并做好护理记录。体温高、脉搏快、呼吸快，提示炎症较重；腹痛、腹膜刺激征加重且范围扩大，提示炎症扩散、病情加重；腹痛突然减轻，之后又出现持续、剧烈腹痛，提示阑尾穿孔。

2. 疼痛护理 病情允许应征患者取半卧位，既可减轻腹痛，又利于炎症局限。诊断未明确之前，禁用镇痛剂，防止掩盖病情。诊断明确或拟行急诊手术者，如果疼痛剧烈，应遵医嘱给予镇痛、解痉等处理。

3. 避免肠内压升高 观察期间遵医嘱禁食、禁饮，必要时行胃肠减压；禁止服泻药及灌肠，防止肠内压力增加，导致阑尾穿孔和炎症扩散。

4. 感染控制 遵医嘱及时应用抗生素，高热患者给予降温护理，加强营养支持以增强抵抗力。

5. 心理护理 及时了解患者及家属的心理状况，耐心讲解疾病知识，及时主动告知病情进展及诊疗护理措施，给予心理支持，以减轻患者及家属的焦虑、恐惧感。

6. 并发症的护理

（1）腹腔脓肿 由急性阑尾炎治疗不彻底而引发。最常见的是阑尾周围脓肿。典型表现为压痛性肿块，可出现直肠、膀胱刺激症状和全身中毒症状。可在超声引导下穿刺抽脓、冲洗或置管引流，必要时做好急诊手术准备。

（2）门静脉炎 临床上较少见。主要表现为寒战、高热、剑突下压痛、肝大、轻度黄疸等，严重者可发生感染性休克或脓毒症，治疗不及时可发展为细菌性肝脓肿。诊断明确后，应遵医嘱大剂量应用抗生素，并立即做好急诊手术准备。

7. 术前准备 拟行急诊手术者应紧急做好输液、采血、备皮、注射术前针等准备工作，必要时遵医嘱留置胃管、尿管。

（二）术后护理

1. 病情观察 及时观察并记录患者的意识状态、生命体征和腹部体征变化。发现异常及时通知医生、配合处理并做好护理记录。

2. 体位与活动 回病房时按麻醉护理常规安置体位；麻醉反应消失、病情允许改半卧位，以减轻疼痛，利于呼吸和引流。鼓励患者术后早期活动，如翻身、活动肢体等；术后6小时如麻醉反应消失、病情允许可下床活动，以促进肠蠕动恢复，避免肠粘连发生。

3. 疼痛护理 及时评估并记录患者的疼痛情况，必要时遵医嘱给予镇痛等处理。

4. 饮食指导 肠蠕动恢复前暂禁食、禁饮，肠蠕动恢复后即可进流食，术后早期避免进甜饮料、牛奶等易致肠胀气的饮食。

5. 切口护理 及时观察并记录切口敷料情况，出现敷料松动、脱落、浸湿、污染等情况，应及时通知医生予以更换。及时观察并记录切口愈合情况，出现出血、感染等情况，应及时通知医生、配合处理并做好护理记录。

6. 引流管护理 留置脓肿引流管、腹腔引流管等管道的患者，应妥善固定管道，防止意外拔管或脱管；保持管道通畅，防止管道打折、受压；及时观察并记录引流液的颜色、性状及量；定时更换引流袋并严格无菌操作，避免引流袋高于引流口平面防止逆行感染；发现引流管、引流液异常应及时通知医生、配合处理并做好护理记录。

7. 并发症的预防及护理

（1）切口感染 是阑尾切除术后最常见的并发症，多见于化脓性、坏疽性和穿孔性阑尾炎。及时观察患者有无体温升高和切口胀痛、跳痛、红肿、压痛等情况。发现异常及时通知医生，配合抗炎、脓肿引流等处理，并做好护理记录。

（2）出血 及时观察患者有无敷料渗血、腹痛、腹胀、失血性休克等出血表现，发现异常立即通知医生，给予取平卧位、快速补液、配血、术前准备等处理，并做好护理记录。

（3）粘连性肠梗阻 与局部炎性渗出、手术损伤和术后长期卧床等因素有关。应及时鼓励患者早期下床活动，预防该并发症发生。同时注意观察患者有无腹痛、呕吐、腹胀、肛门排便排气停止等肠梗阻表现。发现异常及时通知医生，给予禁食、禁饮、胃肠减压等处理，并做好护理记录。

（4）阑尾残株炎 阑尾切除时若残端保留超过1cm，术后易发生残株炎症。症状与阑尾炎相同，应注意观察患者有无腹痛、腹膜刺激征等情况，发现异常及时通知医生、配合处理并做好护理记录。

（5）肠瘘/粪瘘　临床上较少见。多因残端结扎线脱落、盲肠原有结核或癌肿等病变、术中直接损伤所致。症状与阑尾周围脓肿基本相同。术后发现切口或瘘口溢出肠内容物，应立即通知医生、配合处理并做好护理记录。阑尾炎所致的粪瘘一般位置较低，对机体影响较小，通过保持引流通畅、清洁创面、加强营养支持等非手术治疗，多数患者可自行闭合。

（三）健康教育

1. 疾病预防指导　告知患者及家属注意饮食卫生，餐后不做剧烈运动，改变高脂肪、高糖、低膳食纤维等不良饮食习惯，积极治疗消化性溃疡、慢性结肠炎等疾病，预防慢性阑尾炎急性发作等。

2. 疾病知识　术前向患者及家属讲解疾病有关知识，禁食、禁饮、半卧位、自我观察腹部的目的及作用等；术后讲解早期下床活动、逐步恢复饮食并注意饮食结构的目的及作用等。

3. 出院健康指导　告知患者如出现腹痛、腹胀等不适，应及时到医院就诊。阑尾周围脓肿未切除阑尾者，告知其出院3个月后再次住院行阑尾切除术。

第8节　大肠癌患者的护理

案例 16-8

患者，男，56岁，因大便习惯改变1年余，加重1周入院。患者1年前开始出现排便习惯改变，排便次数明显增加，偶有便中带血及黏液，在村卫生室按结肠炎治疗，效果不明显。1周前开始出现腹胀，大便变细，排便前有肛门下坠感，有时出现黏液脓血便。大便潜血试验（+）。直肠镜检查：直肠明显狭窄，直肠前壁距肛门5cm处可触及一个大小3cm×3cm肿块。初步诊断为：直肠癌。

问题：为患者做术前肠道准备，可采取哪些方法？

一、概　　述

大肠癌是我国常见的消化道恶性肿瘤之一，在我国其发病率很高。根据国家癌症中心公布的最新数据，2015年中国结直肠癌新发病例38.8万例，占全部恶性肿瘤发病的9.9%。

大肠癌包括结肠癌和直肠癌，其中直肠癌最为多见，大肠癌好发年龄为40～60岁。

（一）病因

大肠癌的确切发病原因目前尚不清楚。

1. 个人饮食及生活习惯　长期高脂、高动物蛋白食物可诱发大肠癌。少纤维食物使粪便通过肠道速度减慢，使致癌物质与肠黏膜接触时间延长，增加致癌作用。

2. 大肠慢性炎症性疾病史　溃疡性结肠炎、结肠克罗恩病已被列为癌前疾病，慢性炎症使肠黏膜处于反复破坏和修复状态而癌变。我国血吸虫病流行区大肠癌的发病率和死亡率均较高，其死亡率随血吸虫病流行的严重程度而上升。

3. 其他癌前疾病史　家族性肠息肉病致癌率是正常人的5倍；大肠腺瘤尤其是绒毛状腺瘤发生癌变的风险较高。

4. 家族遗传史　流行病学调查发现有为数不少的大肠癌家族，说明大肠癌与遗传因素关系密切，抑癌基因突变和遗传不稳定性使其成为大肠癌的易感人群。

（二）分型

大肠癌可分为溃疡型（图16-14）、肿块型（图16-15）和浸润型（图16-16）等3种类型，以溃疡型最多见。组织学分型主要为腺癌（95%）（起源于肠黏膜上皮）。

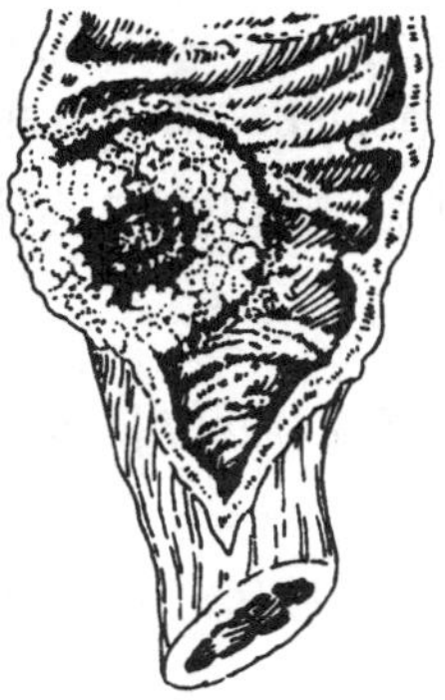

图16-14　溃疡型结肠癌

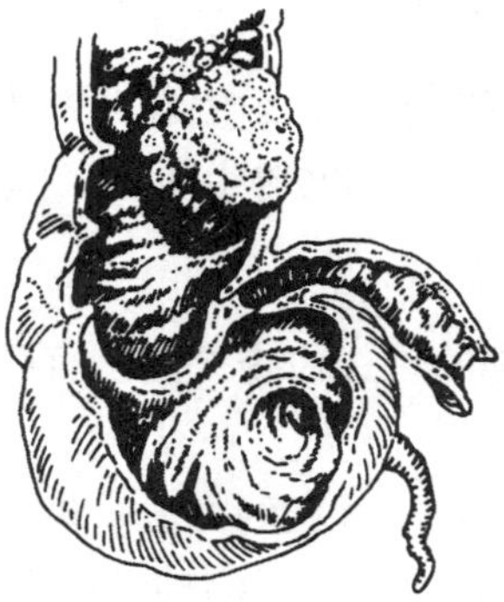

图16-15　肿块型结肠癌

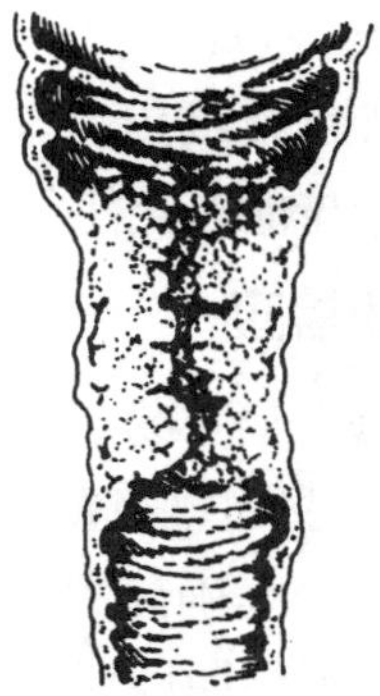

图16-16　浸润型结肠癌

（三）扩散和转移

1. 淋巴转移　是大肠癌主要的转移途径。首先转移到肠壁和肠旁淋巴结，再到肠系膜血管周围和肠系膜血管根部淋巴结，经腹主动脉旁的淋巴结向上转移。

2. 血行转移　癌肿向深层浸润后，侵入肠系膜血管，癌栓可沿门静脉系统转移至肝。甚至可进入体循环向远处转移至肺、脑、骨等。

3. 直接蔓延　癌细胞向肠管四周及肠壁深部浸润，可侵及周围邻近器官，如膀胱、女性子宫、输尿管、前列腺等。

4. 种植转移　癌细胞穿透肠壁后，脱落的癌细胞可种植于腹膜或其他器官表面。

二、护理评估

（一）健康史

了解患者年龄、性别、饮食习惯；评估患者既往是否患过结、直肠慢性炎性疾病，如溃疡性结肠炎、克罗恩病；了解有无家族性肠息肉病，询问其家族中有无类似病史。

（二）身心状况

1. 结肠癌

（1）排便习惯和粪便性状改变　常为首发症状。表现为排便次数增多、粪便不成形或稀便。癌肿造成部分肠梗阻时，可出现腹泻与便秘交替现象。癌肿表面破溃、感染等，会出现血性、脓性、黏液性便。

（2）腹痛　早期症状，疼痛部位不明确，多为持续性隐痛或腹部不适、腹胀感。当癌肿并发感染或出现急性肠梗阻时，疼痛加剧。

（3）腹部肿块　腹部可扪及肿块，质地坚硬，呈结节状。如为横结肠癌和乙状结肠癌可有一定活动度，如癌肿穿透并发生感染时，肿块固定，且有明显的压痛。

（4）肠梗阻　属晚期症状。一般呈低位、慢性、不完全性梗阻。

（5）恶病质表现　晚期患者因长期慢性失血、癌肿溃烂、感染、毒素吸收等，出现贫血、消瘦、乏力、低热等。

由于癌肿病理类型和部位的不同，临床表现也有区别，一般右半结肠癌以全身中毒症状、贫血、腹部肿块为主要表现；左半结肠癌则以慢性肠梗阻、便秘、腹泻、血便等症状为主要表现。

2. 直肠癌

（1）直肠刺激症状　排便习惯的改变，肛门下坠及排便不尽感、里急后重等，是最早出现的症状。

（2）黏液血便　直肠癌患者最常见的症状。癌肿破溃表现为大便带血及黏液，发生感染时可出现脓血便。

（3）肠腔狭窄表现　大便变形、变细，梗阻后有腹胀、阵发性腹痛、肠鸣音亢进，排便困难等肠梗阻表现。

3. 心理-社会状况 大肠癌患者除具有恶性肿瘤患者的一般心理反应外，治疗方式往往会使患者产生严重的精神困扰或焦虑。如肠造口的患者，因生理功能改变及存在异味而造成自我形象受损，患者有自卑、不愿与他人交往、焦虑等心理反应，对生活、工作失去信心，有些患者甚至拒绝手术。

（三）辅助检查

1. 直肠指检 简单易行，是直肠癌的首选检查方法。直肠癌中近75%为低位直肠癌，因此大多数患者经直肠指诊可发现肿瘤。

2. 内镜检查 是确诊大肠癌最有效、最可靠的方法。检查方法包括直肠镜、乙状结肠镜和纤维结肠镜等，可以发现早期病变，并可钳取病变组织做病理学检查。

3. 影像学检查 钡剂灌肠或气钡双重造影检查及B超、CT等。

4. 肿瘤标志物 常用的是癌胚抗原（CEA），但对大肠癌的诊断价值并不大，主要用于判断大肠癌的预后和监测复发。

5. 大便隐血试验 可作为大肠癌初筛手段。

三、治疗要点

大肠癌一般采用以手术切除为主的综合治疗。

（一）手术治疗

1. 结肠癌根治术 常见的手术方式有右半结肠切除术（图16-17）、横结肠切除术（图16-18）、左半结肠切除术（图16-19）、乙状结肠癌的根治切除术（图16-20）。

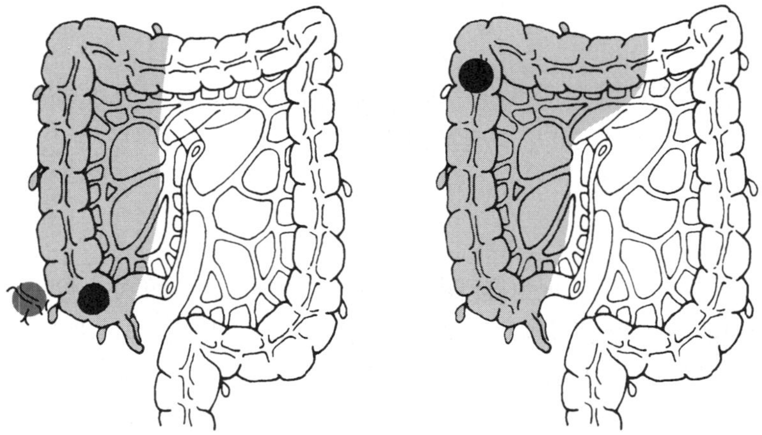

图16-17 右半结肠切除范围

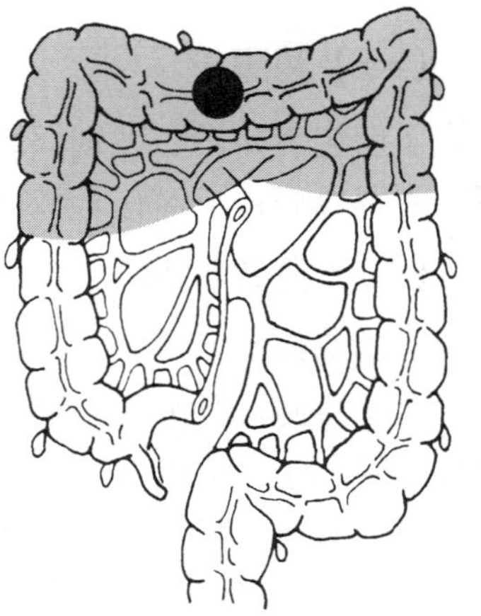

图16-18 横结肠切除范围

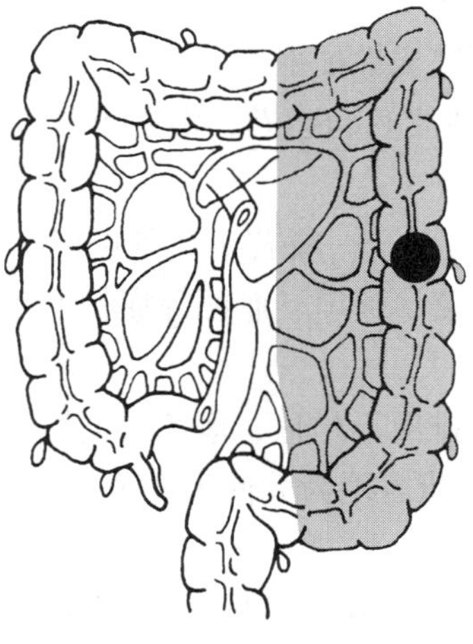

图16-19 左半结肠切除范围

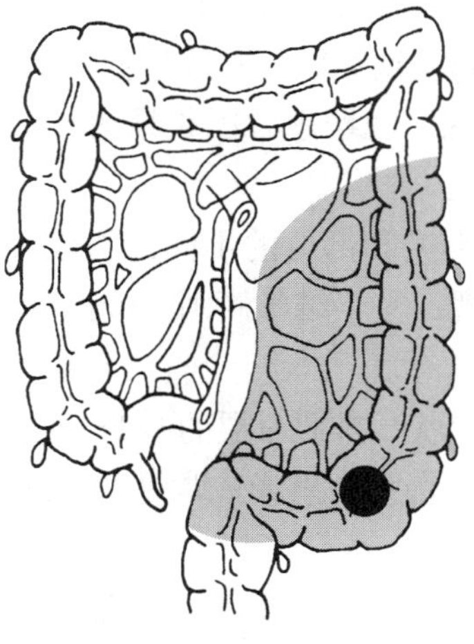

图16-20 乙状结肠切除范围

2. 直肠癌根治术　常用手术方式如下。①腹会阴部联合直肠癌根治术（Miles手术）：主要适用于腹膜返折以下的直肠癌。手术切除清扫范围较彻底（图16-21），但需于左下腹行永久性乙状结肠单腔造口（人工肛门）。②经腹直肠癌切除术（直肠前切除术，Dixon手术）：是目前应用最多的直肠癌根治术（图16-22），适用于距肛缘5cm以上的直肠癌，手术切除肿瘤后，作直肠和乙状结肠端端吻合，保留正常肛门。③经腹直肠癌切除、近端造口、远端封闭手术（Hartmann手术）：适用于全身一般情况很差，不能耐受Miles手术，或急性梗阻不宜行Dixon手术的直肠癌患者。

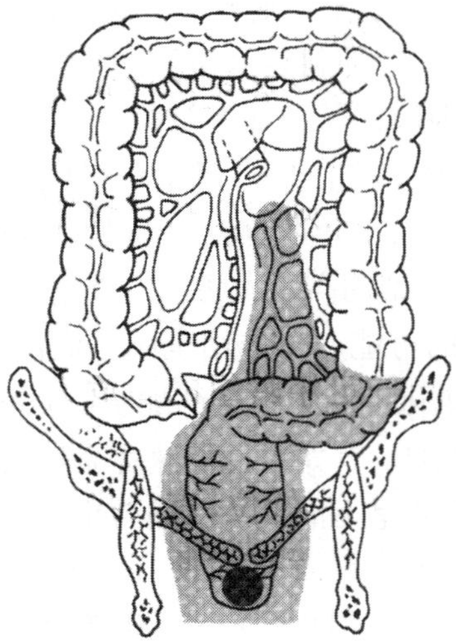

图16-21　Miles手术示意图

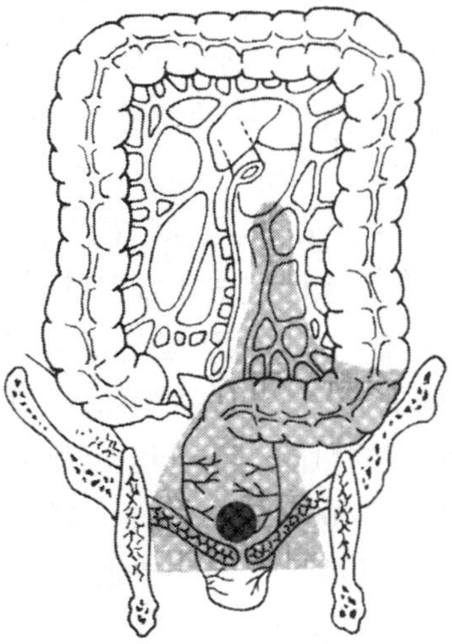

图16-22　Dixon手术示意图

（二）非手术治疗

化学治疗可作为大肠癌根治性手术的辅助治疗，平均可提高5年生存率。一般以氟尿嘧啶为基础用药，配合左旋咪唑或亚叶酸钙。放射治疗可作为直肠癌手术切除的辅助疗法，术前放疗可以提高手术切除率、降低患者的手术后复发率；术后放疗适用于直肠癌晚期患者、手术未达到根治或手术后局部复发的患者。低位直肠癌形成肠腔狭窄且不能手术者，可用电灼、液氮冷冻和激光凝固等局部治疗或放置金属支架，以改善症状；中医药治疗可配合化疗、放疗或手术后治疗，以减轻不良反应。

四、主要护理诊断/问题

1. 恐惧/焦虑　与对癌症、手术的恐惧及担心预后有关。

2. 知识缺乏：缺乏有关肠道手术的注意事项及结肠造口的护理知识。

3. 疼痛　与癌症侵蚀及手术创伤有关。

4. 营养失调：低于机体需要量　与癌肿慢性消耗、慢性出血、感染有关。

5. 体象紊乱　与腹部结肠造口的建立、排便途径改变有关。

6. 潜在并发症：如出血、感染、造口坏死或狭窄等。

五、护理措施

（一）术前护理

1. 心理护理　根据病情做好安慰、解释工作，对需做结肠造口的患者，要让患者了解术后对消化功能并无影响，并解释造口的部位，以及有关护理知识。说明结肠造口虽会给患者的生活带来不便，但自我处理得当，仍能正常生活，必要时可安排同类疾病手术成功的患者与其交谈，寻求可能的社会支持，以帮助患者增强治疗疾病的信心。争取患者在手术前做好手术后适应社会交往或公共场所活动的心理准备。

2. 加强营养支持 给予患者高蛋白、高热量、富含维生素及易消化的少渣饮食。必要时可少量多次输血，以纠正贫血和低蛋白血症。出现肠梗阻的患者有明显脱水时，应及时纠正体液平衡紊乱，提高机体对手术的耐受力。

3. 肠道准备 手术前清洁肠道，使结肠排空，尽量减少肠腔内细菌数量，减少手术中污染，防止手术后腹胀和切口感染，有利于吻合口愈合，是大肠癌手术前护理的重点。一般通过控制饮食、口服肠道抗菌药物及泻剂、多次灌肠等方法来完成。

（1）传统肠道准备 具体如下。①控制饮食：术前3日进少渣半流质饮食，术前2日起进流质饮食，以减少粪便的产生，有利于肠道清洁，术日晨禁食。②抑制肠道细菌：术前2～3日起，口服肠道不吸收的抗生素，如新霉素、甲硝唑等，以抑制肠道细菌；肠道细菌被抑制时致维生素K合成障碍，应同时肌内注射维生素K 10mg，每日1次。③清洁肠道：术前2～3日给予口服缓泻剂，如液状石蜡20～30ml或硫酸镁15～20g，以加速排出肠内容物；术前2日晚用1%～2%肥皂水灌肠1次，术前1日晚及术日晨做清洁灌肠，灌肠宜选用细肛管，轻柔插入，禁用高压灌肠，以避免癌细胞扩散。

（2）全肠道灌洗法 为免除灌肠造成癌细胞扩散的可能，可选用全肠道灌洗法。术前12～14小时，口服37℃左右的等渗平衡电解质溶液（氯化钠、氯化钾、碳酸氢钠配制）6000ml，产生容量性腹泻而达到彻底清洗肠道的目的。全过程持续时间3～4小时。开始时饮用速度需较快，2000～3000ml/h，排便后速度逐渐减慢至1000～1500ml/h，直至排出的粪便呈无渣、清水样为止。注意监测患者心肺功能，对年老体弱、心肾功能不全和肠梗阻的患者禁用。

（3）口服甘露醇法 术前1日午餐后0.5～2小时口服甘露醇1500ml，由于甘露醇属于高渗液，进入肠道后吸收水分而使肠道内容物被稀释，最终产生腹泻而达到清洁肠道的目的。需要注意甘露醇被肠道细菌分解产生的气体遇到电刀易发生爆炸，手术中使用电刀时应予注意。对年老体弱、心肾功能不全者禁用。

4. 坐浴及阴道冲洗 直肠癌患者手术前2日每晚用1∶5000高锰酸钾溶液坐浴；女性直肠癌患者遵医嘱于手术前3日每晚冲洗阴道，以备手术中切除子宫及阴道。

5. 术日晨留置胃管和导尿管 手术前常规放置胃管，有肠梗阻症状的患者应及早放置胃管，减轻腹胀；留置导尿管可排空膀胱，防止术中损伤膀胱，并可预防术后尿潴留。

6. 其他 协助医生做好手术前各项检查，常规准备术中使用的抗肿瘤药物等。

（二）术后护理

1. 病情观察 每0.5～1小时观察患者的意识并测量血压、脉搏、呼吸1次，做好记录。病情稳定后，酌情延长间隔时间。

2. 体位 病情平稳时，宜改为半卧位，以利呼吸和引流。

3. 饮食指导 早期禁食，持续胃肠减压，静脉补液。肛门排气或结肠造口开放后解除胃肠减压，进流质饮食，1周后可进软食，2周左右进食普食。饮食宜选用营养丰富、易消化吸收的少渣饮食。

4. 切口的护理 密切观察伤口情况，注意有无红肿、疼痛等感染现象，保证伤口敷料清洁、干燥，注意及时更换。会阴部切口护理应注意在术后4～7日，予以1∶5000的高锰酸钾溶液温水坐浴，每日2次。

5. 引流管的护理 大肠癌根治术后常放置腹腔引流管，直肠癌根治术后常规放置骶前引流管，并予以负压吸引。要保持腹腔及骶前引流管通畅，避免受压、扭曲、堵塞，防止渗血、渗液潴留于残腔；密切观察并记录引流液的色、质、量等，一般骶前引流管放置5～7日。

6. 留置导尿的护理 术后因膀胱后倾或骶前神经损伤，可引起尿潴留，故术后一般留置导尿管1～2周，必须保持其通畅，防止扭曲、受压，观察尿液情况，并详细记录；做好导尿管护理，每日尿道口护理2次，防止泌尿系感染；拔管前先试行夹管1～2日，每4～6小时或患者有尿意时开放，以训练膀胱舒缩功能，防止排尿功能障碍。

7. 排便护理 大肠癌手术后尤其是Dixon手术后患者，可出现排便次数增多或排便失禁，应指导患者调整饮食；进行肛门括约肌舒缩练习；便后清洁肛门，并在肛周皮肤涂抹氧化锌软膏以保护肛周皮肤。

8. 并发症的预防及护理

（1）切口感染及裂开 由于癌肿患者全身抵抗力及修复能力低下，术后有发生切口感染或裂开的可能。故术后应密切观察患者体温变化及局部切口情况，保持切口清洁、干燥，及时更换敷料。加强营养支持，促进伤口愈合。Miles手术后患者，适当限制下肢外展，以免造成会阴部切口裂开；会阴部可于骶前引流管拔除后，开始用温热的1：5000高锰酸钾溶液坐浴，每日2次；手术后常规使用抗生素预防感染。

（2）吻合口瘘 常发生于手术后1周左右。应注意观察患者有无腹膜炎的表现，有无腹腔内或盆腔内脓肿的表现，有无从切口渗出或引流管引流出稀粪样肠内容物等。对有大肠吻合口的手术后患者，手术后7～10日内严禁灌肠，以免影响吻合口的愈合。若发生瘘，应保持充分、有效的引流，若引流不畅，必要时可手术重新安置引流管；使用有效抗生素控制感染；给予TPN以加强营养支持。若瘘口大、渗漏粪液较多，伴有腹膜炎或盆腔脓肿者，则必须再次手术，做瘘口近侧结肠造口或将瘘口肠段外置，以转流粪便，同时手术中做腹腔清理。清除残留粪便，促进愈合。

9. 结肠造口的护理 造口护理是Miles手术后护理的重点。

（1）造瘘口局部护理 用凡士林或0.9%氯化钠溶液纱布外敷结肠造口，外层敷料渗湿后应及时更换，防止感染；注意造口肠管有无因张力过大、缝合不严、血运障碍等因素造成回缩、出血、坏死；手术后1周或造口处伤口愈合后，每日扩张造瘘口1次，防止造口狭窄；注意患者有无恶心、呕吐、腹痛、腹胀、停止排气排便等肠梗阻症状，若患者进食后3～4日未排便，可用液状石蜡或肥皂水经结肠造口做低压灌肠，注意橡胶肛管插入造口不超过10cm，压力不能过大，以防肠道穿孔。

（2）保护腹壁切口 术后2～3日造口开放后，取左侧卧位，用塑料薄膜将腹部切口与造口隔开，注意避免粪便污染手术切口造成感染；及时清理流出的粪液，用温水洗净并消毒造口的皮肤，造口周围皮肤涂锌氧油保护。

（3）正确使用造口袋（肛袋） 方法如下。①选袋：选用袋口大小适宜的肛袋。②系袋：用袋前先用中性皂或0.5%氯己定溶液将造口周围皮肤洗净，擦干后涂抹锌氧油保护皮肤，袋囊朝下，袋口贴敷于造口处，用弹性腰带将肛袋系于腰间。③换袋：袋内存积粪便达1/3容积时，应及时更换清理；皮肤清洁、涂锌氧油保护后，再佩戴清洁肛门袋。④肛袋保养：患者可备3～4个造口袋用于更换，除一次性肛袋外，倒出肛袋内排泄物后，用中性洗涤剂和清水洗净，0.1%氯己定溶液浸泡30分钟，擦干、晾干备用。粪便成形及养成定时排便习惯后可不用肛袋，患者每日排便后用清洁敷料覆盖造口即可。

（4）饮食指导 注意饮食卫生，避免因食物中毒等原因引起腹泻；避免食用产气性、有刺激性或易引起便秘的食物，鼓励患者多吃新鲜蔬菜、水果。腹泻时可用收敛性药物，便秘时可自行扩肛或灌肠。

（5）结肠造口术后心理护理 首先应注意患者是否出现否认、抑郁或愤怒的情绪反应，鼓励患者正视现实，理解结肠造口的治疗价值，指导协助患者逐步获得独立护理造口的能力；鼓励患者逐渐适应造口并恢复正常生活，参加适量的运动和社交活动。适应新的生活方式，重塑自我形象，促进患者身心康复。

（6）造口并发症的护理 方法如下。①造口狭窄：术后瘢痕挛缩所致，可有停止排便、排气等症状。可于术后1周左右造口拆线后，用示指、中指持续扩肛每日1次，每次5～10分钟。扩肛时指套涂液状石蜡缓慢插入，避免暴力。②造口肠管坏死：注意观察造口肠管黏膜。③便秘：可予以缓泻剂或低压灌肠处理。注意饮食预防。

（三）健康教育

1. 保持良好的饮食习惯，多进食果蔬、富含粗纤维食物，多饮水，避免高脂、辛辣饮食。结肠造口者则需要适当控制粗纤维摄入，避免过稀、过凉、易致肠胀气的食物。

2. 有家族病史者，应积极定期体检筛查。

3. 造口患者，出院后应提高自理能力，积极预防造口狭窄等并发症，每1～2周扩肛1次，坚持2～3个月。饮食需注意预防便秘、腹胀、腹泻等情况发生。

4. 养成定时排便习惯，建立社交、工作信心。

5. 定期复查，一般在手术后每3～6个月复查1次，以便及时发现癌肿复发或转移情况。继续化疗的患者要定期检查血常规，尤其是白细胞和血小板计数。

第9节　直肠肛管疾病患者的护理

案例16-9

患者，男，40岁，3年前出现排便带血，鲜血常覆盖于粪便表面或便纸染血，同时伴肛门肿块脱出，平卧时可自行回纳。1周前排便时及便后肛门出现剧痛，有鲜血滴出，便后疼痛持续时间较长，可达数小时。

问题：1. 该患者最有可能患有痔的类型是什么？

2. 引起该患者肛门剧痛的可能原因是什么？

3. 应对该患者采取哪些护理措施？

一、护理评估

（一）痔

痔是最常见的肛肠疾病，可发生于任何年龄，且发病率随年龄增长而增高。根据痔所在部位的不同分为内痔、外痔及混合痔（图16-23）。内痔位于齿状线以上，表面覆盖直肠黏膜，好发部位为截石位3、7、11点。外痔由齿状线下方的直肠下静脉丛形成，表面覆盖肛管皮肤；分为血栓性外痔、结缔组织性外痔（皮赘）、静脉曲张性外痔，其中血栓性外痔最常见。混合痔位于齿状线上、下，表面被直肠黏膜和肛管皮肤覆盖。

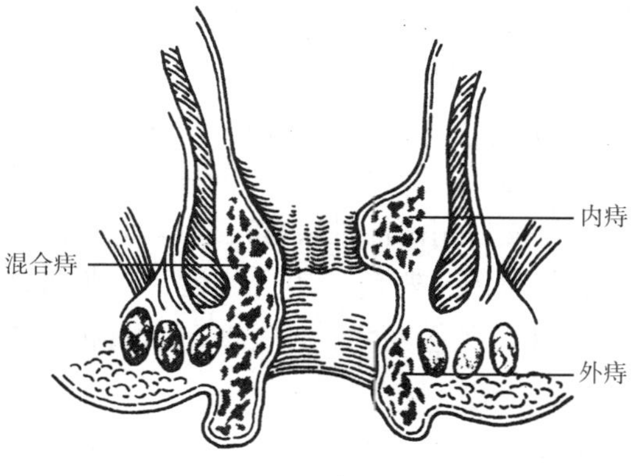

图16-23　痔的分类

1. 健康史　询问患者的性别、年龄、职业及饮食习惯，了解痔发生的原因。

（1）腹内压升高　久坐久站、长期从事重体力劳动、便秘、前列腺增生、妊娠、腹水及肿块等均能造成腹内压升高，影响直肠静脉回流，易发生痔。

（2）慢性感染　直肠下端和肛管的长期慢性感染，引起排便次数增加；另外局部感染，也使直肠静脉及周围组织纤维化，弹性降低，引起静脉回流障碍，发生扩张形成痔。

（3）其他因素　年老体弱或长期疾病，亦引起营养不良，使局部组织萎缩，静脉也易扩张形成痔。另外长期饮酒及喜食辛辣刺激性食物，是痔发生诱因。

2. 身心状况

（1）内痔　主要表现为无痛性便血及痔块脱出。按病情轻重可分为4期（表16-3）。

表16-3 各期内痔表现特点

内痔分期	身体状况
Ⅰ期	无痛性便血或便后滴血，可自行停止，无痔核脱出
Ⅱ期	便血常见，量大甚至喷射而出，便时有痔核脱出，便后自行回纳
Ⅲ期	出血量可能减少，腹内压升高时痔核即可脱出，不能自行回纳
Ⅳ期	偶有便血，痔块长期脱出于肛门外或回纳后又脱出

（2）外痔　主要表现为肛门不适，常有黏液分泌物流出及局部瘙痒。血栓性外痔时，疼痛剧烈，咳嗽或排便时加剧，肛周可见暗紫色椭圆形肿物，表面皮肤水肿、质硬、压痛明显。

（3）混合痔兼有内痔及外痔的临床表现。

（4）心理-社会状况　评估患者情绪状态、对疾病及预后的认知程度。

3. 辅助检查　肛门镜检查可以确诊，可观察到痔的情况，以及直肠黏膜有无充血、水肿、溃疡、肿块等，还可排除其他直肠疾病。

4. 治疗要点　无症状者无须治疗；有症状者重点在于减轻及消除症状，首选非手术治疗，治疗失败或不宜保守治疗时才考虑手术治疗。

（1）非手术治疗　主要如下。①一般治疗：适用于痔初期。通过饮食调整、温水坐浴、肛管内用药等措施可取得较好效果。②其他：注射疗法、胶圈套扎疗法、多普勒超声引导下痔动脉结扎术等。

（2）手术治疗　常用手术方法包括痔切除术、吻合器痔上黏膜环切术、激光切除痔核、血栓性外痔剥离术等。

（二）肛裂

肛裂是肛管皮肤全层裂开后形成的经久不愈的缺血性溃疡或裂口。多见于青中年人。肛裂好发于肛管的后正中线（图16-24），因此处肛管外括约肌浅部形成的肛尾韧带较坚硬、伸缩性差，血供亦差；且排便时，肛管后壁承受压力最大，易受损伤。急性肛裂大多裂口边缘整齐，底浅、浅红色并有弹性，无瘢痕形成；慢性肛裂因反复损伤与感染，基底深且不整齐，呈灰白色，质硬，边缘纤维化增厚。

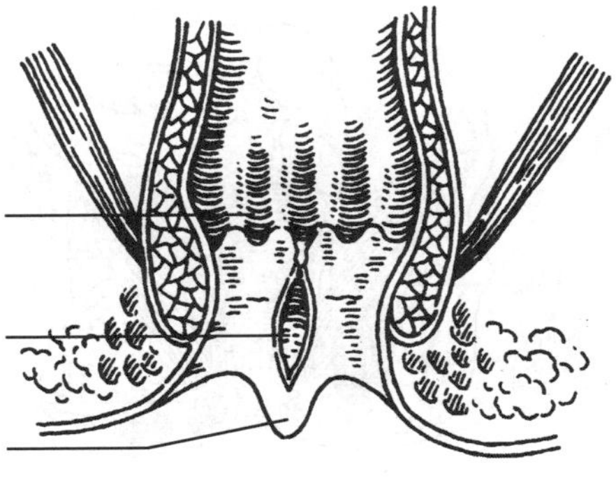

图16-24　肛裂

1. 健康史　了解患者有无长期饮酒、喜食刺激性饮食的习惯，有无长期便秘、粪便干结等情况。了解肛裂发生的原因。

（1）直接原因　长期便秘、粪便干结引起的排便时机械性创伤是大多数肛裂形成的直接原因。

（2）间接原因　肛裂多发生于后位，且不易愈合，故近年来认为与血供有关。肛管后方由肛管外括约肌浅部形成的肛尾韧带伸缩性差、较坚硬，血供亦差；肛管与直肠成角相延续，排便时，肛管后壁承受压力最大，后正中线最易受损伤。

2. 身心状况

（1）症状与体征

1）疼痛：表现为规律性的便时和便后肛门处烧灼样或刀割样剧烈疼痛。排便时干硬粪便刺激可出现，便后数分钟可缓解；随后肛门括约肌反射性痉挛可再次引发剧烈疼痛，常持续数分钟到数小时。以上“排便时疼痛 - 间歇期 - 括约肌挛缩痛”称为肛裂疼痛周期。

2）便秘：患者因惧怕疼痛而不愿排便，引起或加重便秘，使粪便更加干结，进一步加重肛裂，形成恶性循环。

3）出血：排便时干结粪便擦伤溃疡面或肛管裂口被撑开，引发少量出血，在粪便表面、手纸上可见少量血迹。

4）肛裂三联征：肛管的后正中线可见单发、纵行、梭状溃疡裂隙；裂隙上端的肛瓣和肛乳头水肿，形成肥大乳头；下端皮肤因炎症、水肿及静脉、淋巴回流受阻，形成突出于肛门之外的袋状皮垂，形似外痔，称为前哨痔。溃疡裂隙、肛乳头肥大和前哨痔，合称为肛裂三联征，为肛裂典型体征。

（2）心理-社会状况　评估患者情绪状态、对疾病的认知程度、对治疗方案的接受程度、对疾病康复的认知程度，社会支持情况。

3. 辅助检查　为避免增加患者痛苦，已确诊肛裂者，一般应避免直肠指诊或肛门镜检查。如有必要，可取活组织行病理检查。

4. 治疗要点

（1）非手术治疗　原则是软化大便，保持大便通畅；解除肛门括约肌痉挛，缓解疼痛；促进局部创面愈合。具体措施有：①服用缓泻剂，软化大便。②增加水和多纤维性食物的摄入，预防便秘。③局部坐浴，保持清洁。④局麻下扩肛，可使括约肌松弛，减轻疼痛，促进溃疡愈合。

（2）手术治疗　适用于经久不愈、非手术治疗无效且症状较重的陈旧性肛裂。手术方法有肛裂切除术和肛管内括约肌切断术。

（三）直肠肛管周围脓肿

直肠肛管周围脓肿是指直肠肛管周围间隙或软组织的急性化脓性感染，并发展成为脓肿。绝大多数直肠肛管周围脓肿源于肛腺感染，少数可继发于外伤、肛裂或痔药物注射治疗等。肛腺开口于肛窦底部，当粪便存留于肛窦引发感染时，会累及肛腺。肛腺感染可蔓延至直肠肛管周围间隙，从而形成不同部位的脓肿。多数脓肿可穿破皮肤或在切开引流后形成肛瘘。在直肠肛管周围炎症病理过程中，急性期表现为脓肿，慢性期则表现为肛瘘。可分为骨盆直肠间隙脓肿、坐骨肛管间隙脓肿、肛门周围皮下脓肿（图16-25）。

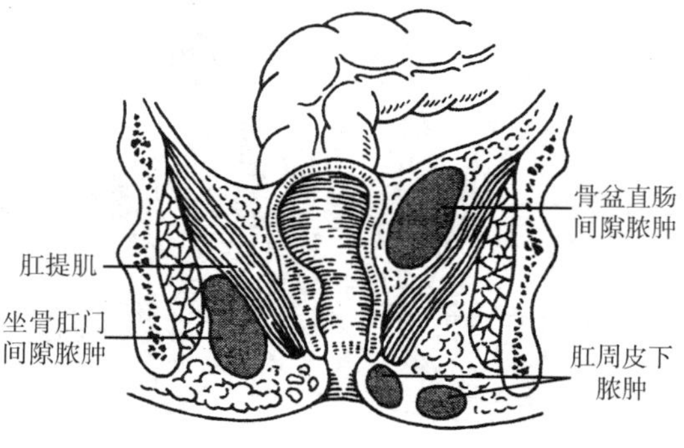

图16-25　直肠肛管周围脓肿

1. 健康史　了解患者有无肛门瘙痒、刺痛、分泌物等肛窦炎、肛腺感染表现，了解有无肛周软组织感染、损伤、内痔、肛裂、药物注射治疗等病史。直肠肛管周围脓肿大多由肛窦炎或肛腺感染引起，也可继发于肛周软组织感染、损伤、内痔、肛裂及药物注射等。肛腺开口于肛窦，因肛窦开口向上，便秘、腹泻时易引发肛窦炎，感染可向上、下、外扩散至直肠肛管周围间隙。

2. 身心状况

（1）肛门周围皮下脓肿　最常见。位置多表浅，局部表现突出，主要表现为肛周持续性跳痛，可因排便、局部受压、摩擦或咳嗽而疼痛加剧。早期局部红肿、发硬，压痛明显，脓肿形成后则波动明显，若自行穿破皮肤，则脓液排出。全身感染症状不明显。

（2）坐骨肛管间隙脓肿　较常见，脓肿位于肛提肌以下的坐骨、肛管之间的软组织间隙内，该间隙空间较大，故形成的脓肿也较大。除头痛、寒战、发热、乏力、食欲缺乏、恶心等全身表现外，还可出现局部红、肿、热、痛，炎症波及直肠和膀胱时可出现排尿困难、里急后重。脓肿形成后，行直肠指检可于直肠肠壁触及波动感，穿刺可抽到脓液。

（3）骨盆直肠间隙脓肿　较少见，脓肿位于肛提肌以上的坐骨、直肠间隙内，此处位置深而高，引起的全身感染症状较重而局部症状不明显。早期即可出现持续高热、寒战、乏力等全身中毒症状；局部表现为直肠刺激症状和膀胱刺激症状，有明显排便痛和排尿困难。直肠指检可于直肠壁触及痛性包块，穿刺可抽到脓液。

（4）心理-社会状况 评估患者情绪状态、对疾病的认知程度、对手术的接受程度，以及社会支持情况。

3. 辅助检查

（1）局部穿刺 抽出脓液有确诊价值。

（2）实验室检查 有全身感染症状者血常规可见白细胞计数和中性粒细胞比值增加。

4. 治疗要点 早期可通过控制感染、缓解疼痛、促进排便等方法有效缓解症状，促进炎症的消退。脓肿形成后需及时切开引流。若延误治疗或手术后引流不畅，常易致肛瘘。感染症状重者，给予降温、全身支持和防治休克等对症处理。

（四）肛瘘

肛瘘是指直肠下部或肛管与肛门周围皮肤之间形成的慢性感染性管道，是常见的直肠肛管疾病之一，多见于青壮年男性。

大多数肛瘘由直肠肛管周围脓肿发展而来。肛瘘一般由内口、瘘管、外口3部分组成，其内口多位于齿状线附近，外口位于肛周皮肤脓肿破溃或手术切开处，内、外口之间增生的纤维组织所包绕的管道即瘘管。根据瘘管的位置分为位于肛门外括约肌深部以下的低位瘘管；位于肛门外括约肌深部以上并跨越外括约肌深部的高位瘘管。根据瘘口和瘘管的数目可分为：①由一个外口和一个内口构成的单纯性瘘管；②由一个内口和多个外口，以及有多个瘘管分支构成的复杂性肛瘘（图16-26）。

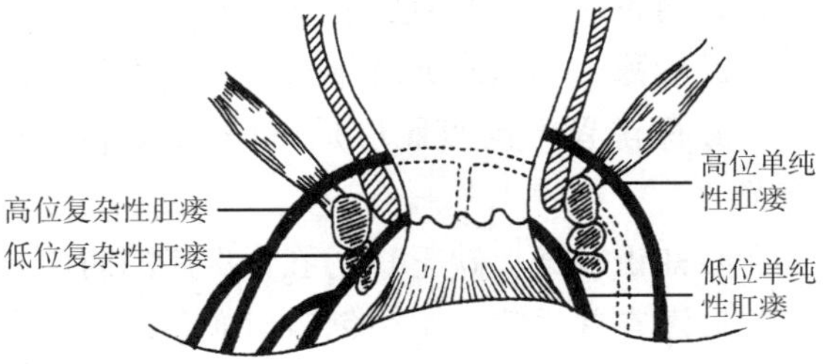

图16-26 肛瘘的分类

1. 健康史 了解患者有无直肠肛管周围脓肿病史，有无肛门瘙痒、刺痛、分泌物等表现。直肠肛管周围脓肿是引起肛瘘最常见的病因，结核分枝杆菌感染或肛门及周围组织损伤是少见的原因。

2. 身心状况

（1）症状与体征 肛门周围皮肤潮湿、瘙痒，甚至出现湿疹。当外口因假性愈合而暂时封闭时，可再次形成脓肿，出现直肠肛管周围脓肿症状，脓肿破溃或切开引流后脓液排出，症状缓解。上述症状反复发作是肛瘘的特点。肛周皮肤可见单个或多个呈红色乳头状隆起的外口，挤压可排出少量脓性或脓血性分泌物。直肠指诊在内口处有轻压痛，瘘管位置表浅时可触及条索样瘘管。

（2）心理-社会状况评估 患者情绪状态、对疾病的认知程度、对手术的接受程度，社会支持情况。

3. 辅助检查

（1）内镜检查 肛门镜检查可发现内口。

（2）特殊检查 内口位置无法判断时，可将白色湿纱布条填入肛管及直肠下端，从外口注入亚甲蓝溶液，根据纱条染色部位确定内口。

（3）实验室检查 当发生直肠肛管周围脓肿时，患者血常规检查可出现白细胞计数及中性粒细胞比值增高。

（4）影像学检查 碘油瘘管造影是临床常规检查方法，可显示瘘管位置。

4. 治疗要点 肛瘘无法自愈，必须手术治疗。常用的术式有瘘管切开术或瘘管切除术，适用于低位肛瘘；挂线疗法适用于高位单纯性肛瘘的治疗或高位复杂性肛瘘的辅助治疗（图16-27）。

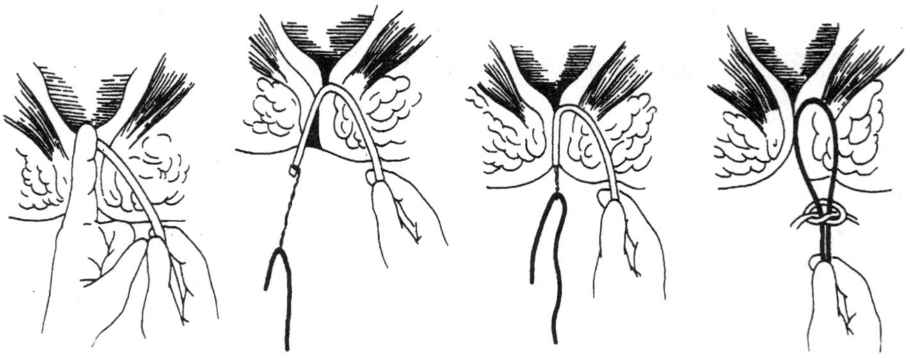

图16-27 肛瘘挂线疗法

A. 用探针由瘘管外口探入内口，同时手指插入直肠或肛管内；B. 弯曲探针前端，将其拉至肛外；C. 探针前端缚一丝线，并接上一橡皮筋；D. 退出探针，把橡皮筋经瘘管拉出，提出拉紧，以线结扎

二、主要护理诊断/问题

1. 急性疼痛 与直肠肛管病变及手术创伤有关。

2. 便秘 与饮水或纤维素摄入量不足、惧怕排便时疼痛等有关。

3. 尿潴留 与直肠肛周感染、麻醉后抑制排尿反射、切口疼痛、肛管内敷料填塞过多压迫尿道有关。

4. 知识缺乏：缺乏直肠肛管疾病的防治知识。

5. 潜在并发症：术后创口出血、感染、大小便失禁等。

三、护理措施

（一）非手术治疗护理及术前护理

1. 饮食与活动 鼓励患者多饮水，多吃蔬菜、水果及富含维生素的饮食，避免饮酒及辛辣刺激性食物，以利通便。适当运动，促进肠蠕动，避免久站、久坐、久蹲，年老体弱者更应适当活动，以促进盆腔静脉回流，增强肠蠕动和肛门括约肌的舒缩功能。

2. 保持大便通畅 指导患者养成每日定时排便的习惯，避免排便时间过长，进行适当的户外锻炼；习惯性便秘患者，可用蜂蜜、番泻叶等泡水饮用，多能自行缓解，必要时可服缓泻剂。

3. 肛门坐浴 目的是清洁肛门，改善局部血液循环，促进炎症吸收，并有缓解括约肌痉挛、减轻疼痛的作用。常采用1：5000高锰酸钾溶液3000ml进行清洗，水温43～46℃，每日2～3次，每次20～30分钟。年老体弱者，坐浴结束时注意搀扶，防止发生直立性低血压而造成晕倒。

4. 直肠肛管检查配合与护理 常用的检查方法有直肠指检和内镜检查，检查前向患者说明检查的目的和方法，以获得理解和配合；根据患者的年龄、体质和检查要求，选择恰当体位，直肠肛管检查常用的体位有4种。①左侧卧位：适用于年老体弱的患者。②膝胸位：适用于较短时间的检查。③截石位：常用于手术治疗患者。④蹲位：主要适用于检查内痔脱出或直肠脱垂（图16-28）。

直肠肛管检查的记录：发现直肠肛管内有病变时，先写明何种体位，再用时钟定位法记录病变的部位。如检查时取膝胸位，则以肛门后正中点处为12点，前方为6点；截石位时定位点与此相反（图16-29）。

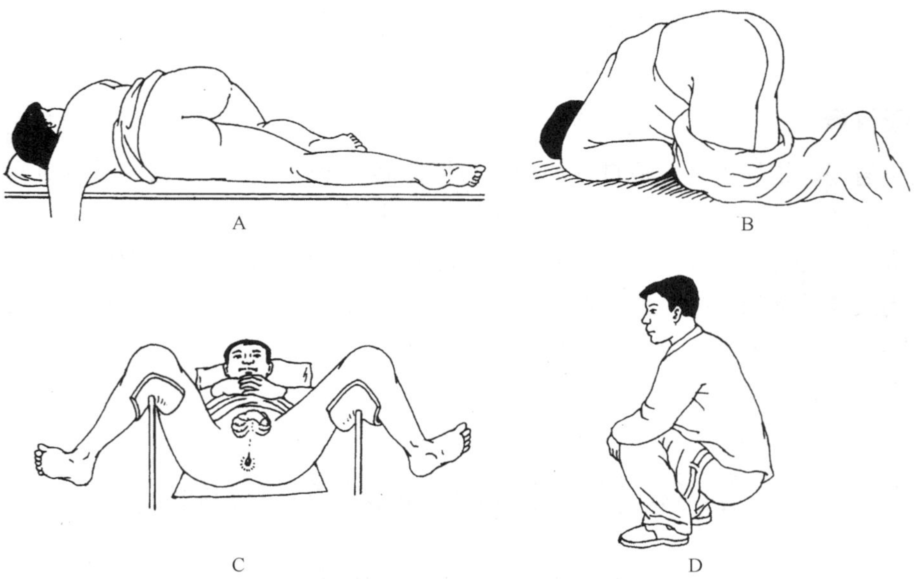

图16-28 直肠肛管检查体位

A. 左侧卧位；B. 膝胸位；C. 截石位；D. 蹲位

5. 术前准备 及时了解患者心理状态，缓解紧张情绪；术前3日进食少渣饮食，术前1日进流质饮食，手术当日早晨禁食；术前排空大便，必要时手术当日早晨清洁灌肠，减少肠道内粪便；做好手术区域皮肤准备，保持肛门周围皮肤清洁。

（二）手术后护理

1. 病情观察 术后出血是最常见的并发症。密切观察血压、脉搏的变化，伤口出血或渗血情况及有无肛门失禁、切口感染等并发症。

2. 一般护理

（1）饮食与活动 直肠肛管良性疾病术后不严格限制饮食，术后第1日进流质饮食，2～3日内少渣半流质饮食，以后可逐步改为普食。术后24小时内鼓励患者在床上活动四肢、翻身等，24小时后可适当下床活动。

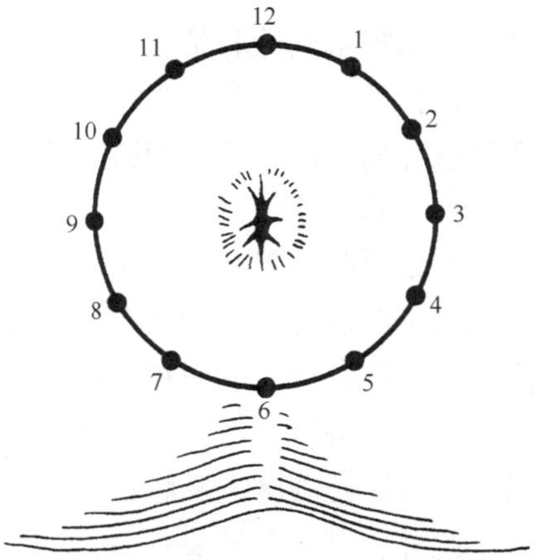

图16-29 直肠肛门检查时钟定位法
（截石位）

（2）体位 多选用侧卧位，平卧时臀部垫气圈，以防伤口受压引起疼痛。

（3）保持大便通畅 术后3日内通过饮食管理等方法尽量避免排便，术后2～3日可服阿片酊以减少肠蠕动、减少排便，促进切口愈合。之后保持大便通畅，告诉患者有便意时尽快排便，每次便后及时清洗、坐浴。

3. 治疗配合

（1）减轻疼痛 肛管内敷料填塞过紧时，应予以松解；采用热水坐浴、局部热敷或涂敷消炎镇痛软膏等方法缓解括约肌痉挛，减轻疼痛；嘱患者穿宽松的内衣减少压迫；必要时可遵医嘱给予镇痛剂。

（2）换药与肛门坐浴 术后需保持局部清洁，伤口每日换药。为避免伤口被粪便污染，便后用温水坐浴，坐浴后再更换新的敷料，即排便—坐浴—换药。高位肛瘘实施挂线疗法时，应每隔3～5日再次将橡皮筋拉紧、结扎，以免失效，一般10～14日橡皮筋可脱落。

（3）尿潴留护理 术后24小时内，患者因精神紧张、切口疼痛，或不习惯床上排尿可引起尿潴留，经过诱导排尿、镇痛、热敷、按摩等处理，多能自行排尿。若经上述方法处理后，仍不能自行排尿时，应在严格无菌操作下导尿。

（4）肛门护理　术后患者出现排便困难或大便变细等情况，可为患者进行扩肛疗法。肛门括约肌松弛或排便失禁时可指导患者进行肛门收缩练习。

（三）健康教育

1. 保持大便通畅　指导患者养成良好的排便习惯，避免排便时读书看报，排便时间过长；鼓励患者多饮水，多吃蔬菜、水果等粗纤维食物，避免辛辣、刺激性食物。

2. 适当活动　避免久坐久站，适当活动以促进血液循环和肠蠕动，防止便秘。

3. 保持肛周皮肤的清洁　指导患者使用柔软的手纸，避免用力擦洗。经常进行肛门坐浴，有利于疾病的治疗和保持肛周皮肤的清洁，也可预防疾病的发生。

4. 及时复诊　定期复查或有不适时随时就诊。

第10节　肝脏疾病患者的护理

一、肝脓肿患者的护理

（一）概述

肝脓肿是肝受感染后形成的脓肿，属于继发感染性疾病。根据病原的不同，肝脓肿可分为细菌性肝脓肿和阿米巴性肝脓肿，临床上以前者多见。本节主要介绍细菌性肝脓肿。

1. 病因　细菌性肝脓肿是指化脓性细菌引起的肝内化脓性感染，最常见的致病菌为大肠埃希菌和金黄色葡萄球菌，其次为链球菌、类杆菌属等。细菌入侵肝的常见途径如下。

（1）胆道系统　是最主要的入侵途径和最常见的病因。胆管结石、胆道蛔虫病等并发急性化脓性胆管炎累及胆总管时，细菌沿胆管上行，感染肝而形成肝脓肿，常为多发性，以左外叶最多见。

（2）肝动脉　体内任何部位的化脓性病变，如化脓性骨髓炎、肺炎、中耳炎等并发菌血症时，病菌随肝动脉入侵，继而在肝内形成多发性肝脓肿。

（3）门静脉系统　化脓或坏疽性阑尾炎、痔核感染、细菌性痢疾、化脓性盆腔炎等可引起门静脉属支的血栓性静脉炎及脓毒栓子脱落经门静脉入肝，引起散在的多发性小脓肿。

此外，肝毗邻感染病灶的细菌可循淋巴系统侵入。在开放性肝损伤时，细菌可随致伤异物、破裂的小胆管或创口直接侵入肝脏而引发脓肿。有一些发病原因不明，称为隐源性肝脓肿，可能与肝内已存在隐匿病变有关。隐源性肝脓肿约25%伴有糖尿病。

2. 病理生理　细菌入侵肝之后，引起局部炎症改变，形成单发或多发的小脓肿。随着机体抵抗力增强或抗感染治疗后，小脓肿多能自行吸收。反之，脓肿进一步扩大并相互融合形成较大脓肿。由于肝血供丰富，一旦脓肿形成，大量毒素被吸收入血，临床可出现严重毒血症表现；当脓肿进入慢性期，脓腔周围肉芽组织可增生、纤维化；肝脓肿亦可向膈下、腹腔或胸腔穿破导致严重的感染并发症。

（二）护理评估

1. 健康史　了解有无反复胆道感染、胃肠道感染、盆腔感染及全身其他部位的感染史，有无开放性肝损伤史，有无长期滥用抗生素，有无全身代谢性疾病，有无引起机体免疫力低下的因素等。

2. 身体状况

（1）症状与体征

1）寒战和高热：最常见的症状。体温可高达39～40℃，热型多为弛张热，伴多汗、脉率增快等感染中毒症状。

2）肝区疼痛、压痛：由于肝大、肝包膜急性膨胀和炎性渗出物的局部刺激而引起，多数患者表现为肝区持续性胀痛或钝痛。若炎症刺激膈肌或向胸部扩散，可出现右肩牵涉痛或胸痛等。右下胸部和肝区可有叩击痛。

3）消化道及全身症状：主要表现为恶心、呕吐，乏力和食欲缺乏等。因肝脓肿对机体的营养消耗大，患者可在短期内出现重病消耗面容。少数患者可有腹胀、腹泻、呃逆等症状。

4）肝大：最为常见。脓肿巨大时，右季肋部或上腹部饱满，局部皮肤可出现红肿、皮温升高，甚至局限性隆起。若脓肿位于右肝前下缘比较表浅的部位，可伴有右上腹肌紧张和局部明显触痛。严重者可有黄疸。病程较长者，常有贫血、消瘦、恶病质等表现。

（2）心理-社会状况　评估患者有无焦虑、悲伤或恐惧等反应，患者家庭的经济承受能力，家属对患者的关心及支持程度等。

3. 辅助检查

（1）实验室检查　血白细胞计数和中性粒细胞比值明显升高，血清氨基转移酶升高。

（2）影像学检查

1）X线检查：有时可见肝阴影增大，右侧膈肌抬高，可伴有反应性胸膜炎或胸腔积液。

2）B超检查：首选检查方法。超声造影示病灶周边及分隔增强，表现为黑洞征。超声检查可明确脓肿部位、大小，诊断符合率在96%以上。

3）CT、MRI、放射性核素扫描：对肝脓肿的定位和定性有很大诊断价值。

（3）诊断性穿刺　必要时可在肝区压痛最剧烈处或在超声探测引导下行诊断性穿刺，抽出脓液即可证实，脓液送细菌培养和药敏试验。

（三）治疗要点

1. 非手术治疗　适用于急性期尚未局限的肝脓肿和多发性小脓肿。

（1）支持疗法　纠正水、电解质、酸碱失衡；补充维生素B、维生素C、维生素K，必要时多次少量输血或血浆，纠正低蛋白血症，改善肝功能，增强机体免疫力。

（2）应用抗生素　大剂量、联合应用抗生素。在未确定病原菌前，可首先选用对大肠埃希菌、金黄色葡萄球菌及厌氧菌等敏感的抗生素，后根据血液细菌培养和药物敏感试验结果选用有效抗生素。多发性小脓肿经全身抗生素治疗无效者，可经肝动脉或门静脉置管应用抗生素。

（3）中医中药治疗　多与抗生素和手术治疗配合使用，以清热解毒为主。

2. 手术治疗

（1）经皮肝穿刺脓肿置管引流术　适用于单个较大的脓肿。在超声引导下行穿刺置管。术后可用等渗盐水（或加抗生素）缓慢冲洗脓腔和注入抗生素。待治疗到冲洗出的液体变清澈，超声检查脓腔直径约小于2cm，即可拔管。

（2）脓肿切开引流术　适用于较大的脓肿，估计有穿破可能或已穿破胸腔或腹腔；胆源性肝脓肿；位于肝左外叶脓肿，穿刺易污染腹腔；慢性肝脓肿。常用的手术途径为经腹腔切开引流，适用于多数患者，但手术中应注意用纱布妥善隔离保护腹腔和周围脏器，避免脓液污染。脓腔内置多孔引流管引流。如脓肿已向胸腔穿破者，应同时引流胸腔；胆道感染引起的肝脓肿，应同时引流胆道；血源性肝脓肿，应积极治疗原发感染灶。

（3）肝叶切除术　适用于慢性厚壁肝脓肿切开引流术后长期不愈，或肝内胆管结石合并左外叶多发性肝脓肿且该肝叶功能丧失者。

（四）主要护理诊断/问题

1. 体温过高　与肝脓肿及产生的大量毒素吸收有关。

2. 慢性疼痛　与肝包膜张力增加有关。

3. 营养失调：低于机体需要量　与进食少、感染、高热引起的高分解代谢有关。

4. 体液不足　与高热致大量出汗、进食减少有关。

5. 潜在并发症：腹膜炎、膈下脓肿、胸腔感染、休克等。

（五）护理措施

1. 非手术治疗护理及手术护理

（1）病情观察　加强生命体征、胸部与腹部症状与体征的观察，注意有无脓肿破溃引起的腹膜炎、膈下脓肿、胸腔内感染、心脏压塞等严重并发症。肝脓肿若继发脓毒血症、急性化脓性胆管炎、心脏压塞或中毒休克时，可危及生命，应立即抢救。

（2）高热护理

1）保持温度和湿度适宜：维持室温在18～22℃，湿度在50%～60%，定时通风，保持空气清新。

2）观察、控制体温：动态观察体温，患者发生寒战后或体温高于39℃时，应每2小时测定体温1次，根据患者情况给予物理和（或）药物降温，降温过程中注意保暖，观察出汗情况、患者有无因大量出汗引起虚脱或高热惊厥等并发症，及时更换汗湿的衣裤和床单，保持清洁和舒适。

3）增加摄水量：除须控制入水量者外，高热患者每日至少摄入2000ml液体，以防高渗性缺水，口服不足者应注意加强静脉补液、补钠，纠正体液失衡。

（3）用药护理　遵医嘱尽早合理使用抗生素，把握给药间隔时间与药物配伍禁忌，注意观察药物不良反应。长期应用抗生素者，应注意观察口腔黏膜、观察有无腹泻、腹胀等，警惕假膜性肠炎及继发双重感染，必要时做咽拭子、大小便等真菌培养。

（4）营养支持　鼓励患者多吃高蛋白、高热量、富含维生素和膳食纤维的食物；保证足够的液体摄入；贫血、低蛋白血症者应输注血液制品；进食较差、营养不良者，提供肠内、肠外营养支持。

2. 术后护理

（1）病情观察　严密监测生命体征，腹痛与腹部体征，注意观察有无脓液流入腹腔和出血等表现；位置较高的肝脓肿穿刺后注意呼吸、胸痛和胸部体征，以防发生气胸、脓胸等并发症；观察发热、肝区疼痛等肝脓肿症状及改善情况；复查B超，了解脓肿好转情况。

（2）引流管护理　严格无菌操作，妥善固定，保持通畅，定期更换；每日用生理盐水或含甲硝唑盐水多次或持续冲洗脓腔，注意出入量，观察和记录脓腔引流液的颜色、性状和量；脓液引流少于10ml/d时，可逐步退出并拔除引流管，适时换药，直至脓腔闭合。

（3）并发症的护理　注意观察术后有无腹腔创面出血、胆汁漏；右肝后叶、膈顶部脓肿引流时，观察是否损伤膈肌或误入胸腔；一般术后早期不冲洗，以免脓液流入腹腔，术后1周左右开始冲洗脓腔。

3. 健康指导

（1）饮食指导　嘱患者出院后多进食高热量、高蛋白、富含维生素和纤维素的食物，多饮水。

（2）知识宣教　向患者及家属讲解本病的病因、常见临床表现等方面的知识，以提高其自我护理能力，减轻焦虑情绪。

（3）复诊指导　遵医嘱服药，不擅自改剂量或停药；若出现发热、肝区疼痛等症状，及时就诊。

二、原发性肝癌患者的护理

案例 16-10

患者，男，52岁，慢性肝炎20余年，因右上腹持续性胀痛1个月伴消瘦6个月入院。查体：巩膜无黄染，肝肋下2cm，表面有结节感，质地硬。辅查：AFP ＞ 400μg/L，B超检查发现右肝有3cm×5cm占位性病变，性质不明。今晨患者上厕所时突发感腹痛、心悸、气促、出冷汗。

问题：1. 对该患者可能的诊断是什么？

2. 患者手术后第1日要求下床活动，可以吗？为什么？

（一）概述

原发性肝癌是指发生于肝细胞和肝内胆管上皮细胞的恶性肿瘤，是我国常见的恶性肿瘤，以东南沿海地区多见，好发于40～50岁的男性，男女比例为（2～3）：1。

1. 病因　原发性肝癌的病因尚不完全清楚，目前认为可能与下列因素有关。

（1）病毒性肝炎　临床上肝癌患者常有急性肝炎→慢性肝炎→肝硬化→肝癌的病史，研究发现肝癌与乙型（HBV）、丙型（HCV）和丁型（HDV）3种肝炎病毒有关。我国90%的肝癌患者HBV阳性。

（2）肝硬化　肝癌合并肝硬化的发生率很高，其中以肝细胞癌合并肝硬化的发生率最高，胆管细胞癌较少合并肝硬化。

（3）其他　黄曲霉毒素、亚硝胺、饮水污染、肥胖、烟酒、遗传等也与肝癌的发生有关。

2. 病理生理

（1）大体病理类型　按病理形态将肝癌分为结节型、巨块型和弥漫型3种。

（2）组织学分型　分为肝细胞型、肝内胆管细胞型和混合型3种，以肝细胞型最为多见，约占90%。

3. 转移途径

（1）血行转移　肝内血行转移最常见，常较早发生，癌细胞通过门静脉及属支在肝内发生广泛转移。肝外转移最常见于肺，其次是骨、脑等。

（2）淋巴转移　主要累及肝门淋巴结，其次为胰周、腹膜后、主动脉旁和锁骨上淋巴结。

（3）种植转移　癌细胞脱落植入腹腔引起腹膜转移和血性腹水。

（4）直接蔓延　癌细胞直接侵犯周围组织和器官，如膈、胃、结肠等。

（二）护理评估

1. 健康史　了解患者年龄、性别、饮食习惯及是否居住于肝癌高发区；有无病毒性肝炎、肝硬化等病史；有无长期进食被黄曲霉毒素污染的食物史，有无亚硝胺类致癌物接触史；家族中有无肝癌及其他肿瘤患者等。

2. 身体状况　早期缺乏典型症状和体征，出现症状者多为中、晚期肝癌。

（1）症状与体征

1）肝区疼痛：为最常见、最主要的症状，约50%的患者以此为首发症状，多呈持续性钝痛、刺痛或胀痛，夜间或劳累时加重。主要是因肿瘤迅速生长，肝包膜张力增加所致。

2）消化道症状：早期不明显，可出现食欲缺乏、腹胀、恶心、呕吐、腹泻等。

3）全身症状：早期可有原因不明的持续性低热或不规则发热，缺乏特异性，晚期可有消瘦、乏力、贫血、出血、黄疸、腹水等，甚至出现恶病质。

4）肝大或有肿块：肝大为中晚期肝癌最主要的体征。呈进行性不对称肿大，质地较硬有压痛、表面有结节或肿块。

5）其他：可有癌旁综合征表现，如低血糖症、红细胞增多症、高钙血症和高胆固醇血症等；发生肺、骨、脑等脏器转移者，可产生相应表现；晚期患者常出现肝性脑病、上消化道出血、癌肿破裂出血及继发性感染等并发症。

（2）心理-社会状况　评估患者对疾病的认知程度，如治疗方法、手术方式、预后等的了解和掌握情况；评估患者有无焦虑、恐惧、敏感、抑郁等心理变化；评估家属对患者的关心、支持情况，家庭的经济承受能力等。

3. 辅助检查

（1）实验室检查　①血清甲胎蛋白（AFP）是诊断原发性肝细胞癌最常用和最有价值的肿瘤标志物，常用于普查，有助于早期诊断。AFP≥400μg/L且能排除妊娠、活动性肝病、生殖腺胚胎源性肿瘤时，应考虑肝癌的诊断。②血清碱性磷酸酶、γ-谷氨酰胺转移酶等与肝功能相关的酶可能升高，但缺乏特异性。

（2）影像学检查

1）B超：是诊断肝癌首选的方法，适用于普查。可显示肿瘤的位置、大小、形态及肝静脉或门静脉内有无癌栓等，诊断准确率可达90%左右，能发现直径1～3cm的病变。

2）CT和MRI：能显示肿瘤的位置、大小、数目及与周围脏器和重要血管的关系，能检出直径在1.0cm左右的微小肝癌，诊断符合率达90%以上。

3）选择性肝动脉造影：此方法肝癌诊断准确率最高，可达95%左右，因属创伤性检查，仅在无法确诊或定位时才考虑采用。

（3）肝穿刺活组织检查及腹腔镜探查　B超引导下细针穿刺活检具有确诊价值，但可能出现假阳性，偶尔会引起肿瘤破裂、穿刺针道出血及癌细胞沿针道扩散，临床上不主张采用。肿瘤位于肝表面，经其他检查仍不能确诊者，可行腹腔镜探查。

（三）治疗要点

1. 手术治疗　是目前治疗肝癌首选和最有效的方法。

（1）肝部分切除　主要术式有肝段切除术、肝叶切除术及半肝切除术等。一般肝癌切除术后5年生存率为30%～50%，微小肝癌切除术后5年生存率可高达90%，小肝癌切除术后5年生存率约为75%。不能切除的肝癌，可先采用肝动脉栓塞化疗等局部非手术治疗，待肿瘤缩小后再行手术。对肝癌术后复发者，病情允许的情况下，可再次施行手术治疗，复发性肝癌再切除是提高5年生存率的重要途径。

（2）肝移植　由于同时切除肿瘤和硬化肝，因此可获得较好的长期治疗效果。疗效高于肝切除术，但术后较易复发。目前在我国，肝癌进行肝移植仅作为补充治疗，用于无法手术切除、不能进行射频、微波治疗和肝动脉栓塞化疗（TACE）、肝功能不能耐受的患者。

2. 非手术治疗　肿瘤较局限、无远处转移而又不适宜手术切除者，或手术切除后复发者，可采用放射为主的综合治疗；生物治疗、分子靶向药物治疗及中医中药治疗等。

3. 介入治疗　经股动脉做选择性插管达肝动脉，注入栓塞剂和抗癌药物。用于治疗不可切除的肝癌或作为术后辅助治疗。

（四）主要护理诊断/问题

1. 慢性疼痛　与肿瘤生长或手术、放疗、化疗等有关。

2. 营养失调：低于机体需要量　与食欲缺乏、胃肠道反应、代谢异常和肿瘤消耗有关。

3. 焦虑/恐惧　与疾病引起的疼痛，担心手术、疾病的预后有关。

4. 潜在并发症：出血、感染、肝性脑病等。

（五）护理措施

1. 术前护理

（1）心理护理　尊重、关心、理解患者，及时了解患者的饮食、睡眠、精神状态等；解释治疗及护理措施，争取患者的配合；介绍治疗成功案例，树立战胜疾病的信心；鼓励家属与患者加强沟通和交流。

（2）疼痛护理　评估疼痛的部位、性质及持续时间，遵医嘱按三阶梯止痛原则给予镇痛药物，观察用药期间的疗效和不良反应。

（3）营养支持　指导患者进食富含蛋白、高热量，高维生素、易消化饮食，少量多餐。必要时遵医嘱给予白蛋白、血浆及全血，以纠正营养不良、贫血、低蛋白血症及凝血功能障碍。

（4）密切观察病情变化　密切观察意识、生命体征及腹部症状及体征的变化，及时发现肝性脑病、上消化道出血、肝癌破裂出血等并发症，立即通知医生并协助处理。

（5）保护肝功能　保证患者充足睡眠及休息，严格禁酒。遵医嘱给予支链氨基酸，应避免或尽量减少肝毒性药物；动态监测肝功能及其他指标。

（6）预防出血　①患者应尽量避免剧烈咳嗽、用力排便等导致腹内压骤然升高的因素，以防肿瘤破裂出血。②肝癌合并肝硬化患者，术前3日开始给予维生素K_1，适当补充血浆和凝血因子，以改善凝血功能。③加强腹部观察，若患者突发腹痛，伴腹膜刺激征，应高度怀疑肝癌破裂出血，及时通知医师，积极配合抢救，多数需手术止血，应做好急诊术前准备。

（7）其他　除常规腹部手术术前准备外，应根据手术大小准备充足的血液及血浆，并做好术中其他物品准备。

2. 术后护理　除腹部手术术后常规护理外，还应重点关注。

（1）体位与活动　肝部分切除术后的患者，待麻醉清醒、血压稳定后取半卧位。术后1～2日应卧床休息，不鼓励过早下床，避免腹内压升高的因素，如咳嗽、便秘等，以免引起肝断面出血。

（2）并发症的观察与护理

1）出血：是肝部分切除术后常见的并发症之一。应密切观察病情变化，尤其是对生命体征、腹部症状及体征及引流管的观察，若发现有出血征象，立即通知医生，并协助处理。

2）肝性脑病：加强意识状态与生命体征的观察，若出现性格行为变化，如欣快感、表情淡漠等前驱症状时，应及时通知医生。防护措施有：①避免肝性脑病的诱因，如上消化道出血、高蛋白饮食、感染、便秘、应用麻醉剂、镇静催眠药等。②禁用肥皂水灌肠，可用生理盐水或弱酸性溶液，使肠道保持为酸性。③口服新霉素或卡那霉素等，抑制肠道细菌繁殖，减少氨的产生。④使用降血氨的药物，如谷氨酸钾或谷氨酸钠。⑤给予富含支链氨基酸的制剂或溶液，以纠正支链/芳香族氨基酸比例失调。⑥限制蛋白质摄入，以减少血氨的来源。⑦便秘者可口服乳果糖，促使肠道内氨的排除。

3）膈下积液及脓肿：是肝切除术后一种严重并发症，多发生于术后1周左右。具体评估及处理参见急性腹膜炎相关内容。

4）胆汁漏：常因肝断面的小胆管渗漏或胆管结扎线脱落、胆管损伤所致。患者表现为腹痛、发热、腹膜刺激征，切口渗出液和（或）腹腔引流液含胆汁。及时通知医生，调整引流管，保持引流通畅，观察记录引流液的量与质。若发生局部积液，可考虑B超定位穿刺置管引流；如发生胆汁性腹膜炎，应尽早手术。

3. 介入治疗护理

（1）介入治疗前　向患者解释插管治疗的目的及注意事项，消除患者紧张。

（2）介入治疗后　插管成功后嘱患者平卧24～48小时，穿刺处拔管后压迫止血15分钟，穿刺侧肢体伸直制动6小时，以免发生局部出血。妥善固定导管，保持通畅，注药后应用肝素稀释液（25U/ml）2～3ml冲洗导管，严格无菌操作，防止感染。肝动脉栓塞化疗后多数患者可出现发热、肝区疼痛、恶心、呕吐、心悸、白细胞计数下降等表现，称为栓塞后综合征，应根据情况做好对症处理。少数患者可因胃、胆、胰、脾动脉栓塞而出现上消化道出血及胆囊坏死等并发症，应密切观察生命体征及腹部表现的变化，发现异常时应及时通知医师进行处理。

4. 健康指导

（1）疾病指导　避免进食霉变食物；积极治疗肝炎、肝硬化；高危人群定期行AFP监测及B超检查，做到早预防、早诊断、早治疗。

（2）饮食指导　进食清淡、易消化饮食，以高热量、高蛋白、富含维生素饮食为主，腹水、水肿者应限制水和钠盐的摄入量。

（3）定期复查　术后患者应加强对肝的保护，定期复查AFP及B超，发现异常及时就诊。

（4）心理护理　帮助患者及家属消除紧张、恐惧心理，树立战胜疾病的信心，积极配合治疗及护理；晚期患者应做好精神支持及关怀，正确面对疾病。

医者仁心

中国肝胆外科之父

吴孟超，中国科学院院士，中国肝脏外科的开拓者和创始人，被誉为中国肝胆外科之父，他是在90岁高龄时仍然工作在手术台前的医生。1996年吴孟超创建了我国第一所肝胆外科专科医院和肝胆外科研究所。他不仅是一位优秀的肝脏科临床医生，更是一位杰出的医学研究者，推动中国的肝脏医学从无到有，从有到精，他的成就令全球同行瞩目、敬佩。他总是设身处地为患者着想，用最简单、最便宜、最有效的方法为患者治疗。手中一把刀，游刃肝胆，依然精准；心中一团火，守着誓言，从未熄灭。

第11节　胆道疾病患者的护理

一、胆道系统疾病的特殊检查和护理

胆道系统起于肝内毛细胆管，以胆总管开口于十二指肠乳头（图16-30）。胆道系统包括肝内胆管、肝外胆管、胆囊3部分。胆道系统具有分泌、贮存、浓缩和输送胆汁的功能，对胆汁排入十二指肠有重要的调节作用。

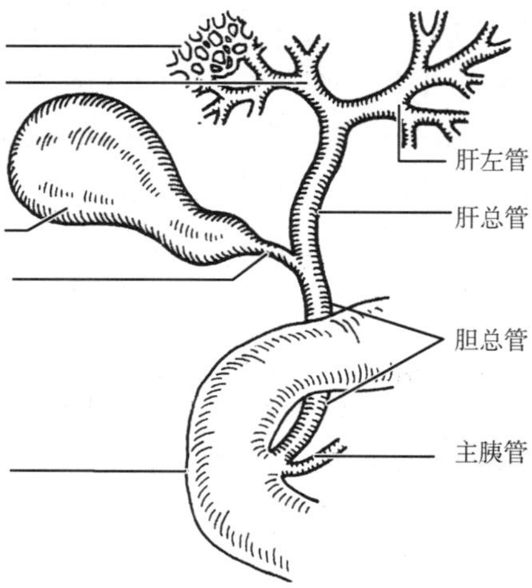

图16-30　胆道系统解剖示意图

（一）超声检查

腹部超声检查是诊断胆道疾病的首选方法，该方法无创、简便、可重复、经济且准确率高，对诊断胆道结石、胆囊炎、胆囊及胆管肿瘤、胆道蛔虫、先天性胆道畸形等疾病准确率高。检查前3日禁食牛奶、豆制品、糖类等易发酵产气的食物；检查前1日晚餐进清淡饮食，以保证胆囊内胆汁充盈；检查当日空腹，禁食、禁饮，以减少胃肠道气体干扰，肠道气体过多或便秘者可事先口服缓泻剂或灌肠。

（二）放射学检查

1. 电子计算机X线体层摄影（CT）　能清楚显示肝内外胆管扩张的范围和程度、结石的分布、肿瘤的部位和大小，以及胆囊病变等。PET-CT可用于诊断胆道系统肿瘤，多用于肿瘤患者的全身检查或术后复查。检查前2日应进食少渣和产气少的食物，以减少肠道内气体的产生，保证检查效果；检查前4小时禁饮食。

2. 经皮肝穿刺胆道造影（PTC）　是在X线电视或超声监视下，用细针经皮肤穿刺将导管送入肝内胆管，注入造影剂使肝内外胆管迅速显影的检查方法（图16-31）。该项检查有助于了解肝内外胆管病变部位、范围、程度和性质，必要时置管引流胆汁。PTC为有创操作，可发生胆汁渗漏、出血、急性胆管炎、脓毒血症等并发症。检查前评估凝血酶原时间及血小板计数，有出血倾向者予以维生素K注射。检查前1日晚口服缓泻剂或灌肠，检查前4～6小时禁食。检查开始前做碘过敏试验并排空膀胱。根据病情应用抗生素。检查过程中严密观察患者神志、

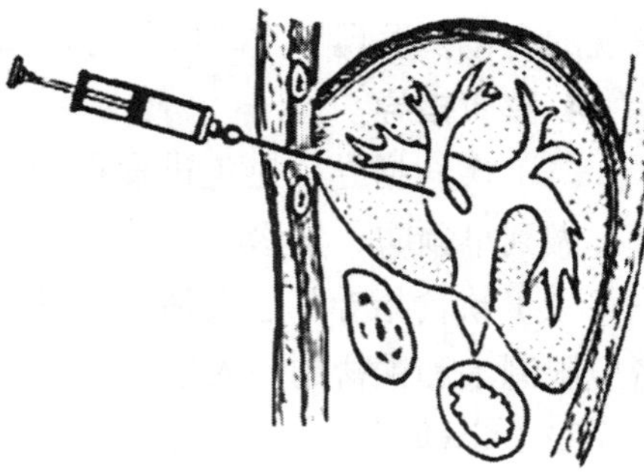
图16-31　经皮肝穿刺胆道造影

面色、心率、血压及血氧饱和度的变化，观察腹部体征，出现异常应立即停止操作并做相应处理。检查后平卧4～6小时，卧床休息24小时，避免增加腹内压。严密观察生命体征和腹部体征，及早发现和处理出血、胆汁性腹膜炎等并发症。指导患者进食低脂饮食，食物应富含维生素及优质蛋白，避免高脂饮食，以免引起消化不良；根据病情应用抗生素及止血药。

3. 经内镜逆行性胰胆管造影（ERCP）　是在纤维十二指肠镜直视下通过十二指肠乳头将导管插入胆管或胰管内进行造影的方法（图16-32）。适用于十二指肠及乳头、胆管特别是低位胆管、胰管等部位的疾病的诊断或治疗。ERCP有诱发急性胰腺炎和胆管炎的可能。检查前评估患者心肺及凝血功能；禁食6～8小时；行碘过敏试验；提前15～20分钟给予地西泮、山莨菪碱及哌替啶，口服咽部局麻药。检查后胰管未显影者检查后禁食2小时，胰管显影者术后暂禁食，并于检查后3小时内及次日早晨应各检测血清淀粉酶1次，待血淀粉酶水平正常后可进食低脂半流质饮食；注意观察有无发热、腹痛、腹膜刺激征等征象，发现异常及时处理。

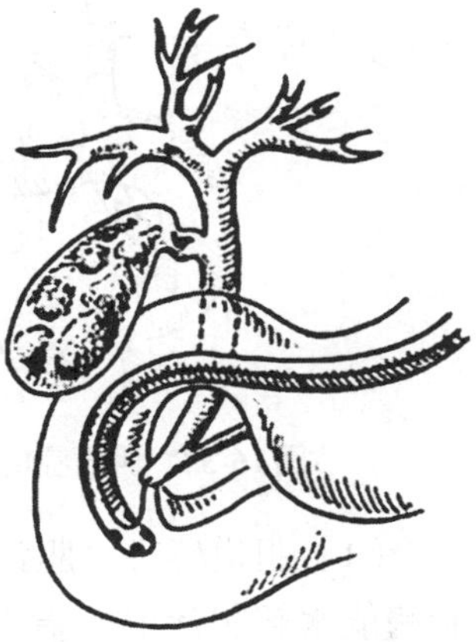

图16-32　经内镜逆行性胰胆管造影

4. 磁共振（MRI）**与磁共振胰胆管成像**（MRCP）　MRI具有良好的软组织对比，以及多层面多角度成像的能力，对于胆道系统的显示优于CT。MRCP是一种非介入性的胰胆管成像技术，可显示整个胆道系统的影像，具有无创、无须造影剂、成像完整等优点，在诊断胆道疾病特别是先天性胆管囊状扩张症及阻塞性黄疸方面具有重要价值。检查前嘱患者取下随身的一切金属物品，手机、磁卡等不能带入检查室。

5. 胆管造影　胆道手术中可经胆囊管插管、胆总管穿刺或置管行胆道造影。该项检查可用于评估胆道有无残余结石、异物及通畅情况，了解胆总管与肠吻合口是否通畅。造影完毕后将T形管连接引流袋，开放T形管引流24小时以上，排出造影剂。根据病情应用抗生素。

（三）胆道镜检查

胆道镜检查已成为一种常规诊疗方法，可协助诊断和治疗胆道疾病，了解胆道有无狭窄、畸形、肿瘤和蛔虫等，亦可经胆道镜直视取活检行病理检查。常有术中纤维胆道镜和术后经T形管窦道纤维胆道镜检查。检查后应观察患者有无发热、恶心、呕吐、腹泻和胆道出血；注意有无腹膜炎的症状和体征，发现异常，及时处理。

二、胆石症患者的护理

案例16-11

患者，男，50岁。饱餐后突发右上腹持续性绞痛、阵发性加剧，并向右肩背部放射，伴恶心、呕吐。查体：T 39.6℃，P 108次/分，R 22次/分，BP 116/88mmHg。患者神志清楚、精神萎靡，全身皮肤中度黄染。右上腹部肌紧张、深压痛。

问题： 1. 为明确诊断，该患者需完善哪些辅助检查？

2. 患者入院后紧急行胆总管切开引流术，并做T形管引流。T形管引流的护理要点有哪些？

（一）概述

胆石症包括胆囊结石和胆管结石，是临床的常见病和多发病，成年人群中发病率为10%～15%。女性多见，男女比例约为1：2.5，好发于40～60岁人群，并有逐年上升趋势。

1. 胆石的分类（图16-33）。

（1）按胆石成分分类　分为胆固醇结石、胆色素结石和混合性结石3种。胆固醇结石以胆固醇为主要成分，胆囊内结石多见，X线多不显影。胆色素结石以胆红素为主，多见于胆管结石，X线常不

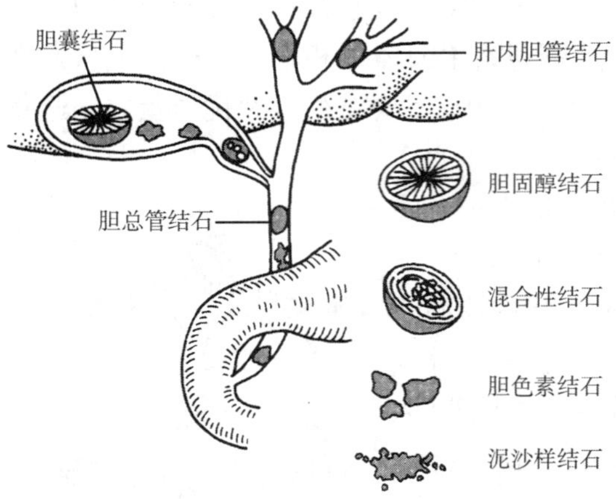

图16-33 胆石症的类型及分布

显影。混合性结石由胆红素、胆固醇、钙盐等多种成分混合而成，比较少见，X线常显影。

（2）按解剖部位分类：分为胆囊结石、肝外胆管结石和肝内胆管结石。胆囊结石患者占全部胆石症患者的50%左右，多为胆固醇结石或以胆固醇为主的混合性结石。肝外胆管结石占全部胆石症的20%～30%，其中多数在胆总管的下端，大多数是胆色素结石或以胆色素为主的混合性结石，小部分是从胆囊排至胆总管内的胆固醇结石。肝内胆管结石占全部胆石症的20%～30%，多为胆色素结石或以胆色素为主的混合性结石。

2. 胆石的成因 胆石的成因十分复杂，是多因素综合作用的结果。

（1）胆道感染 胆汁淤滞、细菌或寄生虫入侵等引起胆道感染，细菌产生的β-葡萄糖醛酸酶和磷脂酶能水解胆汁中的脂质，使可溶性的结合胆红素水解为非结合胆红素，后者与钙盐结合，成为胆色素钙结石的起源。

（2）胆道异物 蛔虫、华支睾吸虫等虫卵或成虫的尸体可成为结石的核心，促发结石形成；胆道手术后的缝线线结或奥迪括约肌功能紊乱时，食物残渣随肠内容物反流入胆道成为结石形成的核心。

（3）胆道梗阻 胆道梗阻引起胆汁滞留，滞留胆汁中的胆色素在细菌作用下分解为非结合胆红素，形成胆色素钙结石。

（4）代谢因素 胆汁中胆固醇浓度明显增高，胆汁酸盐和卵磷脂含量相对减少，不足以转运胆汁中的胆固醇，使胆汁中的胆固醇呈过饱和状态并析出、沉淀、结晶，从而形成结石。

（5）胆囊功能异常 胆囊收缩功能减退，胆囊内胆汁淤滞亦有利于结石形成。胃大部或全胃切除术后、迷走神经干切断术后、长期禁食或完全肠外营养治疗者，可因胆囊收缩减少，胆汁排空延迟而增加发生结石的可能。

（6）其他 雌激素可促进胆汁中胆固醇过饱和，与胆固醇类结石形成有关；遗传因素亦与胆结石形成有关。

（二）护理评估

1. 健康史 了解患者的年龄、性别、饮食习惯、营养状况、职业及居住地等，有无胆道蛔虫病、肝吸虫病等病史。

2. 身心状况

（1）症状和体征

1）胆囊结石：约30%的胆囊结石患者可终身无临床症状，这类胆囊结石称为静止性胆囊结石。单纯性胆囊结石，无梗阻和感染时，常无临床症状或仅有轻微的消化道症状。患者饱餐、进食油腻食物后胆囊收缩，或睡眠时体位改变致结石移位并嵌顿于胆囊颈部，可引起胆绞痛。继发感染时，则会出现急性胆囊炎的表现，出现墨菲征阳性，这是胆囊结石临床上最常见的表现形式。Mirizzi综合征是特殊类型的胆囊结石，临床表现为反复发作的胆囊炎、胆管炎及梗阻性黄疸。极少数胆囊结石患者出现胆囊积液，系胆囊结石长期嵌顿但未合并感染，胆汁中的胆色素被胆囊黏膜吸收，胆囊黏膜分泌黏性物质而引起，因其透明无色而称为“白胆汁”。

2）肝外胆管结石：平时无症状或仅有上腹不适，当结石阻塞胆管并继发感染时，可表现为夏柯（Charcot）三联征，即腹痛、寒战高热和黄疸。①腹痛：发生在剑突下或右上腹，呈阵发性、刀割样绞痛或持续性疼痛阵发性加剧，向右肩背部放射。系结石嵌顿于胆总管下段或壶腹部，引起胆管括约肌或奥迪括约肌痉挛所致。②寒战、高热：常于腹痛后发生，体温可高达39～40℃，呈弛张热，系胆道梗阻后继发感染所致。③黄疸：是胆管梗阻后胆色素反流入血所致，其程度与梗阻的程度、部位和是否继发感染有关。黄疸时常有尿色变深，粪便变浅，可出现皮肤瘙痒等。

3）肝内胆管结石：其临床表现因结石在肝内的部位、有无梗阻、是否继发感染等而异。可无症状或有肝区和患侧胸背部持续性胀痛不适；出现梗阻与感染时可表现急性胆管炎，甚至急性重症胆管炎；可出现肝脓肿、肝硬化、肝胆管癌等并发症。

（2）心理-社会状况　了解患者及其家属对本病的认知、家庭经济状况、心理承受程度及对治疗的期望等。

3. 辅助检查

（1）实验室检查　合并感染时血常规检查示白细胞计数及中性粒细胞比例升高；胆道梗阻时常有血清胆红素升高、尿胆原降低或消失等；合并肝细胞损害时，可有氨基转移酶、碱性磷酸酶升高。

（2）影像学检查　首选腹部超声检查，诊断胆囊结石的准确率接近100%。B超可发现结石并明确其大小和部位，作为首选检查项目。CT、MRI或MRCP等可协助进一步诊断。PTC、EPCP为有创检查，可酌情选用。

（三）治疗要点

1. 胆囊结石胆囊切除术　是治疗胆囊结石的最佳选择，常选用腹腔镜胆囊切除术（LC）。无症状的胆囊结石不需要积极手术治疗，可观察和随访。

链 接　腹腔镜胆囊切除术

1985年，德国医师Muhe实施了首例腹腔镜胆囊切除术，很快腹腔镜胆囊切除术在全世界范围内得到迅速采用，并随之被公认是胆囊结石治疗新的“金标准”。腹腔镜胆囊切除术是指在腹腔镜窥视下，通过腹壁的3～4个小孔，将腹腔镜手术器械插入腹腔行胆囊切除。现在，腹腔镜手术作为一种成熟的治疗方法，已使整个外科界跨入一个革命性的发展阶段，展示出微创外科非同寻常的优势和令人关注的应用前景。

2. 肝外胆管结石　肝外胆管结石主要以手术治疗为主。首选的手术方式为胆总管切开取石、T形管引流术（图16-34），其他术式有胆肠吻合术、奥迪括约肌切开成形术、ERCP等。

3. 肝内胆管结石　肝内胆管结石治疗宜采用手术为主的综合治疗。手术常用的方法有肝切除术、高位胆管切开取石术、胆肠吻合术、肝移植术等。

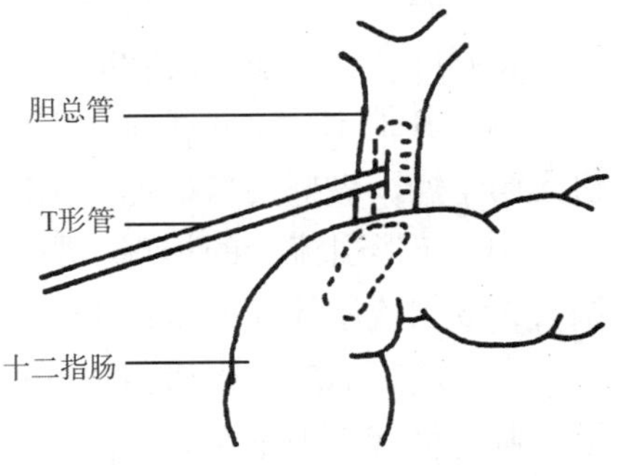

图16-34　T形管引流术

（四）主要护理诊断/问题

1. 急性疼痛　与结石嵌顿致胆道梗阻、感染及奥迪括约肌痉挛有关。

2. 体温过高　与胆道感染有关。

3. 营养失调：低于机体需要量　与疾病消耗、摄入不足及手术创伤等有关。

4. 焦虑　与胆道疾病反复发作，复杂的检查和担心治疗效果有关。

5. 皮肤完整性受损的危险　与胆汁酸盐瘀积于皮下引起皮肤瘙痒及引流液刺激有关。

6. 潜在并发症：如出血、胆瘘、感染等。

（五）护理措施

1. 非手术治疗护理及术前护理

（1）病情观察　观察腹痛的部位、性质、有无诱因及持续时间；注意黄疸及腹膜刺激征的变化，观察有无胰腺炎、腹膜炎、急性重症胆管炎的发生；注意生命体征及神志变化，如果血压下降，神志改变，说明病情危重，可能有休克发生；及时了解实验室检查结果。

（2）营养支持　病情轻者给予低脂、高蛋白、高碳水化合物、高维生素的普通饮食或半流质饮食。禁食、不能经口进食或进食不足者，通过肠外营养给予补充。

（3）体位　注意卧床休息，有腹膜炎者宜取半卧位。

（4）对症护理　黄疸患者皮肤瘙痒时可外用炉甘石洗剂止痒，温水擦浴，并保持皮肤清洁，切不可用手抓挠皮肤，防止破损；高热患者选用物理和（或）药物降温，应用抗生素控制感染；疼痛剧烈的患者，在诊断明确后可遵医嘱通过口服、注射等方式给予消炎利胆、解痉镇痛药，减轻腹痛，常用哌替啶50mg、阿托品0.5mg肌内注射，但勿使用吗啡，以免引起奥迪括约肌痉挛，使胆道梗阻加重。

（5）配合治疗　遵医嘱合理应用抗生素，控制感染；及时正确使用溶石、排石、疏肝利胆等中医中药制剂；根据病情、血电解质、尿量等，遵医嘱补液，合理安排补液顺序和速度，维持水电解质及酸碱平衡。重症胆管炎休克时迅速建立静脉通路，尽快恢复血容量，必要时应用血管活性药物。

（6）心理护理　起病急骤以及剧烈的疼痛刺激常使患者产生焦虑，护士应认真倾听患者的主诉，鼓励患者主动诉说自己的感受，适当解释病情，降低或消除压力；向患者及家属介绍有关疾病知识，讲解检查注意事项、手术必要性、手术方式等，提高他们的认识，消除不必要的紧张和担忧，使之配合积极治疗与护理。

（7）术前准备　除常规术前准备外，肝功能损害的患者，肌内注射维生素$K_1$10mg，每日2次，预防出血；拟行胆肠吻合术的患者做好肠道准备，如术前3日口服卡那霉素、甲硝唑等，术前1日晚行清洁灌肠等；LC术前应做好皮肤准备及呼吸道准备。皮肤准备特别注意脐部的处理。LC术中需建立CO_2气腹，为了避免术中高碳酸血症及抑制呼吸，术前需指导患者进行呼吸功能训练，并注意呼吸道的管理，避免感冒，戒烟，以减少呼吸道分泌物，利于术后早日康复。

2. 术后护理

（1）病情观察　观察生命体征、腹部症状及体征、切口、引流等情况，评估患者有无出血、胆漏等并发症的发生。对术前有黄疸的患者，观察与记录大便颜色并监测血清胆红素变化。

（2）营养支持　术后禁食期间通过肠外途径补充足够的热量、氨基酸、维生素、水、电解质等，维持良好的营养状态。肠功能恢复后，由无脂流质逐渐过渡至低脂饮食。

（3）其他术后常规护理　麻醉清醒、病情平稳后嘱患者取半卧位。注意手术伤口的观察，保持伤口无菌干燥，做好伤口护理。无禁忌证者应鼓励患者早期离床活动，促进肠蠕动的恢复。

（4）T形引流管的护理　胆总管切开取石后常规放置T形管，目的是：①支撑胆道；②引流残余结石；③引流胆汁和减压；④经T形管溶石、造影。

1）妥善固定：T形管由皮肤戳口穿出后用缝线和胶布固定于腹壁，回病房后应将无菌袋固定于床沿。避免将管道固定在床上，以防翻身、搬动、起床活动时牵拉而脱落。

2）保持引流通畅：随时检查T形管是否通畅，防止引流管扭曲、折叠、受压。引流液中有血凝块、絮状物、泥沙样结石要定期向远端挤捏，防止管道堵塞。必要时用生理盐水低压冲洗或用50ml注射器负压抽吸，用力适当，以防引起胆道出血。

3）观察、记录引流情况：观察并记录T形管引流出的胆汁的颜色、量和性状，有无鲜血或结石、蛔虫及沉淀物，必要时送检和细菌培养。正常成人每日分泌胆汁800～1200ml，呈黄绿色、清亮、无沉渣、有一定黏性。术后24小时内引流量为300～500ml，恢复饮食后可增加至每日600～700ml，以后逐渐减少至每日200ml左右。如胆汁过多，提示胆道下端有梗阻的可能；若胆汁突然减少甚至无胆汁流出，可能因T形管阻塞或肝功能衰减所致，应立即检查。术后1～2日胆汁呈混浊的淡黄色，以后逐渐加深、清亮，呈黄色。若胆汁颜色过淡或过于稀薄，提示肝功能不佳；若胆汁持续浑浊，考虑结石残留或胆道感染。

4）预防感染：引流袋固定低于引流口水平，以防胆汁逆流引起感染；定期更换引流袋，每周更换引流袋1～2次，严格执行无菌操作；引流管口周围皮肤以无菌纱布覆盖，保持局部干燥，防止胆汁浸润皮肤引起炎症反应。

5）拔管：若T形管引流出的胆汁色泽正常，且引流量逐渐减少，可在术后10～14日，试行夹管1～2日；夹管期间注意观察病情，若无发热、腹痛、黄疸等症状，可经T形管作胆道造影，造影后持续引流24小时以上；如胆道通畅，无结石或其他病变，再次夹闭T形管1～2日，患者无不适可予以拔管。年老体弱、低蛋白血症、长期使用激素者可适当延长T形管留置时间，待窦道成熟后再拔除，避免胆汁渗漏至腹腔引起胆汁性腹膜炎。拔管后，残留窦道用凡士林纱布填塞，1～2日内可自行闭合。若胆道造影发现有结石残留，则需保留T形管6周以上，再做取石或其他处理。

（5）并发症的预防和护理

1）出血：多为腹腔内出血，常发生于术后24～48小时。主要与术中血管结扎线脱落、肝断面渗血及凝血功能障碍有关。若腹腔引流管引流大量血性液体超过100ml/h，持续3小时以上并伴有心率增快、血压波动时，提示腹腔内出血，应立即与医师联系，并配合积极抢救。

2）胆瘘：胆管损伤、胆总管下端梗阻、T形管脱出所致。患者若出现发热、腹胀、腹痛等腹膜炎表现，或腹腔引流管呈黄绿色胆汁样，常提示发生胆瘘。若发生胆瘘，应立即与医师联系，并积极协助处理。

（6）LC术后护理　具体内容如下。①体位：LC术后体位选择与一般开腹手术一致，即麻醉清醒、血压脉搏稳定后取半卧位。因LC对机体影响较小，故6小时左右后即可起床活动。②饮食：LC对胃肠道影响较小，故麻醉清醒后患者无恶心、呕吐，可试饮少量开水，若无不适即可进食，术后24小时内，饮食由无脂流质、半流质逐渐过渡至低脂饮食。③高碳酸血症的护理：为避免高压气腹引起的高碳酸血症，LC术后常规低流量吸氧，鼓励患者深呼吸、有效咳嗽，促进体内CO_2排出。④肩背部酸痛不适的护理：CO_2刺激膈肌及胆囊创面可引起肩背部酸痛不适，一般无须特殊处理，可自行缓解。

3. 健康教育

（1）合理安排作息时间，劳逸结合，避免过度劳累及精神过度紧张。

（2）进食低脂饮食，忌油腻食物，避免暴饮暴食，宜少量多餐。

（3）告知患者结石复发率高，出现腹痛、发热、黄疸时应及早来院治疗。非手术治疗或胆囊造口术的患者，遵医嘱服用消炎利胆药物，按时复查，以确定是否行胆囊切除术。

（4）带T形管出院患者宜穿宽松柔软的衣服，以防管道受压；淋浴时，可用塑料薄膜覆盖引流管处，以防感染；避免提举重物或过度活动，以免牵拉T形管导致管道脱出；保持置管皮肤及伤口清洁干燥，每日定时记录引流的颜色、量和性状；出现引流异常及管道脱出时，及时就医。

三、胆道感染患者的护理

（一）概述

胆道感染是指胆囊壁和（或）胆管壁受到细菌侵袭而发生的炎症反应。按发病部位分为胆囊炎和胆管炎。胆道感染与胆石症互为因果关系。

1. 病因

（1）胆道梗阻　造成梗阻的常见原因有结石、蛔虫、狭窄及肿瘤等，以结石最为多见。

（2）细菌感染　细菌多来源于肠道，可经胆道逆行、直接蔓延或经血循环和淋巴途径入侵，在胆汁流出不畅时造成感染。

（3）创伤、化学性刺激　如手术、严重创伤、胰液反流等。

2. 分类与病理

（1）急性胆囊炎　病理类型分为以下3型。①急性单纯性胆囊炎：炎症初期，病变局限于黏膜层，仅有充血、水肿和渗出。②急性化脓性胆囊炎：病变扩展到胆囊全层，白细胞弥漫性浸润，黏膜有散在的坏死和溃疡，胆汁呈脓性，浆膜面有脓性渗出物。③急性坏疽性胆囊炎：病变进一步加重，胆囊内压力持续增高，压迫囊壁致血运障碍，引起组织坏疽、穿孔和胆汁性腹膜炎。

（2）慢性胆囊炎 急性胆囊炎反复多次发作或长期存在的胆囊结石，可使胆囊壁纤维化，结缔组织增生，胆囊萎缩，囊壁增厚，形成慢性胆囊炎。若结石嵌顿，造成胆囊颈梗阻，可引起慢性胆囊炎急性发作。

（3）急性胆管炎 胆管结石造成胆管梗阻和狭窄，使胆汁排出不畅，胆汁淤滞，继发感染。胆管组织充血、水肿、渗出，发生急性胆管炎。

（4）急性梗阻性化脓性胆管炎（AOSC） 又称急性重症胆管炎，是急性胆管炎进一步发展的严重阶段。随着胆管梗阻加重，可出现胆管壁糜烂、坏死，胆管内充满脓性胆汁。当胆管内压力超过2.94kPa（30cmH_2O）时，胆管内脓性胆汁及细菌逆流进入肝窦，大量细菌和毒素进入体循环引起全身脓毒症或感染性休克，严重者可导致MODS。

（二）护理评估

1. 健康史 评估时着重了解患者有无胆道结石、梗阻、创伤及手术史，同时应注意询问年龄、性别、饮食习惯、营养状况等。

2. 身心状况

（1）症状和体征

1）急性胆囊炎：约95%的人有胆囊结石，主要表现如下。①胆绞痛：常发生于饱餐、进油腻食物后，疼痛位于上腹部或右上腹部，呈阵发性，可向右肩胛部和背部放射；②恶心、呕吐；③发热或中毒症状：根据胆囊炎症反应程度不同，可有轻度至中度发热。若出现寒战、高热，常可能出现胆囊化脓、坏疽、穿孔或合并急性胆管炎；④墨菲征阳性：即用左手拇指压于右上腹肋缘下胆囊区，嘱患者深呼吸，如出现突然吸气暂停；⑤有时可触及肿大的胆囊；⑥并发症：急性化脓性和坏疽性胆囊炎可致局限性或弥漫性腹膜炎、急性胆管炎和急性胰腺炎等。

2）慢性胆囊炎：临床表现常不典型，多数患者可有胆绞痛病史，有厌油、腹痛、嗳气等消化不良的症状，也可有上腹隐痛，一般不发热。体检右上腹可有轻压痛或不适，易误诊为“胃病”。

3）急性胆管炎：典型的临床表现为夏柯三联征，即腹痛、寒战高热和黄疸。

4）急性梗阻性化脓性胆管炎：大多数患者有反复发作的胆道病史，部分患者有胆道手术史。发病急骤，病情进展快，除具有一般胆管炎的夏柯三联征外，还可出现感染性休克、神志改变，即Reynolds五联征。患者可有感染性休克表现，如呼吸急促、出冷汗，脉搏快而弱，可达120次/分以上，血压降低，出现皮下瘀斑或全身发绀。神志改变主要表现为神情淡漠、嗜睡，甚至昏迷。如未予以及时有效的治疗，病情继续恶化，将发生急性呼吸衰竭和急性肾衰竭等，严重者可在短期内死亡。

（2）心理-社会状况 症状的反复、并发症的出现、手术治疗等，易产生精神紧张、焦虑或不安全感。了解患者及其家属对本病的认知、家庭经济状况、心理承受程度及对治疗的期望等。

3. 辅助检查

（1）实验室检查 急性感染时，血白细胞计数升高，甚至可超过$20\times10^9/L$，中性粒细胞比例明显升高，可出现中毒颗粒；肝功能检查见血清氨基转移酶、谷氨酰转肽酶和胆红素升高；凝血酶原时间延长；寒战高热时血培养阳性。

（2）影像学检查 首选B超，如发现胆囊增大或胆囊壁增厚时提示胆囊积液或有急性胆囊炎。胆囊壁增厚、胆囊腔缩小或萎缩，排空功能减退或消失，提示慢性胆囊炎。B超同时可了解是否合并肝硬化、脾大、门静脉高压及有无肝内外胆管结石和扩张等。必要时可行CT、MRI等检查。

（三）治疗要点

1. 急性胆囊炎　主要采用手术治疗。

（1）非手术治疗　作为术前准备的一部分。包括禁食、解痉、输液、抗感染、营养支持、纠正水电解质及酸碱代谢失调等。

（2）手术治疗　主要有以下几种方法。①胆囊切除术：胆囊炎症较轻者可应用腹腔镜胆囊切除术；急性化脓性、坏疽穿孔性胆囊炎可采用开腹胆囊切除术。②胆囊造口术：患者情况极差，不能耐受胆囊切除术者，可先行胆囊造口术减压引流。③超声或CT引导下经皮经肝胆囊穿刺引流术：适用于病情危重且不宜手术的化脓性胆囊炎患者。

2. 慢性胆囊炎　对临床症状明显又伴有胆囊结石者，应手术治疗。对年老体弱或伴有重要器官严重器质性病变者可采取非手术治疗。

3. 急性梗阻性化脓性胆管炎　本病若不及时治疗，死亡率较高。最有效的治疗方法是紧急手术，迅速解除胆道梗阻并置管引流，达到有效减压，控制感染，抢救生命的目的。通常采用胆总管切开减压、取石、T形管引流术。

（四）主要护理诊断/问题

参考胆石症患者护理的相关内容。

（五）护理措施

参考胆石症患者的护理。急性梗阻性化脓性胆管炎要注意以下内容。

1. 病情观察　观察神志、生命体征、腹部体征及皮肤黏膜情况，监测血常规、电解质、血气分析等结果的变化。若患者出现神志淡漠、黄疸加深、少尿或无尿、肝功能异常、PaO_2降低、代谢性酸中毒及凝血酶原时间延长等，提示发生MODS，及时报告医师并做相应处理。

2. 维持体液平衡　①严密监测生命体征，特别是体温和血压的变化；准确记录24小时出入水量，必要时监测中心静脉压及每小时尿量，为补液提供可靠依据。②迅速建立静脉通路，使用晶体液和胶体液扩容，尽快恢复有效循环血量；必要时使用肾上腺皮质激素和血管活性药物，改善组织器官的血流灌注及供氧。③纠正水、电解质及酸碱平衡失调情况。监测电解质、酸碱平衡情况，确定补液的种类和量，合理安排补液的顺序和速度。

3. 维持有效气体交换

（1）呼吸功能监测　密切观察呼吸频率、节律和幅度；动态监测PaO_2、血氧饱和度，了解患者的呼吸功能状况；若患者出现呼吸急促、PaO_2下降、血氧饱和度降低，提示呼吸功能受损。

（2）改善缺氧状况　非休克患者采取半卧位，使腹肌放松，膈肌下降，有利于改善呼吸状况；休克患者取仰卧中凹位。根据患者呼吸形态及血气分析结果选择给氧方式和确定氧气流量或浓度，可经鼻导管、面罩、呼吸机辅助等方法给氧，改善缺氧症状。

4. 维持正常体温　①降温：根据体温升高的程度，采用温水擦浴、冰袋冷疗等物理降温方法；必要时使用药物降温。②控制感染：联合应用足量有效的抗生素，控制感染，使体温恢复正常。

5. 营养支持　禁食和胃肠减压期间，通过肠外营养途径补充能量、氨基酸、维生素、水及电解质，维持和改善营养状况。

6. 完善术前检查及准备　积极完善术前相关检查，如心电图、腹部超声检查、血常规、凝血功能、肝肾功能等。凝血功能障碍者，补充维生素K。按上腹部手术要求进行皮肤准备。

7. 健康教育　参考胆石症患者的护理的相关内容。

四、胆道蛔虫患者的护理

（一）概述

胆道蛔虫病是指肠道蛔虫上行钻入胆道引起的一系列临床症状，是常见的外科急腹症之一。以青少年和儿童多见，随着生活环境、卫生条件和饮食习惯的改变，本病的发病率已明显下降。

1. 病因 蛔虫有钻孔习性，喜欢碱性环境。当胃肠道功能紊乱、饥饿、发热、驱虫不当、妊娠等致肠道内环境改变时，蛔虫可窜至十二指肠，如遇奥迪括约肌功能失调，蛔虫可钻入胆道，从而引起该病。

2. 病理生理 蛔虫钻入胆道可引起奥迪括约肌痉挛导致胆绞痛及诱发急性胰腺炎；蛔虫将肠道细菌带到胆道，会导致胆道感染，重者会引起重症胆管炎、肝脓肿等；蛔虫钻入胆囊，可引起胆囊穿孔；蛔虫死亡后其残骸可成为结石的核心。

（二）护理评估

1. 健康史 了解患者的年龄、生活环境、文化程度等；了解患者近期是否有类似情况发生；了解近期是否使用过驱虫药、发热、胃肠功能紊乱等。

2. 身心状况

（1）症状与体征 突然发生剑突下方钻顶样绞痛，伴右肩或左肩部放射痛，痛时辗转不安、呻吟不止、大汗淋漓，可伴有恶心、呕吐或呕出蛔虫。疼痛可突然平息，又可突然再发，无一定规律。少有高热与黄疸。体征轻微，当胆绞痛时，除剑突下方有深压痛外，无其他阳性体征。

（2）心理-社会状况 了解患者及家属对本病的认知程度、患者的心理反应等。

3. 辅助检查 首选B超，可见虫体；实验室检查可有嗜酸性粒细胞比例增高，继发细菌感染者可见白细胞及中性粒细胞比例增高。

（三）治疗要点

以非手术治疗为主，以解痉镇痛、利胆驱虫、控制感染为主，必要时考虑ERCP取虫。非手术治疗无效或出现严重并发症时才考虑手术治疗。

（四）主要护理诊断/问题

1. 急性疼痛 与蛔虫刺激致奥迪括约肌痉挛有关。

2. 焦虑、恐惧 与疼痛反复发作、担心预后等有关。

3. 知识缺乏：缺乏饮食卫生知识及胆道蛔虫病相关知识。

（五）护理措施

1. 参考胆石症护理的相关内容。

2. 健康教育 养成良好的饮食及卫生习惯，不喝生水，蔬菜要洗净煮熟，水果洗净后食用。饭前便后洗手。正确使用驱虫药，驱虫药应于清晨空腹或晚上临睡前服用。

第12节 门静脉高压症患者的护理

案例 16-12

患者，女，45岁，患慢性乙肝20年。患者自诉半小时前突然呕吐大量鲜血，内含少量食物残渣。查体：精神紧张，贫血貌，T为37.1℃，P为112次/分，R为22次/分，BP为75/55mmHg，心肺查体无特殊，腹软，脾肋下3cm，移动浊音（+）。

问题：1. 该患者发生了什么？应采用哪些方法进行治疗？

2. 若患者经积极治疗与护理后康复出院，为避免以上情况再次发生应做哪些出院指导？

一、概　　述

门静脉正常压力为13～24cmH_2O，平均值为18cmH_2O。门静脉高压症是指当门静脉血流受阻、血流淤滞引起门静脉系统压力升高，临床出现脾大和脾功能亢进、食管胃底静脉曲张和呕血、腹水等症状的疾病。

（一）病因与分类

根据门静脉血流受阻因素所在的部位，门静脉高压症可分为肝前型、肝内型和肝后型3类。

1. 肝前型　见于门静脉主干的先天性畸形（闭锁、狭窄或海绵样变等）、肝外门静脉血栓形成（脐炎、急性阑尾炎、胰腺炎及创伤等）和外在压迫（转移癌、胰腺炎等）。

2. 肝内型　在我国最多见，约占95%以上。根据血流受阻部位又分为窦前、窦型和窦后3种。在我国，肝炎后肝硬化是窦型和窦后型的最常见原因；血吸虫肝硬化是窦前型的主要原因。

3. 肝后型　见于肝静脉主要流出道的阻塞，如巴德-吉亚利综合征、缩窄性心包炎、严重右心衰竭等。

（二）病理生理

门静脉高压症形成后，可发生下列病理变化。

1. 脾大、脾功能亢进　门静脉血流受阻时，首先引起脾脏充血、肿大，脾窦因长期充血而使脾内纤维组织增生、脾髓细胞再生，导致脾功能亢进，致使全血细胞减少。

2. 静脉交通支扩张　当门静脉血流受阻，压力增高时，由于门静脉无静脉瓣，导致血流逆流，引起门静脉与腔静脉之间的交通支扩张，尤以食管下段、胃底静脉曲张最具临床意义，由于此处距门静脉主干和腔静脉均近，压力差最大，因而发生静脉曲张最早且最显著。

链 接　门静脉和腔静脉之间的交通支

门静脉和腔静脉之间存在4组交通支（图16-35）：①食管、胃底下段交通支；②直肠下端、肛管交通支；③前腹壁交通支；④腹膜后交通支。这些交通支在正常情况下都很细小，血流很少，当门静脉高压症时这些交通支大量开放。

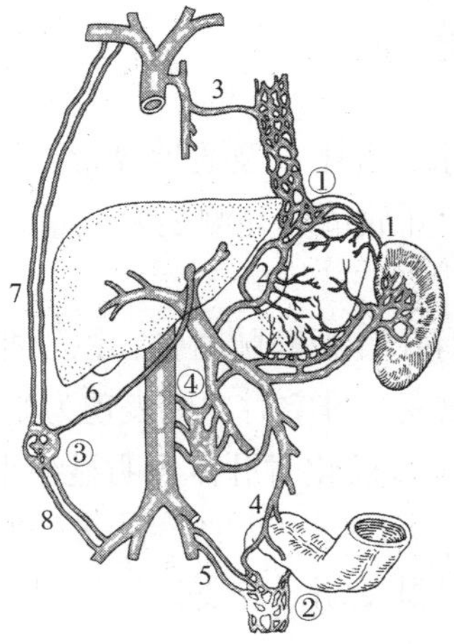

图16-35　门静脉与腔静脉之间的交通支

1. 胃短静脉；2. 胃冠状静脉；3. 奇静脉；4. 直肠上静脉；5. 直肠下静脉、肛管静脉；6. 脐旁静脉；7. 腹上深静脉；8. 腹下深静脉

①胃底、食管下段交通支；②直肠下端、肛管交通支；③前腹壁交通支；④腹膜后交通支

---

3. 腹水　①门静脉系统毛细血管床滤过压升高，使血浆漏入腹腔；②肝硬化肝功能减退引起低蛋白血症，血浆胶体渗透压降低；③肝内淋巴液回流受阻，大量淋巴液自肝包膜下漏入腹腔；④肝激素

灭活功能减退，体内醛固酮和抗利尿激素增多，引起钠、水潴留。

二、护理评估

（一）健康史

了解有无慢性肝炎、肝硬化、血吸虫病、酗酒等病史；了解有无发生上消化道出血、肝性脑病等病史；了解上述疾病或并发症发生的诱因、诊疗过程、治疗效果等。

（二）身心状况

1. 症状和体征

（1）脾大、脾功能亢进　门静脉高压早期即可在左肋缘下触及肿大、质软、活动度较好的脾。后期脾质地变硬、活动度减少，并伴有不同程度的脾功能亢进，致外周血细胞计数减少，易发生出血与感染。

（2）呕血和黑便　食管胃底静脉曲张破裂出血所致，是门静脉高压症最危险的并发症。发生急性出血时，患者呕吐鲜红色血液，排出柏油样黑便。由于肝功能损害引起凝血功能障碍，又因脾功能亢进引起血小板减少，因此出血不易自止。由于大出血引起肝组织严重缺氧，容易导致肝性脑病。

（3）腹水　约1/3患者出现腹水，表现为腹胀、气急、食欲缺乏等。

（4）其他　非特异性全身症状如疲乏、嗜睡、厌食、恶心、呕吐等；可有慢性肝病的其他征象如蜘蛛痣、肝掌、男性乳房发育、睾丸萎缩等。

2. 心理-社会状况　评估患者有无长期反复发病而感到焦虑不安、悲观失望；评估患者对突然大量出血是否感到紧张、恐惧及程度如何；评估患者及家属对治疗方案、预防知识及疾病预后的认知程度；评估患者家属成员能否提供足够的心理和经济支持。

（三）辅助检查

1. 实验室检查

（1）血常规检查　脾功能亢进时，全血细胞计数减少，白细胞计数可降至3×10^9/L以下，血小板计数可降至（70～80）$\times10^9$/L以下。

（2）肝功能检查　肝功能有不同程度障碍，表现为白蛋白降低、白球比例倒置、凝血酶原时间延长、血清氨基转移酶及血胆红素增高等。

2. 影像学检查

（1）腹部超声检查　可以显示腹水、肝密度及质地异常、门静脉扩张，门静脉高压症时门静脉内径≥1.3cm；多普勒超声可以显示血管开放情况，测定血流量，但对于肠系膜上静脉和脾静脉的诊断精确性稍差。

（2）食管吞钡X线检查　可了解有无食管静脉曲张，以及曲张的程度和范围。在食管被钡剂充盈时，曲张的静脉使食管黏膜呈虫蚀状改变；排空时，则表现为蚯蚓样或串珠状负影。

（3）CT、MRI　CT可测定肝体积，肝硬化时肝体积明显缩小，如肝体积＜750cm^3，分流术后肝性脑病发生率显著提高。

（4）门静脉造影　可准确了解门静脉受阻及侧支回流情况，特别是胃冠状静脉的形态学变化，并可直接测定门静脉压力。

3. 内镜检查　食管镜、胃镜等可确定有无静脉曲张、曲张部位及范围、出血部位等；也可在直视下行止血措施。

三、治疗要点

门静脉高压症的治疗目的是预防和控制食管下段及胃底静脉破裂引起的上消化道出血，解除或改善脾大及脾功能亢进，治疗顽固性腹水。门静脉高压症以内科治疗为主，但发生食管胃底曲张静脉破裂出血、肝硬化引起的顽固性腹水时常需外科手术处理。

（一）非手术治疗

对于并发急性上消化道出血的患者，原则上首先采取非手术治疗控制出血，主要包括输液、输血补充血容量，给予止血和保肝药，应用三腔二囊管压迫止血（图16-36）、局部硬化剂注射治疗及经颈静脉肝内门体分流术等。

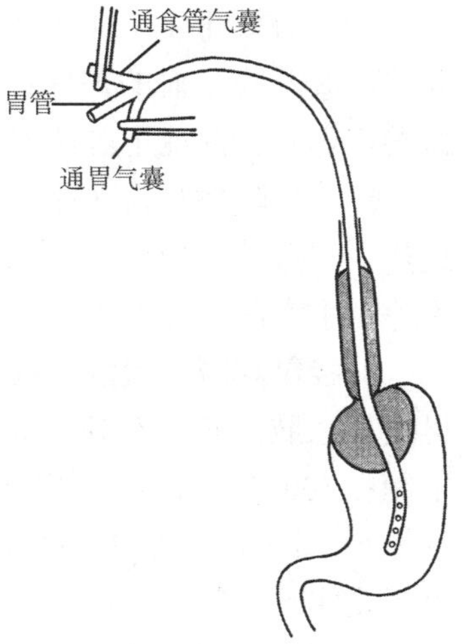

图16-36　三腔二囊管压迫止血

（二）手术治疗

1. 食管胃底曲张静脉破裂大出血患者的手术治疗方式有以下2类。

（1）断流术　就是在脾切除的同时，阻断门-奇静脉的交通支反常血流，从而控制食管胃底静脉的曲张及破裂出血。目前效果较好的手术方式是贲门周围血管离断术。断流术直接阻断了食管胃底交通支反常血流，又不影响门静脉向肝的血液灌注量，有利于保护肝功能。此术式常用于急诊止血手术。

（2）分流术　选择肝门静脉系和腔静脉系的主要血管进行手术吻合，使压力较高的肝门静脉血分流入腔静脉，从而降低肝门静脉系压力，间接控制食管胃底静脉的曲张及破裂出血。应用较广泛的手术方式有脾-肾静脉分流术、远端脾-肾静脉分流术、肠系膜上-下腔静脉分流术等。但分流术会使门静脉向肝的灌注量减少，加重肝功能损害；部分或全部肝门静脉血未经肝处理而径直流入体循环，易致肝性脑病；手术死亡率及术后再出血率也较高。分流术一般不宜作为急诊止血手术。

2. 脾切除术　脾切除可以减少门静脉血源量20%～40%，但其降低门静脉压的效果和术后控制食管胃底曲张静脉破裂出血的效果都很不理想。因此，脾切除术主要用于消除脾功能亢进，特别对晚期血吸虫病肝硬化引起的脾肿大和脾功能亢进，行单纯脾切除术效果良好。脾切除后血小板迅速增高，有静脉血栓形成的危险，术后应注意观察患者有无持续发热、腹痛、腹胀、血便等。

3. 顽固性腹水的手术治疗　对顽固性腹水有效的外科治疗是腹腔-静脉转流术。对终末期肝病或肝硬化所致的顽固性腹水，有效的治疗是肝移植。

四、主要护理诊断/问题

1. 焦虑、恐惧　与突然大量呕血、便血、肝性脑病及病情危重有关。

2. 体液不足　与食管胃底曲张静脉破裂出血有关。

3. 体液过多　与肝功能损害所致低蛋白血症、门静脉压升高、血浆胶体渗透压降低及醛固酮分泌增加有关。

4. 营养失调：低于机体需要量　与肝功能损害、营养物质摄入不足、消化吸收障碍有关。

5. 潜在并发症：如上消化道出血、肝性脑病、门静脉血栓形成、感染等。

五、护理措施

（一）非手术治疗的护理及术前护理

1. 一般护理　对于食管胃底静脉曲张破裂出血的患者，做好上消化道出血的一般护理工作，如绝对卧床休息，头偏向一侧以防误吸，做好口腔护理，给予吸氧等。

2. 心理护理　食管胃底曲张静脉破裂大出血时，患者常伴有紧张、恐惧等心理反应。护士应沉着冷静地接待患者，在积极抢救的同时做好安慰和解释工作，并通知家属陪伴，满足患者的心理需求。

即使非出血的患者，因长期肝病、病情重等因素，患者常表现为悲观、失望等心理反应。护士应采取必要的措施以增强患者战胜疾病的信心，如进行疾病知识宣教、典型案例的激励、病友的心理支持等。

3. 预防和控制出血

（1）补足血容量　迅速建立有效静脉通路，输液、输血或血浆代用品，恢复血容量。

（2）有效止血　方法如下。①局部灌洗：用冰盐水或冰盐水加血管收缩剂，如肾上腺素，做胃内灌洗。②药物止血的护理：遵医嘱应用止血药，并密切观察疗效，注意药物副作用。③三腔管压迫止血的护理。④内镜止血护理：做好安慰解释工作，准备相关用物等。

（3）预防食管胃底曲张静脉破裂出血　进食无渣软食，避免粗糙、干硬及刺激性食物，饮食不宜过热，口服药片应研成粉末冲服；避免引起腹内压升高的因素，如咳嗽、打喷嚏、用力排便、提举重物等；手术前一般不放置胃管，必要时选细软胃管充分涂以液状石蜡，以轻巧手法协助患者吞入。

4. 控制和减少腹水形成　①注意休息，协助患者取平卧位，以增加肝、肾血流灌注；下肢水肿者，可抬高患肢以减轻水肿。②注意补充营养，纠正低蛋白血症。③限制液体和钠的摄入，每日钠摄入量限制在500～800mg（氯化钠1.2～2.0g），少食咸菜、酱菜、罐头等含钠高的食物。④遵医嘱合理利用利尿剂，同时记录24小时出入量，观察有无低钾、低钠血症。⑤测量腹围和体重，每日测腹围1次，每周测体重1次。

5. 预防肝性脑病　①合理指导患者的休息和活动。②注意饮食的多样化和营养价值。③遵医嘱用新霉素或链霉素等肠道非吸收抗生素及酸性溶液灌肠等措施减少氨的形成与吸收。④动态监测血氨浓度及神志变化，若出现异常情况，立即通知医生，并积极配合处理。

6. 术前准备　常规准备外，择期手术术前可输全血，补充维生素B、维生素C、维生素K及凝血因子，以防术中和术后出血；术前2～3日口服肠道不吸收的抗生素，术前1日晚行清洁灌肠，减少氨的形成与吸收，预防肝性脑病。

7. 其他护理　做好保肝护理，如注意休息，合理营养、吸氧、补充凝血因子及白蛋白、应用保肝药物等；对于脾功能亢进患者，应注意观察机体出血及感染的可能并积极预防；重视基础护理等。

（二）术后护理

1. 病情观察　密切观察生命体征、神志、面色、尿量、引流液的量和颜色等并记录；分流术取自体静脉者，观察局部有无静脉回流障碍；取颈内静脉者观察有无头痛、呕吐等颅内压升高表现，必要时遵医嘱快速滴注甘露醇。

2. 休息与活动　①断流术和脾切除术后，麻醉清醒，生命体征平稳后取半卧位；②分流术者，为防止分流术后血管吻合口破裂出血，可取平卧位或15°低半卧位。翻身动作宜轻柔；保持大、小便通畅，鼓励早期下床活动。

3. 改善营养状况　术后早期禁食期间根据患者情况给予肠外或肠内营养支持；术后24～48小时肠蠕动恢复后可进流质，以后逐步改为半流质、软食或普食。

4. 并发症的护理

（1）防治出血　分流术后为了预防出血，应注意：①术后48小时内，患者取平卧位或低坡半卧位（＜15°），2～3日后改为半卧位；②避免过多活动，翻身动作要轻柔；③术后不宜过早下床活动，一般需卧床1周。定时观察生命体征、腹腔引流管、伤口等情况，及时发现出血并告知医师，协助妥善处理。

（2）防治肝性脑病。

（3）防治静脉血栓形成　断流术或分流术后均可出现门静脉系统血栓，以前者多见，特别是脾切除术后发生率更高。预防应注意：①不轻易使用止血药物，以免静脉血栓形成。②分流术后如无严重凝血功能障碍建议抗凝治疗。③定时行B超检查以明确有无血栓形成。④注意监测血常规和凝血功能，术后2周内每日或隔日复查1次血常规，若血小板超过600×10^9/L应通知医生，协助抗凝治疗。

（三）健康教育

1. 休息与活动 合理休息与适当活动，避免过度劳累，一旦出现头晕、心悸、出汗等症状，应卧床休息，逐步增加活动量。

2. 饮食指导 进食高热量、高维生素的无渣软食，避免粗糙、干硬及刺激性食物，禁烟酒，少喝咖啡及浓茶，饮食不宜过热，以免诱发大出血；少量多餐，规律进食，补充足够能量。①肝功能损害较轻者，摄取优质蛋白饮食（50～70g/d）；②肝功能严重受损及分流术后患者应限制蛋白质摄入；③有腹水患者限制水和钠摄入。

3. 生活指导 ①避免劳累和过度活动，保证充分休息；若出现头晕、心悸、出汗等症状，应卧床休息，逐渐增加运动量；②避免引起腹内压升高的因素，如咳嗽、打喷嚏，用力排便，提举重物等，以免诱发曲张静脉破裂出血；③保持乐观、稳定的心理状态，避免精神紧张、抑郁等不良情绪；④用软毛牙刷刷牙，避免牙龈出血，防止外伤；⑤指导患者戒烟、酒，少喝咖啡和浓茶。

4. 复诊指导 指导患者及家属掌握出血征兆、基本观察方法和主要急救措施，熟悉紧急就诊的途径和方法。

第13节 胰腺疾病患者的护理

一、急性胰腺炎患者的护理

案例 16-13

患者，男，40岁。大量饮酒后突发上腹持续性疼痛、并逐渐加剧，向左肩背部放射，伴恶心、呕吐、腹胀。查体：T 37.6℃，P 100次/分，R 22次/分，BP 90/70mmHg。患者神志清楚、表情痛苦。全腹压痛，以中上腹为显著，伴肌紧张、反跳痛，肠鸣音减弱，移动性浊音（–）。血常规示：白细胞计数 9×10^9/L，中性粒细胞比例72%。

问题： 1. 为了进一步完善资料，应该做哪些辅助检查？

2. 针对患者首优护理问题制订相应护理措施。

（一）概述

急性胰腺炎指胰腺分泌的胰酶在胰腺内被异常激活，对胰腺自身及其周围脏器产生消化作用而引起的炎症性疾病，是一种常见的急腹症。急性胰腺炎严重程度不一，轻型易于治疗，预后好；重型病情险恶，病死率高。

1. 病因 急性胰腺炎有多种致病危险因素，最常见的是胆道疾病和过量饮酒。

（1）胆道疾病 是我国引起急性胰腺炎最常见的病因。胆总管与主胰管共同开口于十二指肠大乳头，这是胰腺疾病与胆道疾病相互关联的解剖学基础（图16-37）。当胆总管下端发生结石嵌顿、胆管炎、胆道蛔虫、奥迪括约肌水肿或痉挛、壶腹部狭窄时可阻塞胆、胰管的“共同通路”，胆汁反流入胰管，使胰酶激活；梗阻又可使胰管内压力升高，致胰小管和胰小泡破裂，胰液外溢，损害胰腺组织。

（2）过量饮酒 是西方国家发生急性胰腺炎的主要原因。乙醇除能直接损伤胰腺组织外，还可刺激胰液分泌，引起奥迪括约肌痉挛，导致胰管内压力升高，引起急性胰腺炎。

（3）暴饮暴食 一方面，通过刺激胰液分泌、奥迪括约肌痉挛引起急性胰腺炎；另一方面，暴饮暴食可引起十二指肠内压力增高，导致十二指肠液反流入胰管而激活胰酶，从而导致急性胰腺炎。

（4）十二指肠液反流 十二指肠内压力升高时，十二指肠液可反流入胰管激活胰蛋白酶原，导致胰腺组织自身消化。

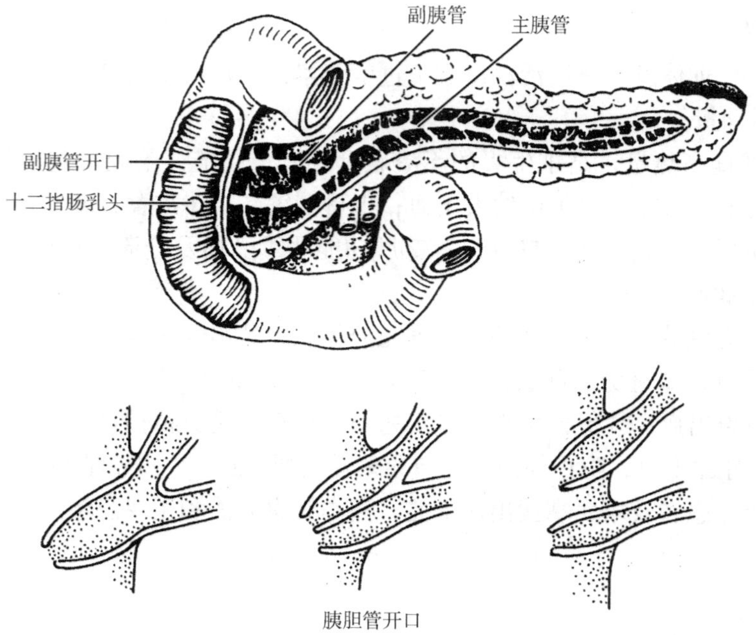

图16-37 胰胆管解剖关系

（5）高脂血症　机制尚未完全清楚，可能因甘油三酯在胰脂酶作用下生成游离脂肪酸对胰腺腺泡的直接损伤所致；高脂血症所致血液黏稠度升高也可能加重胰腺病变。

（6）其他　创伤、手术、药物、高钙、高脂、感染等也可引起急性胰腺炎。也有少数急性胰腺炎找不到明确发病原因，这类急性胰腺炎称为特发性胰腺炎。

2. 发病机制　按照病理变化急性胰腺炎分为急性水肿性胰腺炎和急性坏死性胰腺炎。

（1）急性水肿性胰腺炎　肉眼可见胰腺水肿、肿胀，镜下可见腺泡及间质性水肿，炎性细胞浸润，偶有轻度出血或局灶性坏死。此型胰腺炎临床多见，病情轻，预后良好。

（2）急性坏死性胰腺炎　以广泛胰腺出血、坏死为特征，胰腺肿胀，呈暗紫色，坏死灶呈灰黑色，严重者整个胰腺变黑，腹腔内伴有血性渗液，晚期可合并感染形成胰腺或胰周脓肿。此型胰腺炎病情发展快，并发症多，病死率高。

（二）护理评估

1. 健康史　了解患者性别、年龄、职业等一般资料；评估患者的饮食习惯，发病前有无暴饮暴食、大量饮酒；既往有无胆道疾病、高脂血症、高钙血症；近期有无创伤、手术、感染、用药等诱发因素。

2. 身心状况

（1）症状与体征

1）腹痛：是本病的主要和首发症状。常于饱餐和过量饮酒后突然发生，腹痛剧烈，呈持续性、刀割样疼痛，位于上腹正中或偏左，严重时呈束带状向两侧腰背部放射，以左侧为主。

2）恶心、呕吐、腹胀：恶心、呕吐发作早而频繁，呕吐物为胃、十二指肠内容物，呕吐后腹痛不缓解。腹胀常因腹腔渗出增多引起肠麻痹或梗阻所致，一般较为严重。

3）腹膜炎体征：水肿性胰腺炎可有中上腹的压痛，一般无肌紧张及反跳痛。出血坏死性胰腺炎时压痛明显，并有肌紧张和反跳痛，移动性浊音阳性，肠鸣音减弱或消失。

4）皮下出血：少数急性坏死性胰腺炎可有皮下出血。腰部、季肋部和下腹部出现大量青紫色瘀斑，称Grey-Turner征；脐周皮肤出现蓝色改变，称Cullen征。主要因为胰液外溢至皮下组织间隙，溶解皮下脂肪使毛细血管破裂出血所致。

5）其他：包括以下症状与体征。①发热：较轻的急性水肿性胰腺炎可不发热或轻度发热；合并胆道感染者常伴有寒战、高热；胰腺坏死伴感染时，持续性高热为主要表现。②黄疸：若有结石嵌顿或胰头肿大压迫胆总管可出现黄疸。③休克：坏死性胰腺炎患者出现脉搏细速、血压下降，乃至休克。早期休克主要是由低血容量所致，后期继发感染使休克原因复杂化且难以纠正。④呼吸困难：伴急性肺功能衰竭时出现呼吸困难和口唇、指甲发绀。⑤精神症状：有胰性脑病者可引起中枢神经系统症状，可出现感觉迟钝、意识模糊乃至昏迷等精神症状。⑥患者由于呕吐和胰周渗出，引起不同程度的脱水、代谢性酸中毒及低血钙，胃肠出血时可发生呕血和便血。

（2）心理-社会状况　由于本病发病急、痛苦大，特别是重症胰腺炎患者病情凶险、病程长、治疗期间病情反复、花费较大，常使患者及其家属产生焦虑、恐惧、失望等不良情绪。了解患者及其家属对本病的认知、家庭经济状况、心理承受程度及对治疗的期望等。

3. 辅助检查

（1）实验室检查

1）血、尿淀粉酶测定：是最常用的诊断方法。血清淀粉酶在发病数小时开始升高，24小时达高峰，持续4～5日后逐渐降至正常；尿淀粉酶在发病24小时后开始升高，48小时达高峰，持续1～2周后恢复正常。血清淀粉酶值超过500U/dl，尿淀粉酶明显升高有诊断价值。

2）血清Ca^{2+}浓度测定：血清Ca^{2+}浓度降低发生在发病的第2～3日以后，与脂肪组织坏死和组织内钙皂形成有关。若血清Ca^{2+}浓度＜2.0mmol/L，常预示病情严重。

3）血糖测定：早期血糖轻度升高，与肾上腺皮质的应激反应、胰高血糖素的代偿性分泌有关；后期血糖升高与胰岛细胞破坏、胰岛素分泌不足有关。

4）其他：如血脂肪酶测定、血糖测定、感染性检查、肝肾等脏器功能检查、血气分析等，必要时行腹腔诊断性穿刺。

（2）影像学检查　B超主要用于胆源性胰腺炎的诊断。CT、MRI是急性胰腺炎最常用的影像学检查，可鉴别水肿性与出血坏死性胰腺炎，也可用于胰腺假性囊肿、胰腺周围脓肿等并发症的诊断，定期CT检查常可动态掌握胰腺炎的演变情况。

（三）治疗要点

1. 非手术治疗　适用于急性胰腺炎早期、水肿性胰腺炎及尚无感染的出血坏死性胰腺炎，或为急性胰腺炎的基础治疗。目的是减少胰腺分泌、防止感染及MODS的发生。主要措施有：①禁食、胃肠减压；②补液、防治休克；③维持水、电解质及酸碱平衡；④抑制胰液分泌及抗胰酶疗法；⑤解痉镇痛；⑥营养支持；⑦预防及控制感染；⑧其他治疗。

2. 手术治疗　适用于胰腺和胰周坏死组织继发感染、胆源性胰腺炎及继发大出血、胰腺假性囊肿等。最常用的手术方式是坏死组织清除加引流术，若为胆源性胰腺炎则应同时解除胆道梗阻，畅通引流。术后胃造瘘可引流胃液，减少胰腺分泌；空肠造瘘管可待肠功能恢复时提供肠内营养。

（四）主要护理诊断/问题

1. 急性疼痛　与胰腺及周围组织炎症、胆道梗阻有关。

2. 有体液不足的危险　与炎性渗出、出血、呕吐、禁食等有关。

3. 营养失调：低于机体需要量　与呕吐、禁食、大量消耗有关。

4. 体温过高　与胰腺坏死、继发感染或并发胰腺脓肿有关。

5. 潜在并发症：出血、胰瘘、胆瘘、肠瘘、休克、感染等。

（五）护理措施

1. 非手术治疗护理/术前护理

（1）疼痛护理　禁饮禁食、持续胃肠减压以减少胰液对胰腺及周围组织的刺激；协助患者膝盖弯曲，靠近胸部以缓解疼痛；按摩背部，增加舒适感；遵医嘱使用抑制胰液分泌及抗胰酶药物，疼痛剧烈时，予以解痉、镇痛药物，但禁用吗啡，以免奥迪括约肌痉挛致使胰胆管梗阻，从而加重疼痛。

（2）维持水、电解质及酸碱平衡　密切观察生命体征、神志、皮肤黏膜温度和色泽，监测电解质、酸碱平衡情况；准确记录24h出入量，必要时监测中心静脉压及每小时尿量。发生休克迅速建立静脉输液通路，补液扩容，尽快恢复有效循环血量。急性坏死性胰腺炎患者易发生低钾、低钙血症，根据情况予以补充。

（3）用药护理　遵医嘱使用质子泵抑制剂、H_2受体阻滞药、生长抑素或胰蛋白酶抑制剂，抑制胰腺分泌；呕吐控制后，可经胃管注入复方清胰汤等中药。

（4）营养支持　禁食期间，提供肠外营养支持。轻型急性胰腺炎一般1周后可开始进食无脂低蛋白流质，并逐渐过渡至低脂饮食。重症急性胰腺炎待病情稳定、淀粉酶恢复正常、肠麻痹消失后，可通过空肠造瘘管行肠内营养支持，并逐步过渡至全肠内营养及经口进食。

（5）降低体温　动态监测体温变化，体温过高者酌情使用物理降温和药物降温，并遵医嘱应用敏感抗生素控制感染。

（6）并发症的防治及护理　急性坏死性胰腺炎常可发生呼吸窘迫综合征、急性肾衰竭等严重并发症，应做好相应脏器功能的观察与监测，发现异常积极配合抢救。

（7）心理护理　一方面，由于发病突然、病情急而重，患者常有焦虑、恐惧心理；另一方面，由于病情较长、疾病反复及经济因素等，患者容易产生悲观消极情绪。因此，应为患者提供安全舒适的环境，了解其感受，予以安慰鼓励并讲解治疗和康复知识，使患者以良好心态接受治疗。

2. 术后护理

（1）病情观察　观察并记录生命体征，监护24～48小时，病情需要时延长监护时间。维持水、电解质及酸碱平衡，准确记录24小时出入水量。观察腹部体征，了解有无腹痛、腹胀及腹膜刺激征等。密切观察病情变化，发现问题及时报告医生并协助解决。

（2）体位　麻醉未清醒前取平卧位，头偏向一侧，以免呕吐物、分泌物吸入导致窒息或并发吸入性肺炎。清醒且血压稳定者，改为半卧位，以利于呼吸和引流。

（3）饮食　术后暂禁饮食，待肠蠕动恢复，肛门排气，血尿淀粉酶化验正常，无不良反应后，可进食少量米汤或藕粉，再逐渐增加营养，但应限制高脂肪膳食。

（4）引流管的护理　术后常留置多根引流管，如胃管、腹腔双套管、胰周引流管、空肠造瘘管、胃造瘘管及导尿管等。在引流管上标注管道的名称及放置时间，分清引流管安置部位及作用，与相应装置正确连接，妥善固定并严密观察，记录引流颜色、性质及量，发现异常及时正确处理。

1）空肠造瘘管护理：术后可留置空肠造瘘管行肠内营养支持。护理措施：①将管道固定于腹壁，告知患者翻身、活动、更换衣物时避免牵拉，防止管道脱出。②保持管道通畅，营养液滴注前后使用生理盐水或温水冲洗管道，持续输注时每4小时冲洗管道1次；出现滴注不畅或管道堵塞时，可用生理盐水或温水行“压力冲洗”或负压抽吸。③营养液现配现用，使用时间不超过24小时；输注时注意营养液的速度、浓度和温度；观察有无腹痛、腹胀或腹泻等不良反应。

2）腹腔双套管的护理：留置腹腔双套管可冲洗脱落的坏死组织、脓液或血块等。护理要点：①妥善固定：经常检查固定情况，谨防脱落。②持续腹腔灌洗：常用生理盐水加抗生素，现用现配，冲洗速度为20～30滴/分。③保持引流通畅：持续低压负压吸引，负压不宜过大，以免损伤内脏组织和血管。④观察引流的颜色、量及性状：引流液开始为内含血块、脓液及坏死组织的暗红色混浊液体，2～3日后颜色逐渐变淡、清亮。若引流液呈血性，伴脉速和血压下降，应考虑大血管受腐蚀破裂引起继发出血，及时通知医师并做急诊手术准备；若引流液含有胆汁、胰液或肠液，应考虑有胆瘘、胰瘘或肠瘘的可能。⑤维持出入量的平衡：准确记录冲洗液量及引流液量，保持平衡；发现引流管堵塞应及时通知医师处理，必要时更换内套管。⑥适时拔管：患者体温维持正常10日左右，白细胞计数正常，腹腔引流液＜5ml/d，引流液的淀粉酶测定值正常，可考虑拔管。拔管后保持局部敷料清洁、干燥。

（5）并发症的观察及护理

1）出血：术后出血原因包括手术创面的活动性出血、感染坏死组织侵犯引起的消化道大出血、消化液腐蚀引起的腹腔大血管出血或应激性溃疡等。注意观察生命体征，特别是血压、脉搏的变化，患者有无呕血、黑便或血便，有无血性液体从胃管、腹腔引流管或手术切口流出。若发现有出血的可能，应立即通知医师，遵医嘱采用止血和抑酸药物、纠正凝血功能等，必要时做好急诊手术止血的准备。

2）胰瘘、胆瘘、肠瘘：患者出现发热、腹痛、腹膜刺激征，经腹壁切口渗出或引流管引流出无色清亮液体、胆汁样液体、粪便样液体或输入的肠内营养液时，考虑胰瘘、胆瘘或肠瘘的发生。发生后应立即禁食、胃肠减压，保持引流通畅，注意维持水电解酸碱平衡，加强肠外营养支持，做好瘘口周围皮肤的护理。

3）多器官功能障碍：常见有急性呼吸窘迫综合征（ARDS）和急性肾衰竭（ARF）。①ARDS：观察患者呼吸形态，监测血气分析；若患者出现严重呼吸困难及缺氧症状，给予气管插管或气管切开，应用呼吸机辅助呼吸并做好气道与辅助呼吸护理。②ARF：留置尿管，详细记录每小时尿量、尿比重及24小时出入水量。遵医嘱静脉滴注碳酸氢钠，应用利尿剂或做血液透析。

3. 健康教育

（1）减少诱因，避免复发　治疗胆道疾病，戒酒，避免暴饮暴食，宜少量多餐，进食低脂饮食，忌食刺激、辛辣及油腻食物。

（2）休息与活动　劳逸结合，保持良好心情，避免疲劳和情绪激动。

（3）定期复查　检查血糖及血脂，必要时药物控制。急性胰腺炎有再发的可能，或出院后出现胰腺假性囊肿、胰腺脓肿、胰瘘等并发症，嘱患者有异常时应及时就诊。

二、胰腺癌患者的护理

（一）概述

胰腺癌（pancreas cancer）是恶性程度很高的消化道肿瘤，多发生于40岁以上人群，男女发病比例为1.5∶1。90%患者在诊断后一年内死亡，5年生存率仅有1%～3%。近年来，胰腺癌的发病率在国内外均呈明显的上升趋势。目前，胰腺癌位居我国男性恶性肿瘤发病率的第7位，女性第11位，占恶性肿瘤相关死亡率的第6位。

1. 病因　尚不清楚，可能与吸烟、嗜酒、高蛋白和高脂饮食、糖尿病、慢性胰腺炎及遗传等有关，吸烟是唯一公认的危险因素。此外，长期接触某些金属、石棉、*N*-亚硝基甲烷、β-萘酚胺的人群的胰腺癌发病率高于一般人群。

2. 病理　多发生于胰头部，约占75%，其次为胰体尾部，全胰癌少见。以导管细胞癌最多见，约占90%，其次为腺泡细胞癌，黏液性囊腺癌和胰母细胞癌等较少见。

3. 转移方式　胰腺癌的转移途径主要为局部浸润和淋巴转移，也可经血行转移至肝、肺、骨等处，可发生腹腔种植转移。

（二）护理评估

1. 健康史　评估患者有无吸烟、饮酒及基本情况；有无高脂、高蛋白饮食习惯；有无糖尿病、慢性胰腺炎疾病史；家族中有无胰腺癌或其他肿瘤患者；有无长期接触某些金属、石棉等致癌物质。

2. 身心状况

（1）症状和体征

1）腹痛：上腹疼痛与上腹饱胀不适是最常见的首发症状。早期因胰管梗阻所致，随病情发展出现进行性加重的上腹不适，或隐痛、钝痛、胀痛，餐后症状明显，可放射至后腰部，少数（约15%）患者可无疼痛。中晚期肿瘤出现持续性剧烈腹痛，向腰背部放射，致不能平卧，常呈蜷曲坐位，甚至昼夜腹痛，屈膝卧位可稍有缓解。胰体尾癌出现腹痛多属晚期，腹痛在左上腹或脐周。

2）消化道症状：如食欲缺乏、腹胀、消化不良、腹泻或便秘。部分患者可有恶心、呕吐。晚期癌肿浸润或压迫十二指肠，可出现上消化道梗阻或消化道出血。

3）黄疸：是胰头癌最主要的症状和体征，呈进行性加重，与癌肿浸润和压迫胆总管下端有关。大部分患者出现黄疸时已属中晚期，可伴皮肤瘙痒、茶色尿和陶土色大便。约25%的胰头癌患者表现为无痛性黄疸，黄疸伴无痛性胆囊增大称库瓦西耶征，对胰头癌具有诊断意义。10%左右的胰体尾部癌患者也可发生黄疸，与肿瘤发生肝内转移或肝门部淋巴结转移时压迫肝外胆管有关。

4）其他：可有消瘦和乏力、上腹肿块等，晚期可出现恶病质。少数患者有轻度糖尿病表现。壶腹部癌可继发胆道感染，出现寒战和高热。

链 接 壶腹周围癌

壶腹周围癌是指发生于距十二指肠乳头2cm以内的肿瘤，主要包括壶腹癌、胆总管下端癌和十二指肠腺癌。壶腹周围癌因起源组织器官不同而具有不同的临床表现，其恶性程度明显低于胰头癌，手术切除率和5年生存率均明显高于胰头癌。吸烟是已被证实的致病因素。壶腹周围癌可能的致病因素包括脂肪和蛋白质摄入过多、大量饮用浓咖啡、饮酒，糖尿病、慢性胰腺炎、恶性贫血、胆石症及腹部手术史等。其病理特点以腺癌最多见。壶腹周围癌发生淋巴转移较胰头癌晚，远处转移多至肝。常见临床症状为黄疸、腹痛和消瘦，黄疸可呈波动性；还可出现体重下降、食欲缺乏、乏力等非特异性表现。

（2）心理-社会状况　了解患者及家属对疾病的认识程度，有无不良心理反应，患者及家属是否了解术前及术后的有关护理配合的注意事项，家庭经济状况、社会支持状况等。

3. 辅助检查

（1）实验室检查　具体如下。①血生化检查：可有血、尿淀粉酶一过性升高，空腹及餐后血糖升高。继发胆道梗阻或出现肝转移时，常出现血清总胆红素和直接胆红素水平升高，碱性磷酸酶和氨基转移酶多有升高。②免疫学检查：癌胚抗原（CEA）、胰胚抗原（POA）、糖链抗原（CA199）等可升高，其中CA199对胰腺癌敏感性和特异性较好，可用于判断疗效、术后随访、监测肿瘤复发及估计预后。

（2）影像学检查　具体如下。①B超检查：是首选的检查方法，可发现直径≥2.0cm的胰腺癌，可显示胆囊、胆管及胰管扩张。②CT、MRI：是胰腺癌的重要的诊断手段，能清楚的显示肿瘤及邻近组织情况。③经皮肝穿刺胆管造影（PTC）及经皮肝穿刺胆管引流术（PTCD）：PTC可了解胆道的变化，有无胆总管下端狭窄、扩张及程度；PTCD可引流胆汁以减轻黄疸。④经内镜逆行胰胆管造影（ERCP）：可显示胆管或胰管狭窄或扩张，并能进行活检，还可经内镜放置鼻胆管或内支架引流，以减轻胆道压力和黄疸。⑤MRCP：可显示胰胆管扩张、梗阻情况，具有重要诊断意义。

（3）细胞学检查　进行ERCP时收集胰液查找癌细胞，以及在B超或CT引导下经皮细针穿刺胰腺病变组织行细胞学检查，是很有价值的诊断方法。

（三）治疗要点

1. 非手术治疗　吉西他滨是晚期胰腺癌治疗的一线化学治疗药物，也可使用氟尿嘧啶和丝裂霉素。还可选择介入治疗、放射治疗、基因治疗及免疫治疗等。

2. 手术治疗　手术切除是治疗胰腺癌最有效的方法。不能切除者行姑息性手术，辅以放疗或化疗等。

（1）胰头十二指肠切除术（Whipple术）　是我国胰头癌常用手术方式之一。切除范围包括胰头、胆囊、胆总管、远端胃、十二指肠及空肠上段，同时清除周围淋巴结，再做胰、胆和胃肠吻合，重建消化道（图16-38）。

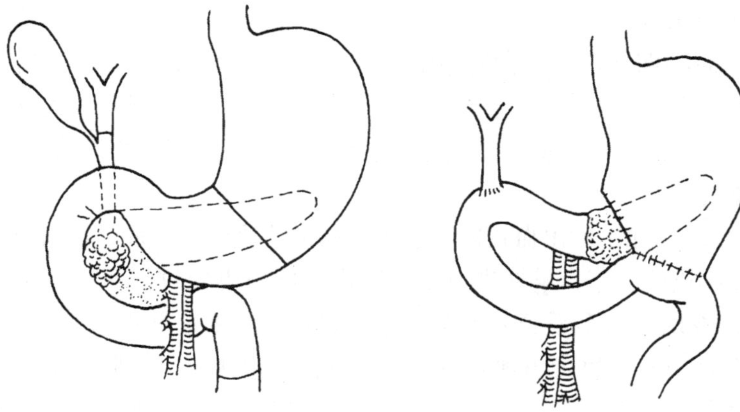

图16-38　胰头十二指肠切除术（Whipple手术）

A. 胰头部的肿瘤；B. 胰肠、胆肠、胃肠重建（Whipple手术）

（2）保留幽门的胰头十二指肠切除术（PPPD）　适用于幽门上下淋巴结无转移，十二指肠切缘无癌细胞残留者。保留全胃、幽门和十二指肠球部，其他切除范围和Whipple术相同。

（3）胰体尾部切除术　适用于胰体尾部癌，因确诊已属晚期，故切除率很低。

（4）姑息性手术　对不能切除的胰腺癌，可行胆-肠内引流术或经内镜放置内支架，以解除黄疸；伴有十二指肠梗阻者可行胃-空肠吻合术，以保证消化道通畅。

（5）辅助治疗　化疗、放疗、介入治疗、基因治疗、免疫治疗等。

（四）主要护理诊断/问题

1. 焦虑　与诊断为癌症、对手术治疗缺乏信心及担心预后有关。

2. 急性疼痛　与胰管梗阻、癌肿侵犯腹膜后神经丛及手术创伤有关。

3. 营养失调：低于机体需要量　与食欲下降、呕吐及癌肿消耗有关。

4. 潜在并发症：感染、胰瘘、胆瘘、出血、血糖异常等。

（五）护理措施

1. 术前护理

（1）心理护理　针对患者出现的否认、悲哀、愤怒、焦虑等不良情绪，护士应理解、同情患者，通过沟通了解其真实感受，并通过针对性的解释与疏导，以消除患者的不良情绪，帮助其树立战胜疾病的信心。根据患者对疾病知识的掌握程度，有针对性进行健康指导，使患者能配合治疗与护理。

（2）疼痛护理　评估疼痛部位、性质、程度及持续时间等，根据具体情况给予针对性镇痛措施。

（3）营养支持　指导患者进食高热量、高蛋白、高维生素、低脂饮食。营养不良者，酌情选择肠内外营养途径进行营养支持。

（4）肠道准备　术前3日开始口服抗生素抑制肠道细菌，预防术后感染；术前2日给予流质饮食；术前晚清洁灌肠，减少术后腹胀及并发症的发生。

（5）其他措施　监测血糖。血糖高者，通过调节饮食并注射胰岛素控制血糖至适当水平；血糖低者，适当补充葡萄糖。肝功能异常者，遵医嘱给予保肝药、复合维生素B、输注葡萄糖增加糖原储备、维生素K_1改善凝血功能等措施。继发感染者，遵医嘱予抗生素控制感染。皮肤瘙痒者，涂抹止痒药物，避免指甲抓伤皮肤。术前常规安置胃管，并做好其他手术前准备工作。

2. 术后护理

（1）病情观察　密切观察生命体征、腹部体征、伤口及引流情况，及时发现异常情况，并做好相应处理。监测尿量、血常规、肝肾功能，注意意识和黄疸的变化。对全胰切除或胰大部分切除者，需监测血糖、尿糖和酮体变化。

（2）营养支持　术后早期禁食，禁食期间给予肠外营养支持，维持水、电解质酸碱平衡，必要时输注血浆、白蛋白等。拔除胃管后予以流质、半流质饮食，逐渐过渡至正常饮食。术后因胰外分泌功能减退，易发生消化不良、腹泻等，应根据胰腺功能给予消化酶制剂或止泻药。

（3）并发症的观察与护理

1）出血：胰十二指肠切除术后出血是危及患者生命最严重的并发症，出血可发生在术后早期（24小时以内）和晚期（24小时以上），早期出血常因凝血功能障碍导致创面广泛渗血、手术中止血不确切或吻合口出血引起；晚期出血多系腹腔严重感染、胰瘘、胆瘘使邻近血管受到腐蚀导致破裂出血，应激性溃疡或吻合口溃疡引起。患者出现心悸、面色苍白、血压下降、脉搏细速等休克表现，或出现呕血、黑便或便血等消化道出血的表现，腹腔引流管和胃肠减压管流出大量鲜红色血性液体。护理要点：①监测生命体征；②观察胃肠减压及腹腔引流液的颜色、性状及量；③出血量少者可予以静脉补液，应用止血药、输血等治疗，出血量大者需急诊行介入或手术止血。

2）胰瘘：是胰十二指肠切除术后最常见的并发症和导致死亡的主要原因。术前黄疸持续时间长、营养状况差、术中出血量大是术后胰瘘发生的危险因素。胰瘘一旦发生，应积极处理，大多数胰瘘可在2～4周得到控制并自行愈合。

3）胆瘘：多发生于术后5～7日，表现为腹腔引流管流出大量胆汁，每日数百毫升。

4）感染：以腹腔内局部细菌感染最常见，若患者免疫力低下，还可合并全身感染。术后严密观察患者有无高热、腹痛和腹胀、白细胞计数增高等。遵医嘱合理使用抗生素，加强全身支持治疗。形成腹腔脓肿者，可在超声引导下行脓肿穿刺置管引流术。

5）胃排空延迟：多见于保留幽门的胰十二指肠切除术后。原因是术后因非机械性梗阻因素引起的以胃排空障碍为主要表现的胃动力紊乱综合征，表现为患者手术10日以后仍不能规律进食或需胃肠减压。护理：①禁食、持续胃肠减压，每日观察并记录胃液量；②合理补液，监测电解质水平，维持水、电解质平衡；③使用肠外营养支持，并可安置鼻肠管输注肠内营养液；④使用胃动力药物；⑤遵医嘱合理使用抗生素，去除腹腔内感染，必要时予以针对性引流促进胃动力恢复。多数患者经保守治疗3～6周可恢复。

3. 健康教育

（1）自我监测　年龄40岁以上者，近期出现持续性上腹部疼痛、腹胀、黄疸、食欲缺乏、消瘦等症状时，尤其是男性患者，应警惕胰腺癌的发生，需行胰腺疾病筛查。

（2）合理饮食　戒烟酒、少量多餐、均衡饮食。采用高糖、高蛋白、低脂肪、富含脂溶性维生素饮食。

（3）按计划化疗　化疗期间复查血常规，出现骨髓抑制者应暂停化疗。

（4）定期复查　术后每3～6个月复查1次，若出现贫血、发热、黄疸等症状，及时就诊。定期检测血糖、尿糖，防治糖尿病的发生。

第14节　外科急腹症患者的护理

案例 16-14

患者，男，60岁。饱餐后突发上腹持续性疼痛、并逐渐加剧，伴恶心、呕吐、腹胀。查体：T 37.9℃，P 104次/分，R 22次/分，BP 88/65mmHg。患者神志清楚、呈痛苦貌。全腹压痛，以中上腹为显著，伴肌紧张、反跳痛，肠鸣音减弱，移动性浊音（+）。血常规：白细胞计数 10×10^9/L，中性粒细胞比例76%。

问题：1. 患者可能的诊断是什么？为进一步明确诊断需做哪些检查？
2. 提出护理问题并制订相应护理措施。

一、概　　述

急腹症（acute abdomen）是指以急性腹痛为主要表现的一类疾病，具有起病急、变化多、进展快、病情重，需要紧急处理等特点。

（一）病因与分类

引起急腹症的疾病种类繁多，多由外科和妇产科疾病引起。主要包括以下几类。

1. 感染性疾病　外科疾病有急性阑尾炎、急性胆囊炎、急性胰腺炎及细菌性肝脓肿等；内科疾病有急性胃肠炎等；妇产科疾病有急性盆腔炎等。

2. 穿孔性疾病　发生于空腔脏器，常见于外科疾病，如急性阑尾炎穿孔、急性胆囊炎穿孔、急性胃肠道穿孔等。空腔脏器破裂如胃肠道破裂、膀胱破裂等，其实质与穿孔疾病类似，可归为此类疾病。

3. 梗阻性疾病　发生于空腔脏器，常见于外科疾病，如急性肠梗阻、胆囊及胆管结石引起的梗阻、泌尿系结石引起的梗阻等。

4. 出血性疾病　发生于实质脏器、血管的损伤。外科疾病有腹部外伤引起的肝、胰、脾、肾等实质脏器的破裂，也可见于腹腔动脉瘤的破裂、肝癌的破裂等；妇产科疾病有异位妊娠或巧克力囊肿破裂出血等。

5. 缺血性疾病　外科疾病有绞窄性肠梗阻、绞窄性疝、肠扭转、肠系膜动脉栓塞、肠系膜动脉血栓形成等；妇产科疾病有卵巢囊肿扭转等。

6. 其他疾病　如痛经；但亦有少部分急腹症可由内科疾病导致，如肋间神经痛、膈胸膜炎、急性心包炎、急性心肌梗死、急性胃炎、急性肠炎、慢性铅中毒、急性铊中毒、糖尿病酮症酸中毒、肝性血卟啉病等。

（二）病理生理

急腹症疾病种类繁多，每种疾病的病理生理过程参见相关章节。腹痛是急腹症最主要的症状，这里主要介绍腹痛的分类及病理生理机制。

1. 内脏痛　是指局部病变的病理性刺激，由内脏传入纤维（自主神经）传入中枢神经系统并产生内脏疼痛感觉。内脏痛具有以下几个特点：①疼痛定位不精确；②疼痛感觉特殊：即对外界的机械刺激如切、割、灼等刺激迟钝，但对压力和张力性刺激如过度牵拉、突然膨胀、痉挛和内脏缺血等较为敏感；③常伴有消化道症状。

2. 躯体痛　是指壁腹膜受到腹腔内炎性或化学性渗出物刺激后产生的体表相应部位持续性锐痛，是由躯体神经痛觉纤维传入的疼痛。其特点为痛觉敏锐，定位准确，对机械性刺激敏感。常引起反射性腹肌紧张，呼吸、咳嗽、活动等均可引起疼痛加重。

3. 牵涉痛　指在急腹症发生内脏痛的同时，体表的相应部位也出现疼痛感觉。主要因体表某些部位的痛觉神经纤维与支配腹腔内急性病变器官的神经通过同一脊髓段的神经根进入脊髓的后角，甚至汇聚于同一神经元后角向上传递，致使大脑皮质误判。

二、护理评估

（一）健康史

了解患者性别、年龄、体重、婚姻、职业等；女性患者有无停经史、月经过期或月经不正常史，有无不规则阴道流血或分泌物增多现象。了解患者既往史、现病史，判断患者腹痛的原因及诱因。重点询问患者的手术史、外伤史、既往疾病史；有无饮食不洁史、是否油腻饮食、有无大量饮酒、有无情绪激动、有无活动过度、是否过度疲劳等。

（二）身心状况

1. 症状和体征

（1）腹痛　是急腹症最主要的表现，应评估腹痛的诱因、部位、急缓、性质及程度等。

1）腹痛的诱因具体如下。①饮食：进食油腻食物后出现的腹痛，可能是胆石症或急性胆囊炎；急性胰腺炎常在酗酒、暴饮暴食后发生；消化性溃疡穿孔常于进食后发生等。②活动：肠扭转常在饱餐后剧烈活动后发生；活动后腰部疼痛伴血尿考虑肾输尿管结石。③外伤：常会引起腹部脏器损伤。④变换体位：胆囊结石患者的腹痛常发生于夜间睡眠变换体位后发生。

2）腹痛的部位：①腹痛起始和最显著的部位通常是病变部位，如胃、十二指肠、胆道、胰腺的病变，腹痛大多位于中上腹。②腹痛常从某一点开始迅速波及全腹者，常提示穿孔性疾病，如急性阑尾炎穿孔、急性胆囊炎穿孔及消化性溃疡穿孔。③转移性腹痛：如急性阑尾炎腹痛常始于脐周，后固定于下腹部。④牵涉痛或放射痛：如急性胆囊炎、胆石症除右上腹痛或剑突下痛外，常伴右肩背部的疼痛；急性胰腺炎常发生上腹痛伴左肩或腰背部束带状疼痛；肾输尿管结石除腰部疼痛外，可放射至下腹、腹股沟或会阴部。

3）腹痛发生的急缓：腹痛起始缓慢并逐渐加重多为炎性病变，如急性胆囊炎、急性胰腺炎等。腹痛突然发生且迅速加重，多见于腹内脏器发生扭转或绞窄、空腔脏器穿孔或梗阻、实质脏器破裂，如卵巢囊肿扭转、胃肠穿孔或破裂、肝脾破裂等。

4）腹痛的性质：常反映腹内脏器病变的类型或性质。①阵发性绞痛：往往提示空腔脏器发生梗阻或痉挛，如机械性肠梗阻或泌尿系结石。②持续性隐痛或钝痛：多见于腹腔内脏器炎症性病变及实质脏器的破裂出血，如急性胰腺炎、脾破裂等。③持续性疼痛伴阵发性加剧：多表示炎症与梗阻并存，如绞窄性肠梗阻早期和胆石症合并胆道感染。④持续性锐痛：为壁腹膜受到炎症或化学性刺激所致。

5）腹痛的程度：①炎症初期的腹痛多不剧烈，随着炎症的加重，疼痛逐渐加重。②空腔脏器痉挛、梗阻、扭转、嵌顿、绞窄及穿孔所致的腹痛较重，特别是穿孔引起的化学性腹膜炎一开始便表现为剧烈腹痛。③实质脏器破裂出血对腹膜刺激较轻，腹痛较轻。

（2）伴随症状

1）恶心、呕吐：常发生于腹痛开始后。不同疾病，呕吐出现的时间和呕吐物的颜色、性质不同。高位肠梗阻呕吐出现早而频繁，呕吐物常为含胆汁的食物；低位肠梗阻呕吐出现晚，呕吐物常呈粪臭样；呕吐宿食且不含胆汁见于幽门梗阻；血性或咖啡色呕吐物常提示上消化道出血或绞窄性肠梗阻。

2）排便异常：肛门停止排便、排气，提示机械性肠梗阻；小儿果酱样便，提示肠套叠；柏油样便血，提示上消化道出血；下消化道出血色泽鲜艳，常呈紫色、暗红或鲜红。

3）其他：发热多为继发细菌感染所致；伴黄疸常提示肝胆疾病；伴血尿、膀胱刺激征者常提示泌尿系疾病；伴贫血、休克常提示腹腔内脏破裂出血。

（3）腹部体征

1）视诊：观察腹部形态及腹式呼吸运动，有无胃或肠型，有无胃或肠蠕动波，有无局限性隆起或腹股沟区肿块等。急性腹膜炎时腹式呼吸运动减弱或消失；幽门梗阻常出现胃型或胃蠕动波；机械性肠梗阻时常出现肠型或肠蠕动波；麻痹性肠梗阻出现均匀性腹胀；肠扭转时常出现腹壁局限性隆起；腹股沟区或阴囊出现囊性肿块应考虑嵌顿疝。

2）触诊：应注意有无腹膜刺激征及部位、程度及范围。腹膜刺激征的程度常反映病变的轻重，压痛最明显的部位常就是病变部位，如急性阑尾炎右下腹固定压痛，中上腹偏左的压痛提示急性胰腺炎；肌紧张、反跳痛提示炎症累及壁腹膜，一般腹膜炎早期时肌紧张及反跳痛较轻，明显肌紧张时常提示感染进一步加重，消化道穿孔时因消化液的刺激常出现高度肌紧张，呈“板状腹”。除此之外，触诊还应注意腹部有无包块，若有包块，应特别注意其部位、大小、性质、质地、活动度及压痛情况；注意肝脾是否肿大及质地、范围等。

3）叩诊：肝浊音界缩小或消失常提示消化道穿孔；移动性浊音常提示腹腔内有渗液、腹水或血液等；鼓音提示该区域下为气体或肠袢；实音常为实质脏器或肿瘤。

4）听诊：肠鸣音亢进伴气过水声或高调金属音多为机械性肠梗阻；肠鸣音减弱或消失提示肠麻痹。

（4）直肠指检　注意直肠温度、是否触及肿块、有无触痛、指套是否沾有血迹。如急性阑尾炎时直肠右侧触痛；盆腔脓肿时可触及直肠前壁饱满、触痛、有波动感；指套染血考虑肠管绞窄或肠套叠。

2. 心理-社会状况　急腹症的特点决定了患者常会出现焦虑、恐惧等不良心理反应，评估其发生的具体原因，评估患者及家属对疾病知识的认识与了解程度，评估患者家庭经济状况、社会支持状况等。

（三）辅助检查

1. 实验室检查　①血常规：腹腔内感染患者血白细胞及中性粒细胞多升高；腹腔内出血时血红蛋白和红细胞计数降低。②尿常规：泌尿系疾病尿液中可见红细胞；阻塞性黄疸患者尿胆红素检测为阳性。③大便常规：消化道疾病如出血、肿瘤等大便隐血试验多为阳性。④其他：急性胰腺炎时血尿淀粉酶升高。

2. 影像学检查　①X线检查：消化道穿孔可见膈下游离气体；机械性肠梗阻时可见多个液气平面；麻痹性肠梗阻时可见肠管普遍扩张。②B超：是诊断实质性脏器损伤、破裂和占位性病变的首选方法；有助于腹腔内积液、积血的部位和量的评估；胆囊和泌尿系结石时可见回声。③CT、MRI：与B超检查的意义相似，但分辨率更高，且不受肠管内气体干扰。④血管造影：对不能明确出血部位的病变，可采用选择性血管造影，可明确出血部位，并可用于栓塞出血的血管。

3. 内镜检查　是消化道病变常用的诊断和治疗方法。如胃镜可发现上消化道出血的部位，并可在内镜下采用不同的方式进行止血；经内镜逆行胰胆管造影（ERCP）可用于胆道、胰腺疾病的诊断与治疗。

4. 诊断性腹腔穿刺　对于诊断不明确者，可行诊断性腹腔穿刺。若是抽出不凝固血液，多提示腹腔内出血；若是混浊液体或脓液，多为消化道穿孔或腹腔内感染；若是胆汁性液体，常提示胆囊穿孔；若穿刺液的淀粉酶结果阳性即为急性胰腺炎。

三、治疗要点

外科急腹症发病急、进展快、病情危重，治疗应以及时、准确、有效为原则。

（一）非手术治疗

非手术治疗的适应证如下。①诊断明确、病情较轻者，如单纯性胆囊炎、不完全性粘连性肠梗阻、空腹状态下溃疡针尖样穿孔。②诊断明确，但病情危重、不能耐受麻醉和手术者。③诊断不明，但病情尚稳定、无明显腹膜炎体征者。

（二）手术治疗

手术治疗的适应证如下。①诊断明确、需立即处理的急腹症患者，如腹部外伤、溃疡穿孔致弥漫性腹膜炎、急性化脓性梗阻性胆管炎等。②诊断不明，但腹痛及腹膜炎体征加剧，全身中毒症状加重者，应在非手术治疗的同时，积极完善术前准备，尽早手术治疗。

四、主要护理诊断/问题

1. 急性疼痛　与腹腔内器官炎症、穿孔、痉挛、梗阻、破裂、出血及手术有关。

2. 有体液不足的危险　与腹腔内渗液、出血、呕吐、禁饮禁食、胃肠减压等导致体液丢失有关。

3. 体温过高　与腹腔器官炎症或继发感染有关。

4. 焦虑与恐惧　与突然发病、剧烈疼痛、紧急手术、担忧预后等有关。

5. 营养失调：低于机体需要量　与摄入不足、消耗或丢失过多有关。

6. 潜在并发症：出血、休克、感染等。

五、护理措施

（一）术前护理

1. 严密观察病情 急腹症发病急、病情重、发展快，需做好病情观察以便及时判断病情的变化，做出正确的医疗决策。①密切观察患者生命体征、腹部症状和体征的变化，同时注意有关伴随症状及呼吸、循环、妇科等其他系统的相关表现，注意有无腹腔脓肿形成。②观察并准确记录24小时出入量，维持水、电解质及酸碱平衡，避免休克的发生。③动态观察实验室检查结果，了解病变进展情况。

2. 体位 急腹症患者一般宜取半卧位，休克者取平卧位或中凹卧位，病情平稳后取半卧位。

3. 四禁 急腹症诊断未明确前，应禁食禁饮、禁用镇痛剂、禁用泻药、禁灌肠。

4. 疼痛护理 采用适当方法减轻患者的疼痛。①观察腹痛的部位、性质、程度、特点及伴随症状，以及与生命体征的关系。②取半卧位有助于减轻腹壁张力，从而减轻疼痛。③禁食和胃肠减压，可减少胃内的积气、积液，减少消化液和胃内容物自穿孔或破裂部位漏入腹腔，从而减轻腹胀和腹痛。④指导患者运用放松技巧、分散注意力等非药物镇痛措施减轻或缓解疼痛。⑤对明确诊断，疼痛剧烈者，遵医嘱给予镇痛药物，以减轻其痛苦。

5. 心理护理 主动关心安慰患者，向患者解释腹痛的原因，稳定患者的情绪，积极配合各项检查和治疗。针对患者的不良心理反应的原因做好心理护理工作。

6. 其他 预防感染，做好营养支持。

7. 做好术前准备 及时做好药敏试验、交叉配血、备皮等措施，以备急诊手术的需要。

（二）术后护理

按有关疾病术后护理常规进行护理。

（三）健康教育

1. 介绍急腹症发生的原因、临床表现、诊疗措施、手术、疾病护理及预防措施等，特别注意疾病预防知识的介绍，尽量避免或减少疾病发生的原因及诱因。

2. 根据疾病的不同，给予相应饮食、休息与活动指导。

3. 告知患者若出现异常，如发热、腹痛、恶心、呕吐等，应及时就诊。

（杜晓菲　贾　欣　刘梦清　汪　琼　刘春梅）

自测题

A1/A2型题

1. 腹外疝的发病因素中最重要的是（　　）
   A. 妊娠　　B. 长期便秘
   C. 慢性咳嗽　　D. 排尿困难
   E. 腹壁强度降低

2. 原发性腹膜炎和继发性腹膜炎的主要区别在于（　　）
   A. 腹痛性质　　B. 疾病严重程度
   C. 腹肌紧张程度　　D. 病原菌的种类
   E. 腹腔是否有原发病灶

3. 急性腹膜炎非手术疗法的护理错误的是（　　）
   A. 定时测体温、脉搏、呼吸、血压，记录液体出入量
   B. 观察腹部体征的演变趋势
   C. 一般取半卧位，使用抗生素控制感染
   D. 全流饮食并采用胃肠减压
   E. 静脉输液、输血，纠正水、电解质及酸碱失衡，提高机体的抗病能力

4. 区别空腔脏器破裂与实质脏器破裂的最重要依据是（　　）
   A. 外伤史　　B. 腹痛程度
   C. 腹膜刺激征轻重　　D. 有无移动性浊音
   E. 腹腔穿刺液性状

5. 为一名急腹症患者检查后发现其肝浊音界缩小，X线片

见膈下游离气体，判断该患者为（　　）

A. 炎症性病变　B. 穿孔性病变
C. 出血性病变　D. 梗阻性病变
E. 绞窄性病变

6. 对诊断腹腔内实质性器官破裂最有价值的辅助检查是（　　）

A. B超　B. 腹部X线检查
C. CT/MRI　D. 腹腔穿刺
E. 血、尿淀粉酶

7. 对诊断尚未明确的急腹症患者，不可以采取的措施是（　　）

A. 禁食、胃肠减压　B. 用阿托品解痉
C. 给患者灌肠　D. 及时补液
E. 抽血查血常规

8. 疑有空腔脏器损伤时，首选的影像学检查方法是（　　）

A. B超检查　B. CT检查
C. MRI检查　D. 介入检查
E. X线检查

9. 与消化性溃疡发病最密切的因素是（　　）

A. 十二指肠肠壁薄弱　B. 习惯性便秘
C. 先天畸形　D. 幽门螺杆菌感染
E. 长期饮酒

10. 胃大部切除术后24h内，护理重点不包括（　　）

A. 监测生命体征　B. 检查肠鸣音情况
C. 缓解切口疼痛　D. 保持胃肠减压通畅
E. 观察并记录引流液的颜色、性状和量

11. 早期胃癌是指（　　）

A. 癌肿局限于胃窦内
B. 癌肿局限于黏膜或黏膜下层
C. 癌肿直径不超过2 cm
D. 无区域淋巴结转移
E. 癌肿发现时间不超过1个月

12. 胃大部切除术后第1日除生命体征外，护士最应重点观察的是（　　）

A. 神志　B. 尿量
C. 肠鸣音　D. 腹胀
E. 胃管引流液

13. 预防肠扭转最重要的措施是避免（　　）

A. 腹部受凉　B. 进食高脂饮食
C. 进食辛辣饮食　D. 进食高蛋白饮食
E. 饱餐后剧烈运动

14. 最常发生肠套叠的年龄为（　　）

A. 2岁以内　B. 2～4岁
C. 4～5岁　D. 5～7岁
E. 7～10岁

15. 单纯性肠梗阻与绞窄性肠梗阻最主要的判断要点是（　　）

A. 梗阻的时间
B. 梗阻的严重程度
C. 肠管壁有无血运障碍
D. 有无并发症
E. 梗阻的部位

16. 绞窄性肠梗阻腹痛的特点是（　　）

A. 阵发性绞痛
B. 持续性隐痛
C. 持续性腹痛阵发性加剧
D. 刀割样剧痛
E. 钻顶样剧痛

17. 结肠癌最多发生于（　　）

A. 横结肠　B. 结肠脾曲
C. 乙状结肠　D. 降结肠
E. 升结肠

18. 大肠癌手术后人工肛门的护理，错误的是（　　）

A. 造瘘口用钳夹或暂时缝闭者，可在术后2～3日开放
B. 起初粪便稀薄，次数较多，故应取右侧卧位
C. 稀便对皮肤有刺激作用，应及时更换敷料，并用凡士林纱布覆盖造瘘口，周围皮肤用氧化锌软膏加以保护
D. 以后粪便逐渐变稠，只用清水洗净皮肤，保持局部干净
E. 后期教会患者自己照顾造瘘口和人工肛门袋使用法

19. 结肠癌最早出现的症状是（　　）

A. 排便习惯及粪便性状改变
B. 腹痛
C. 腹部包块
D. 肠梗阻症状
E. 全身中毒症状

20. 内痔多发生在（　　）

A. 截石位3、7、11点钟处
B. 膝胸位3、7、11点钟处
C. 截石位6、9、12点钟处
D. 膝胸位6、9、12点钟处
E. 左侧卧位3、7、11点钟处

21. 引起肛瘘最常见的原发疾病是（　　）

A. 痔　B. 直肠息肉
C. 肛裂　D. 直肠肛管周围脓肿
E. 直肠癌

22. 在我国诱发原发性肝癌最主要的疾病是（　　）

A. 甲型肝炎　B. 乙型肝炎
C. 肝囊肿　D. 中毒性肝炎
E. 肝链球菌病

23. 原发性肝癌肝区疼痛的特点是（　　）

A. 间歇性隐痛　B. 持续性胀痛

C. 阵发性绞痛　　D. 刀割样疼痛
E. 烧灼样疼痛

24. 原发性肝癌普查时首选的检查方法是（　　）
A. 乙型肝炎病毒感染标志
B. CT或MRI
C. B型超声波检查
D. AFP测定
E. 选择性肝动脉造影

25. 肝癌患者术前准备中，口服新霉素的主要目的是（　　）
A. 减轻腹压　　B. 增加肠蠕动
C. 减少氨的产生　　D. 减少胃肠道出血
E. 防止便秘

26. 胆囊结石易嵌顿的部位是（　　）
A. 胆囊体　　B. 肝内胆管
C. 胆总管　　D. 胆囊管
E. 胆囊颈

27. 夏柯三联征的表现为（　　）
A. 腹痛、畏寒发热、呕吐
B. 腹痛、黄疸、胆囊肿大
C. 腹痛、寒战高热、黄疸
D. 腹痛、寒战高热、低血压
E. 腹痛、黄疸、休克

28. 胆总管下端有阻塞时，T形管引出的胆汁为（　　）
A. 量过多　　B. 量过少，色深
C. 浑浊　　D. 量少而色淡
E. 棕色稠厚而清

29. 形成胆红素结石的主要原因是（　　）
A. 代谢异常　　B. 反复胆道感染
C. 胆囊功能异常　　D. 致石基因
E. 环境因素

30. 门静脉高压症食管下端静脉曲张手术治疗的主要目的是（　　）
A. 防止肝癌发生　　B. 防止出血
C. 防止肝衰竭　　D. 减少腹水
E. 改善脾功能

31. 门静脉高压症患者在手术前一般不放置胃管，主要原因是（　　）
A. 影响患者休息　　B. 容易丢失消化液
C. 容易引起呕吐　　D. 易造成食管静脉曲张
E. 影响胃肠功能

32. 门静脉高压症行分流术后患者，控制蛋白质摄入的主要理由是（　　）
A. 影响胶体渗透压　　B. 减少血氨形成
C. 预防过敏反应　　D. 预防消化不良
E. 防止加重肝脏负担

33. 防止门静脉高压症分流术后出血，手术后卧床的时间为（　　）
A. 1日　　B. 3日
C. 1周　　D. 2周
E. 1个月

34. 胰头癌的最主要症状和体征是（　　）
A. 上腹痛　　B. 上腹部肿块
C. 消化不良、腹泻　　D. 乏力和消瘦
E. 黄疸进行性加重

35. 暴饮暴食或酗酒最易引起的急腹症是（　　）
A. 肠扭转　　B. 胆石症
C. 急性坏疽性阑尾炎　　D. 急性胰腺炎
E. 粘连性肠梗阻

36. 急性胰腺炎时，慎用（　　）
A. 抗胆碱能药物　　B. 吗啡镇痛
C. 补充血容量　　D. 给予钙盐
E. 胃肠减压

37. 对疑有腹腔内脏损伤和生命体征不稳定的患者，观察期间下列措施不妥的是（　　）
A. 禁食禁水　　B. 观察病情
C. 用吗啡暂时镇痛　　D. 积极做好手术准备
E. 不随意搬动患者

38. 患者，男，65岁，腹股沟斜疝术后第1日，减轻伤口疼痛的措施是（　　）
A. 平卧，膝下垫枕　　B. 不宜过早下床活动
C. 用丁字带托起阴囊　　D. 避免腹内压升高
E. 保持敷料清洁、干燥

39. 患儿，6个月，腹部包块，其大小随腹压升高而发生变化。诊断为腹股沟斜疝，治疗原则是（　　）
A. 紧急手术　　B. 择期手术
C. 早期手术　　D. 暂不手术
E. 禁忌手术

40. 患者，男，36岁，搬运工人，诊断为腹股沟斜疝，行疝修补术后。恢复工作的时间是（　　）
A. 术后至少2周　　B. 拆线后至少1周
C. 术后体力恢复后　　D. 术后至少1个月
E. 术后至少3个月

41. 腹股沟斜疝术后切口部位压沙袋的主要目的是（　　）
A. 预防阴囊血肿　　B. 减轻切口疼痛
C. 预防切口感染　　D. 防止切口裂开
E. 减轻腹壁张力

42. 患者，男，17岁，右侧腹股沟斜疝，嵌顿8小时就诊，查体：右下腹包块，腹肌有明显肌紧张，有明显压痛、反跳痛，此时最适宜的处理是（　　）
A. 选用非手术疗法，佩戴疝带
B. 择期手术治疗
C. 试行手法还纳
D. 不可还纳，应紧急手术

E. 以上处理都不对

43. 患者，女，42岁。反复间歇性上腹痛2年，诊断为十二指肠球部溃疡，缓解腹痛措施正确的是（　　）

A. 睡前加餐　B. 腹部热敷

C. 取平卧体位　D. 服用镇痛药物

E. 尽早手术治疗

44. 患者，男，48岁。患有消化性溃疡6年。近来疼痛加重，原有疼痛节律消失，变为持续上腹痛，伴频繁呕吐，呕吐物含发酵性宿食，其最可能的并发症是（　　）

A. 急性胰腺炎　B. 上消化道出血

C. 胃癌　D. 穿孔

E. 幽门梗阻

45. 患者，男，35岁。十二指肠溃疡急性穿孔后行胃大部切除术，术后第2日突发右上腹部剧痛，伴明显腹膜刺激征。最有可能发生了（　　）

A. 吻合口梗阻　B. 十二指肠残端破裂

C. 空肠输入袢梗阻　D. 吻合口出血

E. 倾倒综合征

46. 患者，女，50岁。胃大部切除术后8日，在进食高渗性流食后20分钟，感腹胀不适、心悸、乏力、呕吐，并有肠鸣音亢进和腹泻。首先应考虑发生了（　　）

A. 空肠输入袢梗阻　B. 空肠输出袢梗阻

C. 倾倒综合征　D. 十二指肠残端瘘

E. 吻合口梗阻

47. 患者，男，19岁。饭后剧烈运动后突然出现剧烈腹痛、呕吐，向腰背部放射，考虑（　　）

A. 肠扭转　B. 肠套叠

C. 肠粘连　D. 肠系膜动脉栓塞

E. 急性阑尾炎

48. 患者，女，63岁。胃穿孔修补术后，为预防发生粘连性肠梗阻，应指导患者（　　）

A. 早期取半卧位　B. 早期离床活动

C. 早期进食　D. 保持排便通畅

E. 多饮水

49. 患者，男，35岁。患急性肠梗阻，体检时腹部发现固定性压痛及腹膜刺激征，提示肠梗阻的性质为（　　）

A. 痉挛性　B. 麻痹性

C. 粘连性　D. 绞窄性

E. 单纯性

50. 患者，男，60岁，直肠癌行Miles手术。术后10日，出现腹部胀痛，恶心。腹壁造口检查：肠壁浅红色，弹性差，可伸入一小指，该患者可能出现的术后并发症是（　　）

A. 造口肠段血运障碍　B. 吻合口瘘

C. 肠粘连　D. 造口狭窄

E. 便秘

51. 患者，男，40岁。排便时出现鲜红色血液，血液在粪便表面，无疼痛，首先应考虑的直肠肛管疾病是（　　）

A. 内痔　B. 肛裂

C. 血栓性外痔　D. 肛门周围脓肿

E. 肛瘘

52. 患者，男，28岁。肛瘘手术后行温水坐浴，应控制使用时间为（　　）

A. 5～10min　B. 10～15min

C. 15～20min　D. 20～30min

E. 30～40min

53. 患者，男，27岁。肛瘘切除术后。护士的健康教育不正确的是（　　）

A. 多饮水

B. 保持大便通畅

C. 可以适当进食辛辣饮食

D. 保持肛门清洁

E. 适当加强体育锻炼

54. 患者，男，52岁。近2个月消瘦、乏力、食欲缺乏，上腹部隐痛不适，皮肤巩膜黄染进行性加深，经检查确诊为肝癌，需进行手术，其术前护理不正确的是（　　）

A. 给予维生素K

B. 适量输血和白蛋白

C. 术前3日口服抗生素

D. 全面检查肝功能和凝血功能

E. 严格禁酒

55. 细菌性肝脓肿的主要临床症状为（　　）

A. 出现黄疸

B. 恶心、呕吐

C. 寒战、高热，肝肿大伴疼痛

D. 局部皮肤凹陷性水肿

E. 可见右膈升高，运动受限

56. 关于细菌性肝脓肿，下列叙述正确的是（　　）

A. 脓液多为棕褐色

B. 致病菌多为革兰阳性球菌

C. 多由于溃疡性结肠炎所致

D. 大部分是胆源性肝脓肿

E. 手术引流是唯一有效的方法

57. 患者，男，65岁。行阑尾切除术后6h，诉头晕、眼前发黑，查体示：面色苍白，P为114次/分，BP为70/50mmHg。下列护理措施不妥的是（　　）

A. 加快静脉输液　B. 紧急报告医生

C. 急配血　D. 安置半卧位

E. 进行术前准备

58. 患者，男，50岁，因胆囊结石行B超检查，检查前1日晚宜进食的食物是（　　）

A. 清汤面 B. 炖豆腐
C. 红烧牛肉 D. 油煎鸡蛋
E. 牛奶

59. 患者，男，60岁，进行性黄疸2个月。诊断为胰头癌，行胰十二指肠切除术，术后5日突然出现上腹疼痛，腹腔穿刺抽出含胆汁的液体少许。患者可能出现了（ ）
A. 膈下脓肿 B. 术后急性腹膜炎
C. 嵌顿性内疝 D. 胆囊穿孔
E. 胰、空肠吻合口瘘

A3/A4型题

（60～62题共用题干）

患者，男，25岁，汽车司机，因继发性腹膜炎急诊手术。

60. 应停止术后胃肠减压的情况为（ ）
A. 减压液为食物残渣 B. 减压液为淡黄色
C. 减压液为棕褐色 D. 减压液为鲜红色血液
E. 减压液为鲜绿色

61. 停用胃肠减压和拔管的指征是（ ）
A. 腹痛减轻 B. 吸出液减少
C. 口腔干燥、咽痛 D. 肠蠕动恢复
E. 引流管阻塞

62. 胃肠减压护理，下列错误的是（ ）
A. 患者应禁食及停止口服药物
B. 如医嘱指定从胃管内注入药物时，须将胃管夹住，暂停减压1小时
C. 肛门排气是停止胃肠减压的指征
D. 对有上消化道出血史的患者，如发现有鲜红血液，应减慢吸引
E. 随时检查吸引是否有效，如有阻塞可用注射器以等渗盐水冲洗，保持通畅

（63～65题共用题干）

患者，男，32岁。近几日上腹部疼痛不适反复发作，2h前在睡眠中突感上腹刀割样剧痛，继之波及全腹。既往有十二指肠溃疡病史。根据临床表现和辅助检查结果，拟诊为十二指肠穿孔。

63. 十二指肠穿孔最重要的诊断依据是（ ）
A. 既往病史
B. 腹膜炎和腹水体征
C. B超示腹腔液性暗区
D. X线示膈下游离气体
E. 患者自觉症状

64. 该患者先试行非手术治疗，其措施不包括（ ）
A. 禁食 B. 胃肠减压
C. 静脉补液 D. 应用抗生素
E. 腹腔引流

65. 该患者最恰当的体位是（ ）
A. 平卧位 B. 半卧位
C. 膝胸卧位 D. 侧卧位
E. 头低足高位

（66、67题共用题干）

患者，男，40岁。因上腹部隐痛不适，拟诊早期胃癌收入院。

66. 患者今晨在全麻下行胃大部切除术，术后3日内最重要的护理措施是（ ）
A. 麻醉清醒6h后，进半流质饮食
B. 加强口腔护理
C. 鼓励患者尽早下床活动
D. 保持引流管通畅，观察引流量及性质
E. 遵医嘱使用抗生素

67. 患者行胃大部切除术后12日，痊愈出院。正确的出院指导是（ ）
A. 进流质饮食 B. 绝对卧床休息
C. 经常消毒伤口 D. 定期回院复查
E. 定期针灸理疗

（68～70题共用题干）

患者，女，40岁。近4个月排便次数增加，下腹部隐痛，2个月前出现排便时伴出血，为鲜红色，覆盖于大便之上，便血常持续几日，未经治疗出血能自止，但症状反复发作。发病以来，体重下降5kg。

68. 此时该患者应首先行（ ）
A. 纤维结肠镜 B. 直肠镜检
C. 乙状结肠镜检 D. 直肠指检
E. 灌肠

69. 该患者出现血便的原因首先考虑（ ）
A. 内痔 B. 肛裂
C. 结肠癌 D. 直肠息肉
E. 直肠癌

70. 若患者需行手术治疗，其术前的饮食指导中错误的是（ ）
A. 高蛋白 B. 高维生素
C. 高热量 D. 低脂
E. 高纤维

（71、72题共用题干）

患者，男，50岁。反复出现排便后肛门疼痛伴瘙痒4年，站立或行走过久时肛门处有肿胀感，1日前排便后突发肛门剧烈疼痛，咳嗽时加剧。查体见肛门处有一个紫红色肿块，有触痛感。

71. 患者最可能的诊断是（ ）
A. 直肠息肉脱出 B. 血栓性外痔
C. 肛管周围脓肿 D. 内痔并发感染
E. 肛瘘

72. 患者术后不会出现的情况是（ ）
A. 伤口出血 B. 尿潴留

C. 肛门疼痛　　D. 切口感染
E. 肠粘连

（73～76题共用题干）

患者，男，25岁。主诉：右下腹剧烈疼痛，腹痛开始于脐周，然后转移至右下腹。体检示：体温为39.1℃，脉搏为113次/分，血压为120/85mmHg；右下腹压痛，肌紧张，有反跳痛，肠鸣音减弱；腰大肌试验阳性。实验室检查：WBC为12.5×10^9/L，中性粒细胞比例为82%。初步诊断为急性阑尾炎。

73. 根据该患者的临床表现，下列最不可能发生的是（　　）
A. 阑尾穿孔　　B. 阑尾坏死
C. 阑尾化脓　　D. 炎性渗出
E. 炎症局限于黏膜下层

74. 若该患者行手术治疗，为预防术后肠粘连最关键的措施是（　　）
A. 取半卧位　　B. 观察腹部情况
C. 进行深呼吸运动　　D. 早期下床活动
E. 合理增加营养

75. 急性阑尾炎最常见的病因为（　　）
A. 阑尾腔阻塞　　B. 细菌入侵
C. 急性肠炎　　D. 血吸虫病
E. 经常进食高脂肪食物

76. 该患者腹痛开始于脐周是由于（　　）
A. 胃肠道痉挛　　B. 合并胃肠炎
C. 内脏神经反射　　D. 腹膜壁层受刺激
E. 胃肠功能紊乱

（77～80题共用题干）

患者，男，41岁。行胆总管切开取石、T形管引流术，目前为术后第14日，T形管引流液每日200ml左右。无腹胀、腹痛，手术切口已拆线。体检：皮肤及巩膜黄疸已消退，体温为36.5℃，脉搏为80次/分，血压为105/60mmHg。

77. 根据患者术后时间及病情，可考虑（　　）
A. 拔除T形管　　B. 带T形管出院
C. 继续保留T形管1周　　D. 继续保留T形管2周
E. 继续保留T形管6周

78. 拔除T形管前应试行夹管（　　）
A. 12小时　　B. 3～4日
C. 1～2日　　D. 4～5日
E. 7日

79. 拔除T形管后应重点观察的并发症是（　　）
A. 肠瘘　　B. 胰瘘
C. 胆瘘　　D. 胃瘘
E. 腹腔脓肿

80. 对该患者的健康教育重点为（　　）
A. 定期随访　　B. 活动量指导
C. 休息时间安排　　D. 饮食指导
E. 注意腹壁切口的愈合

（81～83题共用题干）

患者，男，50岁，有慢性肝炎病史20年，4小时前吃苹果后，突然呕出暗红色液约400ml。查体：BP为50/30mmHg，P为140次/分，神志淡漠，贫血貌，皮肤巩膜无黄染，脾肋下5cm，质软，无压痛，移动性浊音阳性。诊断为食道胃底静脉曲张破裂出血、失血性休克。

81. 首先应做的处理是（　　）
A. 密切观察生命体征，同时建立静脉通道
B. 吸氧
C. 测血压、脉搏、呼吸
D. 洗胃
E. 安慰患者

82. 经药物治疗后，患者仍然吐血，可考虑采用的措施是（　　）
A. 继续补液输血　　B. 用三腔二囊管压迫止血
C. 用胃管　　D. 用尿管
E. 静射推注镇吐药物

83. 患者经上述治疗出血停止，出院后患者在饮食方面应注意（　　）
A. 正常饮食　　B. 无渣软食
C. 低脂饮食　　D. 不吃水果
E. 低糖饮食

（84～87题共用题干）

患者，男，42岁，酒宴后上腹部疼痛伴恶心、呕吐，病后6小时就诊。体检：全腹肌紧张，压痛及反跳痛。血压为75/50mmHg，腹腔穿刺抽出淡粉色液，白细胞计数为18.4×10^9/L血清淀粉酶为600U/dl。

84. 初步诊断为（　　）
A. 急性阑尾炎　　B. 急性胰腺炎
C. 急性胆囊炎　　D. 急性肠梗阻
E. 重症胆管炎

85. 下列为其发病诱因的是（　　）
A. 暴饮暴食　　B. 精神因素
C. 并发败血症　　D. 甲状旁腺功能亢进
E. 胆道梗阻及胆汁逆流

86. 给予该患者禁食、胃肠减压的主要目的是（　　）
A. 减轻腹胀　　B. 减轻恶心、呕吐
C. 引流胃液　　D. 减少胃酸分泌
E. 减轻腹胀、减少胃液和胰腺分泌

87. 此患者可能发生的最常见的并发症是（　　）
A. 肝功能衰竭　　B. 急性呼吸窘迫综合征
C. 心功能不全　　D. 脑水肿
E. 消化道溃疡

第17章 周围血管疾病患者的护理

第1节 下肢浅静脉曲张患者的护理

案例 17-1

患者，女，45岁，教师。左下肢久立后酸胀、沉重3年，活动或休息后减轻。体检见左小腿内侧有蚓状团块，足靴区有色素沉着。

问题：1. 该患者疾病的主要诱因是什么？

2. 应如何预防该疾病的发生？

一、概　　述

下肢静脉曲张是指下肢浅静脉瓣膜关闭不全，使静脉内血液倒流，远端静脉淤滞，继而病变静脉壁扩张、变性，出现不规则膨出和扭曲，是一种常见的外科疾病，多发生于从事持久站立工作，体力劳动强度高或久坐少动的人群。

链 接　下肢静脉的解剖特点

1. 下肢静脉　由浅静脉、深静脉、肌静脉和交通静脉组成。浅静脉位于皮下，深静脉位于肌中间，与同名动脉伴行，深、浅静脉通过交通静脉连接。肌静脉位于小腿后侧屈肌内，直接汇入深静脉。

2. 下肢静脉瓣膜　下肢静脉内有许多向心单向开放的瓣膜，阻止静脉血逆流，保证下肢静脉血由下向上、由浅入深地单向回流。

3. 静脉壁结构　静脉壁的强弱与收缩功能相关。下肢远侧深静脉及小腿浅静脉分支的管壁较近侧薄，承受的静脉血柱压力比近侧静脉高，故易发生静脉曲张。静脉壁结构异常主要是胶原纤维减少、断裂、扭曲，使静脉壁失去应有强度而扩张。

4. 下肢血流动力学　下肢静脉血流向心回流依赖于：①静脉瓣膜向心单向开放功能；②肌关节泵的动力功能；③胸腔内负压和心脏的搏动。

（一）病因

静脉壁薄弱、静脉瓣膜功能不全及浅静脉内压力持续升高是引起下肢静脉曲张的主要原因。

1. 原发性下肢静脉曲张（单纯性）

（1）先天性因素　先天性发育异常是与遗传因素有关的静脉壁薄弱和静脉瓣膜缺陷，引起静脉瓣膜关闭功能不全致血液倒流，静脉腔内压力持久升高而产生静脉曲张。有些患者下肢静脉瓣膜稀少，有的甚至完全缺如。

（2）后天性因素　任何加强血柱重力的因素，如长时间站立、重体力劳动、妊娠、慢性咳嗽、习惯性便秘等，都可使静脉瓣膜承受过度压力而逐渐松弛，正常瓣膜的关闭功能受到破坏。循环血量经常超过负荷，造成压力升高，静脉扩张可导致瓣膜相对性关闭不全。后天因素是引起下肢静脉曲张的最主要因素。

2. 继发性下肢静脉曲张（代偿性）　主要是深静脉回流受阻。导致深静脉受阻的原因有深静脉炎症、深静脉血栓形成等。此外，盆腔内肿瘤、妊娠子宫等引起腹内压升高、髂外静脉受压，也可促使下肢静脉曲张。

（二）病理生理

下肢大隐静脉瓣膜功能不良而关闭不全后，主干静脉压升高导致浅静脉扩张、血液淤滞、血管壁通透性增加，引起毛细血管扩大、毛细血管周围炎及通透性增加，纤维蛋白原、红细胞等大分子物质渗入组织间隙及毛细血管内，导致微血栓形成。渗出的纤维蛋白积聚、沉积于毛细血管周围，造成局部代谢障碍，生成阻碍皮肤和皮下组织细胞摄取营养物质的屏障，导致皮肤色素沉着、纤维化甚至皮肤萎缩，最后形成静脉性溃疡。

二、护理评估

（一）健康史

了解患者的性别、年龄、职业等，有无长期站立工作、重体力劳动、慢性咳嗽、习惯性便秘、妊娠等造成腹内压升高的因素。

（二）身心状况

1. 症状与体征　主要发生在大隐静脉，左下肢多见，双下肢可先后发病。主要表现为下肢浅静脉曲张、蜿蜒扩张、迂曲。

（1）早期　仅在长时间站立后患肢小腿感觉沉重、酸胀、乏力和疼痛。

（2）后期　深静脉和交通静脉瓣膜功能破坏后，曲张静脉明显隆起，蜿蜒成团，并可出现踝部轻度肿胀和足靴区皮肤营养不良，皮肤色素沉着、湿疹和溃疡形成（图17-1）。

2. 心理-社会状况　由于病期长，形成溃疡经久不愈，患者常有紧张不安、焦虑、悲观等心理变化，了解患者及家属对疾病认识及对治疗、预后的反应。

（三）辅助检查

1. 特殊检查

（1）大隐静脉瓣膜功能试验　患者平卧，抬高患肢排空静脉，在大腿根部扎止血带阻断大隐静脉，然后让患者站立，10秒内放开止血带，若出现自上而下的静脉逆向充盈，提示瓣膜功能不全（图17-2）。在腘窝部扎止血带，可检测小隐静脉瓣膜的功能。

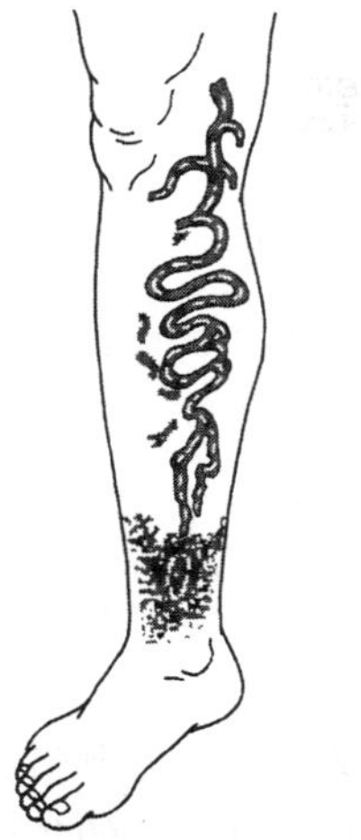

图17-1　大隐静脉曲张及小腿慢性溃疡

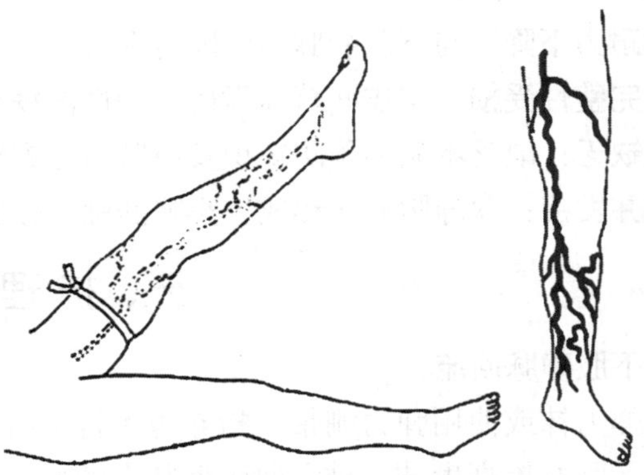

图17-2　大隐静脉瓣膜功能试验

（2）深静脉回流试验　患者站立，大腿上1/3处扎止血带，嘱患者连续用力踢腿或做下蹲起立10余次，如充盈的曲张静脉明显减轻或消失，则提示深静脉畅通；若在活动后浅静脉曲张更为明显，甚至出现胀痛，提示深静脉不通畅。

2. 影像学检查

（1）下肢静脉造影　可观察下肢静脉是否通畅，瓣膜功能情况及病变程度，是最可靠和最有效的确诊方法。

（2）多普勒超声检查　超声血流仪能观察静脉反流的部位和程度，超声显像仪可以观察瓣膜关闭活动及有无逆向血流。

三、治疗要点

（一）非手术治疗

适用于病变局限、症状轻者，或妊娠期间发病及症状虽然明显但不能耐受手术者。

（1）促进静脉回流　避免久站、久坐，间歇性抬高患肢。患肢穿弹力袜或用弹力绷带外部加压，使曲张静脉处于萎瘪状态，适用于大多数患者。

（2）注射硬化剂和压迫疗法　曲张静脉内硬化剂注射后加压包扎，利用硬化剂造成的静脉炎症反应使其闭塞。适用于静脉曲张轻而局限，深浅静脉瓣膜功能良好者。

（3）处理并发症　血栓性静脉炎，给予抗生素及局部热敷治疗；湿疹和溃疡，抬高患肢给予创面湿敷；曲张静脉破裂出血，经抬高患肢和局部加压包扎止血，必要时缝扎止血，待并发症改善后择期手术。

链接　硬化治疗技术

硬化治疗是指将聚桂醇等硬化剂定向注射于皮内、皮下和（或）筋膜内的曲张静脉内，使曲张静脉内皮损伤，产生无菌性炎性反应，随着炎性反应的修复，达到接受治疗静脉闭合，血管不能再通的目的，最终使其转化为纤维条索状组织的技术，这一过程称为硬化治疗技术。

（二）手术治疗

手术治疗适用于深静脉通畅、无手术禁忌证者，是目前治疗下肢静脉曲张的根本方法。最适宜的方法是大隐静脉或小隐静脉高位结扎加曲张静脉剥脱术。近年来微创手术有静脉腔内激光治疗、射频、内镜筋膜下交通静脉结扎术、旋切刨吸术等。若合并有小腿慢性溃疡表现者，应在控制局部感染后及时进行手术。

四、主要护理诊断/问题

1. 活动耐力下降　与下肢静脉回流障碍有关。

2. 皮肤完整性受损　与皮肤营养障碍、慢性溃疡有关。

3. 知识缺乏： 缺乏本病的预防知识及患肢锻炼方法的知识。

4. 潜在并发症： 深静脉血栓形成、小腿静脉曲张破裂出血。

五、护理措施

1. 促进下肢静脉回流

（1）穿弹力袜或使用弹力绷带　指导患者行走时穿弹力袜或使用弹力绷带，促进静脉回流。穿弹力袜时，应平卧并抬高患肢，排空曲张静脉内的血液后再穿，注意弹力袜的长度、压力及厚薄应符合腿部情况。弹力绷带自下而上包扎，不妨碍关节活动，保持合适的松紧度，以能扪及足背动脉搏动及保持足部正常皮肤温度为宜。术后弹力绷带一般需维持2周方可拆除。

（2）体位　维持良好坐姿，坐时双膝勿交叉过久，以免压迫腘窝，影响静脉回流。卧床休息时，抬高患肢30°～40°，有利于静脉、淋巴回流。

（3）避免腹内压升高　保持大便通畅，避免长时间站立，肥胖者应有计划地减轻体重。

2. 预防或处理创面感染

（1）观察患肢远端皮肤的温度、颜色，观察是否有肿胀、渗出，局部有无红、肿、压痛等感染征象。加强感染创面治疗和换药，预防继发感染。

（2）观察切口有无渗血、感染等情况，如有异常及时通知医生。

3. 并发症的预防和护理

（1）保护患肢　卧床时抬高下肢30°，以利于静脉回流，同时做足背伸屈运动。活动时，避免外伤引起曲张静脉破裂出血。

（2）早期离床活动　术后24～48小时鼓励患者下床活动，促进下肢静脉回流。

4. 心理护理　向患者讲解相关疾病的病因及发病特点、治疗方法和疾病恢复过程，帮助患者树立战胜疾病的信心，使患者能积极主动配合治疗和护理。鼓励患者散步、听音乐、与他人交谈，以便分散对疾病的注意力，消除恐惧、焦虑心理。

5. 健康教育

（1）指导患者进行适当的体育锻炼，增强血管壁弹性。

（2）非手术治疗患者应坚持长期使用弹力袜或弹力绷带，术后宜继续使用1～3个月。注意保护患肢，避免活动外伤导致曲张静脉破裂出血。

（3）平时应保持良好的坐姿，避免久站；坐时避免双膝交叉过久；休息时抬高患肢；避免用过紧的腰带和穿紧身衣服；保持大便通畅，避免肥胖。

第2节　血栓闭塞性脉管炎患者的护理

案例 17-2

患者，男，40岁，吸烟史10年。双足怕冷，有麻木感，步行稍远即感下肢疼痛，休息后可以缓解。检查发现左侧足背动脉搏动减弱。

问题： 1. 该患者行走异常的原因是什么？

2. 患者足部怕冷，患者家属使用热水袋为患者热敷，护理方法正确吗？为什么？

一、概　　述

血栓闭塞性脉管炎（thromboangitis obliterans）又称Buerger病，是一种累及周围血管的炎症性、节段性和周期性发作的慢性闭塞性疾病。本病多侵袭四肢中、小动静脉，以下肢多见，好发于青壮年男性，北方多见。

（一）病因

本病病因尚未明确，与多种因素有关，基本归纳为两方面。①外来因素：主要与吸烟、寒冷潮湿的生活环境，外伤和感染有关；②内在因素：包括自身免疫功能紊乱，性激素和前列腺素失调及遗传因素等。上述因素中吸烟是本病发生发展的重要环节。

（二）病理生理

本病主要见于下肢的中、小动脉，常起始于动脉，后累及静脉，由远端向近端发展，病变呈节段性，两段之间血管可正常。活动期血管全层非化脓性炎症、血管内皮细胞和成纤维细胞增生、淋巴细胞浸润、管腔狭窄和血栓形成。后期炎症消退，血栓机化，新生毛细血管形成，血管壁和血管周围广泛纤维化并有侧支循环形成，当动脉血管完全闭塞后，远端的组织可出现缺血性改变甚至坏死。静脉受累时的病理改变与病变动脉相似，临床上表现为复发性游走性静脉炎。

二、护理评估

（一）健康史

了解患者年龄、性别；是否有吸烟嗜好，是否长期在寒冷与潮湿的环境中生活或工作，是否有自身免疫功能紊乱、性激素或前列腺素失调，有无感染或外伤史；家族中有无类似疾病患者。

（二）身心状况

1. 症状与体征 身体状况起病隐匿，进展缓慢，周期性发作，症状逐渐明显和加重。按病程特点，临床分为3期。

（1）局部缺血期 此期因血管痉挛，表现为患肢苍白、发凉、怕冷和感觉异常，包括麻木、刺痛和烧灼感等。此期典型表现为间歇性跛行，随着病情进展，跛行距离逐渐缩短，休息时间延长。发病前或发病过程中出现复发性游走性浅静脉炎。患肢足背或胫后动脉搏动明显减弱。

（2）营养障碍期 此期除血管痉挛加重，还有明显的血管壁增厚及血栓形成，表现为患肢出现持续性剧烈疼痛，夜间更甚，患者屈膝抚摸足，不能入睡，此期典型表现为静息痛；患肢皮肤温度明显下降，肢端苍白、潮红或发绀；长期慢性缺血可导致营养障碍改变，如皮肤干燥、脱屑、肌萎缩等。患肢足背或胫后动脉搏动消失。

（3）组织坏死期 此期典型表现为肢端发黑、干瘪、溃疡和坏疽。临床症状继续加重，疼痛剧烈，若继发感染，干性坏疽转为湿性坏疽。严重者出现全身中毒症状。

2. 心理-社会状况 患者因患肢反复出现持续剧烈的疼痛、肢端坏死及感染出现痛苦、焦虑、悲观情绪；了解家庭成员能否给予患者足够的支持。

（三）辅助检查

1. 一般检查 ①测定跛行距离和跛行时间。②测定肢体皮肤温度：双侧肢体对应部位皮肤温度相差2℃以上，提示皮温降低侧动脉血流减少。③肢体抬高试验（Buerger test）：嘱患者平卧，肢体抬高45°，持续60秒后，若出现麻木、疼痛，足趾和足掌皮肤呈苍白或蜡黄色，提示存在肢体动脉供血不足。再嘱患者坐起，下肢沿床沿自然下垂，若足部皮肤出现潮红或斑片状则提示患肢有严重供血不足。

2. 影像学检查 肢体血流图、超声多普勒、动脉造影等检查可明确动脉阻塞的部位、范围、程度及侧支循环等情况。

三、治疗要点

（一）非手术治疗

1. 一般治疗 严格戒烟，防止肢体受冷、受潮和外伤，肢体保暖但不做热疗，以免组织需氧量增加而加重症状。疼痛严重者，可用镇痛药物和镇静剂。早期患肢进行适度锻炼，促使侧支循环建立。

2. 药物治疗 常采用扩张血管，改善微循环，增加血液供应的药物。如烟酸、罂粟碱等，可缓解血管痉挛，扩张血管；低分子右旋糖酐可降低血液黏稠度，改善微循环；并发感染者，应用有效抗生素防治感染。

3. 高压氧疗法 提高机体血氧含量，增加肢体供氧，促进伤口的愈合。

4. 创面处理　干性坏疽创面应在消毒后包扎，预防继发感染。感染创面可给予湿敷和换药。

（二）手术治疗

手术治疗的目的是重建动脉血流通道，增加肢体血供，改善肢体缺血。可根据病情选用交感神经切除术，血栓内膜剥脱术，动脉旁路转流术，动、静脉转流术，大网膜移植术，截肢术等。

四、主要护理诊断/问题

1. 慢性疼痛　与患肢缺血、组织坏死有关。

2. 焦虑　与患肢剧烈疼痛、久治不愈、对治疗失去信心有关。

3. 有组织完整性受损的危险　与肢端坏疽、脱落有关。

4. 活动耐力下降　与患肢远端供血不足有关。

5. 知识缺乏：缺乏本病的预防知识及患肢锻炼方法的知识。

6. 潜在并发症：术后切口出血、血管栓塞、感染等。

五、护理措施

（一）非手术治疗护理及术前护理

1. 一般护理

（1）绝对戒烟　告知患者吸烟的危害，消除烟碱对血管的收缩作用。

（2）肢体保暖　保暖可促进血管扩张。避免肢体暴露在寒冷的环境中，以免血管收缩，组织缺氧；避免用热水袋或热水给患肢直接加温，温度升高会使局部组织耗氧量增加，加重局部缺血。寒冷季节外出时应戴手套、围巾并穿毛袜等。室内温度宜保持在21℃以上。

（3）休息和运动　患者休息和睡眠时取头高脚低位，增加下肢血液灌注，并告知患者避免长时间维持同一姿势，以免影响血液循环。坐时应避免双膝交叉，防止因动、静脉受压，阻碍血流。指导患者做Buerger运动，促进侧支循环的建立。

2. 病情观察　注意观察患肢远端的皮肤温度、色泽、感觉和脉搏强度。

3. 疼痛护理　保持肢体呈下垂位，促进血液灌注，改善组织缺血缺氧，缓解疼痛。早期遵医嘱使用血管扩张剂、中医中药等治疗，中晚期遵医嘱使用镇痛剂。

4. 保护患肢，防止损伤　保持足部清洁干燥，每日用温水洗脚；避免搔抓皮肤，用止痒剂止痒；避免穿紧身衣裤，应穿合适的鞋，避免肢体和脚趾受压；如有溃疡应加强换药，并选用敏感的抗菌药溶液湿敷，并遵医嘱用抗菌药预防或控制感染。

5. 心理护理　关心体贴患者，引导其说出自身感受，给予情感支持，以减轻患者的焦虑不安，帮助其树立战胜疾病的信心。

6. 术前准备　做好手术前的皮肤准备，如需植皮，注意供皮区的皮肤准备。

（二）术后护理

1. 体位　静脉血管重建术后抬高患肢30°，卧床制动1周。动脉血管重建术后患肢平放，卧床制动2周。自体血管移植术后愈合较好者，卧床制动时间可适当缩短。

2. 病情观察　严密观察血压、脉搏、肢体温度及手术切口情况；观察肢体远端的皮肤温度、色泽、感觉和脉搏强度，以判断血管通畅情况。

3. 并发症的预防与护理　遵医嘱合理使用抗生素，密切观察患者的体温变化和切口情况，若切口有红、肿、热、痛等征象，应及时处理。若切口处、穿刺点出现渗血或血肿，提示切口处出血。若动脉搏动消失、皮肤温度降低、颜色苍白、感觉麻木，提示动脉栓塞。若动脉重建术后出现肿胀，皮肤颜色发紫、温度降低，可能为重建部位的血管发生痉挛或继发性血栓形成。一旦出现，立即通知医生并协助处理。

4. 功能锻炼 卧床制动期间，应鼓励患者在床上做足背的伸屈活动，以利小腿深静脉的回流。

（三）健康指导

1. 指导患者坚持戒烟，消除烟碱对血管的收缩作用。

2. 指导患者进行肢体运动（Buerger运动），以促进侧支循环的建立。方法：嘱患者平卧，抬高患肢45°以上，维持2～3分钟，再坐起，患肢自然下垂于床旁2～5分钟，同时做足背屈、跖屈和旋转运动。恢复平卧，将患肢放平休息5分钟，如此反复练习5次，每日3～4次。

3. 注意保护肢体，避免外伤、受寒，宜穿宽松的棉制鞋袜并勤更换，预防感染。

（郑卓恩）

自测题

A1/A2型题

1. 导致原发性下肢静脉曲张的主要病因是（　　）
   A. 原发性深静脉瓣膜关闭不全
   B. 深静脉血栓形成
   C. 动静脉瘘
   D. 下肢运动减少
   E. 静脉壁薄弱、静脉瓣膜缺陷及浅静脉内压力持续升高

2. 患者平卧抬高下肢，排空静脉血，在大腿根部扎止血带阻断大隐静脉，然后让患者站立，10s内放开止血带，若出现自上而下的静脉逆向充盈，提示（　　）
   A. 交通静脉瓣膜功能异常
   B. 下肢深静脉通畅
   C. 小隐静脉瓣膜功能不全
   D. 大隐静脉瓣膜功能不全
   E. 下肢浅静脉通畅

3. 下肢静脉曲张硬化疗法的适应证错误的是（　　）
   A. 曲张静脉轻而局限　B. 术后残留的曲张静脉
   C. 术后复发者　D. 下肢深浅静脉功能良好者
   E. 各种下肢静脉曲张

4. 决定下肢静脉曲张能否手术治疗的主要检查是（　　）
   A. Perthes试验　B. Trendelenburg试验
   C. Buerger试验　D. 腰交感神经阻滞试验
   E. Pratt试验

5. 下列与下肢静脉曲张的发病无关的是（　　）
   A. 静脉壁薄弱　B. 长期静脉压力升高
   C. 长期站立工作　D. 静脉瓣膜功能不全
   E. 静脉管腔狭窄

6. 血栓闭塞性脉管炎局部缺血期的典型表现是（　　）
   A. 静息痛　B. 间歇性跛行
   C. 足背动脉搏动减弱　D. 患肢麻木发凉
   E. 足趾溃疡坏死

7. 血栓闭塞性脉管炎的症状错误的是（　　）
   A. 静息痛　B. 间歇性发作的突发性疼痛
   C. 活动时有间歇痛　D. 对寒冷敏感性增加
   E. 局部皮肤颜色变化

8. 血栓闭塞性脉管炎的患肢护理不妥的是（　　）
   A. 保暖，避免受潮　B. 保持足部清洁
   C. 防止外伤后感染　D. 定时热水袋外敷
   E. 忌用刺激性外用药

9. 患者，男，63岁，因下肢不适6个月来院就诊，被诊断为下肢静脉曲张，护士最有可能观察到的临床表现是（　　）
   A. 皮肤溃疡　B. 足部水肿
   C. 下肢酸胀乏力　D. 下肢静脉迂曲、隆起
   E. 足部皮肤苍白、发冷、肌肉萎缩

10. 患者，男，43岁。因左下肢静脉曲张行大隐静脉高位结扎剥脱术。术后该患者的患肢应（　　）
    A. 平放　B. 内收
    C. 外展　D. 抬高
    E. 垂落床边

11. 患者，女，48岁，踝部轻度肿胀，色素沉着，久站后出现酸胀，小腿有迂曲的静脉团，诊断为原发性大隐静脉曲张，Perthes试验阴性。宜采取的治疗方案是（　　）
    A. 使用弹力绷带包扎
    B. 局部注射硬化剂
    C. 曲张静脉与深静脉吻合
    D. 大隐静脉瓣膜成形术
    E. 大隐静脉高位结扎加分段剥脱术

12. 患者，男，42岁，下肢静脉曲张术后第2日，错误的护理措施是（　　）
    A. 弹力绷带包扎2周后拆除

B. 鼓励患者下地行走
C. 卧床时抬高患肢以利静脉回流
D. 绝对卧床1周
E. 卧床期间指导患者做足部伸屈和旋转运动

13. 患者，男，48岁。下肢静脉曲张10多年。最近感觉症状加重来院要求治疗，其能否手术治疗主要取决于（　　）
A. 深静脉是否阻塞
B. 浅静脉瓣膜功能是否良好
C. 交通支瓣膜功能是否良好
D. 静脉曲张严重程度
E. 有无经久不愈的慢性溃疡

14. 患者，女，42岁。患下肢静脉曲张，站立时在大腿中部扎止血带，让患者用力踢腿15次后，下肢深静脉充盈明显提示该患者（　　）
A. 交通支瓣膜功能不全
B. 小隐静脉瓣膜功能不全
C. 下肢深静脉阻塞
D. 大隐静脉瓣膜功能不全
E. 下肢深静脉瓣膜功能不全

15. 患者，男，48岁。长期吸烟，右下肢反复发作静脉炎并伴有间歇性跛行，其可能的诊断为（　　）
A. 动脉栓塞　　B. 血栓闭塞性脉管炎
C. 动脉硬化性闭塞症　　D. 雷诺病
E. 大动脉炎

16. 患者，男，56岁。患血栓闭塞性脉管炎多年，护理措施中不正确的是（　　）
A. 镇痛、戒烟
B. 指导抬腿活动
C. 患肢用热水袋加温
D. 保持患肢干燥
E. 测皮温、观察疗效

A3/A4 型题

（17～19题共用题干）

患者，男，30岁。吸烟史10年，患血栓闭塞性脉管炎，入院后完善术前检查，无手术禁忌证，拟行动脉重建术。

17. 术后正确的体位是（　　）
A. 患肢平放，制动1周
B. 患肢平放，制动2周
C. 抬高患肢30°制动1周
D. 抬高患肢30°制动2周
E. 抬高患肢30°制动3周

18. 判断动脉重建后血管通畅度术后应观察（　　）
A. 患肢近端皮肤温度、色泽、感觉及脉搏强度
B. 患肢远端皮肤温度、色泽、感觉及脉搏强度
C. 血压、脉搏、呼吸、患肢运动情况
D. 血压、心律、脉搏、呼吸
E. 血压、心率、脉搏、呼吸

19. 术后护士指导患者进行（　　）
A. Baerger运动　　B. Boergor运动
C. Bergoer运动　　D. Buerger运动
E. Buorger运动

（20～23题共用题干）

患者，女，55岁。患双下肢静脉曲张20年，住院行大隐静脉高位结扎，加小腿静脉分段结扎术。

20. 术后早期下床活动的时间是（　　）
A. 无异常情况，术后24小时以内
B. 无异常情况，术后24～48小时
C. 无异常情况，术后48～72小时
D. 无异常情况，术后72～96小时
E. 无异常情况，术后4日以后

21. 术后为促进下肢静脉血回流，应指导患者（　　）
A. 做足背伸屈运动　　B. 做足背弯曲运动
C. 做上肢伸展运动　　D. 做上肢弯曲运动
E. 做Buerger运动

22. 术后应用弹性绷带需维持（　　）
A. 5日　　B. 1周
C. 2周　　D. 3周
E. 1～3个月

23. 术后患肢应注意（　　）
A. 坐时双膝不要交叉，休息时患肢下垂
B. 坐时双膝交叉，休息时患肢下垂
C. 坐时双膝不要交叉，休息时患肢抬高
D. 坐时双膝交叉，休息时患肢抬高
E. 坐时肢体伸直，休息时患肢弯曲

第18章 泌尿系统疾病及男性生殖系统疾病患者的护理

案例 18-1

患者，男，50岁，2小时前因过马路时闯红灯被汽车撞倒，左侧腹部及腰部疼痛、肿胀明显，伴恶心、呕吐。入院后排尿1次，尿色为洗肉水色，排尿通畅。体格检查：BP 119/80mmHg，P 108次/分，触诊左侧腰部有明显肿块，且有明显压痛、叩击痛。尿常规检查显示：RBC（++++）。

问题：1. 目前患者的可能的医疗诊断是什么？

2. 该患者的具体护理措施有哪些？

第1节　泌尿系统损伤患者的护理

泌尿系统由肾、输尿管、膀胱、尿道组成，周围的组织、器官对这些脏器具有保护作用，一般不易受到损伤，但胸、腹、腰或骨盆严重损伤时常合并泌尿系统损伤。泌尿系统损伤以尿道损伤常见，尤以男性尿道损伤最常见，其次是肾、膀胱损伤，输尿管损伤最少。

一、肾损伤患者的护理

（一）概述

肾周围有腰部肌肉、肋骨、脊椎及腹腔脏器保护，位置较深，不易受伤，故肾损伤多为合并有其他部位损伤的复合伤，多发生于20～40岁男性。

1. 病因

（1）开放性损伤　多因枪弹、刀刃等锐器损伤引起，常伴有胸部、腹部等其他脏器的复合性损伤，病情严重且复杂。

（2）闭合性损伤　临床上最多见。①直接暴力：常因撞击、跌打、挤压、肋骨骨折等所致。②间接暴力：因对冲伤、高处跌落突然减速等所致的损伤。

（3）医源性损伤　因器械检查、手术等引起的肾损伤，如经皮肾穿刺活检、肾造瘘、经皮肾镜碎石术、体外冲击波碎石、开放性手术等。

（4）肾本身病变　肾自身出现器质性病变，如肾积水、肾肿瘤、肾结核或肾囊性疾病等，在此基础上轻微的外力下即可导致严重的自发性肾破裂。

2. 病理类型　根据肾损伤的严重程度可分为以下4种病理类型（图18-1）。

（1）肾挫伤　临床上最多见，是肾损伤中较轻的病理类型，部分肾实质受到损伤，出现包膜下血肿和（或）肾瘀斑，但肾包膜及肾盂黏膜均完整，一般症状较轻，可自愈。

（2）肾部分裂伤　除肾实质部分裂伤外，还伴有被膜或肾盂黏膜的破裂，易出现明显血尿，并形成肾周围血肿和尿外渗。轻者通常采用非手术治疗可自愈，重者需手术治疗。

（3）肾全层裂伤　肾包膜、肾实质及肾盂、肾盏黏膜均破裂，伴有广泛的肾周血肿、尿外渗和明显血尿。常需手术治疗。

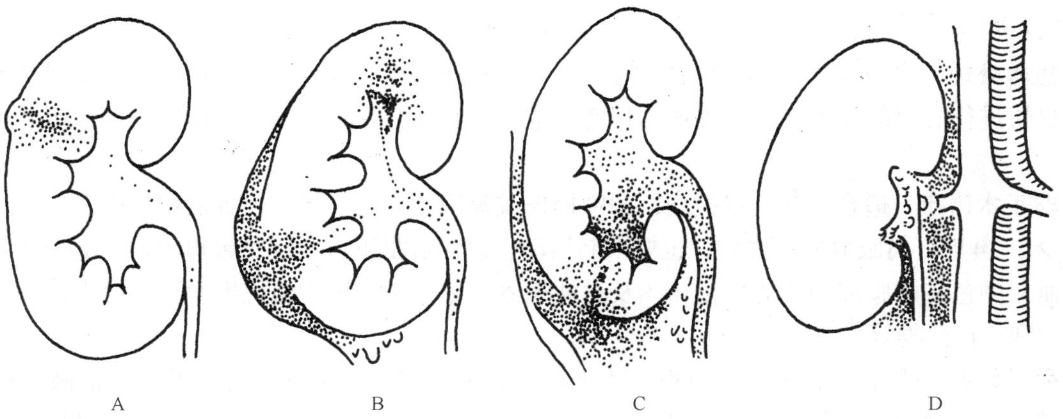

图18-1 肾损伤的病理类型

A. 肾挫伤；B. 肾部分裂伤；C. 肾全层裂伤；D. 肾蒂损伤

（4）肾蒂损伤 临床上较少见。肾蒂血管部分、全部断裂或撕脱，常因大出血、休克未及时抢救而死亡。

（二）护理评估

1. 健康史 了解患者的年龄、性别、职业等一般情况；重点询问患者受伤的原因、时间、地点、部位、外力的强度，伤后的病情变化及处理过程。了解伤后患者排尿情况、有无血尿、有无昏迷及呕吐等情况。

2. 身心状况

（1）症状与体征

1）休克：轻度肾挫伤一般不会引起休克，严重的肾损伤或合并其他内脏器官损伤时，常因严重创伤和大出血而引起休克，危及患者生命。

2）血尿：大多数患者会出现血尿，肾挫伤时多为轻微血尿，严重肾裂伤时多为肉眼血尿。但血尿与损伤程度也可不一致，如输尿管、肾盂、肾蒂血管断裂或血块堵塞输尿管，血尿反而轻甚至无血尿，但该类损伤可危及患者生命。

3）疼痛：肾包膜下血肿、血尿渗入肾周围组织刺激腹膜后神经丛，会出现患侧腰部、腹部疼痛；若血块阻塞输尿管会引起同侧肾绞痛；若严重损伤导致血液和尿液进入腹腔或合并腹腔内脏损伤时，会出现全腹疼痛和腹膜刺激征。

4）腰腹部肿块：血液和尿液外渗到肾周围形成局部不规则肿块。如肿块不断增大，血红蛋白不断下降，则说明有持续出血的可能，应及时预防休克。

5）其他表现：血肿吸收及尿液外渗常继发感染可引起低热；若出现肾周围脓肿或化脓性腹膜炎，可出现寒战、高热和腹膜炎等全身中毒症状，严重者可导致休克。

（2）心理-社会状况 由于患者对突发的暴力致伤无心理准备；或担心损伤给生命带来威胁、病情是否会有好转等常感焦虑甚至恐惧不安。患者及家属的认知程度，以及家庭对治疗费用支出承受能力等社会支持状况也影响患者的心理感受。

3. 辅助检查

（1）实验室检查 尿常规可见红细胞数量增多，如无法自行排尿者可进行导尿检查；血常规检查，血红蛋白与红细胞压积进行性降低，则提示有活动性出血，血白细胞数增多应注意是否继发感染。

（2）影像学检查 B超、CT、MRI可显示肾损伤部位和程度、尿外渗情况、肾周围有无血肿及血肿情况、对侧肾情况等；排泄性尿路造影及肾动脉造影等检查可显示肾损伤的范围、程度及肾血管损伤情况。

（三）治疗要点

1. 急救处理 出现大出血、休克者，应迅速给予输液、输血等抗休克治疗，并密切观察患者生命体征，尽快进行必要的检查来确定肾损伤程度、范围及有无合并其他脏器损伤，做好急诊手术探查的准备。

2. 非手术治疗 适合于轻度肾损伤，如肾挫伤或肾部分裂伤及无其他脏器损伤患者。①绝对卧床休息至少2～4周，肉眼血尿消失后，也要限制活动，以免过早下床活动导致再出血；②密切观察生命体征、血尿颜色和腰腹部肿块的变化；③及时补充血容量；④应用广谱抗生素预防感染，合理应用镇痛、镇静和止血药物等。

3. 手术治疗 开放性肾损伤、急性大出血难以控制、严重肾裂伤、肾破裂、肾盂破裂或肾蒂损伤等应进行手术治疗。若非手术治疗期间发生以下情况时，也应行手术治疗：①经积极抗休克治疗后生命体征未见改善；②血尿逐渐加重，血红蛋白和红细胞压积持续下降；③腰、腹部肿块不断增大；④合并有腹腔其他脏器损伤的可能。

（四）主要护理诊断/问题

1. 急性疼痛 与损伤后肾包膜紧张、出血和尿外渗刺激腹膜、血块堵塞输尿管等因素有关。

2. 体液不足 与损伤引起大出血，腹膜炎等有关。

3. 焦虑/恐惧 与血尿、排尿障碍、担心手术、预后等有关。

4. 潜在并发症：休克、感染等。

（五）护理措施

1. 非手术治疗护理及术前护理

（1）病情观察 ①密切观察生命体征变化，定时测量体温、血压、脉搏、呼吸等，如出现血压下降、呼吸和脉搏增快、面色苍白、四肢湿冷等情况，提示发生休克。②动态监测血红蛋白和红细胞压积变化，了解患者失血程度及病情是否好转。③观察血尿情况，如尿液颜色逐渐加深，说明出血加重。④观察腰腹部肿胀情况和腹部情况，观察肿胀大小及疼痛范围是否变化；观察腹膜刺激征症状的轻重，以评估渗血或渗尿情况。

（2）卧床休息 患者应绝对卧床休息2～4周，待病情稳定，血尿消失1周后才可以允许患者下床活动。若到规定时间后患者仍有血尿，则需继续卧床休息。

（3）维持体液平衡 肾损伤大出血合并休克，应迅速建立静脉通道，遵医嘱及时输液、输血，维持有效循环血量，纠正水、电解质紊乱及酸碱失衡。

（4）心理护理 向患者和家属介绍肾损伤的病情发展情况、治疗方法、相关的护理措施，减轻或消除患者焦虑、恐惧心理，鼓励其积极配合、安心接受治疗和护理。

（5）术前准备 若出现手术指征，在积极抗休克治疗的同时，尽快做好术前准备工作，完善术前检查。

2. 术后护理

（1）病情观察 密切监测生命体征变化，术后24～48小时应注意有无术后内出血的发生；应注意观察伤口有无渗血、渗液及有无红、肿、热、痛等感染的发生；注意观察和记录尿液的颜色及量的变化；遵医嘱及时进行血常规、尿常规及肾功能检查等。

（2）休息与饮食 术后麻醉作用消失，血压稳定后患者可取半卧位，利于呼吸和引流。肾全切除术后应卧床休息2～3日；肾修补及肾部分切除术后应绝对卧床休息1～2周，病情稳定、血尿消失后才可离床活动。术后需禁食2～3日，待肠蠕动恢复后可进清淡、易消化营养丰富的流质饮食，逐渐过渡到普食。

（3）伤口及引流管护理 妥善固定肾周引流管，并注意观察引流液的颜色、量和性状，确保引流通畅；保持手术切口及引流口处敷料的清洁、干燥，有渗出及时更换。

（4）预防感染　严格无菌操作，定时测量体温，了解血、尿白细胞数量变化，有无感染征象，遵医嘱正确合理使用抗生素。

3. 健康教育

（1）活动指导　出院后3个月内不可参加体力劳动或剧烈运动，以免因继发性损伤而再度出血。

（2）预防并发症　需要长期卧床患者，应定时变换体位，预防压疮；患者应多喝水；肾全切者注意保护健侧肾，防止外伤。

（3）用药指导　避免使用对肾有损害的药物，如必须用，应在医生指导下服用。

（4）定期复查　指导患者出现不适及时就诊；定期到医院复诊，以了解肾功能情况和及时发现肾功能减退等并发症。

二、膀胱损伤患者的护理

（一）概述

膀胱为腹膜外器官，其空虚状态时位于骨盆深处，膀胱肌肉层较厚且伸缩性强，除贯通伤或合并骨盆骨折时一般不易受到损伤。当膀胱充盈时，可伸展至下腹部，且膀胱壁薄而紧张，此时易发生膀胱损伤。

1. 病因

（1）开放性损伤　多由锐器、子弹或弹片贯通所致，通常合并阴道、直肠等脏器损伤，易形成膀胱阴道瘘或膀胱直肠瘘。

（2）闭合性损伤　临床上较多见。当膀胱充盈时下腹部遭撞击、挤压及骨盆骨折刺破膀胱壁，导致闭合性损伤。当膀胱出现病变（如膀胱结核）过度膨胀而发生破裂者称为自发性膀胱破裂。

（3）医源性损伤　多见于膀胱镜检查或治疗、前列腺部电切术、盆腔手术、下腹部手术等造成膀胱破裂及损伤。

2. 病理类型

（1）膀胱挫伤　膀胱壁未穿破，仅伤及膀胱黏膜或浅肌层，局部有出血或形成血肿，可出现血尿。

（2）膀胱破裂　根据损伤程度，膀胱破裂可分为腹膜内型和腹膜外型两种病理类型（图18-2）。

1）腹膜外型膀胱破裂：膀胱壁破裂，但腹膜完整。尿液外渗到膀胱周围及耻骨后间隙。多见于膀胱前壁的损伤，常伴有骨盆骨折。

2）腹膜内型膀胱破裂：膀胱壁和腹膜同时破裂，膀胱壁裂口与腹腔相通，尿液经裂口流入腹腔，引起腹膜炎。多见于膀胱的后壁和顶部损伤。

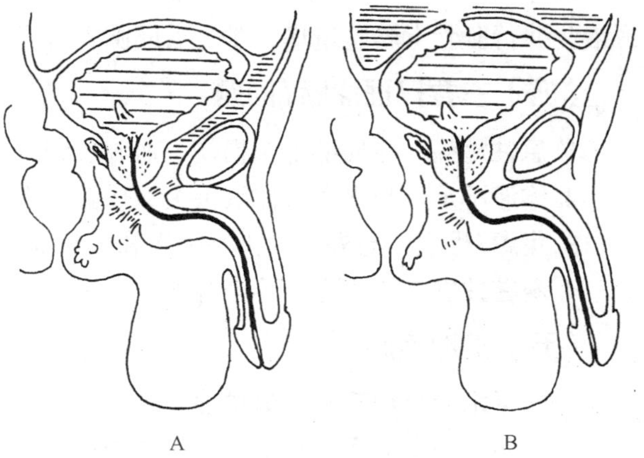

图18-2　膀胱破裂分型

A. 腹膜外型膀胱破裂；B. 腹膜内型膀胱破裂

（二）护理评估

1. 健康史　了解患者的年龄、性别、职业等一般情况；重点询问患者受伤的原因，如下腹部有无遭受撞击、挤压或外伤致骨盆骨折等损伤、有无膀胱镜检查和治疗等；受伤时间、地点、部位、外力的强度，伤后的病情变化及处理过程。

2. 身心状况

（1）症状与体征

1）休克：常因骨盆骨折引起大出血、剧痛所致；亦可因膀胱破裂后尿外渗感染或腹膜炎引起感染性休克。

2）腹痛：腹膜外型膀胱破裂时，尿液外渗到膀胱周围及耻骨后间隙或血肿形成，引起下腹部疼痛、压痛及腹肌紧张；腹膜内型膀胱破裂时，尿液流入腹腔，可引起急性腹膜炎导致下腹部疼痛，常伴有移动性浊音。

3）血尿与排尿困难：若仅为膀胱挫伤时，可无血尿或仅有少量血尿，若膀胱破裂时，患者常因尿液流入腹腔或膀胱周围，有尿意，但不能排尿或仅排出少量血尿。检查时下腹部膨胀、压痛及肌紧张。

4）尿瘘：若损伤导致膀胱与体表或附近脏器相通时，尿液可从体表伤口、直肠、阴道流出，形成膀胱体表伤口漏尿、膀胱阴道瘘、膀胱直肠瘘等。

（2）心理-社会状况　由于患者对突发的暴力致伤无心理准备；或担心损伤给生命带来威胁、病情是否会有好转等常感焦虑甚至恐惧不安。患者及家属的认知程度以及家庭对治疗费用支出承受能力等社会支持状况也影响着患者的心理感受。

3. 辅助检查

（1）导尿试验　将导尿管插入膀胱，无尿液流出或仅有少量血尿流出，即应考虑膀胱破裂的可能。从导尿管注入无菌生理盐水200ml，片刻后再吸出，液体的吸出量可因液体外渗而减少，也可因腹腔液回流而增多，所以当液体的出入量差异较大时，则提示膀胱破裂。

（2）影像学检查　腹部X线片可了解有无骨盆骨折，可作为诊断膀胱破裂的参考。膀胱造影是诊断膀胱破裂最可靠的检查方法。

（三）治疗要点

1. 紧急处理　对严重损伤、出血导致休克者，应尽快输液、输血、应用止血药物等抗休克治疗。为预防感染，应尽早应用抗生素。

2. 非手术治疗　膀胱挫伤或破裂较小仅有少量尿液外渗，且症状较轻者，可留置尿管持续通畅引流尿液7～10日，多可自愈。

3. 手术治疗　病情较重的膀胱破裂，伴有出血和尿外渗者应尽早手术，修补膀胱裂口，清除外渗尿液，并行耻骨上膀胱造瘘，耻骨后间隙置管充分引流膀胱周围尿液。

（四）主要护理诊断/问题

1. 急性疼痛　与局部组织损伤、血肿、尿外渗有关。

2. 体液不足　与出血、体液丢失、尿液外渗等有关。

3. 焦虑/恐惧　与外伤、担心手术和预后等有关。

4. 潜在并发症：休克、感染等。

（五）护理措施

1. 非手术治疗护理及术前护理

（1）病情观察　密切观察生命体征变化，定时测量体温、血压、脉搏、呼吸等，如出现血压下降、呼吸和脉搏增快、面色苍白、四肢湿冷等情况，提示发生休克，应立即抗休克治疗。观察患者尿量、尿液颜色、性质变化，患者腹痛及腹膜刺激症状情况等。

（2）一般护理　鼓励患者多饮水，给予患者营养丰富易消化食物，提高机体抵抗力。

（3）导尿管护理　①妥善固定导尿管，防止滑脱。②保持尿管引流通畅。③观察引流尿液的量、颜色和性状。④保持尿道口周围的清洁、干燥，每日2次消毒尿道口及尿管周围。⑤尿管留置7～10日后拔除。

（4）预防感染　①保持伤口的清洁、干燥，敷料浸湿时及时更换。②遵医嘱应用抗生素，若患者出现体温升高、伤口疼痛并伴有血白细胞计数和中性粒细胞比例升高、尿常规显示有白细胞，则提示有感染，及时通知医生并协助医生处理。

（5）心理护理 护士应主动关心患者，向患者和家属介绍膀胱损伤的病情发展情况、治疗方法、相关的护理措施，减轻或消除患者焦虑、恐惧心理，鼓励其积极配合、安心接受治疗和护理。

（6）术前护理 若出现手术指征，在积极抗休克治疗的同时，尽快做好术前准备工作，完善术前检查。

2. 术后护理

（1）观察病情 严密监测患者的生命体征，观察排尿情况、伤口及引流情况，及时发现有无出血、感染等并发症。

（2）膀胱造瘘管的护理 ①妥善固定引流管，防止牵拉或滑脱。②保持引流通畅，必要时用生理盐水冲洗。③观察引流液的量、颜色、性状及气味。④保护造瘘口周围的皮肤，保持清洁、干燥，切口敷料及时更换。⑤造瘘管通常放置10日左右拔除，拔管前先夹管，证明患者排尿情况良好后方可拔管。拔管后，造瘘口可有少量液体渗出，用油纱覆盖填塞并覆盖造口。

3. 健康教育

（1）康复指导 向患者讲解留置膀胱造瘘管和导尿管的目的，鼓励患者饮水。出院后1个月内避免憋尿和剧烈运动。

（2）复诊 指导患者出现不适及时就诊，并定期到医院复诊。

三、尿道损伤患者的护理

（一）概述

尿道损伤是泌尿系统最常见的损伤，多见于男性青壮年。男性尿道在解剖上以尿生殖膈为界分为前、后部分。前尿道包括球部和阴茎体部，后尿道包括前列腺部和膜部。前尿道损伤以尿道球部最多见，多因骑跨伤所致；而后尿道损伤以尿道膜部最多见，多因骨盆骨折引起。早期处理不当，常发生尿道狭窄、尿瘘等并发症。

1. 病因

（1）开放性损伤 多因锐器、弹片伤所致，常合并有阴囊、会阴、直肠损伤。

（2）闭合性损伤 多因外来暴力引起挫伤或撕裂伤，如会阴部骑跨伤，尿道被挤向耻骨联合下方，引起尿道球部损伤；骨盆骨折引起尿生殖膈移位，产生剪切力，使尿道膜部撕裂或撕断。

（3）医源性损伤 常发生在器械检查和治疗时，如尿道探子、金属导尿管、膀胱镜等金属器械检查时。

2. 病理类型

（1）尿道挫伤 尿道内层损伤，局部出血和水肿，阴茎和筋膜完整，一般可自愈。

（2）尿道裂伤 尿道壁部分断裂，可引起周围血肿及尿外渗，但尿道的连续性未被完全破坏，愈合后可导致瘢痕性尿道狭窄。

（3）尿道断裂 尿道完全断裂，断裂端退缩、分离，引起尿道周围明显血肿和尿外渗，可发生尿潴留。

（二）护理评估

1. 健康史 了解患者的年龄、性别、职业等一般情况；重点询问患者受伤的原因，如会阴部有无遭受锐器、撞击、挤压或骑跨伤史；了解患者有无骨盆骨折病史；最近有无做过尿道的器械检查或手术操作等；了解患者受伤时间、地点、部位、外力的强度，伤后的病情变化及处理过程。

2. 身心状况

（1）症状与体征

1）疼痛：前尿道损伤时受伤处肿胀、疼痛，且向尿道口放射，排尿时疼痛加重；后尿道损伤表现为下腹部疼痛，局部肌紧张、压痛。合并骨盆骨折者，移动时疼痛加剧。

2）尿道滴血及血尿：前尿道损伤时有血液从尿道口滴出。后尿道损伤时，则表现为仅有少量血液从尿道外口流出或无流血。完全性尿道断裂常无血尿。

3）排尿困难及尿潴留：尿道损伤后局部水肿、疼痛引起尿道括约肌痉挛及尿道完整性被破坏会导致排尿困难。尿道完全断裂时，可出现尿潴留。

4）局部血肿与瘀斑：尿道球部损伤，常会发生会阴部、阴囊处血肿及瘀斑。

5）尿外渗：尿道裂伤或断裂伤时，尿液会从裂口渗入到周围组织，发生尿外渗，如处理不当则会导致组织坏死、感染，严重时发生脓毒症。前尿道损伤尿外渗范围为会阴、阴囊、阴茎和前下腹壁；后尿道损伤尿外渗范围为耻骨后间隙及膀胱周围（图18-3）。

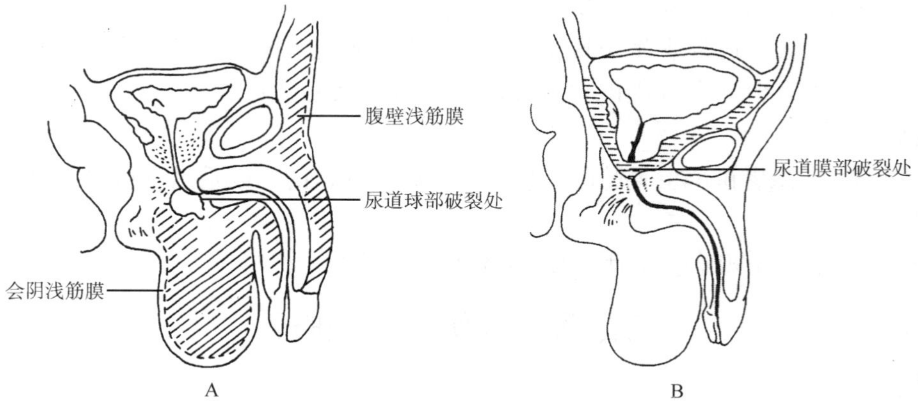

图18-3　尿道损伤及尿外渗范围

A. 尿道球部损伤；B. 尿道膜部损伤

6）休克：尿道损伤合并骨盆骨折可导致低血容量性休克。

（2）心理-社会状况　患者及家属除有与肾损伤、膀胱损伤类似的心理反应外，还可能因担心损伤是否会影响今后排尿、性功能等问题，而产生焦虑和恐惧心理。

3. 辅助检查

（1）导尿试验　判断尿道的连续性和完整性。在严格无菌操作下轻缓插入导尿管，在尿道损伤处，常有阻碍感，一旦顺利插入导尿管，说明尿道连续、完整，应留置持续导尿，并支撑尿道。若一次难以插入，则可能为尿道断裂，切勿勉强、反复试插，以免加重尿道损伤。

（2）影像学检查　骨盆X线检查可显示有无骨盆骨折。尿道造影是确定尿道损伤部位、程度的主要方法，尿道断裂可见造影剂外漏至尿道周围。

（三）治疗要点

1. 紧急处理　损伤严重合并休克者，应立即抗休克治疗；骨盆骨折患者应平卧，切勿随意搬动，以免加重损伤；尿潴留不宜导尿或未能立即手术者，可行耻骨上膀胱穿刺或造瘘术，及时解除尿潴留。

2. 非手术治疗　尿道轻度裂伤及轻度挫伤，症状较轻，无排尿困难者。嘱患者多饮水，保证尿量，遵医嘱应用抗生素预防感染。

3. 手术治疗　试插导尿管不成功者应考虑手术治疗。若前尿道断裂，可行会阴尿道修补术或断端吻合术，留置导尿管2～3周；若后尿道断裂，可行尿道会师术，并留置导尿管3～4周。

（四）主要护理诊断/问题

1. 排尿障碍　与尿道损伤后尿道的连续性、尿道完全断裂、尿道狭窄有关。

2. 急性疼痛　与尿道损伤、尿外渗有关。

3. 体液不足　与损伤合并其他脏器大出血和尿外渗有关。

4. 焦虑/恐惧　与尿道损伤、尿道完全断裂、担心预后等有关。

5. 潜在并发症：感染、尿瘘、尿道狭窄等。

（五）护理措施

1. 非手术治疗护理及术前护理

（1）观察病情　密切观察患者生命体征、意识状态、腹部体征、排尿情况等变化，并做好记录，及时发现休克及感染迹象。

（2）维持体液平衡　遵医嘱立即输液，必要时输血，迅速止血，保证组织有效灌注。

（3）卧床休息　合并骨盆骨折患者应及时复位固定，卧硬板床，避免随意搬动，以免加重损伤。

（4）预防感染　注意监测患者体温、白细胞计数的变化；保持尿道口清洁、干燥；做好导尿管、膀胱造瘘管护理；嘱患者多饮水，切勿用力排尿，避免引起尿液外渗；遵医嘱合理应用抗生素。

（5）心理护理　患者因疼痛明显、合并骨盆骨折、大出血、担心预后不良等，易产生焦虑、恐惧心理。护士应向患者和家属介绍尿道损伤的病情发展情况、治疗方法、相关的护理措施，减轻或消除患者心理问题，鼓励其积极配合、安心接受治疗和护理。

（6）术前准备　若出现手术指征，在积极抗休克治疗的同时，尽快做好术前准备工作，完善术前检查。

2. 手术后护理

（1）病情观察　密切监测生命体征，维持体液平衡和有效血容量，观察排尿情况和尿液颜色，伤口有无渗血、渗尿情况等；观察腹部体征，有无腹痛、腹胀等。

（2）引流管护理

1）导尿管：术后妥善固定尿管，防止脱落，常规留置2～3周；尿道会师术后行尿管持续有效牵引1～2周，掌握好牵引力度和角度，有利于尿道断面尽快愈合；严格无菌操作，定期更换尿袋；保持尿管通畅，如有血块阻塞应及时清除，可用注射器吸取无菌生理盐水冲洗或抽吸血块。

2）膀胱造瘘管：参照本节膀胱损伤相关内容。

（3）尿道扩张术的护理　为预防尿道狭窄，需定期行尿道扩张术。①操作前：了解尿道狭窄部位和程度，向患者解释操作目的。②操作中：手法轻柔，避免再次损伤尿道；注意无菌操作，预防感染。③操作后：观察有无腹痛、腹膜刺激征，有无排尿异常、体温升高等表现。患者应多休息、多饮水，并遵医嘱服用止血药、广谱抗生素。

3. 健康教育

（1）定期行尿道扩张术　尿道狭窄患者需定期扩张尿道，护士应向患者说明扩张的必要性与重要性，让患者坚持并积极配合治疗。

（2）自我观察　教会患者自我观察排尿情况的方法，发现排尿不畅、尿线变细、尿液浑浊等情况应及时来院就诊。

第2节　泌尿系统结石患者的护理

案例 18-2

患者，男，45岁，运动后突然感觉右腰部阵发性绞痛，伴恶心呕吐、面色苍白、大汗淋漓、烦躁不安，入院后有血尿排出，诊断为肾结石。

问题：1. 目前患者主要的护理问题是什么？

2. 该患者为确定治疗方案应做哪些检查？

泌尿系统结石又称为尿石症，是肾结石、输尿管结石、膀胱结石及尿道结石的统称，可分为上尿路结石和下尿路结石，临床上以上尿路结石最常见。尿石症是泌尿系统最常见的外科疾病之一。

一、上尿路结石患者的护理

（一）概述

上尿路结石指肾结石和输尿管结石。

1. 病因与发病机制 尿路结石的病因比较复杂，受多种因素影响，其形成机制尚未完全清楚。结石的形成多与性别、年龄、种族、职业、环境、气候、饮食、水分摄入和遗传性疾病等有关。代谢异常、感染、泌尿系统梗阻、药物也是结石形成的常见病因。

（1）尿液因素

1）形成结石的物质增多：如尿中钙、磷、草酸、尿酸增多或胱氨酸排出增加。

2）尿pH改变：在碱性尿中易形成磷酸镁及磷酸盐沉淀，在酸性尿中易形成尿酸和胱氨酸结晶。

3）尿量减少：饮水过少导致尿液浓缩，尿中形成结石的物质浓度增加，易形成结石。

4）尿中抑制晶体形成和聚集的物质不足：如枸橼酸、酸性黏多糖、镁、焦磷酸盐等减少。

（2）泌尿系统局部因素

1）尿路梗阻：泌尿系统的梗阻、狭窄等引起尿液淤滞都易形成结石。如输尿管畸形、肾盂输尿管连接处狭窄等常见的先天性梗阻；机械因素导致的尿路梗阻、尿动力学异常等后天性梗阻。

2）尿路感染：是尿石症的一个重要原因，也是尿石症的常见合并症，如磷酸镁铵结石和磷酸钙结石的形成。

3）其他：长期留置尿管、小线头等异物梗阻也可诱发结石的形成。

2. 病理生理 上尿路结石多数原发于肾，在排出过程中可滞留在输尿管。

（1）梗阻 结石常停留或嵌顿引起泌尿系统梗阻，梗阻以上部位积水，久之可引起肾积水，使肾实质受损、肾功能不全。

（2）损伤 较大的结石在移动时可损伤尿路黏膜，导致充血、水肿、破溃、出血，少数结石长期的慢性刺激也有引起尿路上皮癌变的可能。

（3）感染 尿路梗阻时，局部积液，易诱发感染，感染严重者可导致肾盂肾炎、肾积脓以及肾周围炎等。

结石引起梗阻、损伤、感染，梗阻与感染也可使结石增大。尿路感染、结石和梗阻三者互为因果，加重泌尿系统损害。

（二）护理评估

1. 健康史 了解患者既往病史，有无尿路感染、痛风、甲状旁腺亢进等疾病；了解患者用药史、家族史等；了解患者性别、年龄、职业、饮食习惯、有无长期卧床等。

2. 身心状况

（1）症状与体征 上尿路结石的典型表现为与活动相关的肾区疼痛和血尿。

1）疼痛：肾结石移动或梗阻时可引起肾区的疼痛，部分体积大、活动度小的结石平时无明显症状。结石在肾盂或输尿管内移动和刺激，引起平滑肌痉挛或尿路梗阻时，可出现肾绞痛，典型表现为腰部或上腹部突发性刀割样绞痛，阵发性发作，并可放射至同侧下腹部、会阴部及大腿内侧。患者常伴有面色苍白、大汗淋漓、恶心、呕吐，甚至休克等症状。结石位于输尿管膀胱壁段或输尿管口处，可伴有膀胱刺激症状，疼痛会放射至尿道和阴茎头部。

2）血尿：由于结石直接损伤肾和输尿管的黏膜而出现血尿，多为镜下血尿，少数为肉眼血尿。

3）肾结石患者患侧肾区会有叩击痛。当结石梗阻严重导致肾积水时，可在上腹部触及增大的肾。

（2）并发症 结石并发感染时可引起急性肾盂肾炎、肾积脓等，可出现寒战、高热、膀胱刺激、脓尿等症状；双侧尿路完全梗阻时可导致无尿或尿毒症。

（3）心理-社会状况 剧烈疼痛、血尿等症状反复发作会使患者产生焦虑恐惧的心理，同时，担心治疗、预后会加重患者心理负担。患者及家属的认知程度，以及家庭对治疗费用支出承受能力等社会支持状况也影响患者的心理感受。

3. 辅助检查

（1）实验室检查 尿常规检查可见红细胞，有时也可见白细胞或结晶。伴有感染时尿中出现脓细胞，必要时做细菌培养实验。可测定血、尿的钙、磷、草酸、尿酸、pH等。也可做肾功能检查。

（2）影像学检查 X线检查是诊断尿路结石的重要方法，约95%的尿路结石可在X线检查（KUB）下显影，但小结石、钙化程度低、纯尿酸结石常不显影。排泄性尿路造影可进一步显示X线片上不显影的结石，并可了解尿路形态和肾功能情况；B超可发现X线片不能显示的小结石和阴性结石，还能显示肾积水和肾结构的改变；CT和MRI常用于尿路结石与肿瘤、血凝块等的鉴别诊断。

（3）内镜检查 包括经皮肾镜、输尿管镜和膀胱镜等，内镜可以明确诊断和进行治疗。

（三）治疗要点

1. 非手术治疗

（1）保守治疗 对于结石直径＜0.6cm、光滑、无尿路梗阻和感染、肾功能正常的纯尿酸或胱氨酸结石的患者可采取保守治疗。①大量饮水：鼓励患者多饮水，增加尿量，稀释尿液，减少结晶物的形成，每日饮水量3000ml以上。②饮食和运动：调节饮食习惯，如含钙的结石患者要限制奶制品、豆制品等含钙高的食物，以及茶叶、菠菜等含草酸高的食物摄入；尿酸结石患者，要限制嘌呤较高的食物，如海鲜、啤酒、骨汤、动物内脏等。根据患者病情可适当进行跳跃运动，促进结石排出。③解痉镇痛：应用阿托品、哌替啶、吲哚美辛等缓解患者肾绞痛。④调节尿液pH：口服枸橼酸氢钾钠、碳酸氢钠等可预防尿酸盐和胱氨酸结石，口服氯化铵可预防磷酸钙和磷酸镁铵结石。⑤调节代谢：别嘌醇可降低尿酸含量，治疗尿酸结石；乙酰半胱氨酸可降低尿胱氨酸，促进结石溶解。⑥控制感染：根据细菌培养实验和药敏实验结果选择合适抗生素。⑦中医治疗：有很多中药有解痉镇痛、利水的功效，如金钱草、鸡内金、车前子等。

（2）体外冲击波碎石（ESWL） 是目前治疗上尿路结石的首选方法。首先采用X线或B超定位，然后利用高能冲击波聚焦作用于结石上，使之粉碎后排出。适用于结石直径≤2cm的肾、输尿管上段结石患者。伴有肾功能不全、急性尿路感染期、凝血机制异常、严重心血管疾病和妊娠者等不宜采用此法。

2. 手术治疗

（1）内镜取石 ①经皮肾镜取石或碎石术（PCNL）；②输尿管镜取石或碎石术（URL）；③腹腔镜输尿管取石（LUL）。

（2）开放手术治疗 是泌尿系结石的传统取石方法，目前较为少用。主要手术方式包括肾盂或肾窦切开取石术、肾实质切开取石术、肾部分切除术、肾切除术、输尿管切开取石术、耻骨上膀胱切开取石术等。

（四）主要护理诊断/问题

1. 急性疼痛 与结石梗阻引起平滑肌痉挛、结石刺激局部和摩擦引起损伤及炎症有关。

2. 有感染的危险 与结石引起尿路梗阻及损伤有关。

3. 知识缺乏 缺乏预防尿结石的相关知识。

4. 潜在并发症：肾积水、出血、尿路感染等。

（五）护理措施

1. 非手术治疗的护理

（1）病情观察　观察患者尿液颜色、量和性状及有无感染征象，每次排尿时收集尿液并观察尿液中有无结石排出。

（2）一般护理　鼓励患者多饮水，成人每日饮水量保持在3000ml以上，每日尿量不少于2000ml，起到尿路内冲洗的作用。在病情允许的情况下，多运动促进结石的排出。根据结石的成分，适当调节饮食结构。

（3）对症护理

1）解痉镇痛　肾绞痛发作时患者宜适当休息，遵医嘱给予解痉镇痛药，如阿托品、哌替啶等，并观察镇痛效果。

2）控制感染　遵医嘱合理使用抗生素，预防和控制感染。

3）促进排石　使用利尿药、排石中草药和溶石药物等。

2. 体外冲击波碎石的护理

（1）碎石术前护理　操作前向患者解释具体的操作流程和注意事项，消除患者的思想顾虑，使其能积极配合。术前3日内禁食易产气的食物，避免肠胀气；术前1日晚服缓泻剂或灌肠，排出肠内粪便及积气，术日晨禁饮禁食。

（2）碎石术后护理

1）休息、活动与饮食：术后卧床休息6小时，无明显疼痛者可早期下床活动，进行跳跃、爬楼梯活动，促进碎石排出；鼓励多饮水并应适当变换体位，以利于碎石排出。

2）体位：结石位于中肾盏、肾盂、输尿管上段者，可取头高脚低位；结石位于肾下盏，可取头低位；左肾结石取右侧卧位；右肾结石取左侧卧位，同时叩击肾区，有利于碎石进入输尿管。巨大肾结石碎石后，为预防阻塞，应使患者取患侧卧位。

3）观察排石情况：每次排尿时收集尿液并滤过，以观察排石情况。

4）并发症的观察及护理具体如下。①肾绞痛：碎石排出会引起肾绞痛，可使用解痉镇痛药物缓解症状。②血尿：碎石后均有不同程度的血尿，一般最多3～4日即可消失，无须特殊处理。③尿路梗阻：巨大肾结石碎石后，短时间内大量碎石同时排出可阻塞输尿管并继发感染，甚至导致肾功能改变，若出现腹痛或尿量减少，应及时治疗。

3. 内镜碎石术的护理

（1）术前护理　做好术前各项准备，特别是肠道准备。向患者和家属解释手术目的、方法、术中配合要求及注意事项，解除其顾虑。练习术中体位，如俯卧位、截石位等。

（2）术后护理

1）病情观察：观察患者生命体征，尿液颜色、量和性状，有无碎石排出等。

2）肾造瘘管护理：①妥善固定。妥善固定引流管，防止牵拉和脱落。②保持引流管通畅。原则上肾盂造瘘管不冲洗，但管道阻塞时，可用无菌生理盐水低压、少量、多次冲洗，每次冲洗量小于5～10ml。③观察和记录引流的量及性质。④预防感染。定期更换引流袋，注意引流装置的无菌，保持瘘口局部皮肤清洁、干燥。⑤拔管。肾造瘘管留置3～5日，拔管前予以夹管1～2日，观察有无腰腹部疼痛、漏尿、肿胀、发热等不良反应，拔管后定时排尿，避免膀胱过度充盈。

3）双“J”管的护理：术后为引流尿液、支撑输尿管、排出结石，在输尿管内放置双“J”管。①体位：取半卧位利于引流。②多饮水、勤排尿，预防尿液反流。③避免剧烈运动、过度弯腰等引起管道脱落或位置移动。④一般留置4～6周，确定无结石后，应用膀胱镜取出双“J”管。

4. 开放手术后护理

（1）休息与活动　术后应适当变换体位，促进排石；做一侧肾切除术后应卧床休息2～3日，肾盂切开取石术后应卧床休息3～5日，如无异常，可下床活动；肾部分切除术及肾实质切开取石术后应卧床14日以上，以防止继发性出血和肾下垂。

（2）病情观察　观察患者生命体征，尿液颜色、量和性状，有无碎石排出等。

5. 健康教育

（1）饮食指导　鼓励患者多饮水，每日饮水量保持在3000ml以上，每日尿量不少于2000ml，尤其是睡前及半夜饮水，效果更好。根据结石成分指导患者调节饮食。

（2）用药指导　尿石症复发率高，患者应遵医嘱预防性用药，根据结石成分，血、尿中钙、磷、尿酸、胱氨酸和尿pH选择合适药物，预防复发。

（3）复查　告知患者定期复查，观察有无残余结石或结石复发。若出现腰痛、血尿等症状，及时就诊。

二、下尿路结石患者的护理

（一）概述

下尿路结石包括膀胱结石和尿道结石。

1. 膀胱结石　分为原发性膀胱结石和继发性膀胱结石，前者多见于男童，与营养不良和低蛋白、低磷酸盐饮食有关；后者临床为常见，常继发于膀胱出口异物梗阻、前列腺增生、神经源性膀胱等。

2. 尿道结石　尿道结石大多来自于肾和膀胱，多见于男性。

（二）护理评估

1. 身心状况

（1）膀胱结石　典型症状为排尿时尿流突然中断并感到疼痛，改变体位后可继续排尿或重复出现尿流中断，疼痛放射至尿道远端和阴茎头部。可伴有血尿，合并感染时出现脓尿，膀胱刺激症状加重。

（2）尿道结石　主要症状有尿痛和排尿困难。尿道结石常阻塞尿道引起排尿困难，尿线变细、点滴状排尿，严重时引起急性尿潴留。前尿道结石可直接沿尿道体表处扪及，后尿道结石可经直肠指检触及。

（3）心理-社会状况　患者易产生恐惧、焦虑的心理。

2. 辅助检查　X线检查可显示绝大多数结石。

（三）治疗要点

1. 膀胱结石　以手术治疗为主，小结石可使用经膀胱尿道镜机械、激光、超声碎石术。

2. 尿道结石　结石在前尿道时，可在局麻下经尿道口注入无菌石蜡，将结石缓慢挤向尿道口，勾出或钳出结石；如结石在后尿道，可在局麻下将结石推入膀胱，再按照膀胱结石的治疗方法处理。

（四）主要护理诊断/问题

1. 急性疼痛　与结石梗阻引起平滑肌痉挛、结石刺激局部和摩擦引起损伤及炎症有关。

2. 潜在并发症：如感染。

（五）护理措施

参考上尿路结石患者的护理相关内容。

第3节 泌尿系统肿瘤患者的护理

案例 18-3

患者，女，63岁，半年来反复无痛性肉眼血尿，一周前血尿加重，来院就诊，诊断为膀胱癌，拟行手术治疗。

问题：1. 诊断为膀胱癌的首选方法是什么？

2. 该患者术后护理措施有哪些？

一、肾癌患者的护理

（一）概述

肾癌又称肾细胞癌、肾腺癌，是泌尿系统常见的恶性肿瘤之一。50～70岁为本病的高发年龄，男性与女性的发病比例约为2∶1。

1. 病因与发病机制 肾癌发病原因目前尚不清楚，可能与长期吸烟、环境接触、职业暴露、肥胖、遗传、饮食等因素有关。

2. 病理类型 肾癌起源于肾小管上皮细胞，多累及一侧肾，常为单发，瘤体多为类圆形的实性肿瘤，外有假包膜，切面呈黄色，多数伴有出血、坏死、纤维化斑块，出血坏死可形成囊性改变。其主要的细胞类型有3种：透明细胞、颗粒细胞和梭形细胞，其中以透明细胞最多见。以梭形细胞为主的肾癌恶性程度高，但较少见。肾癌转移途径多为血行转移和淋巴转移，癌细胞易向静脉内扩散形成癌栓，可延伸进入肾静脉、下腔静脉甚至右心房。远端转移可至肺、脑、骨、肝、皮肤、甲状腺等。

（二）护理评估

1. 健康史 了解患者的年龄、性别、职业、家族史、是否吸烟、有无长期接触致癌物质等。了解患者重要脏器的功能、特殊检查及手术耐受力等相关检查结果。了解患者有无血尿，有无腰痛或肿块，有无消瘦、贫血等恶病质表现。

2. 身心状况

（1）症状与体征

1）血尿、腰痛和肿块：为肾癌的三大典型表现，简称肾癌三联征。患者常在早期出现间歇性无痛性肉眼血尿；疼痛常发生于腰部，呈持续性隐痛或钝痛；若出血阻塞了输尿管，则出现肾绞痛；若瘤体较大，可在腰部或腹部触及肿块，质坚硬，且疼痛加重，若肿块固定，表示肾周围有浸润，预后不佳。

2）副瘤综合征：以往称肾外表现，有10%～40%的患者可出现，主要表现为发热、高血压、红细胞沉降率增快等，其他表现有高钙血症、红细胞增多症、肝功能异常、消瘦、贫血等。

3）转移表现：因早期症状不明显，临床上有25%～30%的患者出现转移症状时来院就诊，如骨痛、病理骨折、咳嗽、咯血、神经麻痹等。

（2）心理-社会状况 患者常在被诊断为癌症后出现怀疑、愤怒、忧郁、悲观等心理问题；晚期肾癌患者会出现精神紧张、焦虑、恐惧、抑郁等心理问题；家庭及社会相关人群对患癌现状的心理承受能力、经济上的支持能力等也明显地影响着患者的心理。

3. 辅助检查

（1）B超检查 可作为常规体检，能发现尚未出现临床症状、尿路造影未出现改变的早期肿瘤。

（2）X线检查 可见肾外形增大、不规则；造影可见肾盏、肾盂因受肿瘤挤压有不规则变形、狭窄或充盈缺损，如龙爪样畸形、花瓣状变形、缺损不显影等。静脉肾盂造影还能了解对侧肾功能情况。

（3）CT、MRI、肾动脉造影 有助于早期诊断和鉴别肾实质内肿瘤的性质、肾囊肿等。患者进行肾动脉造影的同时可进行栓塞治疗。

（三）治疗要点

1. 手术治疗 是治疗肾癌主要方法，最常用的手术治疗方法是根治性肾切除，切除范围包括患肾和同侧肾上腺、肾周围筋膜及脂肪、肾门淋巴结。术前行肾动脉栓塞治疗，可减少术中出血。

2. 其他 肾癌对放疗及化疗均不敏感。免疫治疗加上生物化疗对转移肾癌的治疗有一定疗效。

（四）主要护理诊断/问题

1. 排尿障碍 与肾肿瘤阻塞尿路有关。

2. 焦虑/恐惧 与突然发现血尿、对癌症的恐惧、担心手术和预后等有关。

3. 营养失调：低于机体需要量 与癌肿消耗、长期反复血尿等有关。

4. 潜在并发症：如出血、感染、肾衰竭。

（五）护理措施

1. 术前护理

（1）病情观察 观察患者血尿、疼痛情况、生命体征变化等，如有异常，及时处理。

（2）一般护理 嘱患者以休息为主，出现肾性高血压应卧床休息，防止脑血管意外的发生。

（3）营养支持 给予高蛋白、高热量、高维生素、易消化的饮食，积极纠正贫血、改善全身营养状况；指导患者多饮水以稀释尿液，以免血块堵塞尿路。

（4）心理护理 主动关心、开导患者，向其解释手术的必要性、手术方式及注意事项，解除其顾虑；教会患者自我放松的方法，增强患者战胜疾病的信心，积极配合治疗。

2. 术后护理

（1）病情观察 密切监测生命体征、意识状态，维持体液平衡和有效血容量；观察排尿情况和尿液颜色、量和性状，注意有无出血征象。

（2）休息与活动 患者血压平稳后取半卧位，行根治性肾切除后患者一般卧床休息3～5日后鼓励尽早下床活动；若肾部分切除术后患者需卧床7～14日，避免过早下床活动引起出血。

（3）饮食护理 术后禁食，待肠蠕动恢复、肛门排气后可进食流质饮食，次日改半流质或软食，逐渐过渡到普食。给予患者高蛋白、维生素及纤维素丰富的食物，以保证患者有充足的热量和营养。

（4）引流管的护理 肾癌手术后常规放置肾周引流管，妥善固定并保持引流通畅，观察引流液的颜色和量。若引流量每小时超过100ml，连续3小时，说明有活动性出血，应及时通知医生，遵医嘱应用止血药物，给予输液和输血准备。

3. 健康教育

（1）指导患者保证充足的休息时间，适当地锻炼身体，增强机体的抵抗力，加强营养；绝对戒烟。

（2）遵医嘱定期复查。

二、膀胱癌患者的护理

（一）概述

膀胱癌是泌尿系统中最常见的恶性肿瘤，发病年龄为50～70岁，男性与女性发病比例为4：1。膀胱癌的好发部位在膀胱侧壁及后壁，其次为三角区和顶部。

1. 病因 膀胱癌病因复杂，发病原因目前尚不完全清楚。其病因可能与下列因素有关。

（1）职业与环境因素 联苯胺、β-奈胺、4-氨基双联苯等化学致癌物质与膀胱癌的发生密切相关，因此从事与染料、橡胶、塑料、油漆有关的工作者发病率高于常人；吸烟也是重要的致癌因素，有约1/3的膀胱癌与吸烟有关。

（2）其他因素　长期服用非那西丁等镇痛药；内源性色氨酸、烟酸代谢异常；膀胱白斑、腺性膀胱炎、尿结石、尿潴留等疾病；遗传因素与免疫功能等因素都可能是诱发膀胱癌的病因和诱因。另最新研究表明长期服用降糖药吡格列酮与膀胱癌发病风险升高有关，因此建议膀胱癌患者不要服用吡格列酮。

2. 病理类型　根据组织学分类可将其分为移行上皮性肿瘤、鳞癌和腺癌，移行上皮性肿瘤最常见，约占95%以上。浸润程度是肿瘤临床和病理分期的依据，可分为原位癌（T_{is}）、无浸润乳头状癌（T_a）、浸润黏膜固有层（T_1）、浸润浅肌层（T_2）、浸润或已穿透膀胱壁（T_3）、浸润前列腺或膀胱邻近组织（T_4）。

3. 转移途径　最主要转移途径是淋巴转移，常转移至盆腔淋巴结；血行转移在晚期发生，多转移至肺、骨、肝和皮肤等处。

（二）护理评估

1. 健康史　了解患者的工作及生活情况，有无长期接触致癌化学物质，有无长期吸烟；有无膀胱慢性炎症和膀胱结石等病史、有无长期服用非那西丁镇痛药等。

2. 身心状况

（1）症状与体征

1）血尿：绝大多数膀胱癌患者的首发症状，多为无痛性间歇性血尿，常能自行停止或减轻，容易造成“自愈”的错觉。如肿瘤出血较多，亦可出现全程血尿。血尿程度与肿瘤大小、数目、恶性程度可不完全一致。

2）膀胱刺激症状：多为膀胱癌晚期症状，常因肿瘤坏死、溃疡和合并感染时引起。

3）排尿困难和尿潴留：肿瘤较大或血块等可阻塞膀胱出口引起排尿困难，甚至尿潴留；肿瘤浸润输尿管开口造成梗阻，可引起肾积水，肾功能不全。

4）体征：多数患者早期无明显体征；当肿瘤增大到一定程度，可能触及下腹部肿块；发生肝或淋巴结转移时，可扪及肿大的肝或锁骨上淋巴结。

（2）心理-社会状况　患者常在被诊断为癌症后出现怀疑、愤怒、忧郁、悲观等心理问题；晚期膀胱癌患者会出现精神紧张、焦虑、恐惧、抑郁等心理问题；家庭及社会相关人群对患癌现状的心理承受能力、经济上的支持能力等也明显地影响着患者的心理。

3. 辅助检查

（1）实验室检查　尿脱落细胞学检查对于高危人群的筛选有较大的意义，可用于血尿患者的初步筛查，也可用于肿瘤治疗的评估，需要留取3日尿标本。但对于分化良好者不易查出，近年来临床采用的膀胱肿瘤抗原、核基质蛋白等有助于提高膀胱癌早期检出率。

（2）影像学检查　①B超具有简便、无创伤、较准确等优点，在膀胱充盈情况下，可见肿瘤的位置、大小等。②CT、MRI能观察肿瘤大小、位置及肿瘤与膀胱壁的关系。

（3）膀胱镜检查　是诊断膀胱肿瘤最重要、最直接的检查方法，可以直接观察到肿瘤的数目、大小、外观、位置等，并可在镜下取活组织进行病理学检查。

（三）治疗要点

1. 手术治疗　根据肿瘤的临床分期、病理类型等选择合适的手术方法，原则上T_a、T_1和局限的T_2期肿瘤，可采用保留膀胱的手术；较大的、多发的、多次发作，以及T_3、T_4期肿瘤应行膀胱全切术。

（1）经尿道膀胱癌电灼或电切术　是首选手术方法。用于单发、分化较好、非浸润型膀胱癌。

（2）膀胱部分切除术　适用于肿瘤较局限，呈浸润性生长，病灶位于膀胱的侧后壁、顶部者。

（3）膀胱全切、尿流改道术　膀胱全切术后需行尿流改道，常用回肠膀胱术或可控膀胱术、输尿管皮肤造口术等。

2. 化疗　对于保留膀胱的术后患者，为预防术后复发，常采用膀胱内灌注化疗。

（四）主要护理诊断/问题

1. 排尿障碍　与肿瘤部位、大小、合并坏死、出血等有关。

2. 焦虑/恐惧　与突然发现血尿、对癌症的恐惧、担心手术和预后等有关。

3. 营养失调：低于机体需要量　与癌肿消耗、长期反复血尿等有关。

4. 体象紊乱　与膀胱全切术、尿流改道术后留置造口，排尿方式改变有关。

5. 潜在并发症：出血、感染、尿瘘等。

（五）护理措施

1. 术前护理

（1）病情观察　观察患者血尿情况、生命体征变化等，如有异常，及时处理。

（2）改善营养状况　评估患者的营养状况，给予高蛋白、高热量、高维生素、易消化的食物，积极纠正贫血、改善全身营养状况；指导患者多饮水，增加尿量，冲洗尿道，缓解膀胱刺激征。

（3）心理护理　主动关心、开导患者，向其解释手术的必要性、手术方式及注意事项，解除其顾虑；教会患者自我放松的方法，增强患者战胜疾病的信心，积极配合治疗。

（4）术前准备

1）拟行膀胱部分切除术患者，术晨嘱患者术前不能排尿，使膀胱充盈，便于术中识别膀胱，防止误伤。

2）拟行膀胱全切、回肠代膀胱术患者，嘱患者术前3日给予少渣半流质饮食，每日灌肠，口服肠道不吸收的抗生素；术前1日常规禁食，术晨清洁灌肠，并留置胃管。

3）拟行膀胱全切、双侧输尿管皮肤造口术患者，术前须彻底清洁腹部皮肤，以防感染。

2. 术后护理

（1）病情观察　密切监测生命体征、意识状态，维持体液平衡和有效血容量；观察和记录尿液及引流液的颜色、量和性状，注意有无出血征象。

（2）休息与活动　患者生命体征平稳后可取半卧位，有利于充分的引流。视患者身体情况可早期下床活动。膀胱全切患者需卧床8～10日。

（3）饮食护理　根据手术类型和肠功能恢复情况合理进食，嘱患者多饮水。

（4）预防感染　遵医嘱使用抗生素，预防和控制感染。

（5）多种引流管护理

1）经尿道膀胱癌电灼或电切术：常规留置三腔气囊导尿管引流尿液及行膀胱冲洗，妥善固定，保持管道通畅，观察冲洗液的颜色，如引流的尿液血色较深应加快冲洗速度，反之则减慢。一般术后2～3日拔除导尿管，拔除导尿管之后，观察患者自行排尿情况。

2）膀胱部分切除术：通常留置气囊导尿管、膀胱造瘘管以及耻骨后间隙引流管，应做好相应护理。应注意无菌操作、妥善固定、保持引流通畅，并观察和记录引流液的颜色、量和性状，术后2～3日引流液减少时可拔除导尿管。

3）膀胱全切尿流改道术：术后管道较多，应注意标记，分别观察、记录。①左、右输尿管支架管：引流尿液，对输尿管吻合口起支撑和保护作用。应妥善固定，定时挤压保持通畅，引流袋低于膀胱，观察和记录引流液的颜色、量和性状，一般留置10～14日拔除。②代膀胱造瘘管：用于引流尿液及代新膀胱冲洗。术后早期因肠管分泌肠液过多可能会阻塞引流管，可用碳酸氢钠溶液或生理盐水冲洗，每日1～2次，每次30～50ml，必要时可增加冲洗次数；若冲洗不能解除堵塞，可更换导管。一般留置2～3周后拔除，换用造口袋。③可控性膀胱术引流管：可在术后2～3周开始进行代膀胱的训练，每隔3～4小时间断夹闭输出引流管，约1周完成，留置30～40日后拔除尿管，自行排尿。若出现腰部胀痛、发热等应延长功能锻炼的时间。④其他：如耻骨后间隙引流管、盆腔引流管等，做好相应护理。

（6）造口护理　注意观察肠管有无血运障碍、回缩、狭窄等造口并发症的发生，观察造口周围皮肤黏膜情况，保持皮肤清洁干燥，每次更换造口袋时，应用棉球或纱布蘸温水清洗造口周围皮肤，不可使用乙醇或肥皂，以免发生过敏、炎症、溃疡等皮肤损伤；根据患者造口的具体情况，选择合适的造口袋，并指导使用。

（7）膀胱灌注药物的护理　主要用于膀胱保留术后患者，以预防或推迟肿瘤复发。嘱患者灌注前勿大量饮水，排空膀胱，按无菌技术插入尿管，再向膀胱内灌注用蒸馏水或等渗盐水稀释的化疗药物，协助患者每15分钟更换体位（俯卧位、平卧位和左、右侧卧位）1次，保留1～2小时之后排尿。灌注后嘱患者多饮水，增加尿量，以减少药物对局部的刺激。密切观察患者可能出现的不良反应，如发热、膀胱刺激症状、出血性膀胱炎等。

3. 健康教育

（1）生活指导　尽早戒烟，以预防或减少膀胱癌的发生；宣传劳动保护的意义，减少或避免接触致癌物质，告知患者术后半年内不可从事重体力劳动。

（2）康复指导　尿流改道患者，应学会自我护理，保持局部皮肤清洁、干燥，造口袋边缘修剪整齐避免压迫造口，定期更换尿袋。可控膀胱术后，开始每2～3小时导尿一次，逐渐延长至每3～4小时导尿1次，导尿时要注意清洁双手和导尿管。

（3）原位新膀胱训练　指导患者进行新膀胱的训练。夹闭导尿管，定时放尿，锻炼新膀胱的储尿功能；每日10～20次收缩会阴及肛门括约肌锻炼，每次10秒，锻炼新膀胱的控尿功能；养成定时排尿习惯，白天每2～3小时1次，夜间2次，锻炼新膀胱排尿功能，减少尿失禁。

（4）复查　定期复查，保留膀胱术后患者每3个月检查1次，若2年未复发可改为每6个月检查1次。化疗期间，定期检查血常规，预防药物不良反应。

医者仁心

精益求精、不断创新

周芳坚为中山大学肿瘤防治中心泌尿外科主任，在国内开展腹腔镜下全膀胱切除和尿流改道等高难度手术，推动了泌尿肿瘤领域微创诊治技术的发展。对待医学，“精益求精，不断创新”是他的信念；面对患者，发自内心的同情与关爱，是周芳坚立志成为一名好医者的最大动力。

第4节　泌尿系统结核患者的护理

泌尿系统结核是全身结核病的一部分，是最常见的一种肺外结核病，包括肾结核、输尿管结核、膀胱结核、附睾结核、前列腺精囊结核，其中肾最早受累，是主要的发病部位。本节主要介绍肾结核患者的护理。

一、概　　述

肾结核是由结核杆菌引起的慢性、进行性、破坏性的肾脏病变，绝大多数起源于肺结核。肾结核的好发人群是20～40岁的青壮年，男性多于女性。近年来，平均发病年龄有上升的趋势，老年患者日益增多。由于肺结核经血行播散引起肾结核需要3～10年，因此10岁以下的小儿发病率很低。

原发病灶的结核杆菌经血行播散到肾小球毛细血管丛中，在肾皮质内形成微小结核病灶，常为多发性。若患者免疫力强或细菌数量少，可自行愈合，不出现症状，但在患者尿液中可检测出结核杆菌，这种肾结核称为病理肾结核；若患者免疫力差或细菌数量多，肾皮质内病灶浸润范围不断扩大，穿过肾小球基底膜，侵入邻近肾小管，发展为不易愈合的肾髓质结核，进而发生肾乳头溃疡，干酪坏死，蔓延至肾盏、肾盂或波及全肾，并累及尿路其他部位出现临床症状，大多为单侧发病。

当结核杆菌扩散到肾髓质后往往不能自愈，结核结节之间相互融合，中心形成干酪样坏死，并逐渐蔓延，累及全肾。广泛的纤维化会导致肾盏颈或肾盂出口狭窄，局部可出现闭合脓肿或结核性脓肿。部分患者会出现全肾广泛的钙化，肾功能完全丧失，输尿管完全闭合，含有结核杆菌的尿液无法流入膀胱，膀胱的病变会出现好转，甚至痊愈，膀胱刺激征缓解，尿液检查也为正常，临床上称这种情况为肾自截。

大量含有结核杆菌的尿液由肾进入输尿管、膀胱和尿道，可引起输尿管、膀胱和尿道结核。膀胱结核初期为黏膜充血、水肿，然后形成结核结节和结核性溃疡，并侵及肌层，引起纤维化。广泛的纤维化或瘢痕挛缩会引起健侧输尿管口狭窄或呈洞穴状，可造成健侧肾积水或输尿管反流。膀胱发生广泛纤维化，可使容量显著减少，形成挛缩膀胱（图18-4）。结核性溃疡穿透膀胱壁，可形成膀胱阴道瘘或膀胱直肠瘘。尿道结核纤维化可发生尿道狭窄。后尿道结核经逆行感染可引起前列腺、附睾结核。

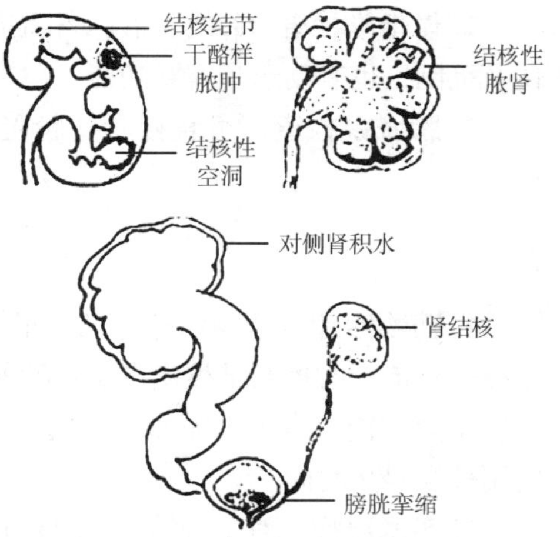

图18-4　泌尿系结核的病理变化

二、护理评估

（一）健康史

了解患者性别、年龄、发病时间，有无患肺结核的病史和导致结核病发病的有关因素；了解患者全身状况，如有无发热、消瘦等；了解患者排尿情况等。

（二）身心状况

1. 症状与体征　肾结核早期患者多无临床表现，只在尿检时查出少量蛋白、红细胞及脓细胞。发病过程一般比较缓慢。

（1）膀胱刺激症状　为肾结核的典型症状。肾结核病灶在肾，但症状多在膀胱，患者通常表现为逐渐加重的顽固性膀胱刺激症状，尿频往往最早出现，也是较突出的表现，最初是由含有结核杆菌的尿液或脓液刺激膀胱黏膜引起的。随着病情的发展，当病变累及膀胱黏膜出现炎症、溃疡后，常伴有尿急、尿痛。发展到晚期可见膀胱挛缩，尿频次数明显增多，甚至出现尿失禁。

（2）血尿　为肾结核的重要症状和常见症状。多在膀胱刺激症状发生之后出现。常因结核性膀胱炎、溃疡出血所致，多为终末血尿。

（3）脓尿　是肾结核的常见症状。典型的“结核性脓尿”的特征是可在镜下检出大量脓细胞，严重时尿液混浊不清甚至呈米汤样，并混有干酪样物质。

（4）肾区疼痛和肿块　多数患者无腰疼表现，少数结核病变波及肾包膜或继发感染时出现腰部酸痛。肾积脓或肾积水时，可出现腰部肿块。

（5）全身症状　常不明显，晚期肾结核患者可出现消瘦、乏力、虚弱、食欲缺乏、发热、盗汗、贫血等症状。

2. 并发症　膀胱痉挛、对侧肾积水等。

3. 心理-社会状况　肾结核病程长，反复发作，即使手术治疗后也需较长时间的药物治疗，加之抗结核药物的毒副作用较大，患者会出现焦虑、恐惧、厌倦、烦躁等情绪。对手术安全性的担心，手术后对未来生活的担心更加重了患者心理负担。

（三）辅助检查

1. 尿液检查 尿液常偏酸性，有少量蛋白、大量红细胞和脓细胞。留取24小时尿液沉渣送检抗酸杆菌，应连续检查3～5次，若检查结果为阳性，对诊断有重要意义。尿结核杆菌培养阳性即可确定泌尿系结核的诊断，但时间较长，需4～8周才出结果。

2. 影像学检查 X线、静脉肾盂造影、B超、CT及MRI检查可协助诊断肾结核，判断肾结核的部位及范围，也有助于了解肾功能。

3. 膀胱镜检查 可直接看到膀胱黏膜充血、水肿、结核结节、溃疡等病变，必要时可取活组织检查。

三、治疗要点

1. 药物治疗 药物治疗原则：早期、联合、足量、全程和规律。适用于早期病例肾结核患者，抗结核药物治疗对控制结核病有决定性的作用。目前，常用的抗结核药物有异烟肼、利福平、吡嗪酰胺、乙胺丁醇和链霉素等。需要联合用药，服药期间注意药物的不良反应，并定期复查，根据治疗效果决定用药和停药时间。

2. 手术治疗 对于抗结核药物治疗6～9个月无效者、肾结核破坏严重者，应及时手术治疗。手术前使用抗结核药物不少于2周，术后仍需继续用药。手术方式根据病变范围、程度和对药物治疗的反应有病灶清除术、肾切除术及肾部分切除术。

四、主要护理诊断/问题

1. 恐惧/焦虑 与病程长、担心手术和预后等有关。

2. 排尿障碍 与肾结核、结核性膀胱炎、膀胱挛缩有关。

3. 营养失调：低于机体需要量 与疾病消耗和营养摄入不足有关。

4. 潜在并发症：如出血、感染、肝肾功能不全。

五、护理措施

（一）非手术治疗护理及术前护理

1. 生活护理 注意休息，适当运动，避免过度劳累。给予高蛋白、高热量、高维生素营养丰富易消化饮食。多饮水，以减轻结核性脓尿对膀胱的刺激。

2. 用药护理 指导患者早期、联合、足量、全程和规律用药，服药过程中应注意观察患者的肝、肾功能及听神经情况，定期检查，经常询问患者有无听力下降、眩晕等感觉，发现异常及时通知医生。术前应用足量抗结核药物治疗，肾切除患者用药应不少于2周，肾部分切除术患者用药3～6个月。

3. 心理护理 主动关心、开导患者，帮助患者减轻不良情绪；向其解释手术的必要性、手术方式及注意事项，解除其顾虑；教会患者自我放松的方法，增强患者战胜疾病的信心，积极配合治疗。

4. 术前准备 协助患者做好术前检查及各项术前准备工作。

（二）术后护理

1. 病情观察 观察患者生命体征，尿液颜色、量和性状等，肾切除术后24小时内密切观察患者的引流量及有无进行性血尿发生。肾切除术后连续3日记录患者24小时尿量，如出现尿量减少，可能出现健侧肾功能障碍，应及时通知医生处理。

2. 卧位与休息 肾切除手术者，血压平稳后取半卧位，术后需卧床休息3～5日，鼓励患者早期下床活动；肾部分切除术者，应卧床休息10～14日，以防出血和肾下垂。

3. 预防感染　结核患者机体抵抗能力较弱，容易继发感染。密切观察患者术后体温变化、白细胞数量、切口敷料情况等；保持切口敷料清洁、干燥，如有渗出应及时更换；遵医嘱应用抗生素。

4. 引流管护理　妥善固定引流管和导尿管，保持管道通畅，注意无菌操作，观察和记录引流液的颜色、量和性状。

（三）健康教育

1. 康复指导　指导患者加强营养、注意休息、进行适当的锻炼，增加机体的抵抗能力。保持乐观、积极的心态，可提高患者对治疗的信心与依从性，从而增加治疗效果，促进患者早日康复。

2. 用药指导　告知患者抗结核药物服用要遵循治疗原则，坚持早期、联合、适量、规律、全程的原则，患者不可随意减量或停药，不规则用药可使细菌产生耐药性而影响治疗效果。用药期间注意观察药物的不良反应，定期复查肝、肾功能，检测听力、视力等，出现异常及时就诊。慎用或勿用具有肾毒性的药物。

3. 定期复查　单纯抗结核药物治疗者，应遵医嘱定期进行尿液检查和泌尿系统造影的检查。手术治疗患者，术后每月检查尿常规和尿结核杆菌，连续半年尿中无结核杆菌为稳定转阴，5年不复发者可认为治愈。

第5节　良性前列腺增生患者的护理

一、概　　述

良性前列腺增生简称前列腺增生，是老年男性排尿困难原因中最常见的一种良性疾病。

（一）病因

良性前列腺增生的病因尚未完全清楚，目前认为老龄和有功能的睾丸是其发病的基础。随着年龄增长，体内雄激素（睾酮、双氢睾酮）及雌激素的改变和失衡是前列腺增生的重要因素。同时，受寒、劳累、情绪改变、进食辛辣食物、吸烟、酗酒等因素，常可使病情加重。

（二）病理变化

1. 机械性梗阻　增大的前列腺腺体压迫后尿道，使其弯曲、伸长、受压变窄，阻力增加，可引起排尿困难或梗阻等机械性梗阻。

2. 动力性梗阻　前列腺内含有丰富的α-肾上腺素能受体，尤其是围绕膀胱颈部的平滑肌内，前列腺增生及α-肾上腺素能受体刺激后，尿道平滑肌收缩，膀胱颈部和后尿道阻力增大引起动力性梗阻。

3. 继发性膀胱功能障碍　下尿路梗阻时，为缓解排尿阻力，逼尿肌不断增强其收缩能力，逐渐发生代偿性肥大，逼尿肌的代偿性肥大可引起逼尿肌不稳定收缩，使膀胱处于高压状态，会出现尿频、尿急，甚至引起压力性尿失禁等症状。如梗阻不能解除，逼尿肌最终会失去其代偿功能，膀胱内残余尿量不断增加，可出现充溢性尿失禁。长期排尿困难导致膀胱高度扩张或膀胱内压力升高，尿液从膀胱反流，最终引起肾积水和肾功能损害。另外，由于梗阻引起膀胱内尿潴留，还可继发感染和结石。

二、护理评估

（一）健康史

了解患者年龄、发病诱因，如有无长期吸烟、酗酒、饮食习惯等情况；了解患者有无心脑血管疾病、肺气肿及糖尿病病史，以及相关疾病的家族史；了解患者的排尿的习惯，有无憋尿、排尿困难程度，是否有尿潴留存在等。

（二）身心状况

1. 症状与体征

（1）尿频　是最常见的早期症状，以夜间较为明显。早期因增生的前列腺充血刺激引起。随着梗阻加重，残余尿量不断增多，膀胱有效容量进一步减少，尿频变得更加明显。

（2）排尿困难　进行性排尿困难是前列腺增生的典型症状，发展较为缓慢。常表现为排尿费力、排尿时间延长、尿线细而无力，断续、射程短、尿后滴沥，排尿不尽感等。

（3）尿潴留　随着膀胱残余尿量的增多，膀胱收缩能力下降，可导致尿潴留，并可出现充溢性尿失禁。前列腺增生的任何阶段，可因受凉、过度劳累、饮酒、久坐等使前列腺突然充血、水肿导致急性尿潴留。

（4）其他症状　前列腺增生时因局部充血，血管破裂可发生无痛性血尿。若合并感染或结石，有尿频、尿急、尿痛等膀胱刺激症状。长期排尿困难可引起腹股沟疝、痔与脱肛等。

（5）体征　直肠指检时可触及前列腺增大，表面光滑、质地较硬、中间沟变浅或消失等。

2. 心理-社会状况　前列腺增生是一种慢性疾病，不仅在生理上严重影响患者，在心理上也给患者带来较大的影响。受排尿困难、尿潴留、并发尿路感染等影响，患者常烦躁、焦虑、睡眠型态紊乱等；或因年龄大，担心手术的危险等而产生恐惧心理。

（三）辅助检查

1. 直肠指检　是最简单且重要的诊断方法之一。排尿后直肠指检，检查前列腺是否增大，表面是否光滑，质地是否变硬，中央沟是否变浅、消失，可做出初步诊断。

2. B超检查　可以直接显示出腺体的大小、内部结构、凸入膀胱的程度，还可测定出膀胱内的残余尿量。经直肠超声扫描更为精确。

3. 尿流率测定　可初步判断前列腺的梗阻程度。若患者排尿150～200ml，最大尿流率＜15ml/s，说明排尿不畅；若＜10ml/s，则梗阻严重，需手术治疗。

4. 血清前列腺特异性抗原测定　是筛查前列腺癌的常用方法。前列腺增生患者做PSA有助于排除前列腺癌的可能性。

三、治疗要点

1. 非手术治疗

（1）随访观察　若症状较轻，不影响生活与睡眠，一般无须治疗，可暂时观察，但需密切随访，如症状加重，及时治疗。

（2）药物治疗　适用于梗阻较轻，有轻中度临床症状，残余尿量＜50ml者。常用的α-受体阻滞剂、5α-还原酶抑制剂及植物类药等，其中以α-受体阻滞剂特拉唑嗪、5α-还原酶抑制剂非那雄胺为常用，对症状较轻的患者有较好的疗效。

（3）其他治疗　如微波、射频、激光、支架、气囊扩张、高能聚焦超声等治疗方法，可根据病情选择使用。

2. 手术治疗　若患者病情较重、梗阻症状严重、残余尿量＞50ml、药物治疗效果不好者，可选择手术治疗。常用的手术治疗方法有经尿道前列腺切除术、耻骨上经膀胱前列腺切除术和耻骨后前列腺切除术等。其中TURP是目前临床治疗前列腺增生最常用的手术方法。

四、主要护理诊断/问题

1. 排尿障碍　与膀胱出口梗阻、逼尿肌受损、尿道狭窄等有关。

2. 焦虑/恐惧　与夜尿次数增多、反复排尿困难、充溢性尿失禁等有关。

3. 急性疼痛　与手术切口、膀胱痉挛等有关。

4. 潜在并发症：术后出血、经尿道电切综合征。

五、护理措施

（一）非手术治疗护理及术前护理

1. 生活指导　嘱患者注意休息、避免受凉、劳累；进食易消化、高营养食物，辅以粗纤维食品预防便秘；忌烟酒及辛辣刺激性食物；鼓励患者多饮水、勤排尿、不憋尿；预防急性尿潴留的发生。当出现急性尿潴留时，应配合医生行导尿术或膀胱造瘘术，及时引流尿液，并做好留置导尿或造瘘管的护理。

2. 用药护理　用药后观察排尿困难的改善情况及药物副作用。α-受体阻滞剂可引起头晕、直立性低血压等症状，患者用药后应卧床休息，以防跌倒，因此指导患者在睡前服药。5α-还原酶抑制剂起效缓慢，在服药后4～6个月才有明显效果，停药后易复发，应告知患者坚持长期服药。

3. 心理护理　向患者耐心介绍疾病的原因、治疗方法和护理措施，稳定患者的情绪，使其积极配合治疗和护理，树立战胜疾病的信心。

4. 术前准备　协助患者做好术前检查及各项术前准备工作。

（二）术后护理

1. 病情观察　注意观察患者意识状态和生命体征变化。

2. 体位　术后平卧2日后改半卧位，防止患者坐起或肢体活动时，三腔导尿管的气囊移位而失去压迫膀胱颈口作用，导致出血。

3. 饮食　术后6小时内无恶心、呕吐者，可进流质饮食，1～2日后无腹胀即可逐渐恢复正常饮食。鼓励患者多饮水，增加尿量，冲洗尿路。

4. 膀胱冲洗的护理　前列腺切除术后前列腺窝有可能会出现出血、血凝块阻塞尿管等情况，因此，术后需用生理盐水持续冲洗膀胱3～7日。目前多采用三腔导尿管持续冲洗膀胱（图18-5）。此外，三腔导尿管还有压迫前列腺窝止血、引流尿液的作用。在冲洗的过程中应注意：①冲洗液温度适宜，25～30℃最佳，冲洗速度可根据尿色而定，色深则快、色浅则慢；②确保冲洗管道通畅，若引流不畅应及时高压冲洗，反复抽吸血块，以免造成膀胱充盈、膀胱痉挛而加重出血；③准确记录冲洗量和排出量，严防液体潴留在膀胱内，造成膀胱内压升高，尿量=排出量-冲洗量。

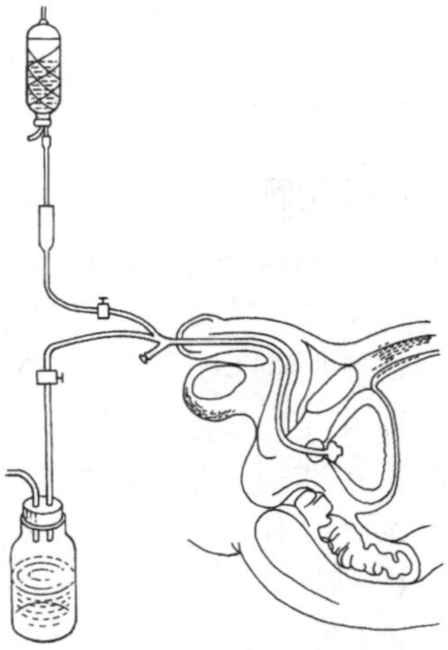

图18-5　膀胱冲洗

5. 引流管的护理　妥善固定引流管，保持引流通畅，观察并记录引流液的颜色、量和性质，不同类型的引流管留置的时间长短不一，应注意拔管时间：耻骨后引流管在术后3～4日待引流量很少时拔除；耻骨上前列腺切除术后7～10日拔除导尿管；膀胱造瘘管通常在术后10～14日，排尿通畅时拔除；TURP术后5～7日尿液颜色清澈，即可拔除导尿管。

6. 并发症的观察与护理

（1）术后出血　患者术后保持大便通畅，防止便秘，避免用力排便引起腹内压增大而导致出血；术后早期禁止灌肠或肛管排气，以免造成前列腺窝出血；一旦发生出血，应牵拉三腔气囊导尿管压迫止血，膀胱持续或间断冲洗，遵医嘱服用止血药物。

（2）膀胱痉挛　膀胱痉挛常因逼尿肌不稳定、导管刺激，血块堵塞冲洗管等原因引起。患者表现为尿道烧灼感、疼痛感、伴有频繁尿意和便意、肛门坠胀、下腹部痉挛，膀胱冲洗速度减慢，甚至逆流，引流液血色加深等症状。应安慰患者，缓解其紧张、焦虑情绪；保持冲洗液温度适宜；调节气囊中液体的量；保持引流通畅；遵医嘱口服硝苯地平、地西泮或在生理盐水内加入维拉帕米冲洗膀胱等，可消除膀胱痉挛，减轻疼痛。

（3）经尿道电切综合征　经尿道电切术后的患者，因术中大量冲洗液被快速吸收入血，可使患者血容量急剧增加，出现稀释性低钠血症和水中毒。患者可在几个小时内出现烦躁、恶心、呕吐、抽搐、昏睡，严重者出现肺水肿、脑水肿、心力衰竭等，称为经尿道电切综合征。术后要严密观察病情，一旦出现，应立即减慢输液速度，给予吸氧，遵医嘱给予利尿剂、脱水剂等对症处理。

（4）尿频、尿失禁　术后第2～3日嘱患者练习收缩腹肌、盆底肌肉，也可配合针灸或理疗等辅助治疗。一般在术后1～2周内可缓解。

（三）健康教育

（1）生活指导　同非手术治疗患者的生活指导护理内容；患者术后1～2个月避免剧烈活动，如跑步、跳跃、骑自行车、久坐、性生活等，防止继发性出血。

（2）康复指导　指导有溢尿现象的患者进行肛提肌舒缩活动，以尽快恢复尿道括约肌功能；术后有可能会出现尿道狭窄，自我观察若发现有尿线逐渐变细，甚至出现排尿困难，应及时来院检查。如有狭窄者，定期行尿道扩张术。

（3）定期复查　附睾炎常在术后1～4周内发生，出院后如出现阴囊肿大、疼痛、血尿、发热等症状应及时去医院就诊。术后前列腺窝的修复需3～6个月，因此术后可能仍有排尿异常现象，应多饮水，定期行尿液检查。

（王靖凯）

自 测 题

A1/A2型题

1. 肾损伤的常见症状是（　　）
   A. 血尿　B. 疼痛
   C. 腰腹部肿块　D. 休克
   E. 发热
2. 肾全切除术后应卧床休息（　　）
   A. 2～3日　B. 5～7日
   C. 2周　D. 3周
   E. 1个月
3. 肾和输尿管结石常见的临床表现，不包括（　　）
   A. 恶心呕吐
   B. 高热
   C. 镜下血尿多见
   D. 疼痛常向下腹部、会阴部放射
   E. 肾绞痛
4. 体外冲击波碎石术后的处理，不妥的是（　　）
   A. 2次治疗的间隔期不少于7日
   B. 出现血尿一般无须特殊处理
   C. 过滤尿液以观察结石排出情况
   D. 鼓励患者多饮水
   E. 术后常规使用广谱抗生素1周
5. 膀胱癌患者最常见的早期症状是（　　）
   A. 肿块　B. 血尿
   C. 尿急　D. 尿频
   E. 尿痛
6. 肾结核的感染途径主要是（　　）
   A. 直接蔓延　B. 血液循环
   C. 淋巴转移　D. 呼吸道
   E. 消化道
7. 良性前列腺增生的典型症状是（　　）
   A. 尿频　B. 尿痛
   C. 尿急　D. 进行性排尿困难
   E. 尿潴留
8. 患者，男，28岁，外伤导致后尿道损伤，其尿外渗范围在（　　）
   A. 下腹部、阴囊、阴茎
   B. 会阴、阴囊
   C. 腹腔内
   D. 膀胱周围、耻骨后、腹膜外间隙
   E. 以上全是

9. 患者，男，38岁，右肾挫裂伤，经非手术治疗后拟出院。护士应告知患者出院后（　　）避免做剧烈运动

A. 1个月内　　B. 2年内

C. 1年内　　D. 6个月内

E. 3个月内

10. 患者，男，50岁。体外碎石治疗后有结石排出，经分析其主要成分为尿酸盐。应限制摄入的食物是（　　）

A. 浓茶　　B. 卷心菜

C. 番茄　　D. 动物内脏

E. 牛奶

11. 患者，男，44岁，近1个月来右侧腰部有隐痛、钝痛，阵发性刀割样疼痛，并向下腹部及会阴部放射，急诊入院。查体：右肾区叩击痛，镜下血尿。该患者首选的检查方法是（　　）

A. 逆行肾盂造影　　B. 排泄性尿路造影

C. 输尿管肾镜　　D. B超

E. X线

12. 患者，男，45岁，行膀胱癌保留膀胱术，术后化疗护理错误的是（　　）

A. 灌注前排空膀胱

B. 化疗药物在膀胱内保留0.5～2小时，嘱患者自行排出

C. 每周灌注1次，共6次，以后每月1次，持续2年

D. 灌注后嘱患者少饮水

E. 以蒸馏水或等渗盐水稀释的药液灌入膀胱后分别采取俯卧、仰卧、左侧卧、右侧卧位

13. 某患者因前列腺增生拟行前列腺切除术。护士告知患者术后留置气囊导尿管的主要目的是（　　）

A. 压迫前列腺窝　　B. 引流尿液

C. 预防术后感染　　D. 观察尿量

E. 膀胱冲洗

14. 患者，男，70岁，自述夜尿次数多，进行性排尿困难。直肠指检发现前列腺明显肿大，血清PSA测定无明显升高。目前应首先考虑为（　　）

A. 肾结核　　B. 膀胱结石

C. 膀胱癌　　D. 良性前列腺增生

E. 尿道狭窄

A3/A4型题

（15～17题共用题干）

患者，男，55岁。2个月来间歇性无痛性肉眼血尿，近期出现尿频、尿急。来院就诊，护士询问病史得知患者做皮革加工20余年。

15. 该患者最有可能是（　　）

A. 前列腺癌　　B. 肾盂癌

C. 膀胱癌　　D. 肾癌

E. 肾母细胞瘤

16. 为协助确诊，最可靠的检查方法是（　　）

A. 膀胱镜检查　　B. MRI检查

C. X线检查　　D. CT检查

E. B超检查

17. 目前进行健康指导时最重要的内容是（　　）

A. 嘱戒烟　　B. 嘱做好劳动保护

C. 嘱休息　　D. 嘱住院检查

E. 嘱用抗癌药

（18～20题共用题干）

患者，男，43岁，近1个月来反复尿频、尿急、尿痛，1周前出现血尿，来院就诊，既往有肺结核病史。初步诊断为肾结核收治入院。

18. 对确诊肾结核有决定性意义的检查是（　　）

A. X线检查　　B. B超检查

C. 膀胱镜检查　　D. 排泄性尿路造影

E. 尿结核杆菌培养

19. 若行手术治疗，术前抗结核药物治疗时间一般不少于（　　）

A. 3日　　B. 7日

C. 10日　　D. 14日

E. 30日

20. 患者术前护理中最重要的护理措施是（　　）

A. 给予高蛋白、富含维生素、营养丰富饮食

B. 多饮水

C. 心理护理

D. 注意休息

E. 抗结核药物治疗

（21、22题共用题干）

患者，男，70岁，进行性排尿困难2年余，夜间尿频严重，直肠指检示前列腺明显肿大，表面光滑，中央沟消失，无压痛。

21. 此患者最有可能的诊断是（　　）

A. 膀胱炎　　B. 膀胱结石

C. 膀胱结核　　D. 膀胱癌

E. 前列腺增生

22. 若患者发生急性尿潴留，解除尿潴留的首选方法是（　　）

A. 插入导尿管

B. 按摩腹部

C. 诱导排尿

D. 耻骨上膀胱穿刺抽吸尿液

E. 膀胱造瘘

第19章 运动系统疾病患者的护理

运动系统是由骨、骨连结和骨骼肌组成。骨骼与关节是维持人体运动和姿势的重要组成部分。骨骼是人体的支架和运动杠杆，关节是支点，肌肉是运动的动力。运动系统疾病主要是指骨与关节疾病。骨与关节疾病常使患者躯体活动受限，将会给人的日常工作、生活甚至生命带来影响。

第1节 概　　述

案例 19-1

患者，男，30岁，因右小腿被汽车撞伤3小时就诊，疼痛剧烈，不能行走。检查：右小腿畸形明显，皮肤裂伤出血，肿胀明显，有反常活动，可见骨断端外露。经急诊初步处理后摄X线片，示右胫腓骨粉碎性骨折，入院治疗。入院第2日出现患处疼痛加重，严重肿胀，皮肤苍白，足趾麻木，足背动脉搏动微弱。

问题：在骨折现场，如何对患者进行急救？该患者可能发生了什么并发症？

骨折是指骨的连续性和（或）完整性中断。

一、骨折的病因、分类及移位

（一）病因

1. 直接暴力　暴力直接作用于骨骼，使受力部位发生骨折，常伴有不同程度的软组织损伤。如小腿受到碾压引起的胫、腓骨骨折（图19-1）。

2. 间接暴力　暴力通过传导、杠杆、旋转、肌肉收缩等间接作用使远离受力的部位发生骨折。如跌倒时手掌撑地，暴力向上传导可致桡骨远端骨折或肱骨髁上骨折。投掷铅球时准备不足、姿势不正确可导致肱骨下段骨折（图19-2）。

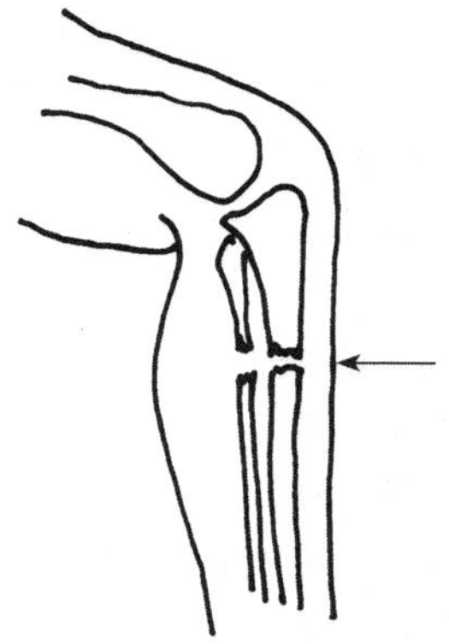

图19-1　直接暴力导致的骨折

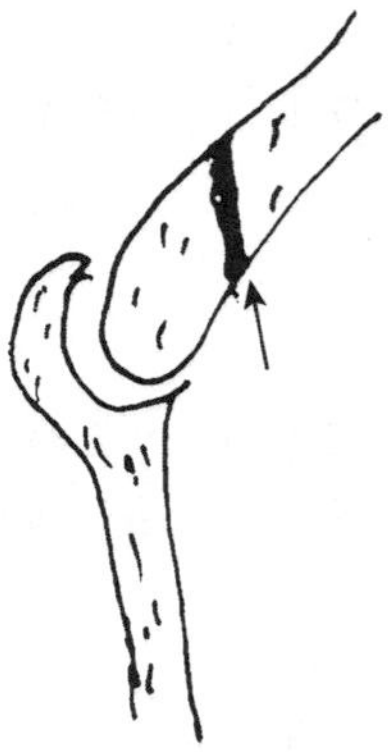

图19-2　间接暴力导致的骨折

3. 疲劳性骨折　为长期、反复、轻微的外力集中作用于骨骼某一部位导致的骨折，亦称应力性骨折。如长途行军易引起第2、3跖骨和腓骨干下1/3处骨折。

4. 病理性骨折　骨髓炎、骨结核、骨肿瘤、骨质疏松等疾病使骨质破坏，轻微的外力或日常活动即可引起的骨折称为病理性骨折。

（二）分类

1. 根据骨折处皮肤、黏膜的完整性分类

（1）闭合性骨折　骨折处皮肤或黏膜完整，骨折断端与外界不相通。

（2）开放性骨折　骨折处皮肤或黏膜破裂，骨折断端直接或间接与外界相通，如合并膀胱或尿道破裂的耻骨骨折、合并直肠破裂的尾骨骨折、颅底骨折有脑脊液漏时均属开放性骨折。

2. 根据骨折的程度及形态分类　按骨折线的方向及形态可分为以下9类。

（1）裂缝骨折　骨质出现裂隙，无移位，多见于颅骨骨折、肩胛骨骨折。

（2）青枝骨折　多见于儿童长骨骨折，骨干变弯，无明显断裂和移位，可有成角畸形。

（3）横行骨折　骨折线与骨干纵轴接近垂直。

（4）斜行骨折　骨折线与骨干纵轴呈一定角度。

（5）螺旋形骨折　骨折线围绕骨纵轴呈螺旋状。

（6）粉碎性骨折　骨质碎裂成3块以上。

（7）嵌插骨折　骨折片相互嵌插，多见于干骺端骨折，即骨干的密质骨嵌插入骺端的松质骨内。

（8）压缩性骨折　多见于松质骨因压缩而变形，如脊椎骨折和跟骨骨折。

（9）骨骺分离　经过骨骺的骨折，骨骺的断面可带有数量不等的骨组织，多发生于骨骺尚未闭合的儿童。

其中裂缝骨折和青枝骨折为不完全性骨折（图19-3），其他7类骨折为完全性骨折（图19-4）。

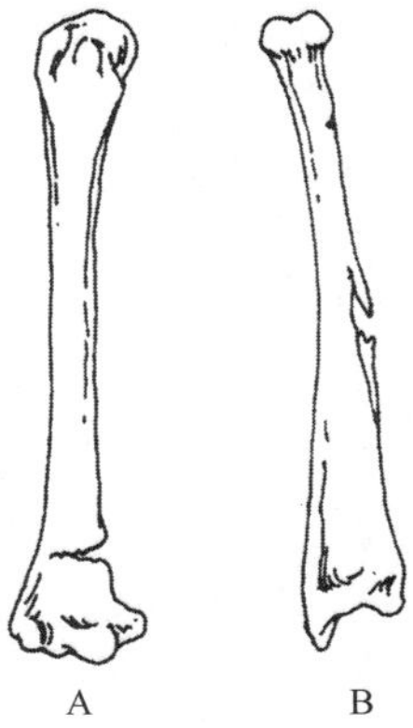

图19-3　不完全性骨折

A. 裂缝骨折；B. 青枝骨折

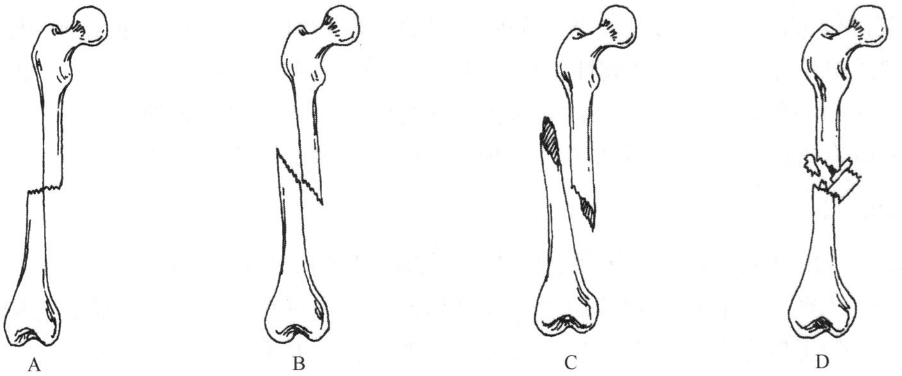

图19-4　部分完全性骨折

A. 横行骨折；B. 斜行骨折；C. 螺旋形骨折；D. 粉碎性骨折

3. 根据骨折端稳定程度分类

（1）稳定性骨折　骨折端不易移位或复位固定后不易再移位的骨折，如裂缝骨折、青枝骨折、横形骨折、嵌插骨折、压缩性骨折等。

（2）不稳定性骨折　骨折端易移位或复位固定后容易再发生移位的骨折，如斜行骨折、螺旋形骨折、粉碎性骨折等。

4. 根据骨折后时间长短分类

（1）新鲜骨折　指发生在2周内的骨折，此时骨折断端尚未形成纤维性连接。此期是骨折手法复位的理想时期。

（2）陈旧骨折　指发生在2周前的骨折，骨折断端血肿已机化，已形成纤维性粘连者。此期骨折复位较难，常需手术治疗。

（三）骨折移位

由于暴力作用、骨折后附近肌肉的牵拉及搬运或治疗不当等原因，均可导致完全性骨折发生后出现骨折端不同程度的移位，常见的移位类型有5种（图19-5）：成角移位、侧方移位、缩短移位、分离移位和旋转移位。临床上常见多种移位同时存在。

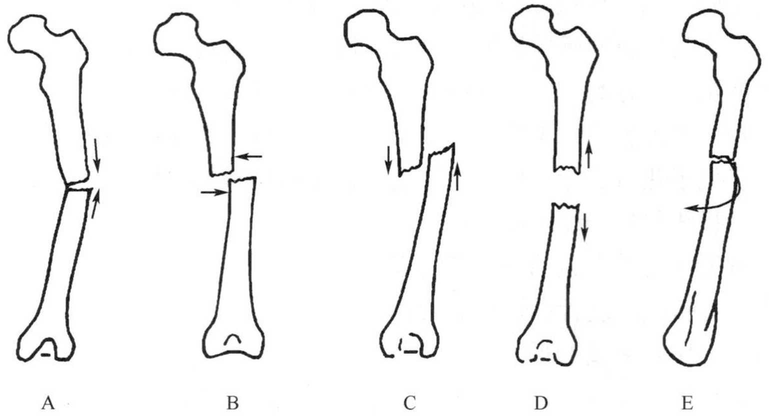

图19-5　骨折端5种类型的移位

A. 成角移位；B. 侧方移位；C. 缩短移位；D. 分离移位；E. 旋转移位

二、临床表现

（一）全身表现

大多数骨折一般只引起局部症状，但严重骨折和多发性骨折可引起全身表现。

1. 休克　多因较大的骨折和多发性骨折如骨盆骨折、股骨骨折等导致大量出血和剧烈疼痛而引起失血性休克和神经源性休克，严重开放性骨折或并发重要器官损伤时也可导致休克甚至死亡。

2. 发热　骨折后一般体温正常，但骨盆骨折、股骨骨折等出血量较大的骨折，由于血肿吸收可出现吸收热，但一般不超过38℃；开放性骨折出现高热时，应考虑感染的可能。

（二）局部表现

1. 一般表现　可出现局部疼痛、压痛、肿胀、瘀斑和肢体活动功能障碍。

2. 专有体征　①畸形：骨折端移位后使患肢外形改变，出现短缩、成角、旋转等畸形；②反常活动：正常情况下，骨折后在肢体没有关节的部位出现类似关节的不正常活动，又称假关节活动；③骨擦音或骨擦感：骨折断端相互摩擦时可产生摩擦音或摩擦感。具有以上3项专有体征中的其中一项即可诊断为骨折，但3项专有体征均未出现时亦不能排除骨折，如裂缝骨折、嵌插骨折等，应常规进行X线检查，以便确诊。

（三）辅助检查

1. X线检查　为骨折时首选常规检查方法，凡疑为骨折者或已有明显临床表现都应进行X线检查，不但可以明确诊断，还可以帮助了解骨折的类型和移位情况，并且对骨折的治疗具有重要的指导意义。X线检查一般应拍摄包括邻近一个关节在内的正、侧位片，必要时加特殊位置摄片。如有些轻微的裂缝骨折在急诊摄片时未见明显骨折线，应于伤后2周复查，此时可因骨折端吸收而出现骨折线。

2. CT检查　对于早期、不典型病例及有些结构比较复杂部位如髋关节、脊柱、骨盆等处的骨折仅有X线检查是不够的，须行CT检查，更能准确地判断骨折的程度及移位情况。尤其是三维CT具有高分辨率、无重叠和图像后处理的优点，弥补了传统X线检查的不足。

3. MRI检查　可获得横轴面、矢状位、冠状位或任意断层的扫描图像，且获得的图像清晰而精细、分辨率高、对比度好、信息量大。尤其对于脊椎骨折合并脊髓损伤的患者要用MRI检查，可更进一步明确骨折类型和脊髓损伤的程度。

三、常见并发症

（一）早期并发症

1. 休克　如严重创伤、股骨干骨折、骨盆骨折等引起大出血或重要器官损伤可导致休克。

2. 脂肪栓塞综合征　成人多见，通常发生在骨折后48小时内。多因股骨干等粗大的骨干骨折，导致髓腔内血肿张力过大，骨髓被破坏，脂肪滴进入破裂的静脉窦内，可引起肺、脑血管脂肪栓塞。肺栓塞表现为呼吸困难、发绀、心率加快、血压下降等；脑栓塞表现为意识障碍、烦躁、谵妄、抽搐等。

3. 重要内脏器官损伤　颅骨骨折可致脑损伤；肋骨骨折可致肺组织损伤及肝、脾破裂等；骨盆骨折可致膀胱和尿道损伤；骶尾骨骨折可致直肠损伤。

4. 重要周围组织损伤　骨折可直接或间接导致周围重要血管、神经及脊髓等损伤。常见的有肱骨髁上骨折，可致肱动脉损伤；股骨下1/3或胫骨上1/3骨折可致腘动脉损伤；肱骨中下1/3骨折可损伤桡神经；腓骨、胫骨骨折可损伤腓总神经；脊柱骨折可损伤脊髓而出现不同程度截瘫。

5. 骨筋膜室综合征　骨筋膜室是由骨、骨间膜、肌间隔和深筋膜间隔构成的密闭的软组织间室。骨筋膜室综合征常由创伤、骨折后形成的血肿和组织水肿使骨筋膜室内内容物体积增加或外固定过紧、局部压迫使骨筋膜室容积减小而导致骨筋膜室内压力升高，引起肌肉和神经因急性缺血而产生的一系列早期症状和体征。多见于前臂或小腿，早期常见临床表现为进行性加重的疼痛，被动牵拉患肢时可引起剧烈疼痛，严重时可因肌肉缺血坏死出现缺血性肌挛缩，如长时间、广泛的完全缺血，致坏疽发生，常需截肢。

（二）晚期并发症

1. 感染　多见于开放性骨折，严重者可发生化脓性骨髓炎。

2. 坠积性肺炎　主要发生于因骨折长期卧床不起的患者，尤以老年、体弱和伴有慢性肺部疾病的患者多见，有时甚至可危及患者生命。

3. 压疮　严重骨折长期卧床患者，因身体骨凸处受压，导致局部血液循环障碍引起。常见于骶尾部、髋部、足跟部等。

4. 下肢深静脉血栓形成　多见于骨盆骨折或下肢骨折患者，由于下肢长时间制动，静脉血回流缓慢，加之创伤后血液呈高凝状态，故易导致血栓。

5. 关节僵硬　是骨折晚期最常见的并发症。因患肢长期固定，关节周围组织中浆液纤维性渗出和纤维蛋白沉积，发生纤维粘连，并伴有关节囊和周围肌肉挛缩，致使关节活动障碍。

6. 骨化性肌炎　多见于肘关节周围损伤。因关节扭伤、脱位或关节附近骨折时，骨膜剥离形成骨膜下血肿，处理不当，使血肿扩大、机化并在关节附近软组织内广泛骨化，严重影响关节活动，又称损伤性骨化。

7. 创伤性关节炎　多见于膝关节、踝关节等负重关节。关节内发生骨折，若未能准确复位，骨折愈合后使关节面不平整，长期磨损致使关节活动时出现疼痛。

8. 缺血性肌挛缩　是骨折最严重的并发症之一，是骨筋膜室综合征处理不当的严重后果。多因骨折处理不当所造成，特别是外固定过紧，也可因骨折和软组织损伤直接所致。一旦发生，治疗效果极差，常致严重残废，可造成典型的爪形手（图19-6）或爪形足畸形。

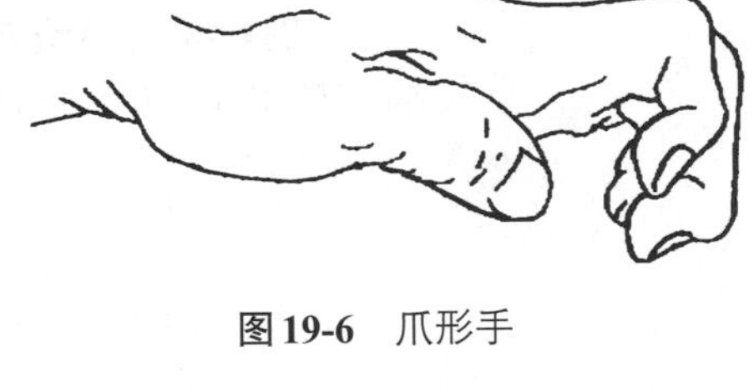

图19-6　爪形手

9. 缺血性骨坏死　骨折后骨折段血液供应被破坏，致使该段骨组织发生缺血性坏死改变，如股骨颈骨折后股骨头缺血性坏死。

10. 急性骨萎缩 因损伤所致关节附近的疼痛性骨质疏松，又称反射性交感神经性骨营养不良，好发于手、足骨折后，典型表现是血管舒缩紊乱。

四、骨折的愈合

（一）骨折愈合过程

骨折愈合是一个复杂而连续的过程，可将其分为3个阶段。

1. 血肿炎症机化期 骨折后，骨髓腔、骨膜下和周围组织血管破裂出血，在骨折断端及其周围形成血肿，伤后6～8小时，因内、外凝血系统被激活，骨折断端的血肿凝结成血块，与局部坏死组织引起无菌性炎症反应。炎症细胞侵入骨坏死区，逐渐清除血凝块、坏死组织和坏骨，使血肿机化形成肉芽组织。随着纤维蛋白渗出，并逐渐将肉芽组织转变为纤维结缔组织，使骨折断端连接在一起，称为纤维连接。这一过程约在骨折后2周完成（图19-7）。

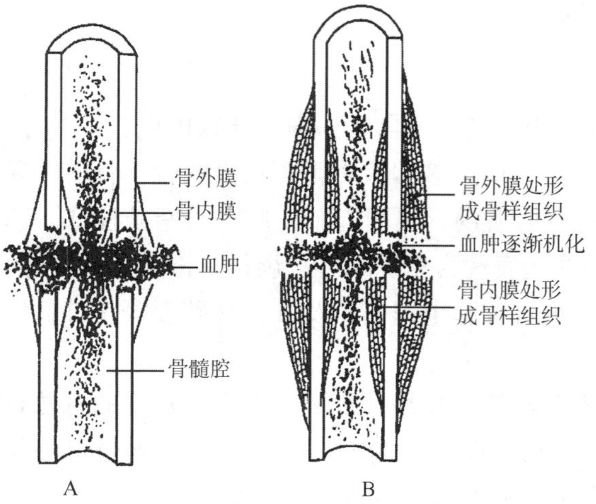

图19-7 骨折愈合过程的血肿炎症机化期

A. 骨折处形成血肿；B. 血肿机化

2. 原始骨痂形成期 骨折断端骨内、外膜增生，新生血管长入，成骨细胞大量增生，使骨折端附近内、外形成的骨样组织逐渐骨化，形成新骨，即膜内成骨。骨内、外膜紧贴骨皮质内、外形成的新骨分别称为内骨痂和外骨痂。而填充在骨折断端之间和髓腔内的纤维组织逐渐转化为软骨，经过增生、钙化，进而骨化，即软骨内成骨，形成环状骨痂和髓腔内骨痂，称为连接骨痂。内、外骨痂和连接骨痂三者融合，形成桥梁骨痂，成为骨折断端的有力支持，即原始骨痂形成。当骨痂不断钙化加强，使其能抵抗肌肉收缩及成角、剪力和旋转力时，即达到临床愈合。这一过程成人一般需12～24周（图19-8）。

3. 骨痂改造塑形期 原始骨痂中新生骨小梁逐渐增粗，排列逐渐规则和致密，原始骨痂被板层骨替代，使骨折部位形成坚强的骨性连结。而随着肢体的活动和负重，使得应力轴线上的骨痂不断得到加强，而在应力轴线以外的骨痂不断地被吸收和清除，骨髓腔重新沟通，骨折处恢复正常骨结构。此过程需1～2年（图19-9）。

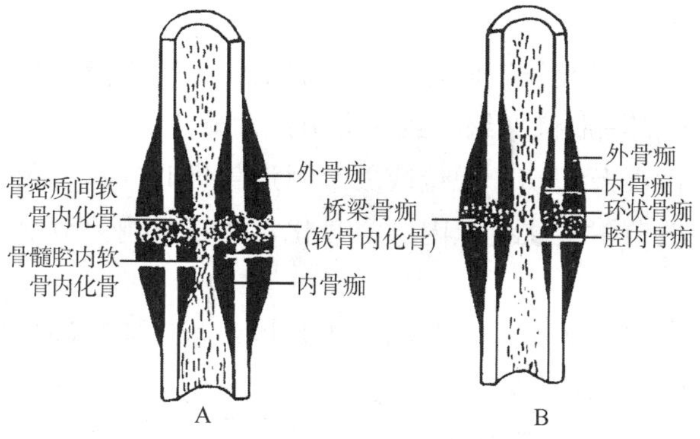

图19-8 原始骨痂形成期

A. 膜内成骨和软骨内成骨过程；B. 骨化过程基本完成

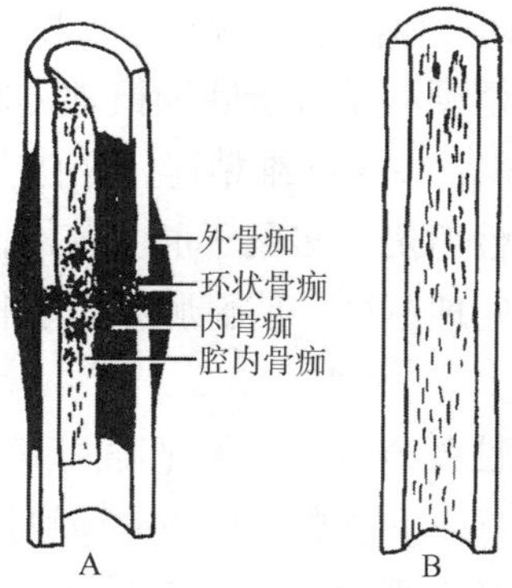

图19-9 骨痂塑形期

A. 原始骨痂的塑形过程；B. 骨痂塑形过程完成

（二）骨折临床愈合标准

临床愈合是骨折愈合的重要阶段，其标准为：①局部无压痛和纵向叩击痛；②局部无反常活动；③X线片显示骨折处有连续性骨痂，骨折线已模糊。

（三）影响骨折愈合的因素

1. 全身因素　不同年龄骨折愈合差异较大，如儿童骨折愈合较快，老人则较慢。健康状况好，则骨折愈合较快，健康状况不佳，骨折愈合则较慢，特别是有慢性消耗性疾病患者骨折愈合时间明显延长。

2. 局部因素　骨折类型、骨折处血液供应、附近软组织损伤程度、软组织嵌入骨折断端之间及是否发生感染等因素均可影响骨折的愈合。

3. 治疗因素　如清创不当、反复多次手法复位、过度牵引、固定不牢固、不恰当的功能锻炼等因素都不利于骨折愈合，甚至出现畸形愈合或不愈合。

五、骨折急救

急救的目的是用最简单而有效的方法抢救生命，保存患肢并迅速转运，以便患者尽快得到妥善处理。

（一）抢救生命

首先检查判断患者呼吸、循环和意识状态，立即处理危及患者生命的紧急情况。如休克者应予以镇静、镇痛、保暖，有条件时及早输液或输血；合并颅脑损伤处于昏迷状态者应确保呼吸道通畅。

（二）包扎伤口

开放性骨折伤口出血时应采用绷带加压包扎止血，亦可就地取材，用认为最清洁的布类包扎。大出血时可用止血带止血，并记录开始使用时间。骨折断端外露时，禁忌现场复位，以免导致伤口污染。

（三）妥善固定

固定是骨折急救的重要措施。凡骨折或疑有骨折患者可采用夹板、木板等妥善固定受伤肢体，条件不允许时可就地取材，利用树枝、木棍、患者的躯干或肢体等固定伤肢。固定的目的在于避免搬动时移位对周围组织造成损伤，有利于镇痛和防止休克，便于运输。

（四）迅速转运

患者经上述处理后应迅速转运至最近的有条件的医院进一步处理。

六、骨折治疗

骨折治疗有三大原则，即复位、固定和功能锻炼。

（一）复位

复位是将移位的骨折断端恢复正常或近乎正常的解剖关系，重建骨的支架作用。

1. 复位标准

（1）解剖复位　骨折断端通过复位，恢复正常的解剖关系，对位（两骨折端的接触面）和对线（两骨折端在纵轴上的关系）完全良好时，称解剖复位。

（2）功能复位　两骨折端经复位后虽未恢复至正常的解剖关系，但骨折愈合后肢体功能无明显影响者，称功能复位。

2. 复位方法

（1）手法复位　适用于大多数骨折，是指通过手法达到骨折断端的复位，应争取达到解剖复位，动作必须轻柔，并争取一次成功。避免反复多次进行手法复位，以免加重软组织损伤，影响骨折愈合。

（2）切开复位　即采用手术切开骨折部的软组织，暴露骨折端，在直视下将骨折复位。适用于骨折断端有软组织嵌入，关节内骨折，并发重要血管或神经损伤，多处骨折，四肢斜行、螺旋形、粉碎性骨折，脊柱骨折合并脊髓损伤，老人四肢骨折需尽早离床活动等情况。

（二）固定

将骨折维持在复位后的位置，使其在良好对位情况下达到牢固愈合，是骨折愈合的关键，常用方法有外固定和内固定两类。

1. 外固定　主要用于经手法复位后的骨折患者，也有些骨折经切开复位内固定手术后，需加用外固定，常用的有小夹板固定、石膏绷带固定、持续牵引固定、外展架固定和骨外固定器固定等。

（1）小夹板　常利用具有一定弹性的柳木板、竹板或塑料板制成，绑在骨折部肢体外面以固定骨折（图19-10），适用于四肢无移位、较稳定的闭合性骨折。

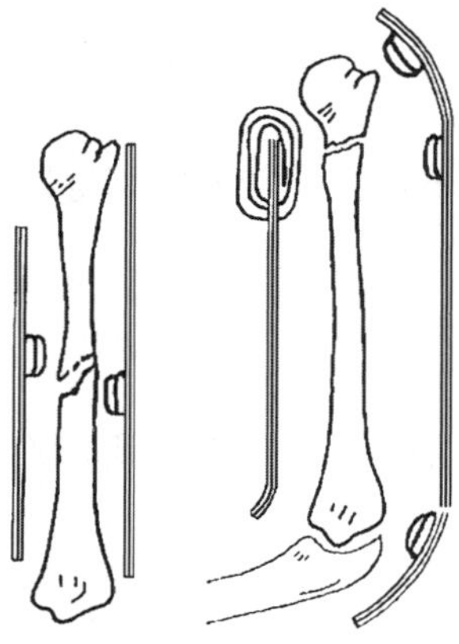

图19-10　小夹板固定

（2）石膏绷带　石膏绷带可按肢体的形状塑形，固定可靠，如制成石膏托、石膏管型、躯干石膏等用于骨折、关节脱位及畸形的预防和矫正等。但石膏绷带无弹性，不能适应肢体肿胀的变化，固定范围一般须超过骨折部的上下关节，不利于肢体功能锻炼。

（3）持续牵引　牵引既有复位作用，也是一种外固定方法，适用于不宜手法复位、小夹板固定或石膏固定者。常用方法有以下几种。①皮肤牵引：通过皮肤牵拉肌肉带动骨骼对骨折进行复位和固定的方法（图19-11）；②骨牵引：即将骨圆针或不锈钢针贯穿于骨质坚硬部位，通过重量牵引钢针带动骨骼对骨折进行复位和固定的方法（图19-12）；③兜带牵引：即用特制的兜或带对骨折部位进行牵引。常用的有颌枕带、骨盆牵引带、骨盆吊兜等。

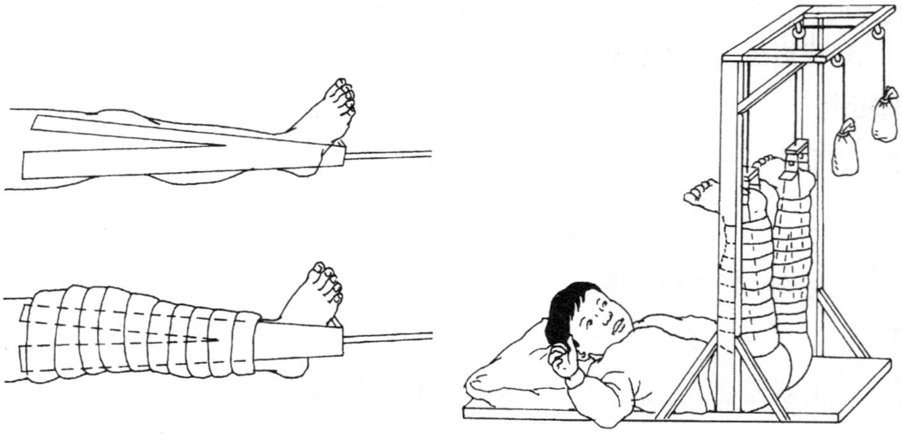

图19-11　皮肤牵引

A. 下肢皮肤牵引的胶布粘贴及绷带包扎方法；B. 双腿悬吊牵引法

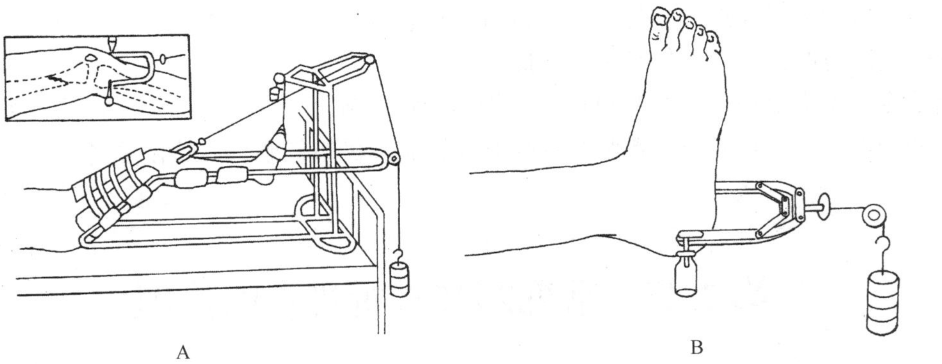

图19-12 骨牵引

A. 胫骨结节牵引；B. 跟骨牵引

（4）外固定器 将钢针穿过远离骨折处的骨骼，利用夹头在钢管上的移动和旋转矫正骨折移位，再用金属外固定器固定（图19-13）。适用于开放性骨折，闭合性骨折伴有软组织损伤，骨折合并感染和骨折不愈合，截骨矫形或关节融合术后等。外固定器的优点是固定可靠，易于处理伤口，不限制关节活动，可行早期功能锻炼。

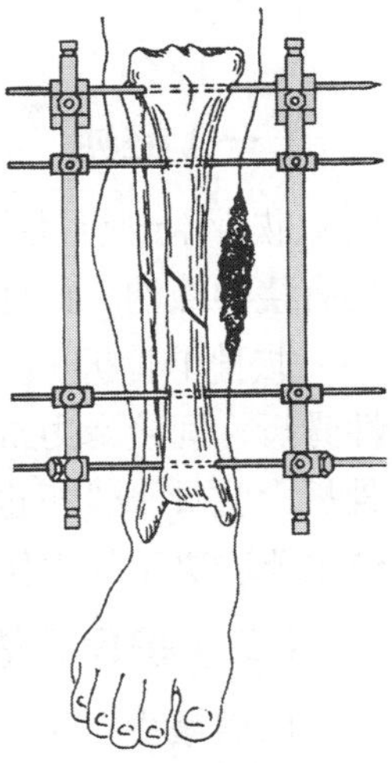

图19-13 骨外固定器

（5）外展架支具 外展架支具（图19-14）可将肩、肘、腕关节固定于功能位，使患肢抬高，有利于消肿、镇痛，且可避免肢体重量的牵拉，产生骨折分离移位。

2. 内固定 主要用于切开复位后，采用接骨板、螺丝钉、髓内钉或带锁髓内钉和加压钢板等金属内固定物，将已复位的骨折予以固定（图19-15）。

（三）功能锻炼

在不影响固定的情况下，应尽快帮助患者恢复肢体肌肉、肌腱、韧带、关节囊等软组织舒缩活动。骨折后康复治疗极其重要，是防止发生并发症和及早恢复功能的重要保证，应充分发挥患者的积极性，指导患者循序渐进地进行功能锻炼。

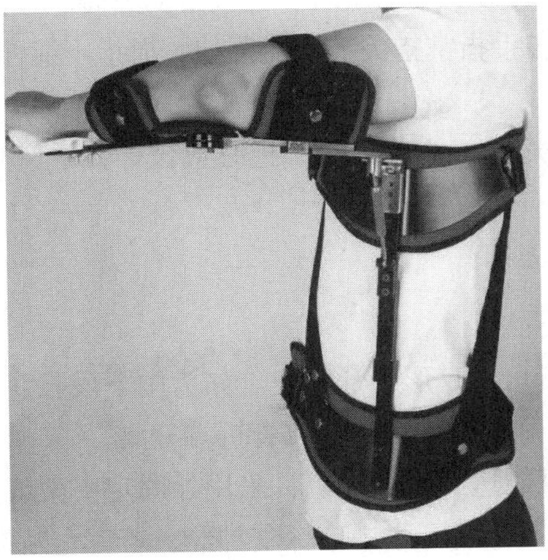

图19-14 外展架支具

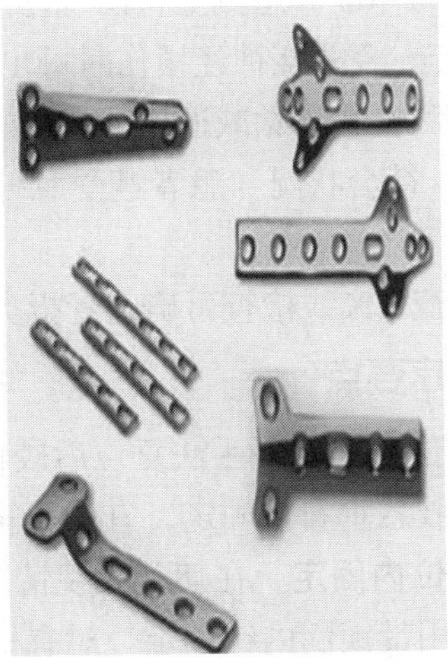

图19-15 接骨板、螺丝钉（内固定）

1. 骨折早期 骨折后1～2周内，局部有肿胀、疼痛，且骨折容易再移位，此期功能锻炼主要以患肢肌肉的等长收缩运动为主，骨折部位上、下关节暂不活动，以促进患肢血液循环，消除肿胀，防止肌萎缩。

2. 骨折中期 骨折2周以后，患肢肿胀逐渐消退，局部疼痛缓解，骨折处已出现纤维连接，日趋稳定。此时应在医护人员帮助和指导下开始进行骨折上下关节活动，根据骨折的稳定程度，其活动强度和范围逐渐缓慢增加，以防肌萎缩和关节僵硬。

3. 骨折后期 此期是康复的关键时期，骨折达到临床愈合标准，外固定已拆除，主要形式是以重点关节为主的全面锻炼，促进肌力增强，消除肢体肿胀和关节僵硬，尽快恢复各关节正常活动范围和肌力。

第2节　常见四肢骨折患者的护理

四肢骨折包括上、下肢骨折。常见的上肢骨折包括肱骨干骨折、肱骨髁上骨折、尺桡骨干双骨折、桡骨远端伸直型骨折；下肢骨折包括股骨颈骨折、股骨干骨折和胫腓骨干骨折。

一、肱骨干骨折患者的护理

（一）概述

肱骨干骨折是指发生在肱骨外科颈下1～2cm至肱骨髁上2cm段内的骨折。肱骨干中下1/3段后外侧有桡神经沟，此处骨折易发生桡神经损伤。

肱骨干骨折可由直接暴力或间接暴力引起。直接暴力常由外侧打击肱骨干中段而发生横行或粉碎性骨折；间接暴力常因手部或肘部着地，外力向上传导，加上身体倾倒产生剪切应力，导致中下1/3处骨折。肱骨干骨折也可因投掷运动或“掰腕”引起，多为斜行或螺旋形骨折。骨折端常发生移位，移位主要取决于外力作用大小、方向，骨折的部位和肌肉牵拉方向等。

（二）护理评估

1. 健康史 了解患者的受伤原因、部位、外力性质、大小、作用方向，既往健康情况，有无手术史、药物过敏史及骨折的类型等。

2. 身心状况

（1）症状与体征　患侧上臂出现疼痛、肿胀、畸形、皮下瘀斑和上肢活动障碍。查体有反常活动，骨擦感/骨擦音。合并桡神经损伤时可出现垂腕，各手指掌指关节不能背伸、拇指不能伸直，前臂旋后障碍，手背桡侧皮肤感觉减退或消失。

（2）心理-社会状况　患者遭受意外损伤，因疼痛、活动障碍、担心愈合等，常产生焦虑、恐惧、紧张等心理。

3. 辅助检查 X线检查可确定骨折类型和移位方向。

（三）治疗要点

1. 手法复位外固定 手法复位后较稳定的骨折可用U形石膏固定。如为中下段长斜行或长螺旋形骨折，可用上肢悬垂石膏固定，宜采用轻质石膏，避免重量太大导致骨折端分离。

2. 切开复位内固定 在切开直视情况下，尽可能达到解剖对位，采用外固定支架或加压钢板螺钉内固定，也可用带锁髓内针固定。对有桡神经损伤的患者，术中应探查神经，若完全断裂行一期修复；若为挫伤则切开神经外膜，以减轻继发性病理改变。

（四）主要护理诊断/问题

1. 急性疼痛 与骨折、软组织损伤、肌痉挛和水肿等有关。

2. 焦虑 与学习、工作中断或顾虑肢体伤残等因素有关。

3. 有周围神经血管功能障碍的危险 与骨折合并软组织损伤或骨折固定不当及手术有关。

4. 躯体移动障碍 与骨折及患肢固定有关。

5. 潜在并发症： 失用综合征、关节僵硬、肌肉萎缩等。

（五）护理措施

1. 制动　用吊带或三角巾将患肢托起，促进静脉回流，减轻疼痛。

2. 功能锻炼　复位固定后尽早开始功能锻炼，进行上臂肌肉舒缩运动，练习手指屈伸活动。2～3周后，开始腕、肘关节屈伸活动和肩关节外展、内收活动，逐渐增加活动量和频率。6～8周后，加大活动量，开始作肩关节旋转活动。

二、肱骨髁上骨折患者的护理

（一）概述

肱骨髁上骨折是指肱骨髁上约2cm以内的骨折，常发生于10岁以下儿童，根据暴力和骨折移位方向的不同，可分为伸直型骨折和屈曲型骨折，以伸直型骨折最为常见。

1. 伸直型骨折　多为间接暴力引起，即跌倒时手掌着地，肘关节呈半屈或伸直位，暴力经前臂传导至肱骨下端，导致肱骨干与肱骨髁交界处骨折。骨折远端常向后上方移位（图19-16），常同时有桡偏或尺偏位；骨折近端常向前移位，可压迫或刺伤肱动、静脉或正中神经（图19-17），发生缺血性肌挛缩。

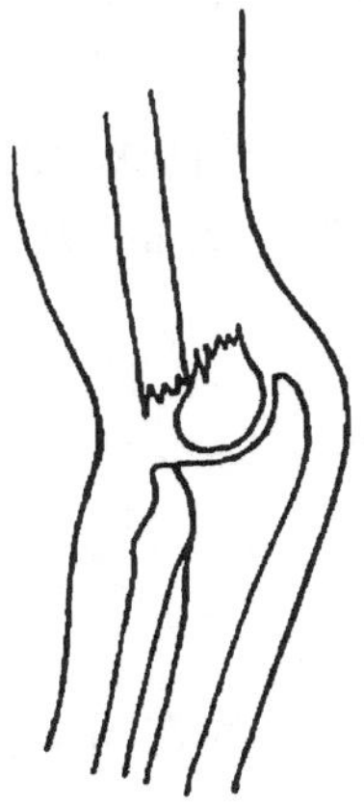

图19-16　肱骨髁上伸直型骨折典型移位

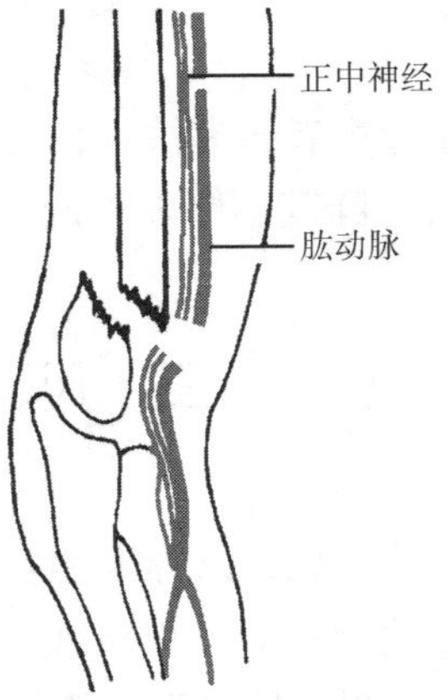

图19-17　肱骨髁上骨折合并肱动脉、正中神经损伤

2. 屈曲型骨折　较少见，跌倒时肘关节屈曲，肘后着地，暴力由后下方向前方传导至肱骨下端导致骨折。

（二）护理评估

1. 健康史　了解患者的受伤原因、时间、部位、外力性质、大小、作用方向，既往健康情况，有无手术史、药物过敏史等。

2. 身心状况

（1）症状与体征　患侧肘部出现疼痛、肿胀、皮下瘀斑及压痛；肘关节主动活动功能丧失，可见畸形。伸直型骨折肘部向后方突出，并处于半屈曲位，肘后三角关系正常。可有骨擦音、反常活动等，可伴有正中神经、桡神经、尺神经及肱动脉损伤，如有血管、神经损伤，早期可有剧烈疼痛，桡动脉搏动减弱或消失，手部皮肤苍白、发凉、麻木。

（2）心理-社会状况　患者遭受意外损伤，因疼痛、活动障碍、担心愈合等，常产生焦虑、恐惧、紧张等心理。

3. 辅助检查　拍摄肘部正、侧位X线片可明确诊断及了解骨折的类型和移位方向。

（三）治疗要点

1. 手法复位外固定 如患者肘部肿胀较轻，桡动脉搏动正常，可行手法复位后石膏托固定肘关节。

2. 持续骨牵引 如骨折时间较长，肘部肿胀严重，并已形成水疱，末梢血运良好者可行尺骨鹰嘴牵引，肿胀消退后再行手法复位。

3. 切开复位内固定 手法复位困难或复位失败、伴有神经血管损伤、开放性粉碎性骨折应在切开复位后用交叉克氏针内固定。

（四）主要护理诊断/问题

参考肱骨干骨折的相关内容。

（五）护理措施

1. 局部制动 抬高患肢以促进淋巴和静脉回流，减轻患肢肿胀及疼痛。

2. 病情观察 定时检查外固定情况，观察石膏绷带松紧度，观察患肢感觉、运动及血运情况。若出现患肢疼痛加剧，皮肤苍白、发凉、麻木，被动伸指疼痛，脉搏减弱或消失等表现，考虑发生骨筋膜室综合征，应立即通知医生，及时进行处理。

3. 功能锻炼 伤后第1周，患侧肢体避免活动；复位固定1周后开始握拳、伸指。4～6周后X线证实骨折愈合良好，可拆除外固定，进行肘关节屈伸活动。切开复位内固定患者，术后2周即可开始肘关节活动。

4. 健康教育 指导患者合理饮食，给予高蛋白、高热量、高维生素、高钙饮食，多吃蔬菜和水果。手法复位外固定患者，嘱其不能随意调整外固定，若患肢出现明显肿胀、疼痛、麻木青紫等情况，及时到医院复诊。

三、尺、桡骨干骨折患者的护理

（一）概述

尺、桡骨干骨折较多见，以青少年多见，易并发前臂骨筋膜室综合征。

1. 直接暴力 多为重物直接打击或刀砍伤等引起，特点为两骨的骨折线在同一平面，呈横行、粉碎性或多段骨折，组织损伤较严重，整复对位不稳定。

2. 间接暴力 多因跌倒时手掌着地，暴力沿腕及桡骨下段向上传导，引起桡骨中1/3骨折及尺骨下1/3骨折。

3. 扭转暴力 遭受扭转暴力作用，尺、桡骨在极度旋前或旋后位互相扭转，可引起螺旋形或斜行骨折，尺骨的骨折线往往高于桡骨的骨折线（图19-18）。

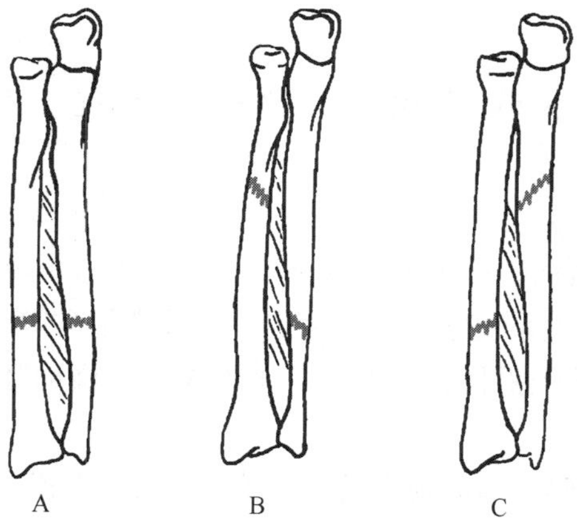

图19-18 尺、桡骨干骨折

A. 直接暴力；B. 间接暴力；C. 扭转暴力

（二）护理评估

1. 健康史 了解患者的受伤原因、部位、外力性质、大小、作用方向，既往健康情况，有无手术史、药物过敏史及骨折的类型等。

2. 身心状况

（1）症状与体征 前臂疼痛，肿胀，功能障碍，尤其是不能旋转活动。骨折部位压痛、明显畸形，有骨擦音和反常活动。严重者可出现骨筋膜室综合征的早期临床表现。尺骨上1/3骨干骨折可合并桡骨小头脱位，称为孟氏（Monteggia）骨折。桡骨干下1/3骨折合并尺骨小头脱位，称为盖氏（Galeazzi）骨折。

（2）心理-社会状况 突然意外受伤，疼痛、活动障碍，常担心预后，从而产生焦虑、恐惧心理。

3. 辅助检查 X线检查应包括肘关节和腕关节，以明确骨折部位、确定骨折类型和移位方向，以及是否合并桡骨头脱位或尺骨小头脱位。

（三）治疗要点

1. 手法复位外固定 在麻醉情况下手法复位成功后用小夹板固定再用三角巾悬吊患肢，注意防止发生旋转和移位（图19-19）。也可用石膏固定，手法复位成功后，用上肢前、后石膏夹板固定，待肿胀消退后改用上肢管型石膏固定。

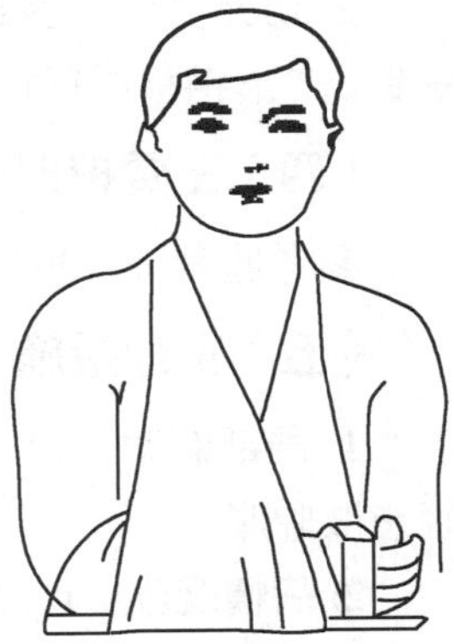

图19-19 右前臂防旋小夹板固定、三角巾悬吊

2. 切开复位内固定 手法复位困难、复位后不稳定、开放性骨折或陈旧性骨折的尺、桡骨干双骨折，以及合并血管、神经、肌腱损伤者，可行切开复位，然后用加压钢板螺钉或髓内针内固定。

（四）主要护理诊断/问题

参考肱骨干骨折的相关内容。

（五）护理措施

1. 局部制动 复位固定后患者维持在肘关节功能位，防止腕关节旋后或旋前。并适当抬高患肢，以促进静脉回流，减轻肿胀。

2. 病情观察 严密观察患肢感觉、运动及末梢血液循环情况，定时检查小夹板及石膏绷带松紧度，根据情况及时给予调整。

3. 功能锻炼 指导复位固定后的患者进行上臂肌和前臂肌的舒缩运动，用力握拳和充分屈伸手指的动作。2周后，局部肿胀消退，开始腕关节活动。4周后，开始肘、肩关节活动。8～10周后，X线检查证实骨折愈合良好，才可以进行前臂旋转活动。

4. 健康教育 参考肱骨髁上骨折的相关内容。

四、桡骨远端伸直型骨折患者的护理

（一）概述

桡骨远端骨折是指发生在桡骨下端2～3cm范围内的骨折，是桡骨下端骨折最常见类型，多见于有骨质疏松者的中老年人。根据受伤机制的不同，桡骨远端骨折可分为伸直型骨折、屈曲型骨折、关节面骨折伴腕关节脱位，其中以伸直型（又称Colles骨折）最多见。伸直型骨折多为间接暴力引起，常因跌倒时手掌着地，暴力向上传导，同时前臂旋前，腕部背伸，从而导致桡骨远端骨折。

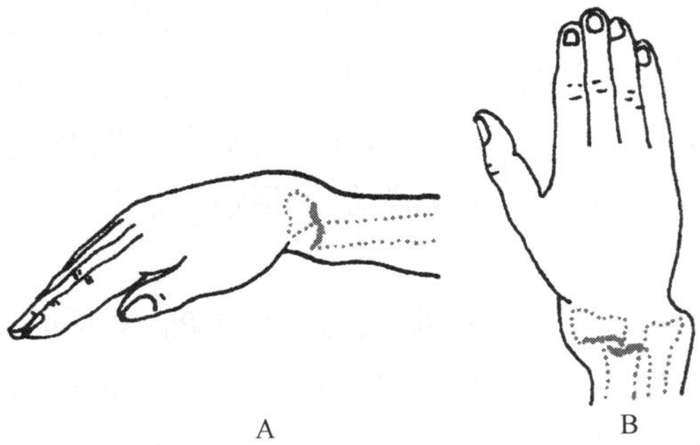

图19-20 Colles骨折后的手畸形

A.“餐叉”样畸形；B.“枪刺刀”样畸形

（二）护理评估

1. 健康史 了解患者受伤原因、部位、时间，外力性质、大小、作用方向。既往健康情况，有无手术史、药物过敏史及骨折类型等。

2. 身心状况

（1）症状与体征 腕关节明显肿胀、疼痛、压痛、功能障碍；因骨折移位可出现典型畸形姿势，即侧面观呈“餐叉”样畸形，正面观呈“枪刺刀”样畸形（图19-20）。

（2）心理-社会状况 患者常因突然意外受伤，疼痛、活动障碍担心预后，常有焦虑、恐惧心理。

3. 辅助检查 X线检查可见骨折远端向桡、背侧移位，近端向掌侧移位，可伴有下尺桡关节脱位。

（三）治疗要点

1. 手法复位外固定 在局麻下行手法复位后，使用石膏绷带固定前臂。2周后水肿消退，继续在腕关节中立位用石膏托或前臂管型石膏固定。

2. 切开复位内固定 手法复位困难或复位失败、严重粉碎性骨折患者，可行切开复位使用松质骨螺钉、T形钢板或钢针固定。

（四）主要护理诊断/问题

参考肱骨干骨折的相关内容。

（五）护理措施

1. 局部制动 保持患肢腕关节旋前、屈腕、尺偏位。适当抬高患肢，以促进静脉和淋巴回流，减轻患肢肿胀。

2. 病情观察 严密观察病情变化，注意观察患肢远端的感觉、运动及血运情况。

3. 功能锻炼 指导患者早期进行功能锻炼，如拇指及其他手指的主动运动、用力握拳、充分屈伸五指等，以减轻水肿和疼痛。同时进行肩、肘关节功能锻炼，防止关节僵硬。伤后2周进行腕关节背伸和桡侧偏斜活动，同时进行前臂旋前运动。

4. 健康教育 参考肱骨髁上骨折的相关内容。

五、股骨颈骨折患者的护理

案例 19-2

患者，女，68岁，因在家中浴室摔倒后出现右髋部疼痛，不能站起行走。体检：右髋部压痛、肿胀、右髋关节活动障碍、右大粗隆上移、右下肢缩短呈外旋畸形。

问题： 1. 该患者可能的诊断是什么？为明确诊断，应该做什么检查？

2. 该患者最易发生的并发症是什么？

（一）概述

股骨颈骨折是指股骨头与基底部之间的骨折，多发生于老年人，以女性为多见。患者多因跌倒时，下肢突然扭转，臀部着地，暴力传导至股骨颈引起骨折。老人由于骨质疏松导致骨质量下降，遭受轻微扭转暴力则可发生骨折。

股骨颈骨折分类如下。

（1）根据骨折线部位分类 ①股骨头下骨折：骨折线位于股骨头下，股骨头仅有小凹动脉很少量供血，致使股骨头严重缺血，故发生股骨头缺血坏死的概率很大。②经股骨颈骨折：骨折线位于股骨颈中部，股骨头明显供血不足，易发生股骨头缺血性坏死或骨折不愈合。③股骨颈基底骨折：骨折线位于股骨颈和大、小转子间连线处。骨折部位有旋内、外侧动脉分支吻合成的动脉环提供血液循环，因此对骨折部位血供影响较小，骨折较易愈合（图19-21）。

（2）根据骨折线方向分类 ①内收型骨折：指远端骨折线与两髂嵴连线形成的夹角（Pauwels角）＞50°，因为骨折面接触较少，容易再移位，属于不稳定骨折。②外展型骨折：Pauwels角＜30°，因为骨折面接触多，不容易移位，属于稳定骨折。若处理不当，如过度牵引、外旋、内收或过早负重等，也可发生移位成为不稳定骨折（图19-22）。

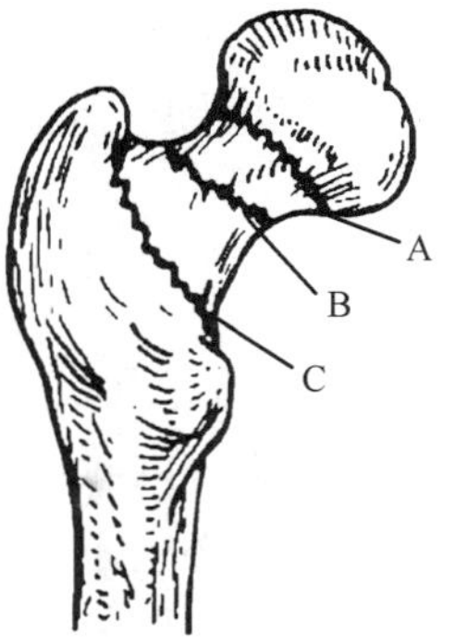

图19-21　根据骨折线部位分类

A. 头下型；B. 经颈型；C. 基底型

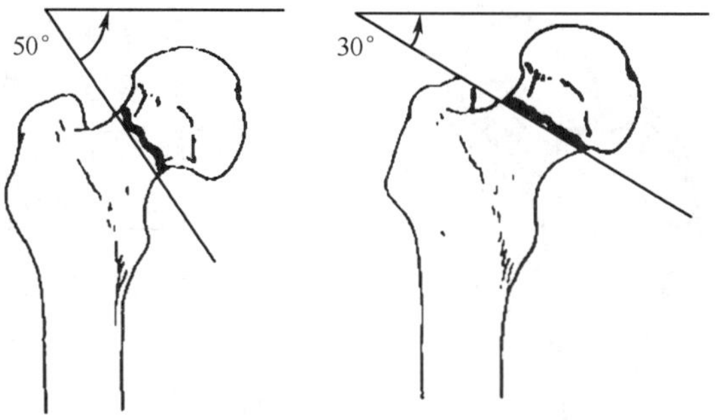

图19-22　根据骨折线方向分类

A. 内收型骨折；B. 外展型骨折

（3）按移位程度分类　常用Garden分型。①Ⅰ型：不完全骨折，股骨颈完整性部分破坏，仅有部分裂纹。②Ⅱ型：完全骨折，但不移位。③Ⅲ型：完全骨折，部分移位。④Ⅳ型：完全骨折，完全移位。

（二）护理评估

1. 健康史　了解患者的年龄、受伤时间、原因、部位及患肢活动、感觉等情况，评估患者既往健康情况，有无骨骼疾病及手术史、药物过敏史等情况。

2. 身心状况

（1）症状与体征　伤后髋部疼痛，患侧下肢活动障碍，不能站立和行走，患肢呈短缩、外展、外旋畸形（图19-23）；股三角和大粗隆部有压痛和叩击痛。但部分嵌插骨折患者畸形不明显，仍能负重活动，但数日后髋部疼痛加重，活动后加重，甚至完全不能行走。

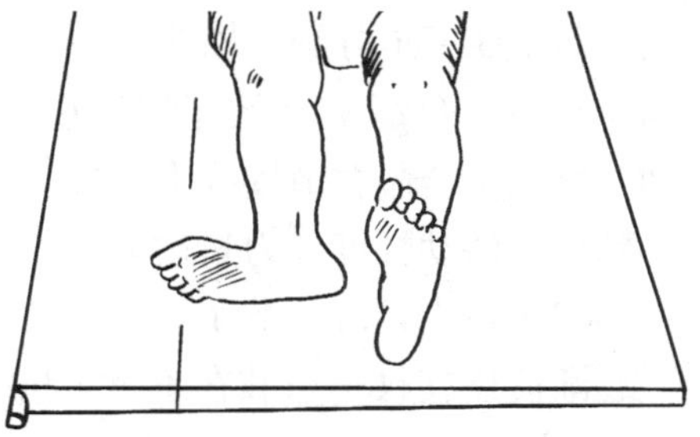

图19-23　股骨颈骨折患肢外旋畸形

（2）心理-社会状况　患者突然意外受伤，疼痛、不能行走，后悔莫及，常担心预后，产生焦虑、恐惧等心理反应。

3. 辅助检查　X线检查可明确骨折的部位、类型和移位情况，为选择治疗方法提供重要依据。

（三）治疗要点

1. 非手术治疗　适用于年龄过大，全身情况差，或合并有严重心、肺、肝、肾功能障碍，手术耐受性差的患者。应尽早治疗和预防全身并发症，全身情况允许后尽快手术治疗。24小时内可完成手术者，可穿防旋鞋；24小时内不能完成手术者，应行外展中立位皮牵引或胫骨结节牵引，牵引重量为患者体重的1/11～1/7。无明显移位的骨折、嵌入型或外展型等稳定性骨折可行下肢持续皮牵引，一般持续皮肤牵引6～8周，保持患肢中立位。牵引期间注意股四头肌、踝关节的功能锻炼，3个月后考虑扶拐下地行走，但患肢不负重，6个月后弃拐行走。

2. 手术治疗　①对内收骨折、有移位骨折及青少年骨折，先行皮牵引或骨牵引，尽早在X线透视下行手法复位，然后加压螺丝钉内固定（图19-24）；②人工关节置换术：对于全身情况较好的高龄老人股骨头下骨折，可选择单纯人工股骨头置换术或全髋关节置换术。

（四）主要护理诊断/问题

1. 急性疼痛　与骨折及手术有关。

2. 焦虑、恐惧　与骨折、长期卧床及担心愈后等有关。

3. 有皮肤完整性受损的危险　与骨折、软组织损伤或长期卧床等有关。

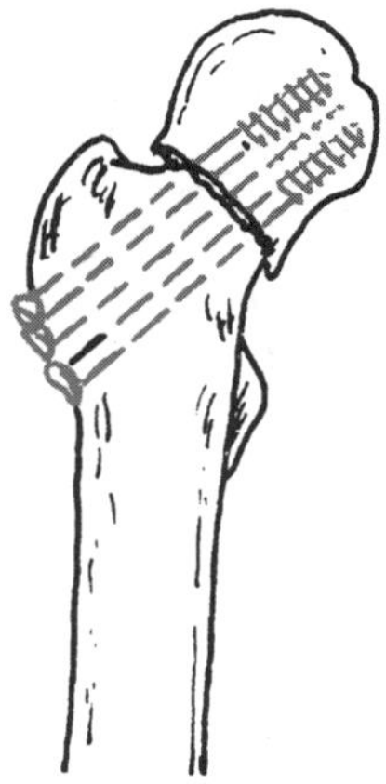

图19-24 股骨颈骨折加压螺丝钉内固定

4. 躯体移动障碍 与骨折、牵引或石膏固定有关。

5. 潜在并发症： 肌萎缩、关节僵硬、肺感染、泌尿系感染、骨折移位等。

（五）护理措施

1. 体位 患肢制动，略高于心脏水平，穿防旋鞋固定，使患肢呈外展中立位，防止髋关节外旋、内收或脱位。一般卧硬板床，不侧卧。尽量避免搬动髋部，若必须搬动，应平托髋部与肢体，防止关节脱位或骨折断端再损伤。更换体位时，应避免患肢内收、外旋或髋部屈曲，防止骨折移位。可通过下肢支架、皮牵引或沙袋固定保持患肢于合适位置。

2. 饮食 给予高蛋白、高维生素、高钙、易消化饮食。

3. 牵引的护理。

4. 加强功能锻炼，预防并发症 指导患者按骨折锻炼的原则进行正确的功能锻炼，有效防止并发症的发生。

（1）指导患者骨折复位后即可进行患肢股四头肌的等长舒缩、足趾及踝关节的屈伸活动。每日多次，每次5～20分钟，以防止下肢深静脉栓塞、肌萎缩和关节僵硬。锻炼前后应注意患肢的感觉、运动、温度、色泽及有无疼痛和水肿等情况。3～4周骨折稳定后可在床上逐渐练习髋、膝关节屈曲运动，行人工全髋关节置换术1周后，帮助患者坐在床边进行髋关节功能锻炼，动作应缓慢，活动范围由小到大，活动幅度和力量逐渐加大。可指导患者借助吊架和床栏更换体位。

（2）行走训练 非手术治疗的患者8周后可逐渐在床上坐起，坐起时双腿不能交叉盘腿，3个月后可逐渐使用拐杖，患肢在不负重情况下练习行走，6个月后弃拐行走。行人工全髋关节置换术的患者，2～3周允许下床后，指导患者在家人陪伴下正确使用助行器或拐杖行走；骨折完全愈合后方可持重。

（3）定时协助患者更换体位、按摩受压部位；保持床单元清洁、干燥、平整；建议患者使用适宜的特制便器，以预防压疮。

（4）卧床期间多饮水，保持外阴清洁，留置导尿者做好尿管的护理，预防泌尿系感染。

（5）指导患者进行患肢以外肢体的全范围关节活动和功能锻炼及深呼吸、有效咳嗽训练、吹气球等，防止发生肌肉萎缩、关节僵硬、肺炎、肺不张等并发症。

5. 心理护理 根据患者的心理反应，给予适当的心理疏导与护理，减轻患者的焦虑、急躁情绪，积极配合治疗和护理。

6. 健康教育

（1）加强安全宣传教育，去除环境中的不安全因素。

（2）加强饮食指导，多进食高蛋白、高维生素、高钙、易消化食物。

（3）坚持功能锻炼，定期复查，指导患者正确使用助行器。

六、股骨干骨折患者的护理

（一）概述

股骨干骨折是指股骨小转子以下、股骨髁以上部位的骨折，多见于青壮年，可分为股骨上1/3骨折、中1/3骨折和下1/3骨折（图19-25）。股骨干骨折多因强大的直接或间接暴力所致，直接暴力可致横断或粉碎性骨折，间接暴力可引起斜行骨折或螺旋形骨折。骨折端因暴力作用方向、肌肉牵拉和不当搬运等因素作用，可出现各种不同的典型移位。

1. 股骨上1/3骨折 因髂腰肌、臀中肌、臀小肌、髋外旋肌等肌肉牵拉使骨折近端呈屈曲、外展及外旋移位；骨折远段向后上、内移位，造成向外成角及缩短畸形。

2. 股骨中1/3骨折　受内收肌群牵拉，使骨折断端呈向外角度畸形。

3. 股骨下1/3骨折　骨折远端受腓肠肌牵拉向后移位，骨折近端受股前、外、内肌群牵拉向前移位，形成短缩畸形。易致腘动脉、腘静脉和坐骨神经损伤。

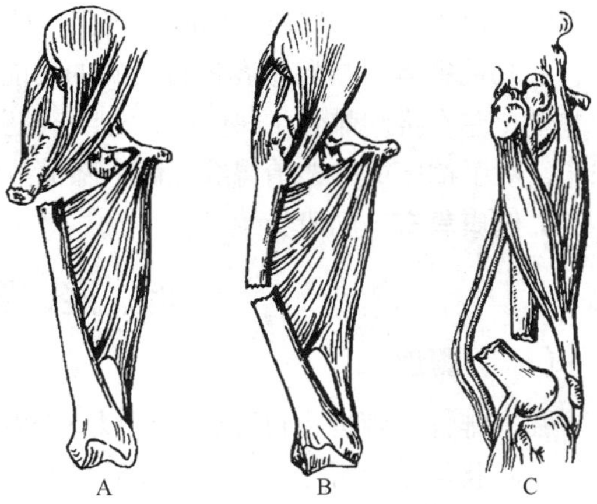

图19-25　股骨干骨折移位的机制

A. 股骨干上1/3骨折；B. 股骨干中1/3骨折；C. 股骨干下1/3骨折

（二）护理评估

1. 健康史　了解患者年龄、受伤原因、部位、外力性质、大小、作用方向，既往健康情况，有无骨骼疾病及手术史、药物过敏史等。

2. 身心状况

（1）症状与体征　骨折处疼痛、肿胀、活动障碍，出现成角、短缩、旋转等畸形。远端肢体异常扭曲，出现反常活动（即假关节活动）、骨擦音。骨折后因出血较多，可出现休克的症状和体征。若合并血管神经损伤，可出现远端肢体的血液循环、感觉和运动功能障碍。

（2）心理-社会状况　患者突然意外受伤，疼痛、不能行走，加之担心预后，产生焦虑、紧张、恐惧等心理反应。

3. 辅助检查　正、侧位X线片检查可明确骨折部位、类型和移位情况。

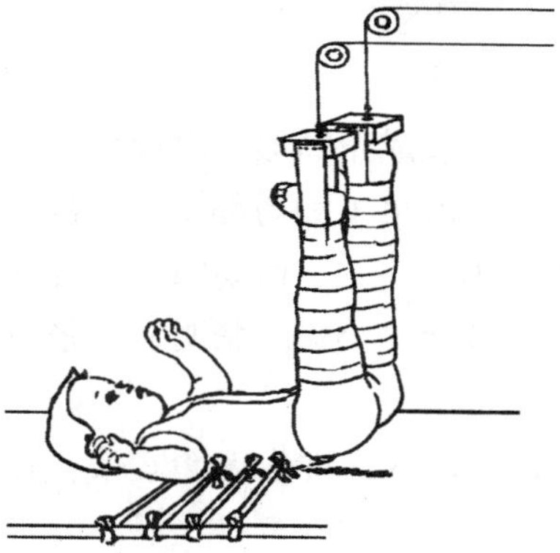
图19-26　小儿股骨干骨折皮牵引

（三）治疗要点

1. 非手术治疗

（1）牵引固定治疗　垂直悬吊皮牵引适用于3岁以下小儿，将双下肢向上悬吊，牵引重量以能使臀部稍悬离床面为宜（图19-26），牵引时间为3～4周。骨牵引适用于成人股骨干骨折术前固定和复位，牵引可持续8～12周。

（2）手法复位　横断骨折需待重叠畸形矫正后行手法复位，手法复位后再行持续牵引复位。

（3）外固定术　对少数合并大范围软组织损伤者可采用外固定器固定。

2. 手术治疗　主要是切开复位内固定。适用于非手术治疗失败、伴有血管神经损伤患者、不宜长期卧床的老年患者、开放性骨折患者、功能障碍的畸形愈合患者。

（四）主要护理诊断/问题

参考股骨颈骨折的相关内容。

（五）护理措施

1. 心理护理　关心、体贴、安慰患者，稳定患者的情绪，使其配合治疗和护理。

2. 病情观察　注意监测生命体征，有无脉搏增快、皮肤湿冷、血压下降等低血容量性休克的表现；观察患肢末梢血液循环、感觉和运动情况，尤其对于股骨下1/3骨折的患者，注意有无压迫腘动、静脉和神经的征象。术后3日常规行手术部位X线检查，住院期间每周复查1次。

3. 牵引患者的护理。

4. 防治脂肪栓塞　①采取高坐位。②高浓度吸氧，缓解缺氧和脂肪颗粒的表面张力。③使用呼吸机，减轻和抑制肺水肿。④监测生命体征和动脉血气分析。⑤保持呼吸道通畅。⑥维持体液平衡。

⑦遵医嘱使用肾上腺皮质类固醇、抗脂栓药物对症治疗。

5. 功能锻炼 指导患者进行正确的功能锻炼，伤后1～2周应练习患肢股四头肌收缩，同时被动活动髌骨（左右推动髌骨），还应练习距小腿关节和足部其他小关节乃至全身其他关节活动。第3周健足踩床，双手撑床或吊架抬臀练习髋、膝关节活动，防止股间肌和膝关节粘连。

6. 健康教育 同股骨颈骨折。

七、胫、腓骨干骨折患者的护理

（一）概述

胫、腓骨干骨折指自胫骨平台以下至踝以上的部分发生骨折。临床上以胫、腓骨干双骨折为最多见，是四肢常见骨折之一，多见于青壮年和儿童。不同损伤因素可引起不同形状的骨折，直接暴力可导致横断骨折或粉碎性骨折；间接暴力可导致斜行或螺旋形骨折，儿童多为青枝骨折。由于胫骨位于皮下，骨折端容易穿破皮肤引起开放性骨折，易合并感染。胫、腓骨干骨折可分为3种类型：①胫、腓骨干双骨折；②单纯胫骨干骨折；③单纯腓骨干骨折。

胫骨上1/3骨折骨折远端常向上移位，压迫腘动脉，易引起小腿缺血或坏死；胫骨中1/3骨折易致骨筋膜室综合征；胫骨下1/3骨折，由于血运差，软组织覆盖少，易发生骨折延迟愈合，甚至不愈合；腓骨上端骨折易损伤腓总神经。

（二）护理评估

1. 健康史 了解患者的受伤时间、原因、部位、外力性质、大小、作用方向，既往健康情况，有无骨骼疾病及手术史、药物过敏史等情况，院外处理情况、有无合并神经血管的损伤等。

2. 身体状况

（1）症状与体征 骨折局部有疼痛、肿胀、压痛、功能障碍；患肢缩短或成角畸形，出现反常活动，骨折端有骨擦感；开放性骨折可见骨折端外露；小儿青枝骨折表现为不敢负重和局部压痛。常伴有腓总神经或腘动脉损伤的症状和体征。若合并腓总神经损伤则出现足下垂，感觉、运动障碍；合并胫前动脉损伤，则足背动脉搏动消失，肢体苍白、冰凉；继发骨筋膜室综合征，小腿肿胀明显、张力增加，甚至起水疱、感觉消失等。

（2）心理-社会状况 患者突然意外受伤，疼痛、不能行走，担心预后，常出现焦虑、紧张、恐惧等心理反应。

3. 辅助检查 包括踝或膝关节的正、侧位X线检查可确定骨折的部位、类型和移位情况。

（三）主要护理诊断/问题

1. 急性疼痛 与骨折及手术有关。

2. 有周围神经血管功能障碍的危险 与骨折合并软组织损伤或骨折固定不当有关。

3. 躯体移动障碍 与骨折或固定、牵引、制动有关。

4. 潜在并发症： 骨筋膜室综合征、肌萎缩、关节僵硬等。

（四）治疗要点

治疗的目的主要是矫正成角、旋转畸形，恢复肢体的长度与功能。

（1）非手术治疗 对于稳定性横骨折或短斜骨折，行闭合手法复位后，用长腿石膏或小夹板固定。对于不稳定的胫、腓骨干双骨折，如斜行、螺旋形或轻度粉碎性骨折，行跟骨结节牵引，5～6周，待纤维愈合后除去牵引，用长腿石膏托或小夹板继续固定至愈合。

（2）手术治疗 手法复位失败、严重的粉碎性骨折、开放性骨折可采用切开复位内固定治疗或复位后采用外固定器固定。

（五）护理措施

1. 患肢固定抬高，促进淋巴及血液回流，减轻肿胀。

2. 注意观察患者的生命体征及患肢远端的血液循环及感觉、运动情况。如有无伤肢剧烈疼痛，足趾皮肤苍白、发凉、麻木，被动伸趾疼痛，足背动脉搏动减弱或消失等小腿缺血及骨筋膜室综合征表现；有无足下垂、小腿外侧及足背感觉障碍等坐骨神经或腓总神经损伤症状。

3. 小夹板或石膏外固定者，做好小夹板或石膏外固定的护理。

4. 对开放性骨折患者应做好围手术期的护理，注意预防感染及伤口的护理。

5. 指导患者进行功能锻炼，2周内进行足趾伸屈活动，2周后进行踝关节和膝关节的伸屈活动，禁止在膝关节伸直状态下旋转大腿，以免影响骨折固定。6周后进行扶拐下地不负重行走，解除外固定后进行患侧下肢全活动范围锻炼，并逐渐进行负重活动。

6. 健康教育　参考股骨干骨折的相关内容。

第3节　骨盆骨折患者的护理

一、概　　述

骨盆骨折多由强大的暴力挤压骨盆所致，如车祸、塌方、坠落伤等，常伴有盆腔脏器损伤及大出血。因为骨盆是由髂骨、耻骨和坐骨组成的髋骨连同骶尾骨构成的一个完整的坚固的闭合骨性环，附有众多肌肉，可保护盆腔脏器，是躯干和下肢的桥梁。当骨盆骨折后对盆腔内脏器也会产生重度损伤。

（一）病因

骨盆骨折常因交通事故、意外摔倒或高处坠落等直接暴力挤压骨盆所致。年轻人骨盆骨折主要是由交通事故和高处坠落引起。老人骨盆骨折最常见的原因是摔倒。

（二）分类

按骨折位置和数量不同，可分为以下5类。

1. 骨盆边缘撕脱性骨折　由肌肉猛烈收缩而造成骨盆边缘肌附着点撕脱性骨折，骨盆环不受影响，多见于青少年运动损伤。常见的有髂前上棘撕脱骨折、髂前下棘撕脱骨折、坐骨结节撕脱骨折。

2. 髂骨翼骨折　多为侧方挤压暴力所致，移位不明显，可为粉碎性，不影响骨盆环。

3. 骶尾骨骨折　包括骶骨骨折和尾骨骨折。

4. 骨盆环单处骨折　包括髂骨骨折、闭孔环骨折、轻度耻骨联合分离和轻度骶髂关节分离等。

5. 骨盆环双处骨折　包括双侧耻骨上下支骨折、一侧耻骨上下支骨折合并耻骨联合分离、耻骨上下支骨折合并骶髂关节脱位、耻骨上下支骨折合并髂骨骨折、髂骨骨折合并骶髂关节脱位、耻骨联合分离合并骶髂关节脱位。由于暴力强大，常伴骨盆变形，并发症多见。

二、护理评估

（一）健康史

了解患者的受伤时间、原因、部位、外力性质、大小、作用方向，受伤后的处理，既往健康情况，有无骨骼疾病及手术史、药物过敏史等情况，有无合并伤等。

（二）身心状况

1. 症状和体征

（1）血压下降或休克　严重的骨盆骨折伴大量出血时，常合并休克。

（2）局部肿胀、压痛、畸形　会阴部、腹股沟或腰部可有皮肤瘀斑，翻身困难，下肢不敢活动。会阴部瘀斑是耻骨和坐骨骨折的特有体征。

（3）肢体长度不对称　合并骶髂关节分离时，患侧下肢可能短缩。

（4）骨盆分离试验和骨盆挤压试验阳性　检查者双手交叉撑开患者的两髂嵴，使两骶髂关节的关节面更紧贴，而骨折的骨盆前环产生分离，如出现疼痛即为骨盆分离试验阳性。双手挤压患者的两髂嵴，伤处仍出现疼痛为骨盆挤压试验阳性。偶尔会听到骨擦音。

（5）可合并腹膜后血肿和腹内器官损伤　若膀胱和尿道损伤可出现血尿；腹内器官损伤可出现急腹症症状及休克症状。

2. 心理-社会状况　骨盆骨折时常伴有大量出血及其他组织脏器损伤，可危及生命，患者多有焦虑、紧张甚至恐惧的心理反应。了解亲属对患者的关心程度，心理支持是否有力，家庭经济状况，医疗费用的承受能力等。

（三）辅助检查

X线检查可显示骨折类型及骨折移位情况，但对于骶髂关节情况，CT检查显示的更为清晰。

三、治疗要点

应首先处理休克和各种危及生命的合并症，再处理骨折。

1. 非手术治疗

（1）卧床休息　骨盆边缘骨折、骶尾骨骨折应根据损伤程度卧硬板床休息3～4周，以保持骨盆的稳定。

（2）复位与固定　不稳定性骨折可用骨盆兜悬吊牵引（图19-27）、髋“人”字石膏（图19-28）、骨牵引等方法达到复位与固定的目的。

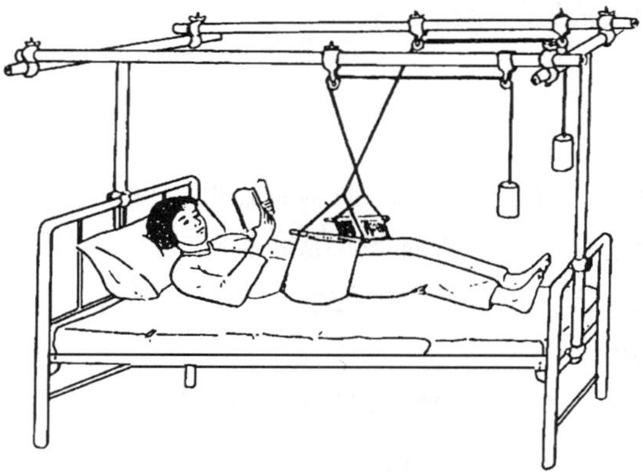

图19-27　骨盆兜悬吊牵引

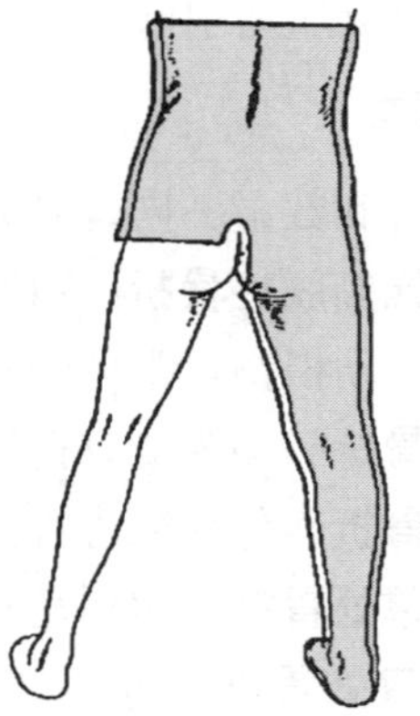

图19-28　髋“人”字石膏

2. 手术治疗

（1）骨外固定架固定术：适用于骨盆环两处骨折患者。

（2）切开复位钢板内固定术：适用于骨盆环两处以上骨折患者，以保持骨盆的稳定。

四、主要护理诊断/问题

1. 体液不足　与骨盆损伤、大量出血等因素有关。

2. 排尿障碍　与膀胱、尿道有关。

3. 排便障碍　与腹内脏器或直肠损伤有关。

4. 有皮肤完整性受损的危险　与骨盆骨折和长期卧床有关。

5. 躯体活动障碍　与骨盆骨折有关。

6. 潜在并发症：出血性休克、膀胱损伤、尿道损伤、直肠损伤等。

五、护 理 措 施

1. 体位　一般平卧于硬板床上。

2. 饮食　鼓励患者多食高蛋白、高维生素、高钙及富含纤维的食物及新鲜水果和蔬菜，多饮水，以利于大便通畅。

3. 补充血容量和维持体液平衡　①建立静脉输液通路，及时遵医嘱输血和补液，纠正血容量不足。②及时止血和协助医生处理腹腔内脏器官损伤，若经抗休克治疗和护理仍不能维持血压，应及时通知医生，并积极做好术前准备。

4. 严密观察病情变化　注意观察患者的生命体征、意识和尿量，及时发现和处理血容量不足。注意观察患者有无排尿困难、血尿；有无腹胀和便秘；有外固定者应做好相应的护理，注意有无并发症发生。

5. 维持排尿、排便通畅　对于尿道损伤导致排尿困难者，遵医嘱给予导尿或留置导尿，并加强尿道口和导尿管的护理；明显便秘的患者，可根据医嘱给予开塞露等通便，也可进行下腹部按摩，促进肠蠕动，以利于排便。

6. 做好皮肤护理，预防压疮　卧床期间保持床单元清洁、整齐、干燥、无皱褶；同时保持个人卫生清洁；定时按摩受压部位；协助患者更换体位，以防发生压疮。更换体位时需注意骨折愈合后方可向患侧卧位。

7. 健康教育　指导患者合理活动，根据骨折的稳定性和治疗方案，与患者一起制订适宜的锻炼计划并指导其实施。部分患者在手术后几日即可完全持重，行牵引的患者需12周以后才能持重。对于长时间卧床的患者，指导其练习深呼吸、进行肢体肌肉的等长舒缩，每日多次，每次5～20分钟。

第4节　脊柱骨折及骨髓损伤患者的护理

一、脊柱骨折患者的护理

（一）概述

脊柱骨折又称脊椎骨折，占全身各类骨折的5%～6%，其中胸腰段骨折最多见。脊柱骨折可以并发脊髓或马尾神经损伤，特别是颈椎骨折-脱位合并脊髓损伤能严重致残，甚至危及生命。

1. 病因　多数由间接暴力引起，如高处坠落时，头、肩或足、臀部着地，地面对身体的阻挡使身体猛烈屈曲所产生的垂直力可导致椎体压缩性骨折，若水平分力较大则可同时发生脊椎脱位；少数由直接暴力所致，如撞击、锐器、火器、爆炸物等可直接作用于脊椎而引起脊椎骨折。

2. 分类

（1）根据损伤机制不同，可分为以下几类。①压缩骨折：可分为屈曲压缩骨折和垂直压缩骨折，其中以屈曲压缩骨折最常见，如肩背部受重物砸伤，使椎体前方压缩，椎体楔形变（图19-29），重者可同时并发脊柱向前脱位。②屈曲-分离骨折：屈曲分离损伤是轴向旋转载荷，从后方作用至前纵韧带。此型损伤产生前柱压缩，而后、中柱产生张力性损伤（图19-30）。此种损伤多见于汽车安全带损伤。当躯干用安全带固定，突然刹车时，头颈及躯干上半身向前屈曲，发生颈椎或胸椎骨折、脱位。③旋转骨折：旋转损伤一般伴有屈曲损伤或压缩损伤。④伸展-分离骨折：脊柱呈过伸位承受外力，如向前跌倒，前额着地（图19-31）。

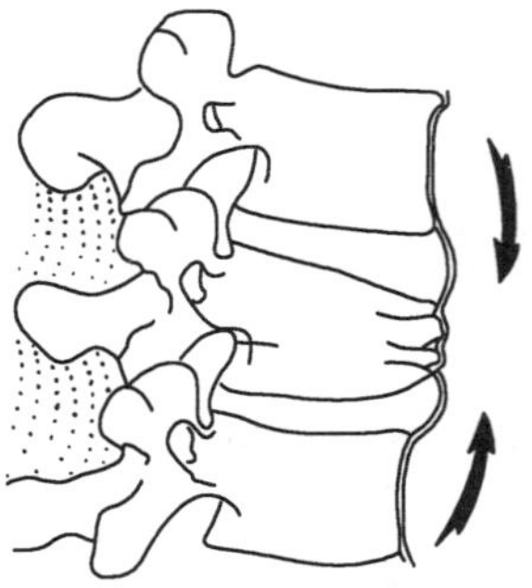

图19-29　压缩骨折

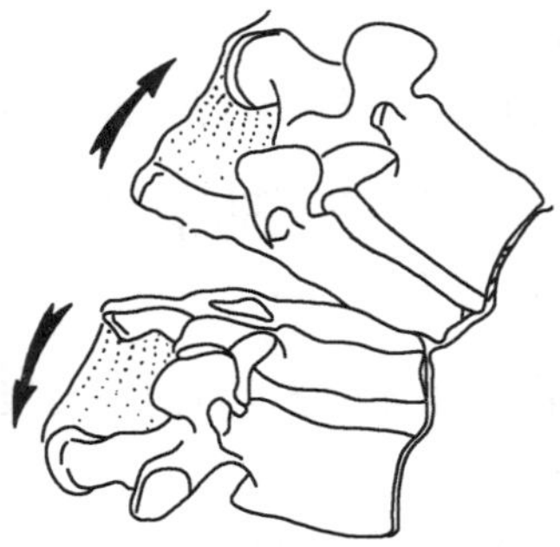

图19-30　屈曲-分离骨折

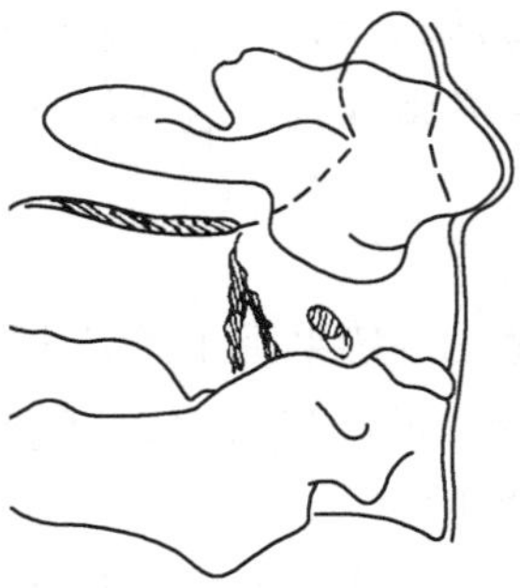

图19-31　伸展-分离骨折

（2）根据骨折的稳定程度不同，可分为以下几类。①稳定骨折：属轻度和中度的压缩骨折，脊柱后柱完整。②不稳定骨折：包括脊柱三柱中二柱骨折、爆裂骨折等。

（3）根据骨折形态不同，可分为以下几类。①压缩骨折：椎体前方受压缩呈楔形变。②爆裂骨折：椎体呈粉碎骨折，骨折块向四周移位，向后移位可压迫脊髓、神经。③撕脱骨折：在过伸或过屈位损伤时，在韧带附着点发生撕脱骨折。④Chance骨折：经椎体、椎弓及棘突的横向骨折。⑤骨折-脱位：脊柱骨折合并脱位。

（二）护理评估

1. 健康史　了解患者受伤经过，包括受伤时间、部位、暴力性质、大小及作用方向、受伤后的急救过程及搬运和运送方式等。

2. 身心状况

（1）症状与体征　局部疼痛、肿胀、脊柱活动受限。骨折处棘突有明显压痛和叩击痛；胸、腰椎骨折常有后突畸形；严重者常合并脊髓损伤，造成截瘫，损伤脊髓平面感觉、运动、反射障碍，高位截瘫可出现呼吸困难，甚至呼吸停止；若腰椎骨折引起腹膜后血肿者，可表现为腹胀、肠鸣音减弱、腹部有压痛或反跳痛。

（2）心理-社会状况　因意外损伤、疼痛刺激和活动受限，患者可产生焦虑、紧张、恐惧的心理反应，评估患者对疾病的心理承受能力，了解患者和家属对疾病治疗的态度，家庭经济状况，医疗费用的承受能力等。

3. 辅助检查　X线可显示骨折部位、类型和程度，棘突间隙改变等。CT、MRI可进一步显示骨骼、关节和椎管的变化。评估患者影像学检查结果有无异常，以助判断病情和预后。

（三）治疗要点

首先处理休克和各种危及生命的合并症，再处理骨折。

1. 抢救生命　脊柱骨折伴有严重的多发伤，如颅脑损伤、胸腹部损伤、严重的内外出血以及休克时，应优先处理，挽救生命。

2. 颈椎骨折　①稳定型颈椎骨折：轻度压缩骨折采用颌枕带卧位牵引复位（图19-32），压缩明显或脱位者采用持续颅骨牵引复位，牵引重量为3～5kg，复位并牵引2～3周后头颈胸石膏固定3个月（图19-33）；②爆破型骨折：原则上尽早手术祛除骨片、减压、植骨融合及内固定。若存在严重并发伤，待病情稳定后再行手术。

3. 胸、腰椎骨折　①单纯压缩骨折，椎体压缩＜1/3或老年体弱不能耐受复位和固定者，可卧硬板床，骨折部位加厚枕，使脊柱过伸，3日后开始锻炼腰背肌，第3个月开始可适当下地活动；椎体压缩＞1/3的青少年或中年患者，可采用两桌法或双踝悬吊法过伸复位，复位后石膏背心固定3个月。②爆破型骨折：有神经症状和有骨折片挤入椎管内的，需手术治疗。

4. 不稳定骨折　尤其有脊髓或神经损伤者，应尽早手术。

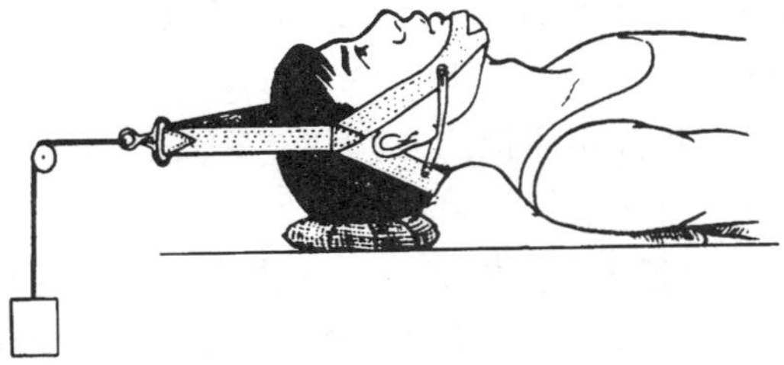

图19-32 颌枕带卧位牵引

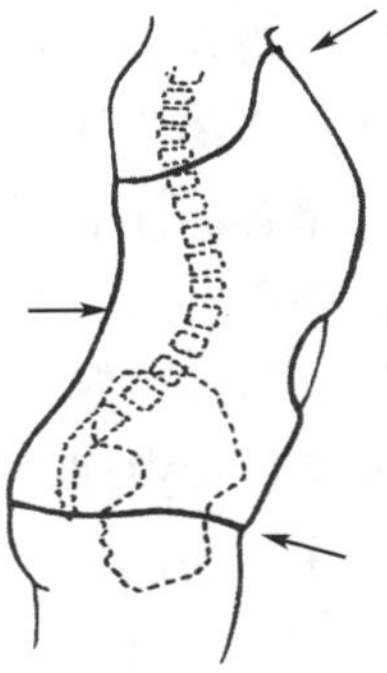

图19-33 石膏背心固定法

（四）主要护理诊断/问题

1. 急性疼痛 与肌肉、骨骼的损伤有关。

2. 焦虑/恐惧 与创伤所致疼痛、活动受限及担忧预后有关。

3. 躯体移动障碍 与脊柱骨折、卧床有关。

4. 知识缺乏： 缺乏有关功能锻炼的知识。

5. 有皮肤完整性受损的危险 与活动障碍和长期卧床有关。

6. 潜在并发症： 脊髓损伤、失用性肌萎缩、关节僵硬、压疮、肺部感染、泌尿系感染等。

（五）护理措施

1. 急救搬运 如怀疑脊柱骨折者三人应用平托法或滚动法（图19-34）将患者移至硬板担架上，仰卧，避免躯干屈曲或扭转；如有颈椎骨折者需要另加一人牵引固定头部，保持头颈、躯干在同一平面上，防止颈部扭转（图19-35）。切忌一人抬头、一人抬脚或搂抱的搬运方式。

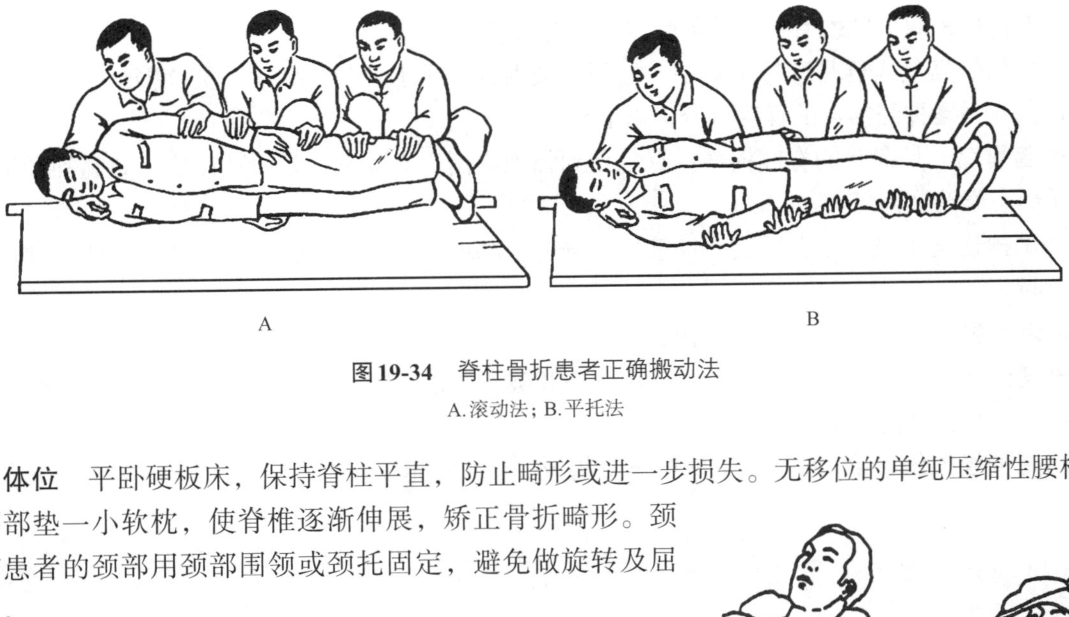

图19-34 脊柱骨折患者正确搬动法

A.滚动法；B.平托法

2. 体位 平卧硬板床，保持脊柱平直，防止畸形或进一步损失。无移位的单纯压缩性腰椎骨折，可在腰部垫一小软枕，使脊椎逐渐伸展，矫正骨折畸形。颈椎损伤患者的颈部用颈部围领或颈托固定，避免做旋转及屈伸活动。

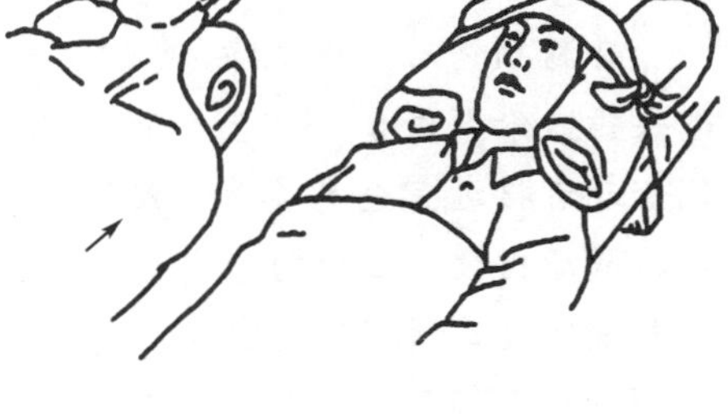

图19-35 颈椎骨折固定搬运法

3. 饮食 给予高蛋白、高热量、高维生素、高钙、易消化的食物；多饮水、多吃水果、蔬菜等，防止便秘。患者腹痛、腹胀时，可行肛管排气或根据病情给予胃肠减压。

4. 保持皮肤的完整性，预防压疮的发生

（1）轴式翻身 损伤早期应每2～3小时翻身一次，强调头颈、躯干、四肢在同一轴线，同心圆运动，分别采用仰卧位和左、右侧卧位。侧卧时，两腿之间应垫软枕。每2小时检查皮肤一次。

（2）保持病床清洁干燥和舒适　有条件的可使用特制翻身床、小垫床、明胶床垫、电脑分区域充气床垫、波纹气垫等。注意保护骨突部位，使用气垫或棉圈等使骨突部位悬空，定时对受压的骨突部位进行按摩。保持个人清洁卫生和床单平整干燥。

（3）避免营养不良　保证足够的营养素摄入，提高机体抵抗力。

5. 并发症的预防和护理

（1）脊髓损伤　密切观察患者肢体感觉、运动变化及排便情况，皮肤的颜色、温度、有无体温调节障碍等情况；同时正确搬运患者，避免脊髓损伤；对已发生脊髓损伤者，做好相应护理。

（2）失用性肌萎缩和关节僵硬　①保持瘫痪肢体的关节于功能位，防止关节屈曲、过伸或过展；②定时进行关节的全范围被动活动和按摩，每日数次，以促进血液循环；③根据脊柱骨折的部位、程度和康复治疗计划进行相应的腰背肌功能锻炼；④鼓励患者进行日常生活活动能力训练，以满足生活需要。

6. 心理护理　给予心理安慰，消除患者紧张恐惧情绪，对悲观抑郁的患者做好心理疏导，使其面对现实，配合治疗及护理。

7. 健康教育　讲解脊柱骨折的原因，教育患者在日常生活、工作、运动中应注意安全；加强锻炼，保持良好的心态，有利于骨折的愈合。嘱咐患者出院后有关注意事项，继续康复锻炼，预防并发症的发生。告知患者遵医嘱定期复诊，评估功能恢复状况。

二、脊髓损伤患者的护理

（一）概述

脊髓损伤是脊椎骨折脱位最严重并发症，发病率很高，多由间接暴力引起，少数因直接暴力所致，以胸腰段最多见。脊髓损伤后可引起瘫痪，胸腰椎损伤使下肢的感觉与运动产生障碍，称为截瘫；而颈椎脊髓损伤后，双上肢也有神经功能障碍，称为四肢瘫。

脊髓损伤的高危人群是摩托车赛手、酗酒和吸毒者、跳水者和足球运动员、警察、司机等。脊髓损伤按脊髓和马尾神经损伤的程度可分为以下5类。

1. 脊髓震荡　是最轻的脊髓损伤。脊髓受到强烈震荡，立即发生弛缓性瘫痪。脊髓神经细胞结构正常，无形态学改变。

2. 脊髓挫伤与出血　是脊髓实质性破坏，脊髓内部可有出血、水肿、神经细胞破坏和神经传导纤维束的中断。

3. 脊髓断裂　是指脊髓的连续性中断。

4. 脊髓受压　骨折移位、椎体滑脱、碎骨块和破裂的椎间盘突入椎管内，直接压迫脊髓，使脊髓产生一系列的脊髓损伤的病理变化。

5. 马尾神经损伤　第2腰椎以下的椎体骨折或脱位可引起马尾神经损伤，受伤平面以下出现弛缓性瘫痪。

链接　**截瘫指数**

脊髓损伤后可出现瘫痪，但由于损伤程度不同，瘫痪的表现也有差异，截瘫指数是将瘫痪程度量化，瘫痪指数分别用0、1、2表示，“0”代表没有或基本没有瘫痪；“1”代表功能部分丧失；“2”代表完全或者接近完全瘫痪。一般记录肢体的自主运动，感觉及两便三项的功能，最后数量相加即是该患者的截瘫指数。三项功能完全正常，则截瘫指数为0；三项功能完全丧失，则截瘫指数为6。截瘫指数可大致反映脊髓损伤的程度、发展情况等，还可以评估治疗效果。

（二）护理评估

1. 健康史　详细询问患者受伤的时间、原因和部位，受伤时的体位，受伤当时的表现，急救情况及搬运方法。

2. 身心状况

（1）症状和体征

1）脊髓震荡：损伤平面以下的感觉、运动、反射及括约肌功能丧失，数分钟或数小时可完全恢复，一般不留后遗症。

2）脊髓挫伤和脊髓受压：伤后出现损伤平面以下的感觉、运动、反射及括约肌功能部分或完全丧失，可以是单侧，也可以是双侧，双侧多在同一平面。其预后取决于脊髓损伤的程度、受压解除的时间。

3）脊髓半切征：损伤平面以下同侧肢体的运动和深感觉丧失，对侧肢体的痛觉和温度觉丧失。

4）脊髓断裂：损伤平面以下的感觉、运动、反射和括约肌功能完全丧失。

5）脊髓圆锥损伤：第1腰椎骨折可损伤脊髓圆锥，表现为会阴部皮肤鞍状感觉消失、大小便失禁、尿潴留及性功能障碍，双下肢的感觉和运动正常。

6）马尾神经损伤：第2腰椎以下骨折或脱位可引起马尾神经损伤，表现为受伤平面以下弛缓性瘫痪，感觉和运动功能障碍，括约肌功能丧失，腱反射消失。

7）脊髓损伤并发症：①呼吸衰竭与呼吸道感染。颈脊髓损伤的严重的并发症。②泌尿系感染和结石。脊髓损伤后括约肌功能障碍，排尿异常、长期留置尿管，导致泌尿道的感染和结石。长期卧床又易发生骨质脱钙，尿中钙盐增加，促使泌尿系结石的形成。③压疮。截瘫患者长期卧床，皮肤感觉丧失，易发生局部神经营养障碍，供血不足，皮肤坏死形成压疮。④体温失调。颈脊髓损伤后，自主神经系统功能紊乱，受伤平面以下皮肤不能出汗，对气温的变化丧失了调节和适应能力，常易产生高热。

（2）心理-社会状况　突如其来的创伤、活动障碍及担心致残，可使患者出现焦虑、恐惧、紧张等不良心理反应。评估患者的心理承受能力和对相关康复知识的认知程度。了解患者和家属对疾病治疗的态度，家庭经济状况等。

3. 辅助检查　了解X线、CT、MRI检查结果。

（三）治疗要点

1. 应及早采取合适的固定，可防止因损伤部位移位而导致脊髓再次损伤。
2. 尽早解除因椎骨骨折、脱位及血肿等因素对脊髓造成的压迫，保证脊髓功能尽可能恢复。
3. 应用激素、脱水利尿药物减轻脊髓水肿，如地塞米松、甲泼尼龙或甘露醇等，配合应用高压氧治疗。

三、主要护理诊断/问题

1. 气体交换受损　与脊髓损伤、呼吸肌麻痹、清理呼吸道无效致分泌物存留有关。

2. 体温过高或过低　与脊髓损伤、自主神经系统功能紊乱有关。

3. 便秘　与脊髓神经损伤、液体摄入不足、饮食及不活动有关。

4. 有皮肤完整性受损的危险　与感觉及活动障碍有关。

5. 潜在并发症：呼吸道感染、呼吸衰竭、失用性肌萎缩、关节僵硬、压疮、肺部感染、泌尿系感染或结石等。

四、护理措施

1. 急救搬运　请参见脊柱骨折的相关内容。

2. 病情观察　注意观察体温、呼吸、脉搏、血压、感觉、肌力、肢体活动等变化，观察有无压疮、肺部感染、尿路感染、便秘等并发症，发现异常及时通知医生，并协助医生进行处理。

3. 饮食护理 给予高蛋白、高热量、高维生素、富含纤维素、易于消化的饮食，多食新鲜水果和蔬菜、多饮水，以保持大便通畅。

4. 保持颈段脊髓损伤患者有效的气体交换

（1）加强观察和保持气体通畅 脊髓损伤患者48小时内脊髓水肿可造成呼吸抑制。需要密切观察患者呼吸情况，做好抢救准备。无自主呼吸或呼吸微弱的患者，应立即行气管插管或气管切开，用呼吸机维持呼吸。

（2）吸氧 增加氧气的供给，改善机体的缺氧状态。

（3）遵医嘱用药 脊髓损伤者，遵医嘱给予地塞米松、20%甘露醇静脉滴注，以减轻脊髓水肿。

（4）加强呼吸道护理 预防因气道分泌物阻塞而并发坠积性肺炎和肺不张。鼓励患者深呼吸、有效咳嗽、翻身拍背，同时给予雾化吸入抗生素、地塞米松或糜蛋白酶，以稀释分泌物，利于排出，必要时吸痰。对于呼吸机辅助呼吸的患者，注意呼吸机的监管。有气管切开的患者，保持呼吸道通畅，加强气管切开的护理。

5. 维持正常体温 高热者采取降温措施，如降低室内温度、采用物理降温等；对体温过低者采取保温措施，如提高室内温度、加盖棉被，或使用热水袋或电热毯等，但应注意预防烫伤。

6. 尿潴留护理 截瘫早期常规留置导尿管持续引流尿液，2周后改为每间隔4～6小时放尿一次，以训练膀胱反射或自律性收缩功能；做好导尿管和会阴部护理，并遵医嘱实施膀胱冲洗，以冲出膀胱内积存的沉渣；3周后拔出尿管，改为人工排尿；鼓励患者多饮水，以稀释尿液，预防尿路感染；每周进行1次尿培养，以及时发现感染；遵医嘱使用抗菌药物。

7. 预防便秘 ①饮食：鼓励患者多食富含膳食纤维的食物、新鲜水果和蔬菜，多饮水；②训练排便：指导或协助患者在饭后30分钟从右至左沿大肠行走方向做腹部按摩，以刺激肠蠕动；③药物通便：顽固性便秘者，遵医嘱给予灌肠或缓泻药物。

8. 心理护理 脊髓损伤患者心理负担较大，担心治疗效果、长期卧床、生活不能自理等，表现焦躁不安，甚至有轻生念头。要主动关心患者，加强心理支持，给予心理疏导，使其正视现实，增强治疗信心。

9. 健康教育

（1）嘱咐患者出院后有关注意事项，继续康复锻炼，预防并发症的发生。

（2）指导患者练习床上起坐，使用轮椅、助行器等上下床和行走等。

（3）告知患者遵医嘱定期返院检查，进行理疗，有助于刺激肌肉收缩和功能恢复。

第5节 关节脱位患者的护理

案例 19-3

患者，男，16岁，学生。1小时前打篮球时不慎摔倒致右肩部疼痛、活动受限。该患者左手扶持右前臂，头偏向右侧进入诊室。

问题： 1. 做何检查明确诊断？如何帮助患者减轻疼痛？

2. 应对患者采取哪些护理措施？

一、概 述

关节脱位是指关节面失去正常的对合关系，俗称脱臼。部分失去正常对合关系者称为关节半脱位。

本病多见于青壮年和儿童。常见发生脱位的关节有肩关节、肘关节及髋关节，临床上最常见的是肩关节脱位，其次是肘关节脱位。

（一）病因与分类

1. 根据脱位的原因分类

（1）创伤性脱位　因暴力作用于正常关节而发生脱位，是导致关节脱位最常见的原因。

（2）先天性脱位　因胚胎发育异常，使关节发育不良，出生后即可出现脱位。如髋臼或股骨头发育不良引起的先天性髋关节脱位。

（3）病理性脱位　因关节结构发生病变，骨端遭受破坏而发生脱位。如关节结核或类风湿关节炎所致的脱位。

（4）习惯性脱位　创伤性关节脱位后如果没有及时复位及合理固定易造成关节囊、韧带松弛，使关节存在不稳定因素，以至于轻微的外力作用即可引起再脱位，反复发生。如习惯性肩关节脱位。

2. 根据脱位的时间分类

（1）新鲜脱位　脱位时间在3周以内。

（2）陈旧性脱位　脱位时间超过3周。

3. 根据脱位后关节腔是否与外界相通分类

（1）闭合性脱位　脱位处软组织完整，关节腔不与外界相通。

（2）开放性脱位　脱位关节腔与外界相通。

（二）病理生理

创伤性关节脱位后，构成关节的骨端移位外，同时伴有关节囊不同程度破裂，关节腔周围因损伤导致积血，血肿机化期（3周左右）后，形成肉芽组织，继而成为纤维组织，与关节周围组织粘连造成关节活动受限。脱位的同时可伴关节附近韧带、肌肉和肌腱损伤，也可伴撕脱性骨折及周围血管、神经损伤。

（三）护理评估

1. 健康史　了解患者年龄、受伤经过、既往有无骨关节病变，有无反复脱位的病史等。明确暴力作用的时间、部位、性质、程度，了解受伤时的体位、环境、伤后的功能障碍及急救处理经过等。

2. 身心状况

（1）一般表现　关节疼痛、压痛、肿胀、瘀斑及功能障碍。

（2）专有体征　①畸形：脱位的关节处明显畸形，关节处的正常骨性标志有移位改变，与健侧不对称；②弹性固定：脱位后由于关节的牵拉作用，造成关节囊周围韧带及肌肉发生痉挛，使患侧肢体处于异常位置，被动活动时感到有弹性阻力；③关节窝空虚：脱位后可触及空虚的关节窝和突出的关节头。

（3）心理-社会状况　患者突然受伤脱位，疼痛刺激和肢体活动障碍，易产生焦虑、紧张等心理变化。评估患者及家属对疾病的心理反应，有无紧张、害怕等。评估患者对疾病治疗及康复治疗的了解程度。了解患者家庭经济和社会支持情况。

3. 辅助检查　X线检查可确定脱位的方向、类型、程度及有无合并骨折等。

（四）治疗要点

1. 复位　包括手法复位和切开复位，以手法复位为主。早期复位容易且功能恢复良好。对于合并关节内骨折、有软组织嵌入、手法复位失败或陈旧性脱位难以手法复位者，可行手术切开复位。

2. 固定　复位后将关节固定于稳定位置2～3周，使损伤的关节囊、韧带、肌肉等软组织得以修复。陈旧性脱位手法复位后，固定时间应适当延长。

3. 功能锻炼 固定期间应有序地进行关节周围肌肉的舒缩活动和固定以外关节的主动活动。解除固定后，可逐步进行固定关节的主动功能锻炼，辅以理疗、中药熏蒸等促使关节功能早日恢复。

（五）主要护理诊断/问题

1. 急性疼痛 与软组织损伤和关节脱位有关。

2. 躯体移动障碍 与关节损伤及伤肢固定有关。

3. 有皮肤完整性受损的危险 与关节固定有关。

4. 知识缺乏：缺乏有关复位后继续治疗及正确功能锻炼的知识。

5. 潜在并发症：血管、神经损伤，骨化性肌炎等。

（六）护理措施

1. 心理护理 对患者表示理解和同情，给予安慰和鼓励，耐心做好解释工作，复位前向患者说明复位的目的、方法和重要性，增加患者对疾病的认识。

2. 减轻疼痛 尽早复位固定能减轻疼痛。早期冷敷，以达到消肿镇痛目的，后期予以热敷，以减轻因肌肉痉挛引起的疼痛；进行护理操作或移动患者时，应手掌托住患肢，动作轻柔；运用如心理暗示、转移注意力等非药物镇痛方法缓解疼痛；必要时遵医嘱使用镇痛剂。

3. 病情观察 移位的骨端可压迫邻近的血管和神经，应注意观察患肢的感觉运动和血液循环情况。如有异常及时通知医生并配合医生进行处理。

4. 指导功能锻炼 ①向患者及家属说明功能锻炼的重要性和必要性，指导患者实施功能锻炼的正确方法；②在固定期间，应进行关节周围肌肉的舒缩运动和除患肢外其他未固定关节的主动活动；③解除固定后，逐渐加大关节的活动范围，同时配合热敷、理疗、中药烫洗等，促进关节功能的恢复；④进行功能锻炼时，应注意以患者主动锻炼为主，切忌被动手法强力拉伸关节，以防关节损伤加重。

5. 健康教育 教育患者要尽早就诊，及时检查，尽快进行复位，避免发生陈旧性脱位；向患者及家属讲解有关疾病治疗和康复的知识，教育患者及家属充分认识患肢固定的要求及意义，保持有效的固定，避免习惯性脱位的发生。

二、常见关节脱位

关节脱位以肩关节脱位最为常见，其次为肘关节脱位、髋关节脱位等。

（一）肩关节脱位

1. 概述 肩关节盂面积小而浅，肱骨头相对大而圆，周围韧带较薄弱，关节囊松弛，致使关节结构相对不稳定，容易发生脱位。肩关节脱位多为间接暴力引起，因倒地时手掌着地，肩关节外展、外旋，肩关节关节囊破裂，肱骨头脱出关节盂而发生脱位。肩关节脱位根据肱骨头脱位的方向分为前脱位、后脱位、上脱位和下脱位，以前脱位多见。前脱位又可分为喙突下脱位、锁骨下脱位、盂下脱位，以喙突下脱位多见。

2. 临床表现 伤侧肩部疼痛、肿胀、肩关节活动障碍。患者常以健手托扶患侧前臂，头部倾斜于患侧；三角肌塌陷，肩部失去正常轮廓，呈方肩畸形（图19-36），关节盂空虚，关节盂外可触及肱骨头；搭肩试验（Dugas征）阳性，即患侧手掌搭于健侧肩部时，肘部不能紧贴胸壁，反之若患侧肘部紧贴胸壁，手掌无法搭于健侧肩部。X线检查可明确脱位的类型，有无合并肱骨大结节撕脱性骨折及肱骨外科颈骨折。

3. 治疗要点

（1）复位 以手法复位为主，常采用手牵足蹬法（图19-37）。

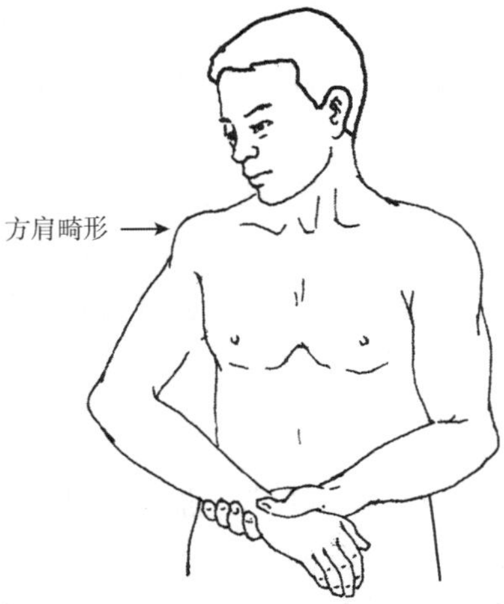

图19-36　方肩畸形

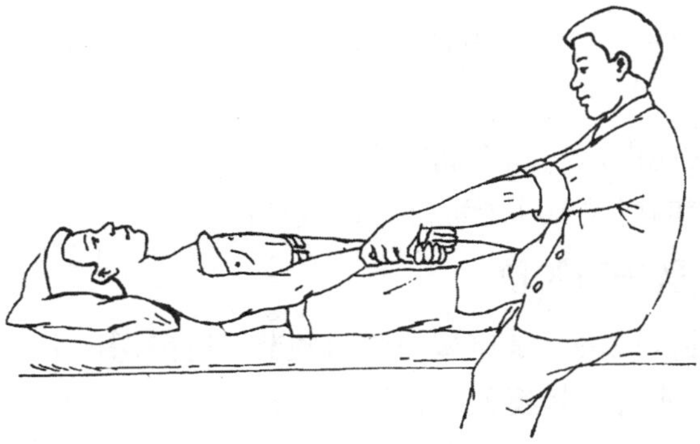

图19-37　手牵足蹬法

链 接　手牵足蹬法（Hippocrates 法）

人类对于肩关节脱位的认识和记述已有2000余年，2000余年前希波克拉底（Hippocrates）对肩关节脱位的创伤解剖类型和有关复发性脱位的一些问题作过详细的记述，并介绍了世界上最早的复位方法——Hippocrates法：患者仰卧位，术者站于患者患侧床旁，在患者腋窝处垫棉垫，以同侧足的足跟置于患者腋下靠胸壁处，双手握住患肢腕部，逐渐增加牵引力量，同时可轻微内、外旋上肢，解脱肱骨头与关节盂的绞锁并逐渐内收上臂，肱骨头便会经前方关节囊的破口滑入关节盂内，可感到弹响，提示复位成功。

（2）固定　对单纯肩关节脱位，复位后腋窝处垫棉垫，用三角巾悬吊上肢，肘关节屈曲90°；一般固定3周。合并肱骨大结节骨折者固定时间应适当延长1～2周（图19-38）。

（3）功能锻炼　固定期间应活动手指和腕部。固定解除后主动将肩关节向各个方向活动，使肩关节功能完全恢复。固定期间严禁上臂外展，并告知患者不要过早解除外固定，避免习惯性脱位的发生。

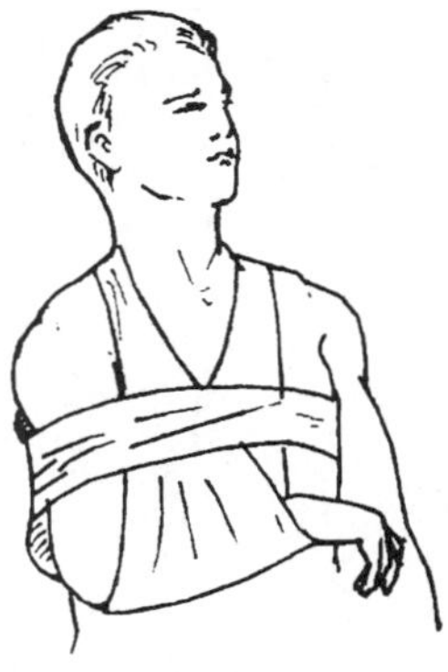

图19-38　肩关节脱位复位固定

（二）肘关节脱位

1. 概述　常发生于青少年，发生率仅次于肩关节脱位。根据脱位后关节头所在的位置分为前脱位、侧方脱位和后脱位，以后脱位多见。肘关节脱位多由间接暴力所致。如跌倒时肘关节伸直，手掌着地，暴力传递至尺、桡骨上端，在尺骨鹰嘴处产生杠杆作用，使尺、桡骨近端同时脱向肱骨远端的后方，发生肘关节后脱位；若暴力直接从后方作用于肘关节，则可产生尺骨鹰嘴骨折和肘关节前脱位，此类脱位相对少见。

2. 临床表现　伤侧肘关节肿胀、疼痛、功能障碍，肘关节弹性固定于半伸直位，肘后三角失去正常关系。可合并正中神经或尺神经损伤，偶尔可损伤肱动脉。X线检查可明确脱位的类型及有无合并骨折，显示尺骨鹰嘴离开鹰嘴窝而向前或向后突出。

链 接　肘部神经损伤的表现

正中神经损伤表现为拇指、示指、中指的感觉迟钝或消失，不能屈曲，拇指不能外展和对掌，形成典型的“猿手”畸形。尺神经损伤主要表现为手部尺侧皮肤感觉消失，小鱼际肌及骨间肌萎缩，掌指关节过伸，拇指不能内收，其他四指不能外展及内收，环指、小指呈“爪状手”畸形。

3. 治疗要点

（1）复位　常采用手法复位，少数手法复位失败及超过3周的陈旧性肘关节脱位可采用手术切开复位。

（2）固定　复位后用长臂石膏托固定肘关节于屈肘90°，前臂三角巾悬吊于胸前，一般固定2～3周。

（3）功能锻炼　固定期间进行固定部位肌肉的等长收缩锻炼及腕、指和肩关节活动；解除固定后进行全方位的肘关节功能锻炼，以主动活动为主。

（三）髋关节脱位

1. 概述　髋关节是典型的杵臼关节，髋臼深而大，周围又有坚强的韧带与强壮的肌群，因此只有强大的暴力才会引起髋关节脱位。约50%的髋关节脱位可合并骨折，常发生于青壮年。髋关节脱位按股骨头脱位后的方向可分为前脱位、后脱位和中心脱位，以后脱位最为常见。常见于交通事故后，多为间接暴力所致，即当髋关节屈曲或伴有内收时，膝部受到强大的暴力作用，经股骨干传至股骨头向后冲出关节囊。也可于患者弯腰工作时，暴力作用于腰骶部，同样可使股骨头向后冲出关节囊，发生髋关节后脱位。

2. 临床表现　伤侧髋部疼痛、肿胀、活动受限，被动活动时疼痛加剧。后脱位时髋关节呈屈曲、内收、内旋、缩短畸形（图19-39）。臀部可触及脱出的股骨头，大粗隆上移。X线检查可显示髋关节结构失常或伴有髋臼骨折等。

3. 治疗要点

（1）复位　一般需在椎管内麻醉或全麻下行手法复位。复位宜早，力争在24小时内复位成功。常用复位方法为提拉法（Allis法）（图19-40）。

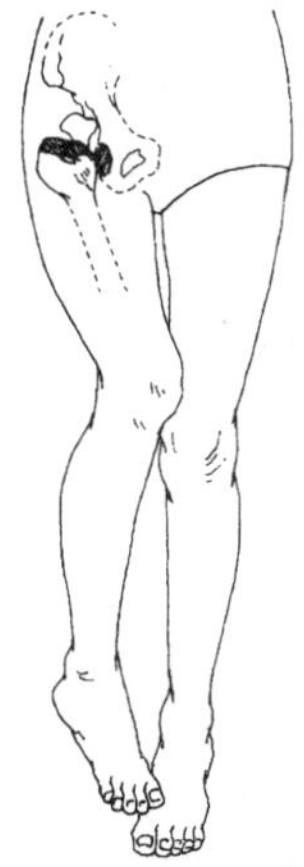

图19-39　髋关节后脱位典型畸形

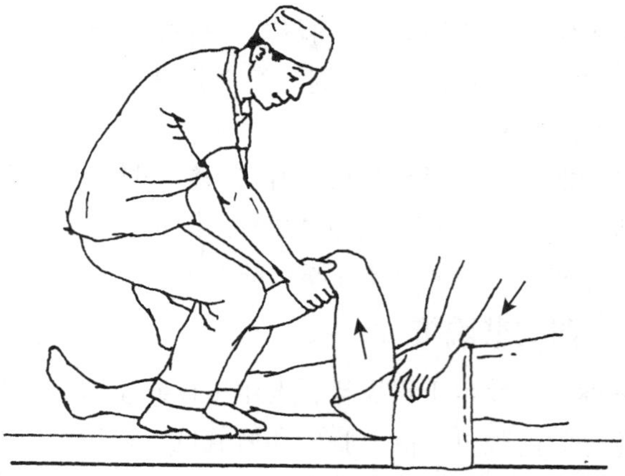

图19-40　髋关节后脱位提拉法复位

链接　提拉法（Allis法）

髋关节后脱位时，患者仰卧于手术床上，麻醉起效后，助手双手按住髂嵴以固定骨盆，术者面向患者站立，先使患侧髋关节和膝关节各屈曲90°，然后用双手握住患者的腘窝做持续牵引，或前臂上端套住腘窝进行牵引，待肌肉松弛后，略做外旋，便可以使股骨头还纳至髋臼内。可以感到明显的弹跳与弹响，提示复位成功。本法简便、安全，最为常用。

（2）固定　复位后置患肢于外展中立位，皮牵引或穿丁字鞋固定2～3周，严禁屈曲、内收、内旋动作，避免再脱位。

（3）功能锻炼　固定后卧床休息4周，固定期间进行股四头肌等长收缩锻炼，2～3周后开始活动髋关节，4周后扶拐下地活动，3个月内患肢不能负重活动，以防止股骨头变形。3个月后经X线检查证实股骨头血液供应良好时，可负重步行。

第6节　骨和关节感染患者的护理

案例 19-4

患儿，男，7岁，3日前突然出现寒战、高热，右膝部红、肿、热、痛，右膝关节活动受限，院外给予口服抗生素治疗无效，为进一步治疗而就诊。

问题：1. 该患儿应做何检查？

2. 如何减轻患儿疼痛？应采取哪些护理措施？

骨和关节感染分为化脓性感染和结核性感染。前者有化脓性细菌侵入骨膜、骨质、骨髓腔及关节腔引起；后者由结核杆菌侵入骨和关节内繁殖引起。

一、骨和关节化脓性感染患者的护理

（一）急性血源性骨髓炎

急性血源性骨髓炎是指身体其他部位的化脓性病灶中的细菌经血液循环传播引起骨膜、骨质和骨髓的急性化脓性炎症，多见于12岁以下儿童，男性多于女性，好发部位为长骨的干骺端，多见于胫骨近端和股骨远端。

1. 病因　本病最常见的致病菌为金黄色葡萄球菌，其次为β型溶血性链球菌，其他还有流感嗜血杆菌、大肠埃希菌、产气荚膜杆菌和肺炎链球菌等。发病前大多先有身体其他部位的感染病灶，一般位于皮肤和黏膜处，如疖、痈、扁桃体炎和中耳炎等感染。当原发病灶处理不当或机体抵抗力下降，细菌经过血源性传播进入血流而引起骨膜、骨质和骨髓的急性化脓性炎症。

2. 病理生理　前期以骨质破坏和死骨形成为主要病理变化，后期以新生骨形成为主，成为骨性包壳。致病菌进入长管状骨的干骺端，栓塞小血管，迅速发生骨坏死，同时出现充血、渗出及白细胞浸润，形成局限性骨脓肿。脓肿不断扩大并与邻近的脓肿融合成更大的脓肿。脓腔内高压的脓液沿哈佛管蔓延至骨膜下间隙，骨膜掀起成为骨膜下脓肿，致外层骨密质缺血坏死形成死骨。脓液穿破骨膜流向软组织筋膜间隙而成为深部脓肿。脓肿亦可穿破皮肤排出体外，形成窦道。脓液进入骨髓腔，破坏骨髓组织、骨松质及内层骨密质的血液供应，形成大片死骨。儿童骨骺板具有屏障作用，脓液一般不易进入邻近关节。成人骨骺板已经闭合，脓液可直接进入关节腔形成化脓性关节炎（图19-41）。

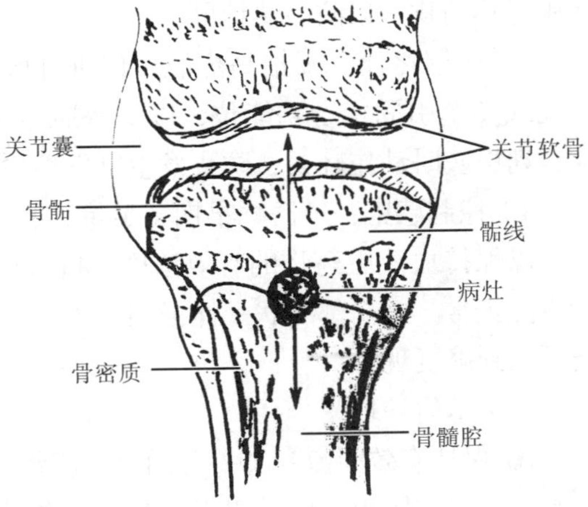

图19-41　急性血源性骨髓炎的扩散途径

3. 护理评估

（1）健康史　了解患者有无其他部位感染和外伤史，病程长短，采取何种治疗及效果如何，以及既往有无药物过敏史和手术史。

（2）身心状况

1）全身表现：起病急骤，寒战，高热，体温可达到39℃以上，脉搏加快，患儿可有烦躁不安、呕吐或惊厥等，严重者出现昏迷或感染性休克。

2）局部表现：早期为患部剧痛，肢体半屈曲状，抗拒主动与被动活动。局部皮温增高，干骺端有局限性深压痛，肿胀并不明显。数日后若水肿，压痛明显，说明该处已形成骨膜下脓肿。脓肿穿破骨膜形成软组织深部脓肿时，疼痛反而减轻，但局部红、肿、热、压痛更明显。如果病灶侵入邻近关节，可有反应性关节积液。脓肿沿着骨髓腔播散，则疼痛与肿胀范围更严重，有发生病理性骨折的可能。

3）心理-社会状况：由于起病急，全身中毒症状明显，患者多系儿童，家属紧张，患儿对环境不适应，哭闹不配合治疗。

（3）辅助检查

1）实验室检查：白细胞计数和中性粒细胞比例升高；红细胞沉降率加快；C反应蛋白升高；血培养可获致病菌，但已用过抗生素治疗者血培养阳性率低。

2）局部脓肿分层穿刺抽出液涂片发现脓细胞或细菌即可确诊，可同时做细菌培养和药物敏感试验。

3）影像学检查：具体如下。①X线检查：早期无特殊表现。发病2周后，X线片上可见干骺端模糊，呈散在虫蛀样骨破坏，有骨膜反应。3周后骨膜增厚，骨密质变薄，以后出现骨质破坏，死骨形成。②CT、MRI：CT可较早发现骨膜下脓肿；MRI有助于早期发现骨组织炎性反应。③核素骨显像：发病48小时内可获阳性结果。

4. 治疗要点　本病治疗的关键是早期诊断与治疗。

（1）非手术治疗　具体如下。①抗感染治疗：早期、足量、联合应用有效抗菌药物。②支持治疗：补液，维持水、电解质和酸碱平衡；高热期间予以降温；增加蛋白质和维生素摄入量，必要时少量多次输新鲜血，以增强抵抗力。③局部制动：患肢皮牵引或石膏托固定于功能位，达到减轻疼痛、预防关节挛缩畸形及病理性骨折。

（2）手术治疗　手术目的是引流脓液、减轻毒血症症状，阻止急性骨髓炎向慢性骨髓炎转变。手术可选择局部钻孔引流或开窗减压引流两种，于骨髓腔内放置2根引流管作持续冲洗引流。

5. 主要护理诊断/问题

（1）体温过高　与化脓性感染有关。

（2）急性疼痛　与化脓性感染和手术有关。

（3）组织完整性受损　与脓肿穿破皮肤和骨质破坏有关。

（4）潜在并发症：病理性骨折等。

6. 护理措施

（1）非手术治疗护理及术前护理

1）维持正常体温：①高热期间应卧床休息；②患者发热且体温较高时，给予物理降温，根据医嘱使用退热药物，以防高热惊厥。

2）缓解疼痛：①抬高患肢，促进静脉血回流，减轻疼痛和肿胀。②限制患肢活动，必要时用石膏托或皮牵引固定于功能位，以缓解肌痉挛，减轻疼痛；防止炎症扩散、畸形和病理性骨折的发生。③搬动患肢时动作轻柔，防止发生继发性损伤；床旁安置护架，做好支撑，避免患处压迫，加重疼痛。

3）控制感染：遵医嘱早期、足量、联合应用抗菌药物。应现配现用，合理安排用药顺序，按时给药，以保持血液中药物的有效浓度。抗菌药物治疗要求连续用药3～4周以上。停药应具备如下条件。①体温正常。②局部症状、体征消失2～3周以上。③血常规检查示白细胞计数及分类正常。④X线检查可见到修复现象。

（2）术后护理

1）保持有效引流：①妥善固定引流装置：检查各连接接头有无松动、脱落，变换体位时注意安置引流管，以防脱出。躁动患者适当约束四肢，以防拔出引流管。②保持引流通畅：引流管与一次性负压引流袋连接紧密，保持负压状态；冲洗管的输液瓶应高于伤口60～70cm，1500～2000ml抗生素溶液24小时持续滴注冲洗，引流袋位置低于伤口50cm。③密切观察引流液的颜色、性质和量，及时准确记录，保持出入量的平衡。④根据引流液的颜色和清亮程度调节灌洗液的速度。⑤若发现滴入不畅或出入量不平衡，要及时查找原因，排除故障，保证冲洗引流通畅；严格无菌操作，连接处用酒精消毒，并每日更换引流袋，避免逆行感染。⑥拔管指征：引流管留置3周，体温正常，引出液清亮，连续3次细菌培养结果阴性，即可拔管。

2）功能锻炼：为防止长期制动导致肌萎缩或关节内粘连，急性期患者可做患肢骨骼肌的等长收缩运动，待炎症消退后，关节未明显破坏者可进行关节功能锻炼。

3）健康指导：①改善卫生条件，加强营养，增强机体抵抗力。②指导患者每日进行患肢肌肉等长舒缩练习及关节被动或主动活动。③告知患者和家属急性血源性骨髓炎治疗不彻底或机体抵抗力低下时，易转为慢性骨髓炎，因此必须坚持使用抗生素至体温正常后3周左右。④若伤口愈合后又出现红、肿、热、痛、流脓等，提示转为慢性，需及时复诊。

（二）慢性血源性骨髓炎

急性血源性骨髓炎未能彻底控制，反复发作演变而成。病理表现为死骨、无效腔、骨性包壳和窦道。由于有窦道形成，病灶与外界相通，造成多种细菌混合、反复的感染，难以根治。

1. 护理评估

（1）健康史　询问有无急性血源性骨髓炎或外伤史、手术史。了解有无反复发作的低热、局部红肿、疼痛及窦道流脓，病程的长短。

（2）身心状况

1）病变静止期可无症状，仅见患肢增粗及变形，邻近关节挛缩，皮肤菲薄、色素沉着，有多处瘢痕，稍有破损即引起经久不愈的溃疡；或有长期不愈合的窦道，窦道口肉芽组织突起，流出臭味脓液。

2）急性发作期表现为疼痛和发热，患处红、肿、热及压痛；原已闭塞的窦道口开放，排出多量脓液，有时排出死骨。在死骨排出后窦道口自动封闭，炎症逐渐消退。

3）心理-社会状况：患者因病程长，病情反复发作而失去了治愈疾病的信心。

（3）辅助检查　X线检查示骨骼失去正常形态，骨膜下有新生骨形成，骨质硬化，骨髓腔不规则，有大小不等的死骨影，边缘不规则，周围有空隙。CT检查可显示脓腔与小片死骨。经窦道插管注入水溶性碘溶液造影剂可显示脓腔情况。

2. 治疗要点　手术治疗为主，以清除死骨、炎性肉芽组织，消灭无效腔，闭合伤口为原则。小儿可采用闭式灌洗的方法来达到消灭无效腔的目的，还可采用庆大霉素-骨水泥珠链填塞和二期植骨来消灭无效腔。

3. 主要护理诊断/问题

（1）焦虑　与炎症反复发作迁延不愈有关。

（2）营养失调：低于机体需要量　与疾病长期消耗有关。

（3）躯体移动障碍　与关节变形、活动受限有关。

4. 护理措施

（1）术前护理

1）一般护理：①注意卧床休息，抬高患肢，肢体限制活动，以减轻疼痛，防止关节畸形及病理性骨折的发生。②给予高蛋白、高热量、高维生素及易消化饮食，增加营养支持，增强抵抗力，必要时给予少量多次输血。

2）病情观察：密切观察生命体征及神志的变化，尤其是儿童，应记录出入量和危重症护理记录。

3）维持正常体温：高热患者，一般先采用物理降温，必要时遵医嘱给予药物降温。

4）控制感染：注意抗菌药物浓度和滴入速度，密切注意用药后的副作用和毒性反应。及时进行血培养和药物敏感试验，以指导选用有效的抗菌药物。

5）术前准备：做好常规及皮肤准备，窦道口周围皮肤要保持清洁，手术备皮要彻底。

6）心理护理：该病病程长，反复发作，家庭经济负担重，患者往往会有焦虑、恐惧，甚至悲观厌世的心理，应经常与患者交流、谈心，介绍成功治愈的病例，帮助树立战胜疾病的信心。

（2）术后护理

1）一般护理：采取舒适卧位，协助患者活动，防止肌肉萎缩。

2）病情观察：伤口行药物灌注、冲洗、负压引流，注意观察引流液的颜色、性质、量的改变。

3）伤口护理：注意术后伤口的护理，及时更换敷料。

4）引流管护理：①保持引流通畅，防止引流液逆流。多采用点滴冲洗和负压引流。术后24小时内，引流液较多，应快速滴入冲洗液，以免血块堵塞引流管。冲洗液一般选用细菌敏感的抗菌药物配制而成。每日用量依病情而定。②根据无效腔的大小对术后伤口的药物灌注、冲洗持续的时间进行调整，一般为2～4周。当体温正常，伤口无炎症反应，引流出的液体清澈时，可考虑拔管。先拔除滴入管，引流管继续引流1～2日后再拔除。

5）功能锻炼：指导患者主动功能锻炼，教会患者使用拐杖、助行器等，减少患肢过早完全负重。X线片证明包壳已坚固形成，破坏骨已经修复正常时开始逐渐负重。

6）健康指导：患者长期处于消耗状态，应鼓励患者进行易消化的高蛋白、高热量、高维生素的饮食，增强机体抵抗力。该病易复发，当患处再次出现局部红、肿、热、痛或皮肤窦道流脓时，及时到医院就诊治疗。

（三）化脓性关节炎患者的护理

化脓性关节炎是指发生在关节内的化脓性感染，多见于儿童，成人创伤后感染多见。好发部位为髋关节和膝关节，多为单发。

1. 病因 本病最常见的致病菌是金黄色葡萄球菌，可占85%，其次为白色葡萄球菌、淋病奈瑟球菌、肺炎球菌和肠道杆菌等。细菌进入关节内的途径有以下几个。

（1）血源性传播 身体其他部位的化脓性病灶内细菌通过血液循环传播至关节内。

（2）邻近关节的化脓性病灶直接蔓延至关节内。

（3）开放性关节损伤发生感染。

（4）医源性感染 关节内注射药物或关节手术后感染。

2. 护理评估

（1）健康史 询问患者近期有无局部化脓性感染病灶、关节外伤、手术史；了解患者发病的经过及治疗情况，效果如何；既往有无药物过敏史和手术史。

（2）身心状况

1）起病急，寒战、高热，体温可达39℃以上，甚至出现谵妄和昏迷，小儿可见惊厥。全身中毒症状严重，病变关节疼痛剧烈。

2）浅表关节如膝关节、肘关节，局部可见红、肿、热及关节积液表现，以膝关节积液最为明显，关节处于半屈曲位以缓解疼痛。

3）深部关节如髋关节，因有厚实的肌肉，局部红、肿、热多不明显，关节常处于屈曲、外旋、外展位。

（3）辅助检查

1）实验室检查：白细胞计数增加至10×10^9/L以上，中性粒细胞比例升高；红细胞沉降率加快；C反应蛋白升高；血培养可为阳性。

2）X线检查：早期关节周围软组织肿胀、关节间隙增宽；中期可见周围骨质疏松；后期关节间隙变窄或消失，关节面毛糙，可见骨质破坏或增生，甚至出现关节畸形或骨性强直。

3）关节腔穿刺：早期抽出液呈浆液性，中期关节液浑浊，后期关节液为黄白色脓液。

3. 治疗要点

（1）早期足量全身性使用抗生素，原则上同急性血源性骨髓炎。

（2）局部治疗　可行关节腔内注射抗生素、关节腔持续性灌洗。

（3）手术治疗　①关节镜下清除脓苔，彻底冲洗关节腔并置管引流。②关节切开引流。③关节矫形术。

4. 主要护理诊断/问题

（1）体温过高　与化脓性感染有关。

（2）急性疼痛　与化脓性感染和手术有关。

（3）躯体移动障碍　与关节变形、活动受限及术后肢体制动有关。

5. 护理措施

（1）术前护理　参考急性血源性骨髓炎的相关内容。

（2）术后护理　具体如下。①患肢制动：石膏托固定患肢关节于功能位，以减轻疼痛，促进炎症消散和预防关节畸形。②继续全身性使用抗生素，加强支持治疗。③关节灌洗及引流的护理：每日经灌洗管滴入含抗生素溶液2000～3000ml，直至引流液清亮、细菌培养结果阴性后停止灌洗，再引流数日，直至无引流液吸出、局部症状和体征消退即可拔管。注意无菌操作，保持引流通畅。④功能锻炼：指导急性期患者可进行骨骼肌的等长收缩运动；局部治疗后可进行持续性被动活动；炎症控制后，关节未严重破坏者可进行主动关节伸屈运动。

（3）健康指导　①向患者及家属讲解化脓性关节炎的有关知识。②讲解静脉使用抗生素及关节灌洗的必要性和重要性。③教会患者及家属进行功能锻炼的方法、意义及注意事项。④告知出院后应遵医嘱服药，按时复诊。

二、骨关节结核患者的护理

案例 19-5

患者，女，37岁，因腰部疼痛伴低热、盗汗3个月入院。查体：消瘦，贫血面容，在站立与行走时，用双手托住腰部，头及躯干向后倾，拾物试验阳性。腰椎X线检查：左侧腰大肌模糊，椎体边缘破坏，椎间隙变窄。红细胞沉降率为50mm/h。

问题：该患者可能患有什么疾病？

（一）概述

骨关节结核属于继发性结核病，约90%的患者继发于肺结核，好发于青少年及儿童，30岁以下的患者约占80%。可发生于任何骨与关节，以脊柱最多，约占50%，其次是膝、髋、肘等关节。

结核菌可由原发病灶经血液和淋巴管到达骨与关节，待机体抵抗力下降，首先可引起单纯性滑膜结核和单纯性骨结核，以后者多见，此时关节面完好，若得到有效控制，关节功能不受影响。进一步发展，结核病灶便会破入关节腔，使关节软骨面受到不同程度的损害，形成全关节结核，必定会后遗各种关节功能障碍。若不能控制，便会出现继发感染，甚至破溃产生瘘管或窦道，此时关节已完全毁损。

（二）护理评估

1. 健康史　了解患者有无肺结核或其他部位结核病史；有无与结核患者密切接触史；有无营养不良或机体抵抗力低下等情况。

2. 身心状况

（1）症状与体征

1）早期病变部位即有轻度疼痛，活动后加剧。儿童常有“夜啼”，因患儿熟睡时肌肉自然放松，关节失去控制，若稍有肢体活动，病变部位即发生剧痛，患儿突然惊醒大哭。全身症状一般不明显，多有低热、盗汗、乏力、食欲缺乏、消瘦、贫血等慢性结核中毒症状，病变活动期表现较明显。

2）局部体征：①脊柱结核脊柱生理弯曲改变，以胸段后突畸形明显。可出现肢体感觉，运动和括约肌功能障碍，甚至完全性截瘫。局部有压痛和叩击痛。②髋关节结核早期患肢外旋、外展、屈曲、相对变长。后期出现内旋、内收、屈曲畸形，相对变短。髋关节前后方有压痛，粗隆部可有叩击痛，关节运动障碍。③膝关节结核局部肿胀，由于膝关节上下肌肉因废用而萎缩，肿胀可呈梭形（俗称鹤膝）。晚期全关节结核时，膝关节处于屈曲位。

3）寒性脓肿和窦道：全关节结核时，在病灶部位积聚了大量脓液、结核性肉芽组织、死骨和干酪样坏死物，由于缺乏红、热等急性炎症反应，称为“寒性脓肿”或“冷脓肿”。寒性脓肿破溃后形成经久不愈的窦道，常易并发混合性感染。

4）功能障碍：骨与关节结核由于病变部位疼痛及周围肌肉的保护性痉挛，常有活动受限或者姿势异常。如腰椎结核的患者，腰椎活动度受到限制，当捡拾地上物品时，常需要挺腰屈膝下蹲，此症称为拾物试验阳性。髋关节结核早期就有跛行，此外还可有“4”字征和托马斯征阳性。

（2）心理-社会状况　骨与关节结核病程长，抗结核药物应用时间长达2年左右，用药过程中可出现不良反应，加之患者体质虚弱、生活自理能力下降甚至丧失，而且大部分患者发病前生活即处于贫困状态，容易产生悲观厌世情绪。

链接　“4”字征与托马斯征

“4”字征：患者平卧于检查床上，患肢屈曲，将外踝搁在健侧肢髌骨上，检查者用手下压其患侧膝部，若患髋出现疼痛而使膝部不能接触床面即为阳性。

托马斯征：用于检查髋关节有无屈曲畸形。患者平卧于检查床上，检查者将其健侧髋、膝关节完全屈曲，使膝部贴住或尽可能贴近前胸，此时腰椎前凸完全消失而腰背平贴于桌面，若患侧髋存在屈曲畸形，可一目了然。根据大腿与桌面所成角度，断定屈曲畸形为多少。

3. 辅助检查

（1）实验室检查　具体如下。①红细胞沉降率：为检测病变是否静止和有无复发的重要指标。在活动期明显增快。②血常规：轻度贫血；有混合感染时，白细胞计数增高。③结核杆菌培养：从单纯性冷脓肿获得脓液，其培养阳性率为70%。

（2）影像学检查　具体如下。①X线：在起病2个月后才会有改变。骨质破坏、椎间隙或关节间隙变窄。②CT：显示病灶周围的冷脓肿有独特的价值，死骨与病骨显示清晰。③MRI：主要用于观察脊髓有无受压与变性。另外，MRI具有早期诊断价值，在炎性浸润阶段时显示出异常信号。④B超：探查深部冷脓肿的位置和大小。

（三）治疗要点

1. 加强支持治疗，提高机体免疫力。
2. 局部制动或适当休息。
3. 坚持早期、联合、适量、规律和全程用药的原则。
4. 手术治疗：切开排脓，病灶清除术；关节融合术；截骨术；关节成形术。

（四）主要护理诊断/问题

1. 营养失调：低于机体需要量　与结核病慢性消耗有关。

2. 慢性疼痛　与局部病灶有关。

3. 躯体移动障碍　与结核、固定、手术或截瘫有关。

4. 知识缺乏：缺乏结核病治疗与康复治疗相关知识。

（五）护理措施

1. 非手术治疗护理及术前护理

（1）注意卧床休息，保持肢体于功能位，防止关节畸形。脊柱结核患者需卧硬板床休息，对病变处于静止期，脊柱仍不够稳定的患者，可用颈托、腰围或石膏背心保护。

（2）给予高蛋白、高热量富含维生素易消化的饮食，改善营养状况，提高抵抗力。

（3）适当限制活动，常采用石膏托或石膏管型及皮肤牵引做患肢制动，有利于缓解疼痛，以免感染扩散蔓延，预防病理性脱位或骨折。患者活动时，注意防跌倒，避免关节脱位或骨折等意外损伤。

（4）遵医嘱合理使用抗结核药物，不能随便停用。注意药物毒性反应及副作用的发生，定时监测肝、肾功能。

2. 术后护理

（1）严密观察病情，注意观察肢端的颜色、温度、感觉及毛细血管充盈反应等，发现异常及时报告医生并协助处理。

（2）脊柱结核术后脊柱不稳定，或做脊柱融合术后，必须局部制动，避免继发损伤及植骨块脱落等。

（3）关节结核，行滑膜切除术的患者，术后多采用皮肤牵引，注意保证牵引有效；关节融合术后，多用石膏固定，注意石膏固定的护理。

（4）鼓励患者适当主动活动病变以外的关节，防止关节僵直。

3. 健康指导

（1）积极有效地治疗结核原发病灶是预防骨关节结核的最主要措施。

（2）介绍骨关节结核的治疗原则及方法，以使患者配合有效的治疗。

（3）结核病疗程长、易复发，告诉患者要坚持用药，并讲明应用结核药物的剂量、用法及保存方法，更应注意药物的毒、副作用，如出现耳鸣、听力异常应立即停药，同时注意肝、肾功能受损及多发性神经炎的发生。

（4）如有病情变化，及时复诊。

第7节　骨肿瘤患者的护理

案例 19-6

患者，男，16岁，因右膝部疼痛1个月，加重伴肿胀10日入院。患者1个月前无任何诱因出现右膝部疼痛，为间断性隐痛，未予以重视，但疼痛逐渐加重，尤其近10日来，疼痛十分剧烈，并发现右膝关节上部肿胀明显。入院时查体：右膝上部明显肿胀，见静脉怒张，局部皮温高，于股骨下端扪及一个直径约6cm的肿块，质硬，压痛明显。X线检查见股骨下端直径约10cm溶骨性骨质破坏区，见三角形骨膜反应（Codman三角）。

问题：1. 该患者可能患有什么疾病？

2. 你该如何为该患者进行心理护理？

一、概　　述

骨肿瘤是指骨组织（骨膜、骨和软骨）及骨附属组织（骨的血管、神经、脂肪、纤维组织等）所发生的肿瘤。根据发生情况不同，骨肿瘤可分为原发性和继发性两大类，原发性骨肿瘤是由骨组织及其附属组织本身所发生的肿瘤；继发性骨肿瘤是由其他器官或组织发生的恶性肿瘤通过血液循环、淋巴转移或直接浸润到骨组织及其附属组织所发生的肿瘤。根据肿瘤组织的形态、肿瘤细胞的分化程度及细胞间物质的类型不同，骨肿瘤分为良性、恶性和中间性3类。其中良性肿瘤以骨软骨瘤多见，恶性肿瘤中最常见的是骨肉瘤。

二、护理评估

（一）健康史

评估职业、工作环境、生活习惯、既往史和家族史。既往史中主要注意疾病史，尤其要调查肿瘤病史，因骨恶性肿瘤有很大部分是继发。年龄在骨肿瘤的发病是很有意义，一般10～20岁青少年好发骨恶性肿瘤，如骨肉瘤；而骨巨细胞瘤主要发生于20～40岁的成年人；40岁以上的患者一般多为转移性骨肿瘤。

（二）身心状况

1. 疼痛与压痛　疼痛是生长迅速的肿瘤最显著的症状。良性肿瘤多无疼痛，但有些良性肿瘤，如骨样骨瘤可因反应骨的生长而产生剧痛。良性肿瘤恶变或合并病理骨折，可出现疼痛或疼痛突然加重。恶性肿瘤几乎均有局部疼痛，开始时为间歇性轻度疼痛，继而发展为持续性剧痛并可有压痛。

2. 局部肿块和肿胀　良性肿瘤常表现为质硬而无压痛的肿块；恶性肿瘤的局部浸润或良性肿瘤的压迫均可影响体液回流而发生肿胀，一般是渐进性的。肿胀迅速，局部血管怒张多属恶性。

3. 功能障碍和压迫症状　脊髓肿瘤无论是良性还是恶性都可能引起截瘫。邻近关节的肿瘤，由于疼痛和肿胀使关节功能障碍。若肿瘤血运丰富，可出现局部皮温升高，浅静脉怒张。位于盆腔的肿瘤可引起消化道和泌尿道机械性梗阻。

4. 病理性骨折和脱位　发生于骨干部位的肿瘤因骨质破坏，骨密质变薄，在稍有外力作用或无明显外力作用下即可发生病理性骨折。发生于骨干骺端的肿瘤因破坏了关节骨的完整性，可发生病理性关节脱位。

5. 心理-社会状况　患者知情后，因对肿瘤的不了解，患者情绪会发生剧烈变化，出现怨愤、激动、烦躁、焦虑、易怒等心理。当肢体发生永久性功能丧失时，患者容易出现悲观失望、孤独厌世，甚至轻生的心理。

（三）辅助检查

1. 实验室检查　常用的检查项目有血常规、红细胞沉降率、血钙、血磷、碱性磷酸酶、酸性磷酸酶、尿液本周蛋白等。

2. 影像学检查

（1）X线检查　是骨肿瘤疾病诊断程序中应用最广泛、最有意义的方法，骨与软组织的X线表现可反映骨肿瘤的基本病变。良性骨肿瘤具有界限清楚、密度均匀的特点，病灶骨质破坏呈单房性或多房性，通常无骨膜反应。而恶性骨肿瘤病灶多不规则，密度不均匀，界限不清，若骨膜被肿瘤顶起，可呈现出三角形的骨膜反应阴影，称为Codman三角；若骨膜掀起为阶段性，X线片表现为“葱皮”现象，肿瘤生长迅速，可表现为“日光射线”形态。

（2）CT和MRI检查　可以更清楚地显示病变部位、大小、范围及其与周围的关系，帮助制订手术方案和评估治疗效果。

（3）ECT检查　可以先于其他影像学检查几周或几个月显示骨转移瘤的发生，但特异性不高。

3. 病理检查　确认肿瘤唯一可靠的检查，标本来自切开活检和穿刺活检两种。

（四）常见骨肿瘤

1. 骨软骨瘤　又称骨疣，是一种常见的良性肿瘤。常见于股骨下端、胫骨上端和肱骨上端。骨软骨瘤单发多见。大多数患者是在无意中发现骨性肿块而就诊的。当肿瘤生长到一定体积时，可因压迫周围组织，如肌腱、神经、血管等感到隐痛而影响功能。X线片显示在干骺端可见骨性突起，其皮质和骨松质与正常骨相连，软骨帽可呈不规则钙化。

2. 骨肉瘤　是一种最常见的恶性骨肿瘤，恶性程度很高。好发于青少年，好发部位为股骨远端、胫骨近端和肱骨近端的干骺端。主要症状是疼痛进行性加重，开始时呈间歇性发作的隐痛，逐渐转为持续性剧痛。患肢关节有不同程度的功能障碍。病变局部肿胀，可伴有局部肿块，局部皮温增高，静脉怒张。X线片显示病变部位骨质浸润性破坏，边界不清，病变区可有排列不齐、结构紊乱的肿瘤骨。骨膜反应可见Codman三角或呈“日光射线”现象。实验室检查示贫血，红细胞沉降率加快，碱性磷酸酶水平增加。

3. 骨巨细胞瘤　是一种潜在恶性或介于良性与恶性之间的溶骨性肿瘤，好发年龄为20～40岁，好发部位为股骨下端和胫骨上端。瘤组织以单核基质细胞及多核巨细胞（破骨细胞）为主要结构。主要症状为局部疼痛，随肿瘤的生长而疼痛加重。若侵及关节软骨，将影响关节功能。X线片显示骨端病灶呈偏心性、溶骨性破坏而无骨膜反应，骨端呈肥皂泡样膨胀，骨密质变薄，当破溃后肿瘤可侵入软组织（图19-42）。

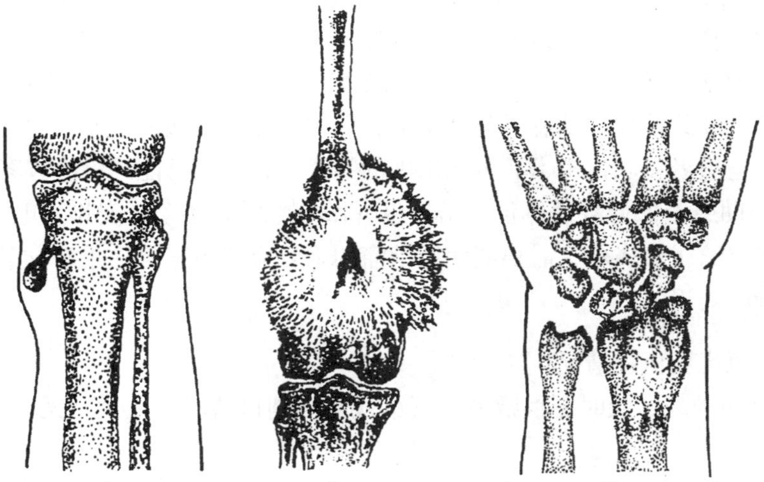

图19-42　骨软骨瘤、骨肉瘤和骨巨细胞瘤的鉴别

A. 骨软骨瘤；B. 骨肉瘤；C. 骨巨细胞瘤

4. 转移性骨肿瘤　占骨恶性肿瘤相当大的比例，尤其是老人的骨肿瘤多从其他部位的癌症转移而来。原发病灶以乳腺癌最多，其他依次为前列腺、肺、肾、膀胱、甲状腺、胃肠道、女性生殖器官等恶性肿瘤。转移性骨肿瘤骨的病灶大多表现为溶骨性破坏。乳腺癌、胃肠道癌有时可出现溶骨性和成骨性混合型表现。主要症状是局部剧烈疼痛。当发生病理性骨折时，疼痛将明显加剧，脊柱转移性骨肿瘤可因压迫脊髓而出现瘫痪。溶骨性转移性骨肿瘤，血清钙升高；成骨性转移性骨肿瘤，血清碱性磷酸酶升高；前列腺癌骨转移时可出现酸性磷酸酶升高。

三、治疗要点

1. 骨软骨瘤 一般无须治疗。若肿瘤生长过快，有疼痛或影响关节功能，或有压迫症状，或有恶变可能者，应早期手术切除。

2. 骨巨细胞瘤 该肿瘤以手术治疗为主，采用切除术加灭活处理，可植入自体骨、异体骨或骨水泥，此肿瘤易复发，化疗无效，放疗虽有效，但易发生照射后肉瘤变。

3. 骨肉瘤 术前先进行大剂量的化疗，然后根据肿瘤浸润范围做根治性切除瘤段、假体植入的保肢手术或截肢术，术后继续大剂量化疗的综合治疗。

四、主要护理诊断/问题

1. 焦虑/恐惧 与肢体功能丧失及预后不良有关。

2. 慢性疼痛 与肿瘤浸润、产生幻肢痛等有关。

3. 躯体移动障碍 与疼痛、关节功能受限有关。

4. 体象紊乱 与手术和化疗引起的副作用有关。

5. 营养失调：低于机体需要量 与机体消耗有关。

6. 潜在并发症：病理性骨折等。

五、护理措施

（一）术前护理

1. 一般护理 应嘱咐患者下地时患肢不要负重，以免发生病理性骨折和关节脱位等意外损伤。对于允许下床活动而不能走动的患者，利用轮椅帮助患者每日有一定的室外活动时间。脊柱肿瘤患者翻身时，应保持头、肩、腰、臀在一直线上，防止脊柱扭曲和屈曲，导致或加重截瘫。

2. 心理护理 向患者及家属介绍目前骨肿瘤的治疗方法和进展，手术治疗和化疗等的重要性，鼓励患者积极配合治疗。介绍治疗成功患者与其交流，以树立战胜疾病的信心。对于拟行截肢术的患者，给予精神上的支持，与患者一起讨论术后可能出现的问题，并提供可能的解决方案。

3. 缓解疼痛 协助患者保持舒适体位，指导患者做松弛肌肉活动，安排看电视、听音乐等消遣活动，转移注意力，适当给予镇痛药，需长期使用镇痛的患者应按照三阶梯止痛方案用药。

（二）术后护理

1. 抬高患肢，注意患肢血运情况。

2. 注意手术切口的护理，及时更换敷料。观察残肢端创口情况，注意有无出血、水肿、水疱、皮肤坏死及感染。

3. 遵医嘱及时应用抗生素，预防感染。

4. 防止关节挛缩，指导患者进行残肢锻炼，以增强肌力，保持关节活动的正常功能，鼓励患者使用辅助工具（拐杖），早期下床活动。

5. 幻肢痛护理 幻肢痛是指截肢患者在术后相当一段时间内对已经切除部分的肢体存在着一种虚幻的疼痛感觉。多为持续性疼痛，且以夜间为甚。护理上可采取心理诱导和心理治疗预防：①护士应引导患者接收截肢的现实，通过交往、暗示、说服、诱导等方法，使其放松转移注意力，消除不良的心理因素。②可轻叩截肢残端，进行残端按摩、理疗、封闭的方法消除幻肢痛。③尽早装配义肢，通常术后6～8周切口愈合后，患者可尝试适应临时义肢。一般1～3个月装上正规义肢后，幻肢痛可逐渐消失。④为防止形成药物依赖性，对幻肢痛多不主张使用镇痛药物治疗，对顽固性幻肢痛除心理治疗外，可行普鲁卡因局部封闭、交感神经阻滞或切除术。

6. 放疗和化疗护理 参见第十章相关内容。

（三）健康指导

1. 指导患者正确使用镇静镇痛药物，提高患者的生活质量。

2. 指导患者进行各种形式的功能锻炼，最大限度地提高患者的生活自理能力。

3. 坚持按疾病治疗方案连续治疗，按时复查，教会患者自我检查和监测，发现肢体肿胀、疼痛等应及时就诊。

第8节　颈肩痛和腰腿痛患者的护理

颈肩痛和腰腿痛是临床常见的一组症状，多由颈肩部及腰部的慢性损伤和退行性变引起。颈肩痛是指颈、肩及肩胛等处的疼痛，可伴有上肢痛或颈髓损伤症状，其代表性的疾病是颈椎病；腰腿痛指发生在下腰、腰骶、骶髂和臀部等处的疼痛，可伴有一侧或双侧下肢痛及马尾神经受压症状，其代表性疾病是腰椎间盘突出症。

一、颈椎病患者的护理

案例 19-7

患者，女，61岁，主诉颈部疼痛伴四肢麻木无力2年，加重1个月入院。入院诊断：脊髓型颈椎病。入院完善术前检查后行颈椎前路手术，术后26小时出现呼吸困难，进行性加重、烦躁。

问题： 1. 出现呼吸困难的最可能的原因是什么？

2. 遇到这种情况应采取哪些护理措施？

（一）概述

颈椎病是指颈椎间盘退行性变及其继发性椎间关节改变，刺激或压迫相邻脊髓、神经、血管等组织，从而引起相应的症状和体征。颈椎病是50岁以上人群的常见病，男性多见，好发部位为第5～6颈椎椎间盘、第6～7颈椎椎间盘。

1. 病因

（1）颈椎间盘退行性变　是颈椎病发生发展的最基本原因。随着年龄增长，椎间盘逐渐发生退行性变，纤维环和髓核水分减少，使得椎间隙狭窄，关节囊、韧带松弛，导致脊柱活动时稳定性下降，进而引起椎体、周围关节及韧带变性、增生、钙化，最后致相邻的脊髓、神经、血管受到刺激或压迫。

（2）损伤　急性损伤可以使已经退变的椎体、椎间盘和椎间关节损害加重而诱发颈椎病；慢性损害则可以加速退行性变的过程而提前出现症状。

（3）先天性颈椎管狭窄　由于在胚胎发育过程中椎弓根过短，使椎管矢状径小于正常。在此基础上，虽退行性变比较轻，也可出现压迫症状而发病。

2. 分型　根据受压部位及临床表现，一般可将颈椎病分为神经根型颈椎病、脊髓型颈椎病、椎动脉型颈椎病、交感神经型颈椎病4种类型。而临床上有2种或以上类型颈椎病临床症状的患者，称为复合型颈椎病，但多以某种类型的表现为主，伴有其他类型的部分表现。

（1）神经根型颈椎病　最常见，占50%～60%。由于颈椎间盘侧后方突出、枢椎关节或关节突增生、肥大，压迫或牵拉颈神经根所致。

（2）脊髓型颈椎病　占10%～15%。此型最严重，是由于髓核中央型后突，椎体后缘骨赘增生，黄韧带肥厚、后纵韧带钙化等使脊髓受压所致。

（3）椎动脉型颈椎病　占10%～15%。本型是由于颈椎横突孔的狭窄，上关节突增生肥大及颈椎不稳等直接刺激、牵拉或压迫椎动脉或交感神经兴奋，反射性引起椎动脉痉挛所致。当患者有动脉硬化等血管病时则更容易发生。

（4）交感神经型颈椎病　目前发病机制不明确，临床症状复杂，多见于中年妇女。本型是由于颈椎结构退行性变刺激或压迫颈交感神经所致。

（二）护理评估

1. 健康史　了解患者的年龄、职业等；有无先天性畸形；有无颈椎急、慢性损伤史等；了解家族中有无类似病史。

2. 身心状况

（1）症状与体征

1）神经根型颈椎病：发病率最高。临床表现如下。①症状：先出现颈肩痛及颈肩部僵硬，当用力咳嗽、打喷嚏、颈部活动时疼痛加重并向肩部及上肢放射；当头部或上肢姿势不当，或突然牵撞患肢即可发生剧烈的闪电样锐痛；上肢皮肤可有麻木、过敏等感觉异常。上肢肌力和手握力减退。②体征：颈部肌肉痉挛，颈肩部有压痛，颈部、肩关节活动受限。上肢牵拉试验阳性（术者一手扶患侧颈部，一手握患腕，向相反方向牵拉，此法可使臂丛神经被牵张，刺激受压的神经根而出现放射痛）或压头试验阳性（患者端坐，头后仰并偏向患侧，术者用手掌在其头顶加压，出现颈痛并向患手放射）（图19-43，图19-44）。

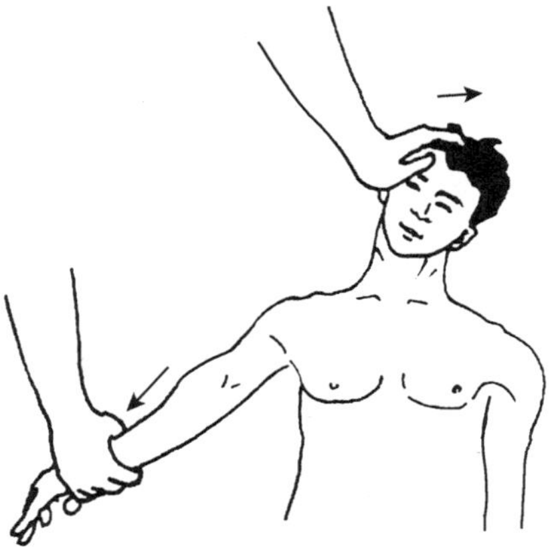

图19-43　上肢牵拉试验

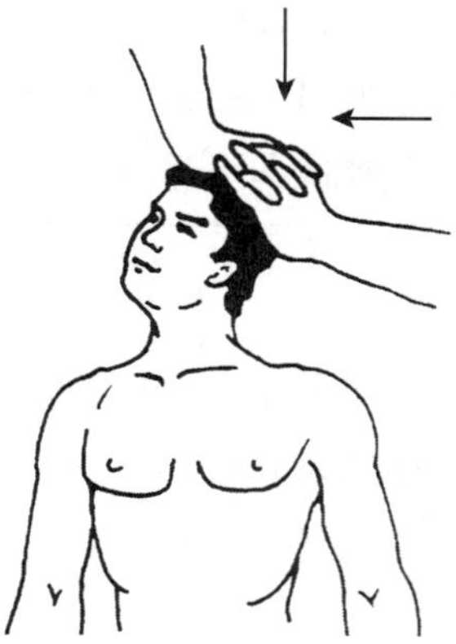

图19-44　压头试验（Spurling征）

2）脊髓型颈椎病：早期以侧束、锥体束损害表现突出，临床表现如下。①症状：躯干有紧束感，手部或上肢麻木活动不灵，尤其是精细活动失调，握力降低；也可有下肢症状，如麻木、步态不稳，有踩棉花样感觉；随病情加重会发生自上而下的运动神经原性瘫痪，也可有其他不同类型的脊髓损害。②体征：会出现感觉障碍平面，肌力减退，四肢腱反射活跃或亢进，霍夫曼征、巴宾斯基征阳性。

3）椎动脉型颈椎病：主要表现为椎动脉供血不足引起的一系列临床表现。①眩晕：是本型的主要症状，表现为旋转性或摇晃性，当头部活动时可诱发或加重。②头痛：多为发作性胀痛，主要枕部、顶部或颞部痛。③视觉障碍：可出现突发性弱视或失明、复视，短期内自行恢复。④猝倒：当头部活动时可发生，倒地后再站起即可继续正常活动。⑤其他：可有不同程度的运动、感觉障碍，以及精神症状。

4）交感神经型颈椎病：表现为一系列的交感神经症状。临床表现如下。①交感神经兴奋性症状：头痛、头晕、恶心、视力下降、瞳孔扩大或缩小、耳鸣，听力减退、发音障碍，以及心率加快，心律不齐，血压升高等。②交感神经抑制性症状：头晕、眼花、流泪、鼻塞、心率过缓，血压下降，胃肠胀气等。

（2）心理社会-状况 颈椎病多发生于中老年人，症状复杂多样，早期往往不典型而难以确诊，加重患者心理负担。严重者造成生理上的痛苦，影响工作、生活。颈椎病手术风险较大，患者及家属担心预后，恐惧手术。

3. 辅助检查

（1）X线检查 可见生理性前凸消失、椎间隙变窄、椎体前后缘骨质增生，枢椎关节、关节突关节增生等。

（2）CT检查和MRI检查 可见椎间盘突出、椎管、神经根管狭窄及脊髓、脊神经受压情况。

（三）治疗要点

1. 非手术治疗 早期均采用非手术疗法，颌枕带牵引是治疗颈椎病常用的方法，但脊髓型颈椎病不宜采用此法，以免加重脊髓的损伤；还可采用推拿、理疗、药物治疗、自我保健、改善不良工作体位和睡眠姿势等方法治疗。

2. 手术治疗 诊断明确的颈椎病经非手术疗法无效，疼痛剧烈反复发作，压迫症状进行性加重，影响正常工作或生活，可采用手术治疗。由于脊髓型颈椎病自然病史为症状逐渐发展加重，故确诊后应及时手术治疗。手术依据颈椎病病理及临床情况决定行颈椎前路或后路手术。手术包括对脊髓、神经构成致压物的组织、椎间盘、骨赘、韧带切除或椎管扩大成形，使脊髓和神经得到充分减压和通过植骨或内固定行颈椎融合，获得颈椎稳定性。

（四）主要护理诊断/问题

1. 急性/慢性疼痛 与脊神经、血管受压或刺激有关。

2. 有受伤的危险 与肢体肌无力及眩晕有关。

3. 躯体移动障碍 与颈肩痛及活动受限有关。

4. 焦虑/恐惧 与病情较重，手术风险性较大有关。

5. 潜在并发症：术后出血、脊髓神经损伤等。

（五）护理措施

1. 术前护理

（1）多与患者交流，稳定患者情绪，向患者讲解手术目的、过程、注意事项，给予心理支持。

（2）做好术前常规准备。需植骨者，备皮时注意供骨部位的皮肤准备。对决定行前路手术的患者进行气管推移训练。颈椎后路手术者，术前应俯卧位练习，以适应术中体位。

2. 术后护理

（1）病情观察 术后应密切观察患者生命体征和四肢活动，前路手术后1～3日应特别注意患者的呼吸情况，出现异常时应及时向医生报告。观察伤口有无渗血及引流情况，引流条一般于术后2～3日拔除。

（2）体位护理 行内固定植骨融合者，加强颈部制动。患者取平卧位，颈部稍前屈，两侧颈部置沙袋或佩戴颈围以固定头颈部，在搬动或翻身时，保持头、颈和躯干在同一平面上，勿旋转且轻搬轻放，维持颈部相对稳定。佩戴颈围松紧要适宜，过松不能固定，过紧则致呼吸不畅，还可形成压力性损伤。

（3）保持呼吸道通畅 术后2～3日做超声雾化吸入，减轻喉头水肿；鼓励患者深呼吸、咳嗽、咳痰；对植骨手术的患者，在咳嗽、打喷嚏或用力排便时应注意自我保护，轻按伤口，防止植骨块脱落移位压迫气管或脊髓，引起窒息或瘫痪。术后床头常规备气管切开包，如伤口出血形成血肿压迫气管时应及时拆除缝线，清除血肿，必要时气管切开。

（4）注意伤口出血 经前路手术常因骨创面渗血，或因术中止血不彻底而发生伤口出血。注意观察敷料有无被渗血湿透，一旦湿透及时更换敷料；保持引流通畅，记录引流液量、性质；患者一旦出现呼吸困难、烦躁、发绀，颈部肿胀，要考虑伤口出血压迫气管，应立即通知医生，揭开敷料，剪开切口缝线，排出积血，解除气管压迫；床边要常规备气管切开包，以利于急救。

（5）警惕肢体感觉、运动功能障碍　由于手术创伤刺激脊髓易出现水肿反应而致肢体感觉、运动功能障碍。术后48小时内为水肿高峰期，应严密观察四肢感觉、运动，每小时1次。当出现肢体麻木、肌力减弱时，应立即报告医师给予脱水、营养神经等治疗，必要时行手术探查。

3. 健康指导

（1）选择正确的睡眠体位和适宜的枕头，睡眠时以保持颈、胸、腰部自然屈度，髋、膝部略屈曲为佳；枕头以中间低两端高，透气性好，长度超过肩宽10～16cm，高度以头颈部压下后一拳头高为宜。

（2）日常注意保持颈部平直，长期伏案工作时应定期远视以缓解颈部肌肉的慢性劳损。保持地面干燥，嘱患者穿平跟软底鞋。走道、浴室、厕所等生活场所安装扶手，以防步态不稳而摔倒。不要自行倒开水，以防持物不稳而致烫伤。乘车时抓好扶手，系好安全带，以防紧急刹车扭伤颈部，避免颈部损伤。椎动脉型颈椎病患者，应避免头部过快转动或屈伸，以防猝倒。

（3）鼓励患者增加自信心、自尊心，学会自我照顾。教会患者及家属牵引、推拿按摩的方法及注意事项，一旦发生病情变化及时就诊。

二、腰椎间盘突出症患者的护理

案例 19-8

患者，男，31岁，因搬运重物时用力不当致腰痛2日入院。患者2日前在自家搬运家具时突然感腰痛剧烈，动弹不得，当时家人给予按摩，贴跌打损伤膏药。2日来，自觉腰痛无任何好转，且出现自腰部向臀部、大腿后方至小腿放射痛，无法下蹲，咳嗽、打喷嚏时腰痛更严重。入院时查体：第4～5腰椎棘突有压痛，叩痛明显，直腿抬高试验及加强试验（+）。

问题： 1. 该患者腰痛的原因是什么？

2. 下步该做哪些检查可以明确诊断？

（一）概述

腰椎间盘突出症是指腰椎间盘变性、纤维环破裂，髓核组织突出、刺激和压迫神经根或马尾神经所引起的一种综合征。20～50岁为多发年龄，男性多于女性。腰椎间盘突出症多发生在脊柱活动度大、承重较大或活动较多的第4～5腰椎椎间盘、第5腰椎～第1骶椎椎间盘，发生率约占90%。

1. 病因　椎间盘退行性变是腰椎间盘突出症的基础，积累伤则是主要诱发因素。

（1）椎间盘退行性变　椎间盘由位于中心的髓核、四周的纤维环及上下软骨板组成。随着年龄增长，髓核和纤维环含水量减少，髓核失去弹性，纤维环逐渐出现裂隙，椎间盘变薄、结构松弛（图19-45）。

（2）急、慢性损伤　如提取重物、暴力撞击等可造成椎间盘突出，反复弯腰、扭转等慢性积累伤是椎间盘突出的主要诱发因素。

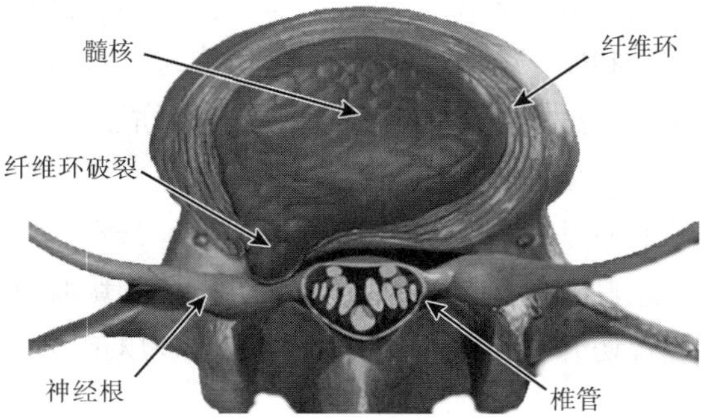

图19-45　腰椎间盘突出示意图

（3）其他　从事驾驶、重体力劳动或运动职业者，因腰椎负荷过重造成椎间盘早期严重退变；妊娠期椎间韧带处于松弛状态，使椎间盘易于膨出；腰骶椎先天异常，使下腰椎承受异常应力，造成椎间盘突出。

2. 病理分型

（1）膨出型　纤维环部分破裂，但表层完整，髓核因压力而向椎管内局限性膨出。

（2）突出型　纤维环完全破裂，髓核突入椎管，仅有后纵韧带或一层纤维膜覆盖，表面高低不平。

（3）脱出型 髓核穿破后纵韧带，形同菜花状，但其根部仍然在椎间隙内。

（4）游离型 破裂、突出的椎间盘组织游离于椎管内，可引起神经根症状，且易压迫马尾神经。

（5）Schmorl结节及经骨突出型 前者是髓核经上下软骨板裂隙突入椎体松质骨内；后者是髓核沿椎体软骨终板和椎体间的血管通道向前韧带方向突出，形成椎体前缘的游离骨块。此两型无神经根症状。

（二）护理评估

1. 健康史 询问是否有腰椎慢性劳损或外伤病史，病程长短，发作及治疗情况（包括疼痛性质、部位以及加重和减轻的因素，曾做过何种治疗，其效果如何等）。

2. 身心状况

（1）症状与体征

1）腰痛：是最常见的症状，也是最早期的症状。早期仅有腰痛，常表现为急性剧痛或慢性隐痛；病程长的患者仅能短距离行走，且行走时疼痛不能忍受；患者在弯腰、咳嗽、排便等用力时均可使疼痛加剧。

2）坐骨神经痛：绝大多数患者表现为从下腰部向臀部、大腿后方、小腿外侧直到足部的放射痛。在喷嚏或咳嗽时疼痛加剧。早期为痛觉过敏，病情较重者出现感觉迟钝或麻木。少数患者可有双侧坐骨神经痛。

3）马尾神经受压：表现出现大、小便障碍，鞍区感觉异常。

4）可出现腰椎侧突，腰部活动受限，病变部位压痛及骶棘肌痉挛，下肢感觉、反射异常，肌力下降。

5）直腿抬高试验及加强试验阳性：患者取平卧位，膝关节伸直，被动直腿抬高下肢，抬高在60°以内，即出现疼痛，称为直腿抬高试验阳性。在直腿抬高试验阳性的基础上，缓慢降低患肢高度，待放射痛消失，再被动强力背屈踝关节，若坐骨神经受牵拉引起疼痛，则称为加强试验阳性（图19-46）。绝大多数腰椎间盘突出症患者此两项试验为阳性。

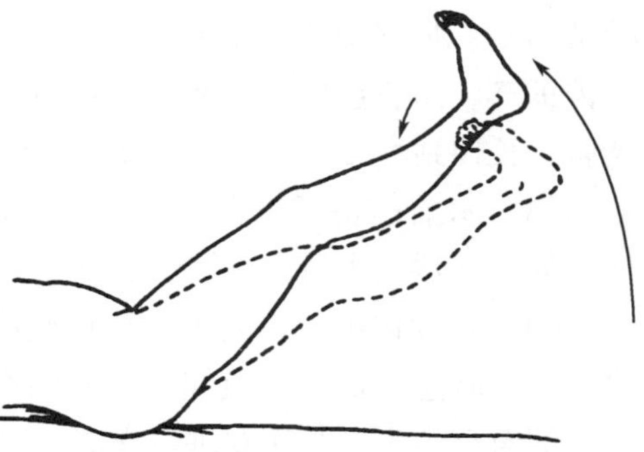
图19-46 直腿抬高试验（实线）与加强试验（虚线）

（2）心理-社会状况 因长时间的急慢性腰腿疼痛，下肢感觉异常，往往给患者带来很大的痛苦。严重时，导致生活能力下降，影响患者正常生活与工作，由此可有一系列不良的情绪反应，如抑郁、焦虑等。

3. 辅助检查

（1）X线检查 可提示椎体边缘增生及椎间隙变窄等退行性变，但不能直接反映椎间盘突出。

（2）CT和MRI检查 显示椎管形态、椎间盘突出的大小和方向等，MRI还能显示脊髓、髓核、马尾神经、脊神经根的情况。

（三）治疗要点

1. 非手术治疗 适用于初次发病，病程较短的患者；休息后症状可以自行缓解者；或由于患者自身原因不能施行手术，不同意手术者。治疗方法包括卧床休息（一般严格卧床3周，佩戴腰围逐步下地活动）、非甾体抗炎药、持续牵引、理疗等。

2. 手术治疗 经半年以上非手术治疗无效，且病情逐渐加重，影响工作和生活；或巨大、骨化椎间盘、中央型椎间盘突出压迫马尾神经者。腰椎间盘突出症的手术方式可分为4类：开放性手术、微创手术、腰椎融合术、腰椎人工椎间盘置换术。

（四）主要护理诊断/问题

1. 急性/慢性疼痛 与椎间盘突出、肌肉痉挛、不舒适的体位有关。

2. 躯体移动障碍 与疼痛、牵引或手术有关。

3. 焦虑 与担心预后及手术有关。

4. 知识缺乏： 缺乏减轻疼痛、预防复发及腰部保健等方面知识。

5. 潜在并发症： 血管或神经根损伤、神经根粘连、椎间盘感染等。

（五）护理措施

1. 非手术治疗及术前护理

（1）疼痛护理 ①卧硬板床：卧床2～3周，卧位可减轻腰椎间盘压力，缓解疼痛；床头抬高20°～30°，膝关节屈曲，膝、腿下可垫枕，增加舒适感。②佩戴腰围：卧床3周后，可戴腰围下床活动。③有效牵引：牵引患者注意观察体位、牵引力线及重量是否正确，维持反牵引；经常检查牵引带压迫部位的皮肤有无疼痛、发红、破损、压力性损伤等；牵引患者应加强基础护理，如做好清洁卫生工作、协助患者床上使用便盆等。④镇痛：遵医嘱适当给予镇痛剂等药物，缓解疼痛，以保证充足睡眠。

（2）功能锻炼 ①指导起卧：腰腿痛患者起卧困难，应予以指导帮助。患者将身体先移向床的一侧，用胳膊将身体撑起，保持脊柱中立，移坐在床的一侧，将脚放在地上，利用腿部肌肉收缩使身体由坐位改为站立位；躺下时按相反的顺序依次进行。②指导活动锻炼：患者未固定关节要进行全范围关节活动，加强腰背肌功能锻炼；活动受限者，病情许可时帮助患者活动各关节、按摩肌肉，以促进血液循环，防止肌肉萎缩和关节僵直；能下床者逐渐加大活动量及范围。③避免损伤：嘱患者避免做弯腰、长期站立或上举重物等动作，以防腰部肌肉痉挛，加重疼痛。

（3）术前准备 向患者解释手术方式及术后暂时出现的问题，如疼痛、麻木等。训练正确翻身、床上使用便盆及术后功能锻炼的方法。做好术前常规准备。

（4）心理护理 ①向患者解释疾病的发生、发展情况及影响因素。②讲明减少或预防疼痛发作的措施，减轻患者的心理负担。③鼓励患者与家属的交流，使家属能够积极帮助患者克服困难及心理压力；同时介绍患者与病友进行交流，以增加患者的自尊和自信。

2. 术后护理

（1）体位 术后采取平卧位，患者麻醉清醒、生命体征平稳2小时后，护士应每隔2～3小时协助患者轴线翻身，即翻身时指导患者双手交叉置于胸前，双腿自然屈曲，两名护士1人扶肩背部，1人托臀部及下肢，同时将患者翻向一侧，肩背部及臀部各垫软枕支撑。

（2）病情观察 遵医嘱进行生命体征监测、双下肢感觉运动情况检查，做好记录，如有问题及时报告医生。

（3）切口护理 注意观察切口敷料有无渗湿，切口渗出液的量、颜色、性质的变化，敷料渗湿后要及时更换。

（4）引流管的护理 根据切口的引流情况，定期观察、记录引流液的量、颜色、性质，一般引流管于术后24～48小时拔除。

（5）功能锻炼

1）关节锻炼：预防关节僵硬，卧床期间应坚持定时活动四肢关节。

2）直腿抬高锻炼：可防止神经根粘连和肌肉萎缩。直腿抬高锻炼，术后1日可开始进行，每分钟2次，抬放时间相等，每次15～30分钟，每日2～3次，抬腿幅度逐渐增加。

3）腰背肌锻炼：可增强腰背肌力和脊柱的稳定性。应根据手术方式及医嘱，指导患者锻炼腰背肌。术后7日可开始腰背肌肉锻炼，根据患者情况循序渐进增加。

4）步行训练：一般卧床2周后可借助腰围或支架适当下床活动。

（6）并发症的预防 常见并发症有神经根粘连和肌肉萎缩。协助康复科医生制订患者的康复计划，根据计划指导患者术后功能锻炼，避免并发症的发生。

3. 健康指导

（1）传播预防保健知识 督促患者使用硬床垫或木板床，防止加重椎间盘的突出。指导患者进行腰背肌肉的锻炼，以增加腰背肌的支撑能力。有脊髓受压的患者，佩戴腰围3～6个月，直至神经压迫解除，并适当活动腰部。

（2）指导正确姿势 指导患者及家属平时坐、卧、立、行和劳动时采取正确的姿势，以减少急慢性损伤发生的机会。

1）睡眠时卧硬板床。侧卧位时屈髋屈膝，两腿分开，大腿下垫枕；仰卧位时可在膝、腿下垫枕；俯卧位时可在腹部及踝部垫薄枕，以使脊柱肌肉放松。

2）坐及行走应尽量挺拔。行走时抬头、挺胸、收腹，使腹肌有助于支持腰部；坐时使用脚踏，使膝与髋保持在同一水平，身体靠向椅背，并在腰部衬一靠垫；站立时应尽量使腰部平坦伸直，收腹、提臀。

3）经常改变体位，避免用同一姿势站立或坐时间过长。如长时间伏案工作者，应积极参加工间操活动，以避免慢性肌肉劳损。勿长时间穿高跟鞋站立或行走。

4）日常生活中体位与姿势应符合人体力学要求，避免采取不舒适的或紧张的体位或姿势。如举起重物高于肘部；蹲着及举重物时，背部应伸直勿弯；搬抬重物时，应将髋膝弯曲下蹲，腰背伸直，主要应用股四头肌力量，用力抬起重物，再行走。

5）腰部劳动强度大的工人，应佩戴有保护作用的宽腰带。参加剧烈运动时，注意运动前的准备活动和运动中的保护措施。

（3）定期加强功能锻炼 积极参加适当体育锻炼，尤其是注意腰背肌功能锻炼，以增加脊柱的稳定性。同时加强营养，减缓机体组织和器官的退行性变。

医者仁心

当医学成为一门艺术

医患间的信任是需要建立在有效的沟通基础之上的，但医患之间存在的专业认知差异成为难以逾越的鸿沟。“画家医生”是他的标签，在十余年的临床手术中，他以“画”代“话”，用简洁的线条和生动的语言解读病情。“患者基本没有医学知识，深奥的专业名词对他们来说理解太难，我直接用几笔画出来，就能达到很多语言上的描述不能表达出来的效果。”他把这个方法称为“画述”。他手绘了上千幅手术方案图，让没有任何医学常识的患者也能“秒懂”手术。这项“独门绝技”，也获得了患者和业界专家的好评和点赞。

（郑卓恩）

自 测 题

A1/A2型题

1. 骨组织疾病可引起（ ）

A. 病理性骨折 B. 疲劳骨折

C. 压缩性骨折 D. 撕脱性骨折

E. 粉碎性骨折

2. 下列属于不稳定骨折的是（ ）

A. 裂缝骨折 B. 螺旋骨折

C. 青枝骨折 D. 嵌插骨折

E. 横行骨折

3. 骨折的专有体征是（　　）

A. 压痛与疼痛、局部肿胀和瘀斑、功能障碍

B. 疼痛与压痛、局部肿胀和瘀斑、骨擦音或骨擦感

C. 畸形、反常活动、骨擦音或骨擦感

D. 畸形、局部肿胀和瘀斑、骨擦音或骨擦感

E. 反常活动、局部肿胀和瘀斑、骨擦音或骨擦感

4. 骨折诊断中必不可少的检查方法是（　　）

A. 血液检查　　B. 局部穿刺检查

C. MRI检查　　D. X线检查

E. CT检查

5. 脊柱骨折患者急救运送方法正确的是（　　）

A. 一人背负搬运

B. 一人抱持搬运

C. 两人抱持于硬板上搬运

D. 两人平托于软担架上搬运

E. 三人平托于硬板上搬运

6. 关节脱位的特殊表现是（　　）

A. 疼痛、畸形、活动障碍

B. 疼痛、活动障碍、关节盂空虚

C. 活动障碍、关节盂空虚、畸形

D. 弹性固定、疼痛、畸形

E. 畸形、弹性固定、关节盂空虚

7. 关节脱位复位后，一般需外固定时间为（　　）

A. 1周　　B. 2～3周

C. 4～5周　　D. 5～6周

E. 8周

8. 关节脱位的临床表现，错误的是（　　）

A. 畸形　　B. 骨摩擦感

C. 弹性固定　　D. 关节盂空虚

E. 关节疼痛、肿胀、功能障碍

9. 关节脱位治疗中不妥的是（　　）

A. 必要者适当麻醉

B. 合并关节内骨折需手术治疗

C. 复位后常需固定2～3周

D. 陈旧性脱位以理疗及功能锻炼为主

E. 固定期间仍需指导功能锻炼

10. 肘关节后脱位的特征表现是（　　）

A. 活动障碍　　B. 疼痛

C. 肘后三点关系失常　　D. 肿胀及淤血

E. 尺神经麻痹

11. 下述对急性骨髓炎最有早期确诊意义的是（　　）

A. 起病急骤，全身中毒症状明显

B. 干骺端持续剧痛及深压痛

C. 白细胞、中性粒细胞计数增多

D. 局部分层穿刺检查

E. X线检查

12. 骨肿瘤手术护理措施错误的是（　　）

A. 观察生命体征

B. 术后立即进行关节活动

C. 观察引流液的性质及量

D. 观察肢体感觉，皮肤颜色温度

E. 观察肌力、活动范围

13. 颈椎病分型不包括（　　）

A. 神经根型　　B. 中央型

C. 脊髓型　　D. 椎动脉型

E. 交感神经型

14. 颈椎病经颈前路手术的患者，术后护理特别强调（　　）

A. 颈部功能锻炼　　B. 切口感染

C. 观察呼吸情况　　D. 保持引流通畅

E. 注意有无饮水呛咳

15. 以下哪项体格检查阳性提示腰椎间盘突出症（　　）

A. 压头试验　　B. 髌阵挛

C. 踝阵挛　　D. 拾物试验

E. 直腿抬高试验

16. 患者，女，38岁。意外事故中致左胫腓骨骨折，接诊时左小腿高度肿胀，皮温低，足背动脉触不清，应考虑并发症是（　　）

A. 内脏损伤　　B. 休克

C. 感染　　D. 愈合障碍

E. 骨筋膜室综合征

17. 患者，男，34岁，塌方事故中发生骨盆、左股骨及胫腓骨多处骨折，可能引起的并发症是（　　）

A. 休克　　B. 脂肪栓塞

C. 骨筋膜室综合征　　D. 骨折部位感染

E. 缺血性肌痉挛

18. 患者，男，35岁，外伤致胫腓骨骨干骨折，入院后给予复位后石膏固定，现患者主诉石膏型内肢体疼痛，下列措施中最恰当的是（　　）

A. 向疼痛处堵塞棉花

B. 给予心理护理，让患者忍耐

C. 给予镇痛药

D. 疼痛处石膏型开窗

E. 不作处理，继续观察

19. 患者，男，25岁。外伤后出现肘部关节肿胀，可以帮助鉴别肱骨髁上骨折和肘关节脱位的表现是（　　）

A. 手臂功能障碍

B. 肘部剧烈疼痛

C. 是否触摸到尺骨鹰嘴

D. 肘后三角关系失常

E. 跌倒后因手掌撑地而受伤

20. 患者，右腕部跌伤，拟为桡骨下端骨折，具备下列哪一项即可诊断（　　）

A. 腕部肿胀　　B. 手指伸屈运动障碍
C. 桡骨下端压痛　　D. 腕部瘀斑
E. “餐叉”样畸形

21. 2岁的幼儿，股骨干上1/3骨折，治疗方法最好的是（　　）
A. 水平位皮牵引　　B. 垂直悬吊皮牵引
C. 股骨髁上骨牵引　　D. 胫骨结节部骨牵引
E. 切开复位内固定

22. 男性患者，股骨干骨折行持续牵引，错误的是（　　）
A. 抬高床头15～30cm
B. 每日用酒精滴牵引针孔
C. 保持有效的牵引作用
D. 定时测量肢体长度
E. 指导患者功能锻炼

23. 患者，男，53岁。脊髓损伤致截瘫，护理过程中患者足底置一护架，其作用是（　　）
A. 便于功能活动　　B. 便于整理床铺
C. 便于观察血运　　D. 便于保持肢体功能位
E. 便于预防压力性损伤

24. 患者，女，30岁。汽车撞伤左侧大腿，致股骨中段闭合性骨折，行骨牵引复位固定。牵引术后，下列能防止牵引过度的护理措施是（　　）
A. 将床尾抬高15～30cm
B. 每日用70%乙醇滴入牵引孔
C. 定时测定肢体长度
D. 保持有效的牵引作用
E. 鼓励功能锻炼

25. 患者，男，28岁。车祸致小腿胫腓骨骨折，行石膏管型固定后4小时患者诉患肢剧痛。查体：肢端苍白，触之发凉、足趾活动受限，应考虑（　　）
A. 血管受压　　B. 骨折断端移位
C. 患者卧位不当　　D. 伤口疼痛
E. 继发感染

26. 患者，男，12岁。肱骨髁上骨折，给予闭合复位，石膏绷带包扎固定，错误的是（　　）
A. 患肢保持功能位
B. 包扎处用手指腹托肢体
C. 动作敏捷、用力均匀
D. 边缘部分应予以修齐
E. 伤口部位在未干固前开窗

27. 患者，男，35岁。因股骨干骨折给予持续骨牵引，牵引术后护理错误的是（　　）
A. 注意保持反牵引力
B. 骨牵引应避免牵引针左右移动，每日1～2次用70%乙醇滴于牵引针孔，除去血痂
C. 维持牵引肢体的固定、整复位置
D. 皮肤牵引注意胶布有无松弛、滑脱，预防腓总神经损伤
E. 鼓励功能锻炼

28. 患者，女，45岁。左胫腓骨下1/3开放性骨折，行清创缝合石膏固定治疗，3个月后局部仍有压痛，X线显示骨折线尚存在，有少量外骨痂，骨折对位良好，下列影响骨折延迟愈合的主要因素是（　　）
A. 年龄大　　B. 开放性骨折
C. 骨折部血液供应差　　D. 软组织损伤
E. 石膏固定

29. 患者，男，23岁。车祸致右小腿开放性骨折，有活动性出血。应用橡胶止血带止血正确的是（　　）
A. 记录时间，每20min放松1～2min
B. 记录时间，每30min放松2～3min
C. 记录时间，每45min放松2～3min
D. 记录时间，每60min放松2～3min
E. 记录时间，每120min放松2～3min

30. 患者，男，18岁。车祸致右小腿开放性骨折，手术后护士指导患者早期功能锻炼正确的是（　　）
A. 卧床不动
B. 以患肢肌肉舒缩活动为主
C. 参加重体力劳动
D. 重点关节为主的全面功能锻炼
E. 以骨折处远近侧关节活动为主，活动范围逐渐扩大

31. 患者，男，25岁。外伤后出现肘部关节肿胀，可以帮助鉴别肱骨髁上骨折和肘关节脱位的表现是（　　）
A. 肘后三角关系失常
B. 肘部剧烈疼痛
C. 是否触摸到尺骨鹰嘴
D. 手臂功能障碍
E. 跌倒后因手掌撑地而受伤

32. 患者，22岁。踢足球时向后跌倒，摔伤右肩部来诊。检查见右肩部方肩畸形，肩关节空虚，弹性固定，杜加斯征阳性。可能的诊断是（　　）
A. 肘关节脱位　　B. 肩关节脱位
C. 肩锁关节脱位　　D. 肩峰骨折
E. 肱骨外科颈骨折

33. 患者，男，38岁。高处坠落致左髋部疼痛、畸形、活动受限4小时入院，X线检查示：左髋关节后脱位，急诊给予麻醉下手法复位，对该患者应卧床休息（　　）
A. 1周　　B. 2周
C. 3周　　D. 4周
E. 5周

34. 患者，男，8岁。诊断为左股骨急性骨髓炎，病史10日，应用抗生素治疗1周，症状未能控制，这时应采用的方法是（　　）
A. 加大抗生素用量

B. 应用局部开窗减压冲洗及固定患肢
C. 加强支持疗法
D. 局部理疗，外敷中药
E. 按摩、针灸

35. 患者，女，18岁。瘦弱。腰部疼痛2个月。查体：腰椎后凸畸形，弯腰动作受限，腹股沟区有肿物，穿刺抽出灰白色脓液，应考虑是（　　）
A. 骨肿瘤　　B. 脊椎结核
C. 化脓性骨髓炎　　D. 腹股沟脓肿
E. 髋关节结核

36. 患者，女，21岁。2个月前出现右大腿下端肿痛，X线片见股骨下端有边界不清的骨质破坏区，骨膜增生及放射状阴影，两端可见Codman三角，最可能的诊断是（　　）
A. 骨髓炎　　B. 骨结核
C. 骨软骨瘤　　D. 骨巨细胞瘤
E. 骨肉瘤

37. 患者，男，38岁，1周前突然出现颈部疼痛，伴手脚麻木感，行走困难，自诉有踩棉花感觉。查体：霍夫曼征（+），髌阵挛、踝阵挛（+），诊断为颈椎病，该患者最有可能为（　　）
A. 神经根型颈椎病　　B. 中央型颈椎病
C. 脊髓型颈椎病　　D. 椎动脉型颈椎病
E. 交感神经型颈椎病

38. 患者，男，30岁，司机，近段时间来常出现腰痛，伴左下肢麻木感，查体：左直腿抬高试验30°阳性，该患者最有可能的诊断是（　　）
A. 腰肌劳损　　B. 腰椎间盘突出症
C. 腰椎管狭窄症　　D. 第3腰椎横突综合征
E. 腰椎滑脱

39. 患者，男，52岁。腰椎间盘突出症经非手术治疗后症状缓解，康复指导中应首先注意（　　）
A. 增加营养，提高抵抗力
B. 减轻体重，降低脊柱负荷
C. 腰背肌锻炼
D. 下肢肌力锻炼
E. 腰部制动

实训指导

实训一　绷带包扎技术

情境导入：患者，男，25岁，今日下午骑自行车与一辆三轮车相撞，造成左前臂及手背受伤，医生对伤口进行了初步处理。

实训任务：请为该患者伤口进行绷带包扎。

【实训目标】

1. 知识目标　掌握卷轴绷带包扎的操作流程和注意事项。

2. 能力目标　能对患者伤口正确实施绷带包扎术，能对患者和家属进行正确的健康指导。

3. 素质目标　具有良好的沟通能力和爱伤观念。

【实训准备】

1. 用物准备　绷带、棉垫、纱布、胶布、三角巾、快速手消毒剂、必要时备小夹板、医疗垃圾桶、生活垃圾桶等。

2. 操作者准备　衣帽整齐，戴口罩，操作前修剪指甲、洗手。

3. 患者准备　核对患者信息，评估患者伤情，向患者做好解释工作，已取得配合。

4. 环境准备　室内清洁，温度适宜，光线充足，符合操作要求。

【操作流程及护理配合】

1. 携用物至床旁，再次核对患者信息，解释。协助患者取合适体位。

2. 包扎部位必须清洁干燥，对骨隆突处、皮肤皱襞处，应用棉垫或纱布衬隔。

3. 根据包扎部位，选用适合的绷带，避免使用湿绷带，以免干后收缩过紧，妨碍血运。

4. 根据伤情选择正确的包扎方法。①包扎开始，绷带在远心端先环形固定2周，再向近心端包扎，绷带需要平贴包扎部位。②常用包扎方法：环形包扎法常用于包扎腕、颈、胸、腹等处或包扎开始与结束时的固定。伤口先用敷料覆盖，绷带环形缠绕肢体4～5层，每圈盖住前一圈，绷带包扎范围要超出敷料边缘。螺旋形包扎法用于包扎肢体直径基本相同的部位，如上臂、大腿等。绷带以环形法开始，然后逐渐上缠，每圈盖住前圈的1/3～1/2。螺旋反折包扎法用于直径大小不等的部位，如前臂、小腿等，使绷带更加贴合。每圈缠绕时均将绷带反折，盖住前圈的1/3～1/2，反折部位在同一直线上。“8”字形包扎法用于屈曲的关节如肩、肘、膝、足跟等部位。将绷带重复呈“8”字形来回缠绕，每圈盖住前圈的1/3～1/2。蛇形包扎法适用于需由一处迅速延伸至另一处时或固定夹板。绷带先以环形法开始，然后以绷带宽度为间隔斜形上缠。③包扎完毕，再环形包扎2周，并用胶布或撕开带尾打结固定，避开伤口、骨隆突处或受压部位，必要时用三角巾固定。

5. 协助患者取舒适体位，抬高患肢，整理床单元。

6. 整理用物，洗手，记录。

7. 健康教育。①注意保持包扎部位的清洁干燥，如有受潮、污染，应及时更换。②包扎部位的肢体应抬高，以促进血液循环。③包扎应松紧适宜，如出现肢端发凉、疼痛、皮肤青紫或苍白等，应及时告知医生，给予调整绷带的松紧度。

【实训评价】

1. 操作规范、熟练。用力均匀，动作轻稳。

2. 包扎牢固，舒适美观，松紧适宜。

3. 与患者沟通有效。

【注意事项】

1. 患者取舒适坐位或卧位，扶托肢体，并保持功能位置。用消毒的敷料覆盖伤口。

2. 肢体隆突处或凹陷处，如内外踝、腋窝及腹股沟等处，应垫好衬垫。

3. 选择宽度合适的绷带卷。绷带潮湿或污染均不宜使用。

4. 包扎四肢应从远心端开始，自下而上，由左向右包扎，指（趾）端尽量外露，以便观察循环及神经功能。

5. 动作要迅速准确，不能加重伤员的疼痛、出血和污染伤口。包扎时每周用力均匀，松紧适度，使包扎牢固、舒适。

6. 包扎开始与结束时均需环绕2周。需加绷带时，可将两端重叠6cm。

7. 打结固定时，结应固定在肢体的外侧面，忌在伤口、骨隆突或易受压部位打结。

【实训作业】 小明同学今日在踢足球时不慎摔倒造成右膝盖处擦伤，有渗血。请问伤口应该采取什么绷带包扎法？

实训二　脑室引流的护理

脑室引流是指经颅骨钻孔或锥孔穿刺侧脑室放置引流管将脑脊液引流至体外，是神经外科临床最常用的治疗方法之一。主要用于脑室出血、颅内压升高、急性脑积水的急救，暂时缓解颅内压升高，还可以通过脑室外引流装置监测颅内压变化，采取脑脊液标本进行实验室检查，必要时可以向脑室内注药治疗。

情境导入：患者，男，52 岁，因车祸导致颅脑损伤住院。入院后行颅内血肿清除术加脑室引流术，术后第 1 日，自脑室引流管引流出淡红色血性液体 150ml。查体：体温为 38℃，脉搏为 70 次 / 分，呼吸为 18 次 / 分，血压为 130/80mmHg。

实训任务：请为该患者更换脑室引流袋。

【实训目标】

1. 知识目标　掌握脑室引流的目的、操作流程及注意事项。

2. 能力目标　能熟练进行脑室引流的护理，能对患者和家属进行正确的健康指导。

3. 素质目标　具有高度责任感，具有严格的无菌观念和良好的沟通能力。

【实训准备】

1. 用物准备　治疗盘、治疗巾、无菌纱布、引流袋、无菌手套、血管钳、弯盘、碘伏、棉签、胶布、别针、卷尺、快速手消毒剂、医用垃圾桶、生活垃圾桶等。

2. 操作者准备　衣帽整齐，戴口罩，操作前修剪指甲、洗手。

3. 患者准备　核对患者信息，评估引流情况，向患者做好解释工作，已取得配合。

4. 环境准备　室内整洁舒适，温度适宜，符合操作要求。

【操作流程及护理配合】

1. 携用物至床旁，再次核对患者信息及管道标签，及时解释沟通。

2. 观察患者脑室引流管是否通畅，检查伤口敷料有无渗出。

3. 更换引流袋

（1）取合适体位，暴露引流管。

（2）在引流管下方铺治疗巾，放置弯盘。戴无菌手套，用血管钳在连接口上方5cm处夹紧引流管，使管口朝上。

（3）用碘伏棉签消毒引流管连接处，先以接口为中心，环行消毒，然后向接口以上及以下各纵行消毒2.5cm。

（4）取一块无菌纱布，包裹接头处分离引流管和引流袋，取下旧引流袋。

（5）再用碘伏棉签消毒引流管的管口（由里向外），用无菌纱布包裹已消毒的引流管口，连接新引流袋。

（6）固定引流袋高于侧脑室平面10～15cm，以维持正常颅内压。

（7）松开血管钳，观察引流是否通畅。

（8）撤去用物，脱无菌手套，用快速手消毒剂洗手，在标签上注明引流袋更换日期、时间、操作者，并将标签贴于引流袋正面。

（9）妥善安置患者，整理床单元。

（10）整理用物，洗手，准确记录引流液的颜色、量及性状。

4. 健康教育　①指导患者按要求卧位。②引流袋位置不能随意移动。③保持伤口敷料清洁，不可抓挠伤口。④翻身或活动时注意保护引流管，避免牵拉，管道不要受压、打折、扭曲等，以免影响通畅引流。⑤观察记录引流液的颜色、量，如有异常，及时告知医护人员。

【实训评价】

1. 操作规范、熟练，动作轻柔，引流通畅。
2. 遵守无菌原则，无菌观念强。
3. 与患者沟通有效，能及时处理异常情况。

【注意事项】

1. 严格无菌操作，预防感染。更换引流袋或搬动患者时应先将引流管夹闭，以免管内脑脊液逆流入脑室。

2. 妥善固定引流管，引流管开口需高于侧脑室平面10～15cm。

3. 严密观察并记录引流液的颜色、性状及量。正常脑脊液无色透明，无沉淀，术后1～2日脑脊液可略呈血性，以后转淡黄色直至无色透明。若有大量鲜血提示脑室内出血，若浑浊则提示感染，应及时报告医生。

4. 注意保持引流通畅，引流管不可受压、扭曲、打折。适当限制患者头部活动范围，患者翻身及活动时，动作应轻柔，先保护好引流管，避免牵拉，以免脱出。

5. 正常脑脊液每日分泌400～500ml，每日引流量不超过500ml为宜，注意观察患者是否有出汗，头痛，恶心，心动过速等引流过度的表现。特殊情况如颅内感染患者因脑脊液分泌过多，引流量可相应增加，但应注意水电解质平衡。

6. 针对患者的精神症状如躁动等，应予以适当约束。

【实训作业】

1. 如果发现脑室引流管有堵塞，应该如何处理?
2. 一般情况下什么时候拔除脑室引流管，拔管前要做哪些工作?

实训三　胸腔闭式引流的护理

胸腔闭式引流术是胸外科常用的一项急救和治疗技术，可将胸膜腔内的气体或液体排出，达到治疗目的。

情境导入：患者，男，24岁。因右胸部外伤2^{+}h入院，行胸部X线检查，示右侧气胸，右肺压缩35%，入院后给予胸腔闭式引流术。

实训任务：如何做好胸腔闭式引流的护理和健康教育？

【实训目标】

1. 知识目标　掌握胸腔闭式引流的目的、操作流程与注意事项。

2. 能力目标　能熟练进行胸腔闭式引流的护理，能对患者和家属进行正确的健康指导。

3. 素质目标　具有高度责任感，具有严格的无菌观念和良好的沟通能力。

【实训准备】

1. 用物准备　胸腔闭式引流瓶、0.9%氯化钠、治疗巾、无菌手套、无菌纱布、血管钳、标签、治疗盘、弯盘、棉签、碘伏、胶布、快速手消毒剂、医用垃圾桶、生活垃圾桶等。

2. 操作者准备　衣帽整齐，戴口罩，操作前修剪指甲、洗手。

3. 患者准备　核对患者信息，评估引流情况，向患者做好解释工作，已取得配合。

4. 环境准备　室内整洁舒适，温度适宜，符合操作要求。

【操作流程及护理配合】

1. 在治疗室内检查一次性胸腔闭式引流瓶的包装是否密封及灭菌有效期，打开包装检查引流瓶有无破损。

2. 连接胸腔闭式引流瓶的连接管。

3. 向瓶内倒入0.9%氯化钠溶液，长管置于液面下3～4cm，检查胸腔闭式引流瓶的密闭性。保持直立位，并用胶布在瓶外做好水平面标记。

4. 将所有备用物放置治疗车上，推至床旁，再次核对患者信息及管道标签，及时解释沟通。

5. 拉上床帘或用屏风遮挡，协助患者取合适体位。检查伤口敷料，暴露引流管，注意保暖。

6. 将治疗巾铺于胸腔引流管下方，弯盘放置于引流管接口处。

7. 戴无菌手套，从上至下挤压引流管是否通畅，观察患者的呼吸和长管内水柱波动情况。

8. 将2把血管钳对向夹闭胸腔引流管近端。用碘伏棉签消毒引流管连接处，先以接口为中心，环行消毒，然后向接口以上及以下分别进行纵向消毒2.5cm。

9. 取1块无菌纱布，包裹接头处分离胸腔引流管与胸腔闭式引流瓶连接管接口，取下旧胸腔闭式引流瓶。

10. 再用碘伏棉签消毒胸腔引流管的管口（由里向外），用无菌纱布包裹已消毒的引流管口，将引流管与新的胸腔闭式引流瓶连接管相接，检查引流装置连接是否正确，各接口处是否紧密，确认无误后，松开血管钳，再次挤压胸腔引流管，观察胸腔闭式引流瓶内水柱波动情况及患者呼吸情况。妥善固定胸腔闭式引流瓶，瓶的位置与胸壁引流口平面间距60～100cm。

11. 撤去用物，脱无菌手套，用快速手消毒剂洗手，在标签上注明引流瓶更换日期、时间、操作者，并将标签贴于引流瓶正面。

12. 安置患者于半坐卧位，整理床单元。

13. 整理用物，洗手，准确记录伤口情况及引流情况。

14. 健康教育。①取半坐卧位。②指导深呼吸与咳嗽，有利于胸腔内积气和积液的排出，促进肺复张。③引流管勿受压、扭曲、折叠，翻身或活动时注意保护引流管，避免牵拉，防止脱落。④若出现严重气促、呼吸困难、胸痛等症状应及时告知医护人员。⑤观察记录引流液的颜色、量，如有异常，及时告知医护人员。

【实训评价】

1. 操作规范、熟练，动作轻柔，引流通畅。

2. 遵守无菌原则，无菌观念强。

3. 与患者沟通有效，能及时处理异常情况。

【注意事项】

1. 严格无菌操作，胸腔闭式引流瓶每日更换。引流瓶不能高于患者胸部引流口。

2. 避免引流管受压、折曲、滑脱及阻塞，保持引流通畅。

3. 保持引流系统密封，胸壁伤口在引流管周围要用凡士林纱布包盖严密。如胸腔闭式引流瓶破损，要立即双钳夹闭引流管，重新更换胸腔闭式引流瓶。

4. 如患者呼吸改善，引流管无气体排出，24h引流液＜50ml，脓液＜10ml，肺完全复张，可考虑拔管。

5. 拔管后要观察患者有无气急情况、皮下气肿或气胸等。

【实训作业】 简述胸腔闭式引流的原理及护理措施。

实训四 结肠造口的护理

结肠造口是将一段结肠肠管翻转缝于腹壁形成的造口，可以帮助患者解决排便问题，维持整体的消化功能，俗称人工肛门。

情境导入：患者，男，61岁，直肠癌，行腹会阴联合直肠癌根治术（Miles手术），左下腹结肠造口，术后第5日。造口颜色正常，大小正常，排便正常。

实训任务：该如何为患者的造口进行护理？

【实训目标】

1. 知识目标 掌握结肠造口的目的、操作流程及注意事项。

2. 能力目标 能熟练进行结肠造口的护理，能对患者和家属进行正确的健康指导。

3. 素质目标 具有高度责任感，具有良好的爱伤观念和沟通交流能力。

【实训准备】

1. 用物准备 治疗盘内放置造口袋一套、便袋夹、造口尺、弯剪、弯盘、治疗巾、无菌手套、生理盐水或温水、软毛巾、水盆、软纸巾、快速手消毒剂、医疗垃圾桶、生活垃圾桶，必要时备造口附件产品（造口粉、皮肤保护膜、防漏膏或防漏可塑贴环等）。

2. 操作者准备 衣帽整齐，戴口罩，操作前修剪指甲、洗手。

3. 患者准备 核对患者信息，评估患者结肠造口情况，向患者做好解释工作，已取得配合。

4. 环境准备 室内整洁舒适，温度适宜，符合操作要求。

【操作流程及护理配合】

1. 携用物至床旁，再次核对患者信息，及时解释沟通，并嘱患者及家属观看操作，便于学习和掌握，提高造口的自我护理能力。

2. 拉上床帘或用屏风遮挡，协助患者取合适体位，暴露造口部位，注意保暖。铺治疗巾于造口下方，弯盘置于造口下。

3. 戴无菌手套，揭除造口袋（一手按压皮肤，另一手从上向下轻柔揭除造口袋，注意保护皮肤），观察排泄物性状、颜色、量，用软纸巾轻轻擦去造口周围及表面粪便，把污纸及撕下的一次性造口袋弃于垃圾桶中，两件式造口袋可清洗干净后重复使用。

4. 用温水（未拆线用生理盐水）清洁造口处及周围皮肤，顺序由外向内轻轻擦洗并擦干。注意观察造口处及周围皮肤情况，根据需要使用造口粉、皮肤保护膜、防漏膏或防漏可塑贴环等，正确处理造口并发症。同时告知患者及家属造口情况，鼓励提出疑问并耐心进行解答。

5. 用造口尺测量造口大小，在造口袋背面预设开口处，根据实际测得造口的尺寸增加1～2mm，用弯剪进行裁剪，周边打磨光滑。

6. 撕去粘贴纸，将造口袋底盘开口处对准造口，由下而上贴于皮肤上，用指腹轻轻环形按压底盘使之与皮肤贴合紧密。造口袋的尾端摆向应根据患者的体位情况而定（平卧选择横向、半坐选择斜向、自由活动选择垂直摆向），排除袋内空气，夹上便带夹。

7. 撤去用物，脱无菌手套，用快速手消毒剂洗手。协助患者取舒适体位，整理床单元，交代注意事项。

8. 整理用物，洗手，记录患者及家属参与换袋的情况、造口大小、形状，是否存在并发症及处理方法等。

9. 健康教育。①鼓励患者及家属积极参与肠造口的护理方法学习。②告知及时观察造口袋内液体的颜色、性质和量，指导便袋内容物超过1/3时要及时倾倒。③注意保持造口周围皮肤清洁、干燥，如有红、肿、破溃等情况应及时告知医护人员。④注意个人饮食卫生，避免进食过多粗纤维食物、易致胀气的食物，避免进食高脂肪及辛辣、刺激性食物，以免引起腹泻、腹胀等不适。⑤适当掌握活动强度，避免过度增加腹压，导致造口处结肠黏膜脱出。⑥积极配合排便习惯训练，以养成良好的排便习惯。

【实训评价】

1. 操作规范、熟练，动作轻柔，具有良好的爱伤观念。
2. 患者感觉舒适，与患者及家属沟通有效，能及时处理异常情况。
3. 遵守无菌原则，用物处理规范。

【注意事项】

1. 更换造口袋时动作要轻柔，防止撕破皮肤，贴袋时要擦干皮肤。
2. 用温水或生理盐水清洁造口及周围皮肤，由外及内。勿用肥皂及酒精、碘酊等刺激性用物。
3. 修剪造口袋底板的时候，造口袋口缘比造口口缘大1～2mm。贴造口袋，从下往上贴，并使造口的张贴面与皮肤充分接触、贴紧。
4. 造口袋内容物充满1/3时要及时倾倒。
5. 造口水肿时用5%～10%的高渗盐水湿敷。
6. 指导患者或家属参与或模拟操作流程，帮助其掌握操作要点。
7. 一次性造口袋的更换时间要根据自身的排便情况、造口周围皮肤情况及天气情况等来决定。每次换袋后嘱患者卧床休息10～15分钟，避免造口袋与皮肤未完全贴牢而致过早活动时脱落。

【实训作业】 为防止造口狭窄应如何处理？

实训五　T形管引流的护理

胆道疾病行胆总管探查或切开取石术后，在胆总管切开处放置T形管引流，一端通向肝管，一端通向十二指肠，引流管由腹壁戳口穿出体外，连接引流袋，达到引流胆汁、引流残余结石、支撑胆道等作用。

情境导入：患者，男，38岁。因“胆总管结石并发急性胆管炎”行胆总管切开取石术，术后放置

T形引流管一根，第5日，T形管引流量是200ml，为黄绿色的胆汁、清亮无沉渣。目前患者生命体征平稳，无明显其他不适。

实训任务：如何做好T形管引流的护理和健康教育？

【实训目标】

1. 知识目标 掌握T形管引流的目的、操作流程及注意事项。

2. 能力目标 能熟练进行T形管引流的护理，能对患者和家属进行正确的健康指导。

3. 素质目标 具有高度责任感，具有严格的无菌观念和良好的沟通能力。

【实训准备】

1. 用物准备 治疗盘、引流袋、无菌纱布、治疗巾、无菌手套、碘伏、棉签、弯盘、血管钳、胶布、别针、标签、快速手消毒剂、医疗垃圾桶、生活垃圾桶。

2. 操作者准备 衣帽整齐，戴口罩，操作前修剪指甲、洗手。

3. 患者准备 核对患者信息，评估引流情况，向患者做好解释工作，已取得配合。

4. 环境准备 室内整洁舒适，温度适宜，符合操作要求。

【操作流程及护理配合】

1. 携用物至床旁，再次核对患者信息及管道标签，及时解释沟通。

2. 拉上床帘或用屏风遮挡，协助患者摆好体位，检查腹部伤口敷料，暴露T形管，注意保暖，观察引流液的颜色、性状及量，松开别针。

3. 检查引流袋的包装是否密封及有效期。打开包装，检查引流袋有无破损或连接管有无扭曲，将引流袋挂于床沿。

4. 将治疗巾铺于引流管下方，弯盘置于T形管与引流袋接口处。戴无菌手套，从上至下挤压引流管，将管内引流液挤压到连接管下，用血管钳夹住引流管尾端上5cm处。

5. 用碘伏棉签消毒引流管连接处，先以接口为中心，环行消毒，然后向接口以上及以下分别进行纵向消毒2.5cm。

6. 左手取无菌纱布捏住连接处的引流管部分，脱开连接处，取下旧引流袋。

7. 再用碘伏棉签消毒引流管的管口（由里向外），用无菌纱布包裹已消毒的引流管口，连接引流袋。

8. 松开血管钳，从上至下挤压引流管，观察是否通畅，将引流袋用别针固定于床单上。

9. 撤去用物，脱手套，用快速手消毒剂洗手，在标签上注明引流袋更换日期、时间、操作者，并将标签贴于引流袋正面。

10. 协助患者取舒适体位，整理床单元。

11. 整理用物，洗手，准确记录伤口情况及T形管引流液量、颜色和性状。

12. 健康教育。①引流管勿受压、扭曲、折叠，保持通畅，妥善固定，防止脱出。②注意引流袋的位置不能高于腹部引流出口平面，也不宜放置过低。③若出现腹痛不适等及时报告医护人员。

【实训评价】

1. 操作规范、熟练，动作轻柔，引流通畅。

2. 遵守无菌原则，无菌观念强。

3. 与患者沟通有效，能及时处理异常情况。

【注意事项】

1. 严格执行无菌操作原则，及时更换引流袋，防止感染。

2. 保持引流管通畅，妥善固定好T形管，操作时避免牵拉以免脱落。

3. 准确记录伤口情况，引流液的量、颜色与性状，注意观察有无沉淀、结石、絮状物，体温变化、皮肤巩膜黄染情况，呕吐、腹痛、腹胀等。

4. 保护好患者引流管口周围皮肤，局部涂氧化锌软膏，防止胆汁浸渍引起局部皮肤溃烂和感染。

【实训作业】 T形管引流护理的要点是什么？拔管指征是什么？拔管后要注意观察什么？

实训六　膀胱冲洗的护理

膀胱冲洗是通过留置导尿管或耻骨上膀胱造瘘管，将溶液灌入到膀胱内，再利用虹吸原理将灌入的液体引流出来的方法。常用于膀胱肿瘤电切术后、前列腺电切术后、膀胱炎等的治疗。持续膀胱冲洗，可以用于止血，也可以防止膀胱内残渣、血液、脓液等异物阻塞尿道，保持尿管通畅，避免继发感染等，是泌尿外科常见的治疗手段与护理操作技术。

情境导入：患者，男，75岁，因前列腺增生入院。入院后予以留置导尿管，引流出淡红色尿液，遵医嘱予以膀胱冲洗，1次/日。

实训任务：进行膀胱冲洗的目的？如何进行膀胱冲洗？

【实训目标】

1. 知识目标　掌握膀胱冲洗的目的、操作流程及注意事项。

2. 能力目标　能熟练进行膀胱冲洗的护理，能对患者和家属进行正确的健康指导。

3. 素质目标　具有高度责任感，具有严格的无菌观念和良好的沟通能力。

【实训准备】

1. 用物准备　膀胱冲洗液、无菌冲洗装置、碘伏、棉签、治疗巾、Y形连接管、无菌手套、血管钳、弯盘、快速手消毒剂、医疗垃圾桶、生活垃圾桶等。

2. 操作者准备　衣帽整齐，戴口罩，操作前修剪指甲、洗手。

3. 患者准备　核对患者信息，评估导尿管引流情况，向患者做好解释工作，已取得配合。

4. 环境准备　室内整洁舒适，温度适宜，符合操作要求。

【操作流程及护理配合】

1. 携用物至床旁，再次核对患者信息及管道标签，及时解释沟通。

2. 拉上床帘或用屏风遮挡，协助患者取合适卧位，暴露尿管，注意保暖。

3. 了解患者尿液的性状，有无尿频、尿急、尿痛、膀胱憋尿感，是否排尽尿液及尿管通畅情况等。

4. 将膀胱冲洗液与无菌冲洗装置连接，悬挂在输液架上、排气备用。

5. 铺治疗巾于尿管下，放置弯盘，戴无菌手套，用血管钳夹闭导尿管，分离导尿管与尿袋，将Y形连接管一头连接导尿管、另外两头分别连接冲洗管和尿袋。连接前对各个连接部位进行消毒。

6. 夹闭尿袋，打开冲洗管，根据医嘱调节冲洗速度。

7. 夹闭冲洗管，打开尿袋，排出冲洗液。如此反复进行。

8. 在持续冲洗过程中，观察患者的反应及冲洗液的量及颜色。评估冲洗液入量和出量、膀胱有无憋胀感。

9. 冲洗完毕，取下冲洗装置和Y形管，消毒尿管口并连接尿袋，妥善固定，位置低于膀胱，以利引流尿液。

10. 撤去用物，脱无菌手套，用快速手消毒剂洗手。

11. 协助患者取舒适卧位，整理床单元。

12. 整理用物，洗手，记录冲洗时间、冲洗液量及引流液量、颜色及性状。

13. 健康教育　①病情允许，应多饮水，以达到内冲洗的作用。②避免尿管受压、扭曲、折叠，以免影响引流，翻身或活动时避免牵拉、脱落。③尿袋位置应低于膀胱，以免逆流感染。④保持会阴部和尿道口的清洁。⑤冲洗过程中若感觉不适，应及时告知医护人员。⑥观察引流液的颜色、量，如有异常，及时告知医护人员。

【实训评价】

1. 操作规范、熟练，动作轻柔，引流通畅。
2. 遵守无菌原则，无菌观念强。
3. 患者感觉舒适，与患者沟通有效，能及时处理异常情况。

【注意事项】

1. 严格执行无菌操作，防止感染。
2. 冲洗时若患者感觉不适，应当减缓冲洗速度及量，必要时停止冲洗，若患者感到剧痛或者引流液中有鲜血时，应当停止冲洗。前列腺切除术后随着时间的延长血尿颜色逐渐变浅，反之则说明有活动性出血，应及时通知医生处理。
3. 冲洗时，冲洗液瓶内液面距床面约60cm，以便产生一定的压力，利于液体流入。
4. 前列腺切除术后留置三腔导尿管行持续膀胱冲洗，第一个24小时因创面渗血多，冲洗速度可快至80～100滴/分，以防止血块凝集及阻塞引流管，保证冲洗通畅。以后冲洗速度根据流出液的颜色进行调节，色深则快，色浅则慢，一般滴速在40～60滴/分，术后肉眼血尿消失，即可停止膀胱冲洗，一般冲洗时间为术后3～5日。
5. 临床上常用生理盐水作为膀胱冲洗液。寒冷气候，冲洗液应加温至35℃左右，以防冷水刺激膀胱，引起膀胱痉挛。前列腺切除术后冲洗液以25～30℃为宜。
6. 冲洗过程中注意观察引流管是否通畅，及时记录尿色、性状、排出量等。

【实训作业】 前列腺增生的患者行经尿道前列腺电切术的术后如何进行膀胱冲洗？

参考文献

陈孝平，汪建平，2018. 外科学. 9版. 北京：人民卫生出版社.

黄人健，李秀华，2018. 外科护理学. 2版. 北京：科学出版社.

李乐之，路潜，2022. 外科护理学. 7版. 北京：人民卫生出版社.

李小寒，2022. 基础护理学. 7版. 北京：人民卫生出版社.

刘梦清，佘金文，2018. 外科护理学. 北京：科学出版社.

卢秀英，王国蓉，2020. 手术室评审实用手册. 北京：人民卫生出版社.

罗先武，王冉，2022. 全国护士执业资格考试轻松过. 北京：人民卫生出版社.

石增立，王万铁，2020. 病理生理学. 3版. 北京：科学出版社.

谢萍，2018. 外科护理学. 北京：科学出版社.

杨玉南，杨建芬，2017. 外科护理学笔记. 3版. 北京：科学出版社.

叶章群，周利群，2016. 外科学泌尿外科分册. 北京：人民卫生出版社.

尤黎明，吴瑛，2022. 内科护理学. 7版. 北京：人民卫生出版社.

张波，桂莉，2017. 急危重症护理学. 4版. 北京：人民卫生出版社.

自测题参考答案

第1章

1. E 2. E 3. D

第2章

1. D 2. C 3. A 4. E 5. A 6. A 7. C 8. D 9. E 10. C 11. C 12. D 13. A

第3章

1. A 2. E 3. D 4. C 5. E 6. C 7. E 8. C 9. C 10. B 11. E

第4章

1. E 2. D 3. C 4. D 5. A 6. E 7. B 8. D 9. B 10. A 11. C 12. A

第5章

1. B 2. B 3. C 4. D 5. B 6. D 7. E 8. D 9. E 10. B 11. A 12. A 13. E 14. A 15. D 16. C

第6章

1. B 2. A 3. A 4. E 5. C 6. A 7. E 8. B 9. D 10. C 11. A 12. B 13. D 14. B 15. D 16. C 17. E 18. A 19. D 20. E 21. B

第7章

1. A 2. A 3. A 4. C 5. B 6. B 7. B 8. C 9. A 10. C 11. B 12. D

第8章

1. A 2. B 3. A 4. E 5. C 6. C 7. A 8. A 9. E 10. B 11. B

第9章

1. E 2. A 3. D 4. A 5. E 6. B 7. C 8. C 9. C 10. D 11. C

第10章

1. E 2. A 3. E 4. C 5. B 6. C 7. E 8. D 9. A 10. E 11. B

第11章

1. D 2. A 3. A 4. B 5. D 6. A 7. D 8. A

第12章

1. C 2. C 3. B 4. C 5. E 6. E 7. D 8. E

第13章

1. C 2. B 3. D 4. C 5. C 6. D 7. A 8. E 9. B 10. A 11. A 12. B 13. B 14. B

第14章

1. C 2. B 3. A 4. E 5. B 6. D 7. D 8. A 9. D 10. E

第15章

1. B 2. A 3. C 4. E 5. E 6. C 7. D 8. A 9. E 10. C 11. B 12. B 13. C 14. C 15. E 16. A 17. D 18. D 19. A 20. D 21. C 22. E 23. D 24. E 25. D 26. D

第16章

1. E 2. E 3. D 4. E 5. B 6. D 7. C 8. E 9. D 10. B 11. B 12. E 13. E 14. A 15. C 16. C 17. C 18. B 19. A 20. A 21. D 22. B 23. B 24. D 25. C 26. E 27. C 28. A 29. B 30. B 31. D 32. B 33. C 34. E 35. D 36. B 37. C 38. A 39. D 40. E 41. A 42. D 43. A 44. E 45. B 46. C 47. A 48. B 49. D 50. D 51. A 52. D 53. C 54. C 55. C 56. D 57. D 58. A 59. E 60. D 61. D 62. D 63. D 64. E 65. B 66. D 67. D 68. D 69. E 70. E 71. B 72. E 73. E 74. D 75. A 76. C 77. A 78. C 79. C 80. D 81. A 82. B 83. B 84. B 85. A 86. E 87. B

第17章

1. E 2. D 3. E 4. A 5. E 6. B 7. B 8. D 9. D 10. D 11. E 12. D 13. A 14. C 15. B 16. C 17. B 18. B 19. D 20. B 21. A 22. E 23. C

第18章

1. A 2. A 3. B 4. E 5. B 6. B 7. D 8. D 9. E 10. D 11. E 12. D 13. A 14. D 15. C 16. A 17. D 18. E 19. D 20. E 21. E 22. A

第19章

1. A 2. B 3. C 4. D 5. E 6. E 7. B 8. B 9. D 10. C 11. D 12. B 13. B 14. C 15. E 16. E 17. A 18. D 19. D 20. E 21. B 22. A 23. D 24. C 25. A 26. B 27. B 28. C 29. B 30. B 31. A 32. B 33. D 34. B 35. B 36. E 37. C 38. B 39. C